Ali Nokhodchi
Gary P. Martin

WILEY

肺部给药制剂的进展与挑战

Pulmonary Drug Delivery
Advances and Challenges

主　编　〔英〕阿里·诺霍奇
　　　　　　　加里·P. 马丁
主　译　李　静　李岩峰

天津出版传媒集团
天津科技翻译出版有限公司

著作权合同登记号：图字：02-2019-264

图书在版编目（CIP）数据

肺部给药制剂的进展与挑战/（英）阿里·诺霍奇（Ali Nokhodchi），（英）加里·P. 马丁（Gary P. Martin）主编；李静，李岩峰主译—天津：天津科技翻译出版有限公司，2020.10

书名原文：Pulmonary Drug Delivery：Advances and Challenges

ISBN 978-7-5433-3979-8

Ⅰ.①肺… Ⅱ.①阿… ②加… ③李… ④李… Ⅲ.①肺疾病-投药法-研究 Ⅳ.①R563.05

中国版本图书馆 CIP 数据核字（2019）第223216号

Title：Pulmonary Drug Delivery：Advances and Challenges

ISBN：9781118799543

授权单位：John Wiley & Sons Limited
出　　版：天津科技翻译出版有限公司
出 版 人：刘子媛
地　　址：天津市南开区白堤路244号
邮政编码：300192
电　　话：（022）87894896
传　　真：（022）87895650
网　　址：www.tsttpc.com
印　　刷：高教社（天津）印务有限公司
发　　行：全国新华书店
版本记录：787mm×1092mm　16开本　23印张　500千字
2020年10月第1版　2020年10月第1次印刷
定价：138.00元

（如发现印装问题，可与出版社调换）

译者名单

主　译

李　静　李岩峰

译者名单（按姓氏汉语拼音排序）

蔡　珩　陈　峰　陈立营　董潇潇　杜晓英

韩　英　韩昆颖　何光杰　胡筱芸　姜锦秀

李志万　任树龙　沈晓斌　宋晓娇　王　妍

王爱潮　王立宇　王亚江　夏　俊　杨新意

张　杰　张成飞　周立飞　周学海　周振泽

编者名单

Iman M. Alfagih, School of Pharmacy and Biomolecular Sciences, Liverpool John Moores University, UK; College of Pharmacy, Woman Students Medical Studies and Science Sections, King Saud University, Saudi Arabia

Hatim S. AlKhatib, Department of Pharmaceutics and Pharmaceutical Technology, Faculty of Pharmacy, University of Jordan, Jordan

Karim Amighi, Laboratory of Pharmaceutics and Biopharmaceutics, Faculty of Pharmacy, Université Libre de Bruxelles (ULB), Belgium

Anna Giulia Balducci, Interdepartmental Center, Biopharmanet-TEC, University of Parma, Italy; PlumeStars s.r.l., Parma, Italy

Jaleh Barar, Faculty of Pharmacy, Tabriz University of Medical Sciences, Iran

David Barling, Drug Delivery, Disposition and Dynamics, Monash Institute of Pharmaceutical Sciences, University of Monash, Australia

Ruggero Bettini, Department of Pharmacy, University of Parma, Italy

Francesca Buttini, Department of Pharmacy, University of Parma, Italy; Institute of Pharmaceutical Science, King's College London, UK

Simone R. Carvalho, Division of Pharmaceutics, The University of Texas at Austin, College of Pharmacy, USA

Lai Wah Chan, GEA-NUS Pharmaceutical Processing Research Laboratory, Department of Pharmacy, National University of Singapore, Singapore

Paolo Colombo, Department of Pharmacy, University of Parma, Italy

Nabil Darwazeh, Tabuk Pharmaceutical Research Co., Amman, Jordan

Stephen Dubsky, Department of Mechanical and Aerospace Engineering, Faculty of Engineering, Monash University, Australia

Marie-Pierre Flament, Faculty of Engineering and Management of Health, University of Lille 2, France

Ben Forbes, Institute of Pharmaceutical Science, King's College London, UK

Andreas Fouras, Department of Mechanical and Aerospace Engineering, Faculty of Engineering, Monash University, Australia

Lucila Garcia-Contreras, Department of Pharmaceutical Sciences, College of Pharmacy, The University of Oklahoma Health Sciences Center, USA

Mark Gumbleton, Welsh School of Pharmacy, Cardiff University, Wales

Hamed Hamishehkar, Drug Applied Research Center, Tabriz University of Medical Sciences, Iran

Karen Hapgood, Drug Delivery, Disposition and Dynamics, Monash Institute of Pharmaceutical Sciences, University of Monash, Australia

Paul Wan Sia Heng, GEA-NUS Pharmaceutical Processing Research Laboratory, Department of Pharmacy, National University of Singapore, Singapore

Gillian A. Hutcheon, School of Pharmacy and Biomolecular Sciences, Liverpool John Moores University, UK

Mariam Ibrahim, Department of Pharmaceutical Sciences, College of Pharmacy, The University of Oklahoma Health Sciences Center, USA

Rim Jawad, Institute of Pharmaceutical Science, King's College London, UK

Waseem Kaialy, School of Pharmacy, Faculty of Science and Engineering, University of Wolverhampton, UK

Nitesh K. Kunda, School of Pharmacy and Biomolecular Sciences, Liverpool John Moores University, UK

Orest Lastow, Iconovo AB, Medicon Village, Lund, Sweden

Celine Valeria Liew, GEA-NUS Pharmaceutical Processing Research Laboratory, Department of Pharmacy, National University of Singapore, Singapore

Gary P. Martin, Institute of Pharmaceutical Science, King's College London, UK

David Morton, Drug Delivery, Disposition and Dynamics, Monash Institute of Pharmaceutical Sciences, University of Monash, Australia

Sami Nazzal, College of Health and Pharmaceutical Sciences, School of Pharmacy, University of Louisiana at Monroe, USA

Ali Nokhodchi, School of Life Sciences, University of Sussex, UK; Drug Applied Research Center and Faculty of Pharmacy, Tabriz University of Medical Sciences, Iran

Yadollah Omidi, Faculty of Pharmacy, Tabriz University of Medical Sciences, Iran

Jay I. Peters, Department of Medicine, Division of Pulmonary Diseases/Critical Care Medicine, The University of Texas Health Science Center at San Antonio, USA

Yahya Rahimpour, Biotechnology Research Center and Student Research Committee, Tabriz University of Medical Sciences, Iran

Paul G. Royall, Institute of Pharmaceutical Science, King's College London, UK

Nathalie Hauet Richer, Institute of Pharmaceutical Science, King's College London, UK

Imran Y. Saleem, School of Pharmacy and Biomolecular Sciences, Liverpool John Moores University, UK

Al Sayyed Sallam, Al Taqaddom Pharmaceutical Industries Co., Jordan

Bernice Mei Jin Tan, GEA-NUS Pharmaceutical Processing Research Laboratory, Department of Pharmacy, National University of Singapore, Singapore

Rahul K. Verma, Department of Pharmaceutical Sciences, College of Pharmacy, The University of Oklahoma Health Sciences Center, USA

Alan B. Watts, College of Pharmacy, Drug Dynamics Institute, The University of Texas at Austin, USA

Nathalie Wauthoz, Laboratory of Pharmaceutics and Biopharmaceutics, Faculty of Pharmacy, Université Libre de Bruxelles (ULB), Belgium

Robert O. Williams III, Division of Pharmaceutics, The University of Texas at Austin, College of Pharmacy, USA

中文版序言

吸入制剂是以肺部作为靶向器官的药械组合药物。现代吸入制剂的发展是从西方国家开始的，尤其是随着吸入装置设计和生产水平的提高，其可提供更安全和更有效的方式把药物递送到肺部。目前已有大量的吸入制剂出现在市场上，包括局部作用药物和全身作用药物。吸入制剂在肺部疾病(如哮喘和慢性阻塞性肺病)的治疗中，具有不可替代的优势。

我国古代就有中药熏吸治疗疾病的记载，证明了吸入疗法在我国有悠久的历史。近年来，我国吸入制剂市场发展迅速，年销售额已经接近200亿元，但是国外跨国制药公司垄断了90%以上的市场，而国产吸入制剂仍处于起步阶段。其原因在于，相比于传统制剂，吸入制剂是一种更为复杂的制剂，在药物开发中要考虑到处方、装置和患者三方面因素，尤其是吸入粉雾剂的技术门槛高，在处方设计、药物粒度分布、混合均匀性、精密灌装、精准递送等方面技术壁垒多，突破的难度较大。此外，我国吸入制剂的发展还需要医学、药学、材料学、精密装置加工和制造等多学科的合作，才能实现快速发展。

本书全面介绍了吸入制剂的研发要点，从肺部的生理结构到气道的成像研究，从原辅料的雾化性质研究到装置设计，从质量控制到溶出研究等方面，全面系统地介绍了制剂的关键技术问题，对吸入制剂研发从业人员有较大帮助。

本书的翻译出版将填补国内吸入制剂理论和实践的空白，为吸入制剂的研发、质量控制、监管机构和从业人员提供最新的、全面的吸入制剂理论知识，希望能够为我国吸入制剂药物的研究和药品质量的提高发挥积极的推动作用。

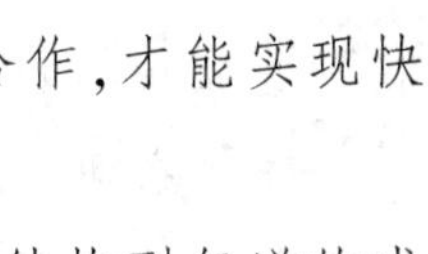

中文版前言

在治疗肺部疾病(如哮喘和慢性阻塞性肺病)的技术中,经口吸入制剂是最佳的给药方式,可以直接将药物递送至病灶。与传统的片剂相比,其剂量更小,副作用更少,患者的适用性更好。

吸入制剂是一种药械组合的药物,处方组成较为简单,但是产品开发的难度却相当大,目前我国吸入制剂的产业化发展仍然未达到国际先进水平,特别需要借鉴国外的研发实践经验,逐步推动国内吸入制剂的发展。经口吸入制剂的研究已经成为当今制药行业研发的热点,随着国家《经口吸入制剂仿制药药学和人体生物等效性研究指导原则》的出台,吸入制剂的研究将进入新的阶段。

本书由国际权威专家联合撰写,既介绍了基础理论,又结合国外研发案例,从药学、装置、患者使用三个角度充分论述了吸入制剂的研发工作。本书的出版将填补国内吸入制剂基础理论的空白,希望能够为我国吸入制剂的研发起到积极的推动作用。

特别感谢沈晓斌博士对本书翻译工作的指导。

本书获得了国家科技重大专项“新型吸入给药制剂及其规模化发展的重大共性关键技术研究(2017ZX09201002)”的大力支持,特此致谢!

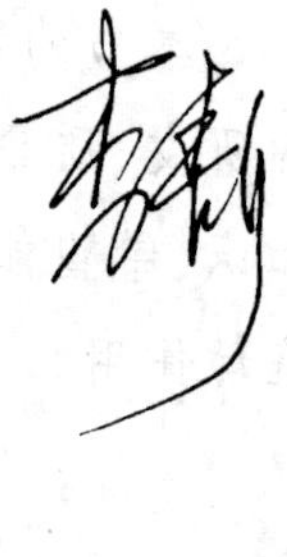

前 言

对人类和动物用药有兴趣的读者必须知道的公理之一是，药物（或活性药物成分）自身不是医用药物，这种活性成分必须先被配制成一种患者可以服用的药物。片剂是最受欢迎的药物形式（包括患者和医护人员），它最容易被服用或管理、剂量重复性好、最便宜、最稳定、最安全。为了实现这些理想的特性，药物中包括大量辅料（或"非活性物质"），包括填充剂、润滑剂、助流剂、崩解剂、色素、涂层剂等。

面对哮喘、慢性阻塞性肺病、囊性纤维化、肺部感染、结核病和肺癌等涉及呼吸道的疾病的挑战，吸入制剂比片剂更有优势。这是因为吸入药物可以较低的剂量在局部起效，与通过胃肠道的方法相比，其副作用更少。此外，吸入剂型还可以减少一些处方方面的问题，因为大多数吸入剂型要么不含辅料，要么可能只含有一到两种辅料（除活性药物成分外）。例如，目前超过40%的患有哮喘和慢性阻塞性肺病的患者使用吸入粉雾剂（DPI），预计这个比例将来还会增长。尽管在过去的40年中对DPI进行了广泛的研究，但其中一些处方只能将10%~20%的有效药物递送到肺部。因此，这类呼吸道疾病临床管理的核心要求往往取决于向气道有效地递送雾化药物。为了优化药物气溶胶的递送效率，在开发过程中必须独立和整体地考虑吸入制剂的三要素，即患者、处方和装置。开发过程的第一步是定义产品规范，将这三个基本要素结合到患者需求中。这种规范必须包含对患者需求的评估（包括对气道结构的理解，对儿童、老年人等不同患者群体的给药难度挑战），还要认识疾病（如肺癌）对药物递送的影响。气道的功能成像可能有助于改善肺部药物递送。关于吸入制剂的挑战很多，包括以下方面：体外评估这些药物的递送（和溶出）效率的方法；难溶性药物的处方策略；新型大分子、微米和纳米颗粒体系的发展，以及评估粉末混合的技术。本书还介绍了粉雾剂中辅料（如乳糖）的物理化学性质（包括表面粗糙度）的重要性，还有通常不被重视的颗粒工程学。同时，对吸入制剂处方的改进需要在对吸入装置的理解下进行。吸入制剂的开发可以按照QbD的方法进行。

我们有幸能够与专家和学者合作，他们既提供了研究知识的概述，又提供了药物设计的第一手经验。我们相信本书可以为快速发展且复杂的制剂领域提供易于理解的概述，并为读者理解一些关键问题打下良好的基础。我们希望它能推动未来的科学和技术的发展，以改进吸入制剂的处方，使其最终具有固体制剂的所有理想特性。

本书适用于需要了解肺部给药制剂当前关键问题的读者，包括装置设计、颗粒工程以及患者考虑因素。本书对于药学专业的学生、研究生，以及工业领域的科学家都非常适用。

Ali Nokhodchi
Gary P. Martin

目 录

第 1 章　肺部生理结构及其对肺部给药的影响 …… 1
第 2 章　肺功能成像在改善肺部给药中的作用 …… 19
第 3 章　用于肺部递送的吸入粉雾剂:最新进展和挑战 …… 35
第 4 章　儿童肺部给药的研究现状 …… 63
第 5 章　用于肺部给药的难溶性药物的处方设计 …… 86
第 6 章　用于肺部药物递送的脂质微载体和纳米载体的研究进展 …… 121
第 7 章　吸入粉雾剂载体乳糖的化学性质和成分特征 …… 141
第 8 章　通过颗粒工程提高吸入粉雾剂的肺部药物递送 …… 167
第 9 章　颗粒表面粗糙度:特性和对吸入粉雾剂性能的影响 …… 194
第 10 章　溶出度:影响吸入产品特性的关键性能 …… 218
第 11 章　抗生素肺部给药策略 …… 237
第 12 章　肺癌分子靶向治疗:挑战与希望 …… 258
第 13 章　用新型比色法研究和控制粉雾剂的混合工艺 …… 280
第 14 章　基于聚合物的生物药制品肺部递送系统 …… 295
第 15 章　质量来源于设计:吸入粉雾剂产品开发策略 …… 314
第 16 章　未来患者对吸入装置的需求:患者、商家、监管和技术之间的平衡 …… 331
索引 …… 346

第 1 章

肺部生理结构及其对肺部给药的影响

Rahul K. Verma, Mariam Ibrahim, Lucila Garcia-Contreras

缩略语

ABC	ATP 结合盒式蛋白
BCRP	乳腺癌耐药蛋白
CF	囊性纤维化
COPD	慢性阻塞性肺病
CFD	计算流体动力学
CFPD	计算流体-粒子动力学
GIT	胃肠道
GR	糖皮质激素受体
ICRP	国际放射防护委员会
MCC	黏液纤毛清除
MRP1	多药耐药蛋白
OAT	有机阴离子转运蛋白
OCT	有机阳离子转运蛋白
P(D)	扩散概率
P(I)	碰撞概率
P-gp	P-糖蛋白
PR	前列环素受体

P(S)	沉降概率
SLC	溶质转运蛋白
TEER	跨上皮细胞电阻

1.1 引言

肺部给药是一种无创、快速、有效的递送途径,可以为局部和全身范围提供治疗药物[1]。一方面,吸入药物通常用于治疗局部气道疾病,如哮喘、支气管炎、囊性纤维化(CF)和慢性阻塞性肺病(COPD);另一方面,因为肺具有巨大的表面积以及丰富的毛细血管系统[2],吸入给药也为全身性疾病的治疗提供了巨大的潜力。此外,与肝脏和胃肠道(GIT)相比,肺中药物代谢酶含量要少得多。这些特性创造了药物高效吸收的条件,为全身药物递送提供了潜在的给药途径。但是,肺部给药是一种具有挑战性的给药途径。首先,吸入疗法的有效性取决于药物在肺中的沉积位置,而吸入药物的沉积是一个复杂的过程,其依赖于肺部解剖学和生理学、药物的物理化学性质、制剂特性以及吸入装置的类型[3]。气溶胶颗粒在肺部的流动和沉积受气道几何形状的影响,只有特定大小(通常为1~5μm)和形状的颗粒才会沉积在肺泡区域,即药物吸收的主要部位[2,4]。

由呼吸道感染引起的气道的病理和生理变化可以改变吸入气溶胶的沉积模式。因此,预测呼吸道中的药物沉积对于优化药物递送和评估其可能的治疗效果是至关重要的[5]。目前,有几种数学模型可基于气道尺寸、流体力学、受试者的呼吸模式和气溶胶颗粒的形状说明吸入气溶胶的沉积和分布[6]。然而,通过吸入途径递送药物需要我们深入了解肺的解剖学和生理学以及气道内颗粒的复杂的运动。本章讨论了人体呼吸道的宏观和微观结构对药物递送到肺部的动力学的影响,并考虑这些因素对吸入疗法的影响。

1.2 肺的解剖学和生理学

呼吸道从鼻开始,随后是咽部、喉部和气管,气管分为左支气管和右支气管。气管进一步分成更小的细支气管,直至肺深处的末端细支气管,在肺泡处结束。有多种方式对呼吸道的各个区域进行分类。最常用的分类之一是将呼吸道分为两个主要部分:上呼吸道(由鼻、鼻腔和咽部组成)和下呼吸道(由喉、气管、支气管和肺泡组成)[7]。

1.2.1 与药物递送相关的呼吸道的宏观和微观结构

气管也可分为两个不同的功能区:传导区域和呼吸区域。目前已经开发出几种基于支气管直径、长度和角度的数学模型来模拟肺的功能。Weibel-A 是一种对称肺模型，是最常用的模型之一，它将肺分成 24 级，每级对应一级模型。这些级用于计算吸入气溶胶的沉积比例。Weibel-A 模型假设每一级气道对称分支成两个相似的较小分支。气道的传导区域包括 0 级(气管)至 16 级(末端细支气管)[8]。呼吸区域包括 17 级至 23 级，由呼吸性细支气管、肺泡管和肺泡组成。由于离散的生物特性和沿呼吸树分支的可变尺寸，气溶胶在每个区域的流动和沉积是不同的[8-10]。

- **传导气道**

传导气道是由鼻腔、咽、喉、气管、支气管和末端细支气管组成。这些气道的功能是过滤和调节吸入的空气。从气管到末端细支气管，气道数量以二分分支模式增加。此外，每次分支时气管尺寸都会减小[11,12]。气管(第 0 代)从喉部边缘开始，并在末端分成左右两个支气管，分别进入每个肺部。它能确保空气从鼻咽区吸入到支气管，最终到达肺部。气管上皮是由纤毛细胞、分泌黏液的杯状细胞和腺体组成。在气管和支气管区域有较高比例的上皮细胞被纤毛化，使纤毛几乎完全覆盖中央气道。每个纤毛细胞上约有 200 个纤毛，有许多长度为 1~2μm 的相互交叉的微绒毛。纤毛是直径约为 0.25μm、长度约为 5μm 的毛状突起，它们浸没在由黏膜下腺体中浆液细胞分泌的上皮衬液中。纤毛的尖端穿过上皮衬液进入由杯状细胞分泌的黏液层。黏蛋白是一种糖蛋白，赋予黏液“黏性”性质。在黏膜纤毛清除(MCC)期间，黏液与被捕获的颗粒一起通过纤毛向咽部的同步运动被排出呼吸道。为了达到这一目的，凝胶-溶胶层或黏液层和纤毛穿过的纤周液体层必须具有合适的黏度以使纤毛能够有效地推进运动。纤毛在向上运动过程中同步清除黏液和其他外来颗粒物质并将它们推向喉部，在那里它们通过咳嗽或吞咽被移除。在每个肺叶内，支气管进一步分为更小直径的气管——细支气管，在肺部形成空气通道[13]。支气管是由与气管相同的组织结构组成。浆液细胞、刷细胞和克拉拉细胞也存在于支气管的上皮细胞中，而细支气管主要排列有纤毛状立方细胞，没有软骨或腺体。随着气管向更远端延伸，软骨形状开始变得不规则，直到细支气管软骨完全消失[7,11]。此外，浆液和杯状细胞的数量减少，而克拉拉细胞数量增加。传导气道区域以末端细支气管(第 16 级)结束，传导气道没有肺泡。这些细支气管的主要功能是在每次呼吸时允许空气吸入和呼出[14]。

- **呼吸道**

呼吸区域是由呼吸性细支气管、肺泡管和肺泡囊组成。它还包括间质淋巴组织和淋巴管以及支气管淋巴结。气体交换区域以肺泡囊为代表，其周围由一组肺泡闭合[9]。肺泡-间质区域的靶细胞是呼吸性细支气管的分泌型(克拉拉)细胞和覆盖在肺泡表面的Ⅰ型和Ⅱ型上皮细胞[15]。

- **肺泡**

每个肺中约有 3 亿个肺泡。肺泡结构微小，为有效的气体交换提供了很大的表面积(约 $100m^2$)。肺泡腔与肺毛细血管之间的气血屏障很薄,可以快速换气[15]。肺泡具有0.1~0.5μm 厚的简单鳞状上皮,其很平坦并且没有黏液。肺泡表面有含磷脂[16]的表面活性成分,被称为肺表面活性剂,它的作用将在后面讨论。

药物吸收速率和吸收量可沿着呼吸道的长度而变化。例如,每个区域的不同位置(传导气道约 $2m^2$,而肺泡的表面积约 $140m^2$)[17]药物吸收是不一样的。此外,气道和肺泡区的上皮厚度、细胞数量也不相同。气道上皮被黏液凝胶覆盖,而肺泡表面有表面活性剂层。黏液和表面活性剂的存在影响雾化颗粒的沉积和清除,并且也影响药物的分散、溶解和吸收。纤毛细胞和黏液是药物从气管和支气管中清除的主要机制,而巨噬细胞在药物从肺深部清除中起重要作用。由于气溶胶的整体治疗效果取决于药物在肺内沉积和分布的量,因此这些清除过程对气溶胶在肺部的沉积造成了物理屏障。因此,了解肺的解剖学和生理学对于准确理解每个生理区域在药物吸收[18]方面的作用是必要的。

肺泡表面有两种类型的肺细胞:Ⅰ型肺细胞,也叫薄鳞状细胞,是形成与毛细血管气体交换屏障的一部分;Ⅱ型肺细胞,是较大的立方细胞,它们比Ⅰ型细胞更加分散,并且负责分泌肺泡表面活性物质[18]。肺泡(吞噬)巨噬细胞,约占肺泡区细胞的 3%,它能清除颗粒,并将颗粒输送到黏膜纤毛活动区域或淋巴组织[19]。

1.2.2 肺表面活性剂

肺气道内有肺表面活性物质, 它是一种由 90%脂质和 10%蛋白质组成的脂蛋白复合物,由肺泡中的Ⅱ型上皮细胞合成、分泌和再循环。肺表面活性剂作用非常大,它能够通过降低气-液界面处的肺泡表面张力,使肺泡不发生塌陷,从而保持用于气体交换的表面积。表面活性剂还促进氧气穿过肺泡表面并进入血液。若没有肺表面活性剂,呼吸会变得极其困难,因为氧气会很难通过肺泡表面[20]。肺表面活性剂还具有抗炎和抗氧化作用。此外,肺表面活性剂能够使沉积的颗粒向支气管上部移动,从而起到抵御可吸入病原体和微粒侵害的作用。肺表面活性剂的磷脂与吸入药物之间有相互作用,有报道称,肺表面活性剂可以增强甾体类药物(糖皮质激素)的溶解度,从而减少它们在肺部的停留时间[21]。还有研究表明,某些抗生素可能影响肺表面活性剂的活性[22-24]。因此,在通过吸入途径递送抗生素之前,应仔细评估抗生素和肺表面活性剂之间的相互作用[25,26]。此外,纳米颗粒和肺表面活性剂之间的相互作用可能影响表面活性剂的生物物理功能、代谢和颗粒清除能力,也可能引起颗粒诱导的毒性[27,28]。有研究表明,当肺内存在大量不溶性颗粒(例如聚合物微粒)时,肺内表面活性剂的活性明显降低[29]。这可能导致表面活性剂失去生理作用,不能清除肺内的颗粒物质[30]。肺表面活性剂还可能引起蛋白药物等大分子药物的聚集,从而增强肺泡巨噬细胞[17]对其的摄取和消化。当气溶胶颗粒沉积在肺部时,它们会被一层肺表面活性剂包裹,然后会被巨噬细胞迅速消化,随后从肺泡区域清除。最近的一些报道表明,肺表面活性剂可能减缓药物在肺泡中的扩散。在吸入制剂中加入外源性表面活性剂可提高药物在肺腔内更深层次的沉积量[31]。

1.2.3 肺部血液循环

肺支气管和细支气管的血液由左右支气管动脉流入,从支气管静脉流回。心脏输出的血液全部经肺部再流回心脏,是全身血流量最丰富的器官,肺泡和呼吸性细支气管以肺循环为主,较大气道(即气管至末端细支气管)的血液流动以全身循环为主,血液量只占心脏输血量的 1%。到目前为止,尚不清楚肺循环将药物从沉积部位转移至肺部其他区域的机制。据推测,雾化药物在上呼吸道沉积吸收到肺循环后,可以重新分配到细末支气管或肺泡等区域,这可以增强雾化药物的疗效。但是,到目前为止还没有在人类身上进行过试验工作,需要进一步研究肺循环对雾化药物在肺腔内分布的作用及其对疗效的影响[32]。

1.3 气溶胶沉积机制

药用气溶胶颗粒的直径范围可为 10^{-2}~10^{2}μm[33],通过肺部途径给药的颗粒通常根据其大小分为≥5μm 的粗颗粒、0.1~5μm 的细颗粒和≤0.1μm 的超细颗粒。为了在肺的理想区域获得最佳沉积以及更特定的靶向性,需要粒度分布更窄的颗粒或单分散性气溶胶。

大多数气溶胶颗粒是多分散性的,实际上更需要具有相同尺寸(单分散性)颗粒的气溶胶[34]。吸入颗粒在呼吸系统不同区域的气溶胶沉积受多种因素的影响,如颗粒大小、颗粒形状、呼吸速率、肺容量、吸气体积和个体健康状况[35,36]。图 1.1 显示了呼吸道中气溶胶沉积的不同机制。

根据颗粒大小、气流速度和呼吸系统所处区域的差异,颗粒沉积可以通过以下机制发生:碰撞、沉降、截留和扩散。

1.3.1 碰撞

碰撞沉积与肺腔内气体流动有关,其由颗粒的空气动力学粒径决定。对于大颗粒或大液滴(≥5μm)来说,惯性碰撞沉积机制非常重要。高速运动的大颗粒由于惯性而无法遵循气流的轨迹,导致它们撞击在气道壁上并沉积在那里。这种机制在肺的上呼吸道(口咽和气管–支气管区域)中很常见,那里空气流速高,气体是以湍流的形式流动[37,38]。粒径>10μm 的颗粒会沉积在上呼吸道中,它们通过黏膜纤毛的运动快速移除,同时也通过咳嗽到气管,然后被吞咽至胃肠道[12,36]。在气道中通过碰撞[$P(\mathrm{I})$]

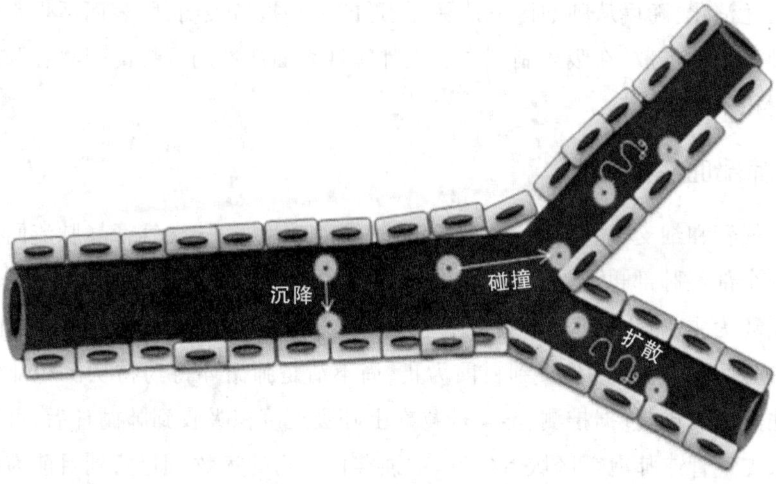

图 1.1 呼吸道中颗粒沉积的机制。(请参见彩色插图)

沉积的概率计算公式如下[12]:

$$p(I) = 1 - \frac{2}{\pi}\cos^{-1}(\theta\ St) + \frac{1}{\pi}\sin[2\cos^{-1}(\theta\ St)] \tag{1.1}$$

$$St\ (\text{Stoke number}) = \frac{\rho d^2 v}{18\mu D} \tag{1.2}$$

其中 θ 是分支角,ρ 是颗粒密度,μ 是空气黏度,v 是颗粒速度,D 是气道直径,d 是颗粒直径。

1.3.2 沉降

颗粒在气流速度较慢的细传导气道和肺泡区域主要是通过沉降作用沉积的。粒径为 0.5~5μm 的粒子可以避免在上呼吸道中的碰撞，它们可以通过沉降和碰撞在细传导气道和肺泡区域中沉积。如果气溶胶粒径为 3~5μm,那么其最有可能在气管-支气管区域发生沉积[39];如果颗粒的粒径<3μm,则肺泡区域会有明显的沉积,颗粒的沉降受颗粒重力作用比气流施加的拖曳力大[12],沉降速率随着颗粒尺寸的增加和流速的降低而增加,这种机制对于粒径>0.5μm 的颗粒尤其重要[38,40]。在气道中通过沉降[$P(S)$]沉积的概率计算公式如下[12]:

$$P(S) = 1 - e^{\frac{4.g.C.\rho.d^2.L.Cos\phi}{9.\pi.\mu.R.v}} \tag{1.3}$$

其中 g 是重力加速度,Φ 是相对于重力的角度,L 是管长度,ρ 是颗粒密度,C 是坎宁安校正因子,d 是颗粒半径,R 是气道半径,μ 是空气黏度。

1.3.3 截留

通过截留机制，针状颗粒可以有效地沉积在小气道壁上。与碰撞相反，通过截留机制沉积的颗粒不会偏离气流。由于它们细长的形状，颗粒一旦接触气道壁就会沉积。这些颗粒的空气动力学粒径相对于它们的几何粒径小，因此它们通常沉积在较低（较小直径）的气道内[39,40]。

1.3.4 扩散

粒径<0.5μm 的颗粒在肺内主要通过布朗运动沉积，这种沉积机制被称为扩散。这种沉积随着粒径和气流速率的减小而增加，因此成为下呼吸道和肺泡区域中颗粒沉积的重要机制。在这种沉积机制下，颗粒从高浓度区域移动到低浓度区域，在与气道壁接触时发生沉积。这种机制取决于颗粒的几何形状而不是空气动力学粒径[12,39,41]。纳米粒子是通过与空气分子碰撞后位移、扩散、沉积的。在气道中通过扩散[$p(D)$]沉积的概率计算公式如下[12]：

$$p(D)=\sqrt{2KTC/(3\pi\eta d\cdot R)} \tag{1.4}$$

其中 R 是气道直径，K 是玻尔兹曼常数，T 是绝对温度，η 是气体黏度，d 是粒径。

1.4 药物吸收

肺毛细血管膜对小分子药物和许多治疗性多肽和蛋白质是天然可渗透的。肺上皮细胞是吸入药物吸收的主要障碍，它在气管中很厚(50~60μm)，但在肺泡中的厚度已减小到 0.2μm。如 1.3 部分所述，从气管、支气管和细支气管向肺泡远端延伸时，细胞类型和形态的变化非常显著。肺部对大分子的渗透性比其他给药途径都要更高[42]。一些肽，特别是已经被化学修饰以抑制肽酶的肽，已被证明通过肺部途径具有很高的生物利用度[2,43]。阳离子型小分子可延长吸收时间[44]。尽管肺部药物分子的快速吸收具有许多实际应用的医学用途，但在一些情况下，需要减慢小分子药物的吸收速率，使它们在肺部局部起作用，或控制它们在体内的吸收。难溶性分子可能在肺部停留数小时甚至数天。

1.4.1 肺部药物吸收机制

肺部有很多吸收机制，这些机制也发生在其他给药途径的相关器官中[45]。通常，吸入药物的吸收可以是细胞旁转运或跨细胞转运。细胞旁转运是药物通过紧密连接的肺上皮细胞之间吸收的，这个间隙中广泛存在着整合蛋白[46]。有研究以跨上皮细胞电阻(TEER)表示细胞的紧密连接程度，它从气管区域到远端气道中逐渐减小，到肺泡区域再次增加。因此，细胞旁转运吸收最有可能发生在支气管中。已有报道证明，许多小分子量的亲水性药物如胰岛素(Mwt:5808 Da)是通过肺部的细胞旁转运吸收的[3]。还有几种方法证明了能够增强药物的细胞旁转运,例如壳聚糖化合物能够可逆地降低细胞旁连接的紧密性,允许较大分子通过[47]。

跨细胞转运是肺部药物吸收的主要途径。跨细胞转运是指药物通过细胞扩散被吸收的方式[45]。疏水性药物主要通过被动扩散吸收。被动扩散是指药物通过细胞膜的磷脂双分子层从高浓度的细胞外扩散到较低浓度的细胞内[48]。跨细胞转运是通过细胞膜表面的转运蛋白发生,与肠道、肝脏或肾脏转运蛋白相比,肺转运蛋白相关的研究较少[49]。许多转运蛋白的表达研究是在体外进行的,这可能导致无法精确地描述体内转运蛋白的表达程度或分布状况。所以,目前对这类转运蛋白在体内的药物吸收仍缺乏认识。

在肺细胞中主要有两类转运蛋白:溶质转运蛋白(SLC)和ATP结合盒式蛋白(ABC)[50]。SLC能够分别通过有机阳离子转运蛋白(OCT)和有机阴离子转运蛋白(OAT)运输有机阳离子或阴离子[51]。沙丁胺醇是一种在肺部生理pH值下带正电的支气管扩张剂,可通过OCT吸收[52],但是到目前为止,未能验证通过OAT吸收的机制[53]。PEPT2是一种由肺泡中的Ⅱ型肺细胞表达的SLC,能够转运肽类药物[54]。ABC类转运蛋白包括一些最重要的外排转运蛋白,它们依赖能量发挥作用。多药耐药蛋白(MRP1)、乳腺癌耐药蛋白(BCRP)和P-糖蛋白(P-gp)是肺中最常表达的外排转运蛋白[55]。根据这些受体的表达位置,无论是在气道腔的顶侧还是面向毛细血管内皮的基底侧,它们都可以增强或阻碍药物的吸收。这些转运蛋白存在巨大差异,在进行计量计算时要重点考虑这些受体[45]。

另一种可能的吸收机制是囊泡转运,化合物被细胞膜包裹形成囊泡,然后分离完成转运[58]。根据颗粒粒径大小,囊泡运输可以由窖蛋白或网格蛋白介导。窖蛋白介导的转运通常要求颗粒粒径小于120nm,而网格蛋白可以转运粒径为150~200nm的颗粒[59]。

1.5 影响肺部给药制剂疗效的生理因素

1.5.1 呼吸道的几何形状

气溶胶液滴和(或)颗粒在肺中的沉积在很大程度上受呼吸道结构的影响。呼吸道中的每一个分叉、分支和气道内径的减小都增加了通过撞击沉积颗粒的可能性,并降低了气溶胶微细粒子比例[5]。咽和喉的形状可影响气管和支气管中的气流,上呼吸道分叉处直径的突然减小可导致湍流的产生,这些都增加了颗粒在上呼吸道沉积的比例[9]。

1.5.2　吸入模式

吸入模式对呼吸道中颗粒沉积的程度和区域有显著的影响。用鼻呼吸增强了肺泡区域细小颗粒(≤10μm)沉积的机会,因为鼻和咽部能截留较大的颗粒,而张口呼吸增加了粗颗粒(≥10μm)在气管和支气管区域沉积的机会[60]。屏住呼吸可增加吸气和呼气之间的时间,这有利于肺外周气溶胶的沉淀[61]。

1.5.3　气流速率

吸气气流速率对呼吸道中气溶胶的沉积区域有显著的影响。速度较快的湍流气流可增加气溶胶惯性撞击沉降的比例,使颗粒在口咽部和上呼吸道的沉积量增加,而缓慢吸入可使气溶胶更多地进入下呼吸道中沉积[38]。随着气流速度的增加,细颗粒的沉积比例降低,反之则升高。以缓慢的气流速率吸入气溶胶,可降低颗粒和(或)液滴以撞击机制沉降的可能性,这就减少了气溶胶在上呼吸道沉积的量,使其可以通过沉降和扩散机制沉积在下呼吸道。最后,增加潮气量(平静呼吸时每次吸入或呼出的气量)可促进气溶胶颗粒沉积在下支气管和肺泡区域中。这些就是建议患者在吸入药物时采用缓慢且深的呼吸方式并在吸入药物后屏住呼吸的主要原因[62]。

1.5.4　颗粒清除机制

气溶胶颗粒经肺吸入后,要么从肺中清除,要么被血液/淋巴循环吸收,要么被代谢降解[63]。呼吸道中不同区域有不同的药物清除机制,下文将对肺部的清除机制(图1.2)进行综述。

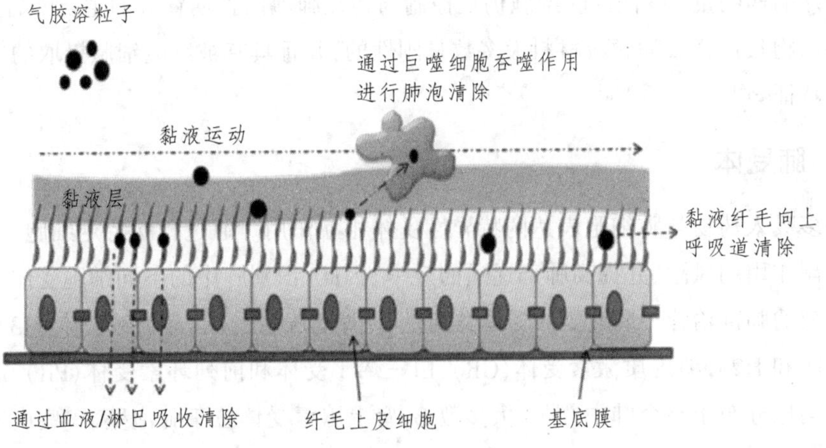

图 1.2　沉积在呼吸道中的颗粒的清除机制。(请参见彩色插图)

1.5.4.1 黏膜纤毛清除(MCC)

MCC能够防御不溶性颗粒物进入肺部,将其从呼吸道清除,并阻止药物渗透。在健康受试者中,气管-支气管区域中的大部分颗粒可在24小时内被清除。与下呼吸道相比,MCC在上呼吸道中分布更加广泛[63]。

1.5.4.2 机械清除

其包括咳嗽、打喷嚏或吞咽。这种机制通常在颗粒沉积在较大气道后立即发生。当吸入粒径≥10μm的颗粒时,可自发地引起咳嗽。咳嗽清除的机制仅在上呼吸道有效,在高流速下吸入药物时,咳嗽清除机制更加有效。在支气管炎、哮喘或肺炎等呼吸系统疾病中,MCC受损后咳嗽成为清除的主要机制。因此,保持气溶胶颗粒粒径≤10μm以获得最佳药效是非常重要的[40,64]。

1.5.4.3 酶降解

尽管肺中酶降解的水平远低于肝脏,但许多吸入药物是肺上皮细胞中CYP450酶的底物[65]。一些亚型蛋白(如CYP2S和CYP2F)已被鉴定为肺特异性[66]。此外,Ⅱ相代谢酶(如酯酶和肽酶)也在肺中表达。这些酶的浓度在肺不同区域的不同类型细胞之间存在显著差异[67]。

1.5.4.4 肺泡巨噬细胞

肺泡巨噬细胞的清洁功能可严重限制吸入治疗的功效[68]。如果吸入的药物溶解性差并且颗粒在肺泡中停留的时间足够长,巨噬细胞就可以清除这些颗粒,从而减少可用于治疗的药物量。肺泡巨噬细胞仍是控制药物在肺泡内长期释放的主要障碍。目前可维持药物长期释放的颗粒材料大多数是刚性的,并且具有被巨噬细胞摄取的所有物理化学特征[40,64]。

1.5.5 肺受体

许多吸入药物与肺细胞表达的特异性受体相互作用。通过靶向特定细胞,可以降低全身副作用的风险,并提高肺部递送的效率。因此,识别肺中的不同细胞受体可以产生更有效的肺部治疗。最重要的受体类别是β-肾上腺素受体、毒蕈碱受体(M3)、组胺受体(H1和H2)、糖皮质激素受体(GR)、白三烯1受体和前列环素受体(PR),这些受体不均匀地分布于整个肺中[69-74]。大多数β-肾上腺素受体位于肺泡壁、一些支气管和细末支气管的上皮细胞中。β_2-肾上腺素受体激动剂(沙丁胺醇、特布他林和异丙肾上腺素)是作用于β_2-肾上腺素受体的药物,可引起平滑肌松弛和支气管通道扩张[72]。黏膜下腺体和肺淋巴结中存在高密度的 M3 受体，而气道、支气管和肺泡区的平滑肌中的 M3 受体比例较低，醋甲胆碱通过 M3 受体来收缩平滑肌[74]。H1 和 H3 受体主要存在于人呼吸道的支气管平滑肌中，可增加呼吸道中血管的通透性，引起平滑肌收缩[75]。据报道，肺泡壁、内皮细胞和支气管血管的平滑肌细胞中存在高浓度的糖皮质激素受体，这些受体可能是甾体抗炎药物和糖皮质激素（如倍他米松）的潜在靶点，并且能够通过抑制炎症过程的多个方面来控制哮喘气道炎症[69]。在吸入肾上腺皮质激素的情况下，由于哮喘患者的呼吸道和肺泡中存在嗜酸性粒细胞、淋巴细胞和巨噬细胞等炎症细胞，当更多的药物分散在整个肺部时，可获得更好的疗效[76]。通过对这些受体在肺部的位置研究可得出结论，异丙托溴铵应沉积在传导气道中，以获得更大的疗效；沙丁胺醇应更多地在肺外周（中小气道）沉积，以产生足够的治疗效果[69,70]。许多新型受体（包括孤儿受体[77]）已被确定为未来开发哮喘和 COPD 新疗法的目标。

1.5.6　疾病状态

在呼吸道疾病中，黏液集聚和呼吸道炎症可引起支气管阻塞和气道狭窄。囊性纤维化是一种遗传性疾病，肺的上皮细胞产生大量黏液，减小呼吸道气管的直径[78]。慢性支气管炎的特点是黏液分泌过多、肺泡壁增厚、小支气管闭塞[79]。哮喘是一种慢性炎症性疾病，其特征是由于受到刺激（污染物、过敏原或运动）引起支气管气道收缩，产生气流阻塞，这种收缩也可能导致黏液层增厚和上皮下纤维化[80]。这些疾病都可改变气道的几何形状，导致气流速度、空气阻力和湍流的变化，从而影响肺内气溶胶沉积模式，通常可导致气溶胶在较大的气道和肺的健康区域积聚。在这种情况下，雾化药物更多地通过惯性碰撞机制沉积在上呼吸道，而不是均匀分布在肺部。粒径>5μm 的颗粒主要沉积在口咽部，不能到达肺部，而粒径<1μm 的颗粒大部分被呼出，没有沉积。这种沉积模式的改变可能导致药物疗效的降低[81]。据报道，与健康的肺相比，支气管炎和哮喘患者肺中超细颗粒的沉积明显增加。吸入超细颗粒可引起肺部炎症、氧化应激反应和遗传毒性[82]。气道中积累的厚黏液可损害 MCC，导致患者更容易发生气道感染，气道感染进一步改变药物的吸收[83]。据报道，吸烟可增加代谢酶的表达，导致吸入药物降解率升高[84]。其他疾病可能影响吸收或外排转运蛋白的表达程度，从而改变吸入药物的生物利用度[67]。

1.5.7　年龄和性别差异的影响

受试者的年龄影响气溶胶在肺部的沉积，因为随着年龄增长，气道的几何形状也会发生变化。研究表明，与成人相比，粗颗粒在儿童上呼吸道的沉积增多，但总的沉积量与成人相当[61,85]。与儿童相比，健康成年人的肺泡区域可以沉积更多的气溶胶，因为他们的肺体积更大[86]。男性和女性之间的喉和气道的解剖学差异与气溶胶沉积模式差异有关，女性与男性相比上呼吸道沉积更多。研究表明，在类似的吸气流速下，女性比男性的粗颗粒沉积(> 5μm)更多，但男性和女性的细颗粒(0.5~3μm)气溶胶沉积模式相似[39,86]。

1.6 通过计算机模拟健康和疾病状态下气溶胶的沉积

通过试验方法和理论计算可以评估吸入的气溶胶颗粒在人肺中的沉积，利用各种计算模型，可以从理论上预测气溶胶在呼吸道不同区域的沉积。目前已经有研究证明，通过试验和数值结果的广泛比较，验证了模型的有效性[12]。但由于气道几何形状和生理学的复杂性，呼吸道的计算模拟并不简单。大量的交叉生理因素使其更加复杂。数学模型可以基于粒度大小、吸气气流速率和呼吸道的几何形状来描述气溶胶的沉积。理论计算结果在一定程度上可以解释试验现象和结果，也可以指导制剂科学家设计目标性更强的药物递送。因此，在真实的人体呼吸系统的模型中，对气流结构和气溶胶沉积的精确模拟和预测是至关重要的[87]。气溶胶沉积模型可以分为：经验模型、确定性模型、喇叭模型、随机模型或基于流体动力学计算模型。

1.6.1 半经验模型

半经验模型是基于数值关系与试验数据的拟合。国际放射防护委员会(ICRP)设计了一个半经验模型，使用代数方程预测某些人吸入放射性核素后在呼吸道的区域沉积和清除[88]。该模型将呼吸道视为一系列单元(如气管、支气管、肺中央和肺外周区域)，在吸入过程中，这些颗粒能够通过这些单元或被过滤消除。采用半经验方程，以粒径和流速为函数来计算区域沉积比例，可以预测整个肺部的沉积以及呼吸道的区域沉积。这种方法的主要优点是比较简单、计算量较小。但这个模型缺乏普遍性，因为它没有解释粒子轨迹等一些重要因素[89,90]。

1.6.2 确定性模型

1.6.2.1 确定性对称单路径模型

该模型将呼吸道视为简单的分支结构，每个主气道分成两个相同的子气道。如果，我们假设气溶胶具有相同的直径，那么它们会同样地沉积在相同的气道中。这样的模型很简单，需要对子气道结构有足够的了解。该模型在计算肺内气溶胶沉积时，考虑了肺的几何形状和气流动力学[89,91]。

1.6.2.2 确定性不对称多路径模型

与对称模型不同，该模型考虑了肺的气道中不对称的二分支模式和气体流动的异质性。该假设有助于理解气溶胶在呼吸道不同区域内沉积的变化。因此,与对称建模方法相比,它提供了一种更实用的计算肺部颗粒沉积的方法[91]。

1.6.3 喇叭模型(一维)

喇叭模型是基于韦贝尔对称肺模型的单路径模型，整个呼吸道被认为是一维通道,每一级具有可变的横截面积(类似于喇叭)。由于沉积作用,通道中气溶胶颗粒的浓度随位置和时间而变化。由于气道和肺泡的扩张和收缩是一致的,因此该模型模拟的呼吸过程是空气进出通道的运动[92]。该模型使用对流-扩散型微分方程来计算气溶胶粒子在呼吸道上的传输和沉积[12,92,93]。

1.6.4 随机非对称模型

在随机非对称模型中,可以随机选择受激发粒子运动轨迹沿线的呼吸道的几何形状,并使用确定性公式计算沉积可能性。该模型利用了肺分支模式的非对称性,并呈现了主、子气道直径之间的统计关系[94]。根据试验观察,气道的几何形状(长度、气道直径、气道角度和不对称性)随机变化。通过随机建模技术,为每个粒子随机选择一个气道序列来追踪受激粒子通过肺模型的路径[95]。

1.6.5 基于流体动力学(CFD)计算模型

计算流体-粒子动力学(CFPD)涉及通过计算流体动力学(CFD)模拟研究粒子运动。CFD 已成为预测肺内气流和颗粒递送的重要工具。它还能提供选定的呼吸系统的结构单元内的气溶胶沉积模式的信息[96]。该模型遵循一个被称为离散化的数学过程,其中气道被分割为许多离散的单元。CFPD 方法可以研究复杂的流动模式对粒子运动及其在肺部沉积的影响。在每个单元中,CFD 模型用描述流体运动的微分方程和代数方程来计算区域沉积。CFD 模型利用了详细的三维流体动力学和粒子传输方程。大多数基于 CFD 的模型仅能解释上呼吸道或肺泡区域的气溶胶沉积[43,96]。

1.7 小结

很多文献报道了雾化递送药物到肺部的方法，大部分涉及粉末颗粒工程技术,还有关于递送装置研究的。但是,在药物开发中需要更好地理解肺部解剖学、生理学和病理学因素的交叉影响,以及这些因素与药物和递送装置因素的相互影响。其中一些影响肺部给药效率的因素已经被确定,但整个过程的复杂性尚未得到充分的认识。为了提高肺部递送制剂的疗效,必须考虑气道可变的几何形状和通过呼吸道各个区域的气流速率的影响,还需考虑年龄差异和健康状况对气道直径和气流模式的影响。颗粒沉积的计算模型可以提供一些帮助,但它们仍然不能模拟复杂的肺部环境,这阻碍了它们的普遍应用。

最重要的挑战之一是缺乏一种合适的动物模型来真正模仿人类的药物递送，这是因为动物呼吸模式和气道分支与人类完全不同，因此，不能将动物模型的结果推断给人类，而将这些结果推断给儿童和老年人则更加不可靠。未来的挑战包括开发更敏感的气道流量测试，使动物被动吸入研究与人类被动吸入研究相匹配。最后，我们对肺内药物吸收机制的认识，尤其是涉及那些转运蛋白（如 Pgp、OCT、PEPT 和 OATP）的认识还相对较差。提高对肺部不同区域、不同转运蛋白的认识可以有效地提高肺部靶向给药，从而提高疗效。

参考文献

1. Courrier HM, Butz N, Vandamme TF. Pulmonary drug delivery systems: recent developments and prospects. *Critical Reviews in Therapeutic Drug Carrier Systems*. 2002;**19**(4–5):425–98.
2. Byron PR, Patton JS. Drug delivery via the respiratory tract. *Journal of Aerosol Medicine*. 1994;**7**(1):49–75.
3. Patton JS, Byron PR. Inhaling medicines: delivering drugs to the body through the lungs. *Nature Reviews Drug Discovery*. 2007;**6**(1):67–74.
4. Byron PR, Hindle M, Lange CF, *et al*. *In vivo–in vitro* correlations: predicting pulmonary drug deposition from pharmaceutical aerosols. *Journal of Aerosol Medicine and Pulmonary Drug Delivery*. 2010;**23** (Suppl. 2):S59–69.
5. Newman SP. Aerosol deposition considerations in inhalation therapy. *Chest*. 1985;**88** (Suppl. 2):152S–60S.
6. Martonen TB. Mathematical model for the selective deposition of inhaled pharmaceuticals. *Journal of Pharmaceutical Sciences*. 1993;**82**(12):1191–9.
7. Gehr P. Respiratory tract structure and function. *Journal of Toxicology and Environmental Health*. 1984;**13**(2–3):235–49.
8. Weibel ER. Morphometry of the Human Lung. Academic Press, New York, 1963.
9. Horsfield K. Diameters, generations, and orders of branches in the bronchial tree. *Journal of Applied Physiology*. (1985). 1990;**68**(2):457–61.
10. Kleinstreuer C, Zhang Z, Donohue JF. Targeted drug-aerosol delivery in the human respiratory system. *Annual Review of Biomedical Engineering*. 2008;**10**:195–220.
11. Horsfield K, Cumming G. Morphology of the bronchial tree in man. *Journal of Applied Physiology*. 1968;**24**(3):373–83.
12. Yeh HC, Schum GM. Models of human lung airways and their application to inhaled particle deposition. *Bulletin of Mathematical Biology*. 1980;**42**(3):461–80.
13. Wailoo MP, Emery JL. Normal growth and development of the trachea. *Thorax*. 1982;**37**(8): 584–7.
14. Macklem PT. The physiology of small airways. *American Journal of Respiratory and Critical Care Medicine*. 1998;**157**(5 Pt 2):S181–3.
15. Massaro GD, Massaro D. Formation of pulmonary alveoli and gas-exchange surface area: quantitation and regulation. *Annual Review of Physiology*. 1996;**58**:73–92.
16. Angus GE, Thurlbeck WM. Number of alveoli in the human lung. *Journal of Applied Physiology*. 1972;**32**(4):483–5.
17. Patton JS, Fishburn CS, Weers JG. The lungs as a portal of entry for systemic drug delivery. *Proceedings of the American Thoracic Society*. 2004;**1**(4):338–44.
18. Plopper CG. *Structure and Function of the Lung*. In: *Jones TC, Dungworth DL, Mohr U*, eds., Springer, Berlin 1996:135–50.

19. Itoh H, Nishino M, Hatabu H. Architecture of the lung: morphology and function. *Journal of Thoracic Imaging*. 2004;**19**(4):221–7.
20. Hamm H, Fabel H, Bartsch W. The surfactant system of the adult lung: physiology and clinical perspectives. *Clinical Investigation*. 1992;**70**(8):637–57.
21. Liao X, Wiedmann TS. Solubilization of cationic drugs in lung surfactant. *Pharmaceutical Research*. 2003;**20**(11):1858–63.
22. Caldwell EJ, Piper DS. Influence of a pulmonary surfactant on the in vitro activity of tobramycin against *Pseudomonas aeruginosa. Antimicrob Agents Chemother*. 1999;**43**(12):3044.
23. Wiedmann TS, Bhatia R, Wattenberg LW. Drug solubilization in lung surfactant. *Journal of Controlled Release*. 2001;**65**(1–2):43–7.
24. van 't Veen A, Mouton JW, Gommers D, *et al*. Influence of pulmonary surfactant on in vitro bactericidal activities of amoxicillin, *ceftazidime, and tobramycin. Antimicrob Agents Chemother*. 1995;**39**(2):329–33.
25. Silverman JA, Mortin LI, Vanpraagh AD, *et al*. Inhibition of daptomycin by pulmonary surfactant: in vitro modeling and clinical impact. *The Journal of Infectious Diseases*. 2005; **191**(12):2149–52.
26. Davies MJ, Brindley A, Chen X, *et al*. A quantitative assessment of inhaled drug particle–pulmonary surfactant interaction by atomic force microscopy. *Colloids and Surfaces B: Biointerfaces*. 2009;**73**(1):97–102.
27. Schleh C, Hohlfeld JM. Interaction of nanoparticles with the pulmonary surfactant system. *Inhalation Toxicology*. 2009;**21** (Suppl. 1):97–103.
28. Schleh C, Muhlfeld C, Pulskamp K, *et al*. The effect of titanium dioxide nanoparticles on pulmonary surfactant function and ultrastructure. *Respiratory Research*. 2009;**10**:90.
29. Sosnowski TR, Garden L., Podgorski, A. Influence of insoluble aerosol deposits on the surface activity of the pulmonary surfactant: a possible mechanism of alveolar clearance retardation? *Aerosol Science and Technology*. 2000;**32**(1):52–60.
30. van't Veen A, Mouton JW, Gommers D, Lachmann B. Pulmonary surfactant as vehicle for intratracheally instilled tobramycin in mice infected with *Klebsiella pneumoniae. British Journal of Pharmacology*. 1996;**119**(6):1145–8.
31. Evander E, Wollmer P, Jonson B, Lachmann B. Pulmonary clearance of inhaled 99mTc-DTPA: effects of surfactant depletion by lung lavage. *Journal of Applied Physiology* (1985). 1987;**62**(4):1611–4.
32. Wilson Ra. Anatomy and Physiology in Health and Illness. Allison WAaG, editor: Churchill Livingstone, Spain.
33. Chow AH, Tong HH, Chattopadhyay P, Shekunov BY. Particle engineering for pulmonary drug delivery. *Pharmaceutical Research*. 2007;**24**(3):411–37.
34. Yu CP, Taulbee DB. A theory of predicting respiratory tract deposition of inhaled particles in man. *Inhaled Particles*. 1975;**4** (1):35–47.
35. Heyder J, Rudolf G. Deposition of aerosol particles in the human nose. *Inhaled Particles*. 1975;**4** (1):107–26.
36. Schulz H, Brand, P., and Heyder, J. Particle deposition in the respiratory tract. In: Gehr P, and Heyder J., eds, *Particle–Lung Interactions*, Marcel Dekker, Inc., New York, 2000.
37. Heyder J. Alveolar deposition of inhaled particles in humans. *American Industrial Hygiene Association Journal*. 1982;**43**(11):864–6.
38. Heyder J. Particle transport onto human airway surfaces. *European Journal of Respiratory Diseases Supplement*. 1982;**119**:29–50.
39. Kim CS, Hu SC. Regional deposition of inhaled particles in human lungs: comparison between men and women. *Journal of Applied Physiology* (1985). 1998;**84**(6):1834–44.
40. Lippmann M, Yeates DB, Albert RE. Deposition, retention, and clearance of inhaled particles. *British Journal of Industrial Medicine*. 1980;**37**(4):337–62.
41. Lourenco RV, Cotromanes E. Clinical aerosols II. *Therapeutic aerosols. Archives of International Medicine*. 1982;**142**(13):2299–308.

42. Patton J. Mechanisms of macromolecular absorption by the lungs. *Advanced Drug Delivery Reviews.* 1996;**19**: 3–36.
43. Comer JK, Kleinstreuer C, Hyun S, Kim CS. Aerosol transport and deposition in sequentially bifurcating airways. *Journal of Biomechanical Engineering*. 2000;**122**(2):152–8.
44. Niven RW, Whitcomb KL, Shaner L, Ip AY, *et al.* The pulmonary absorption of aerosolized and intratracheally instilled rhG-CSF and monoPEGylated rhG-CSF. *Pharmaceutical Research.* 1995;**12**(9):1343–9.
45. Ibrahim M, Garcia-Contreras L. Mechanisms of absorption and elimination of drugs administered by inhalation. *Therapeutic Delivery*. 2013;**4**(8):1027–45.
46. Schneeberger EE, Lynch RD. The tight junction: a multifunctional complex. *American Journal of Physiology Cell Physiology*. 2004;**286**(6):C1213–28.
47. Vllasaliu D, Casettari L, Fowler R, *et al.* Absorption-promoting effects of chitosan in airway and intestinal cell lines: a comparative study. *International Journal of Pharmaceutics.* 2012;**430**(1–2):151–60.
48. Sporty JL, Horalkova L, Ehrhardt C. *In vitro* cell culture models for the assessment of pulmonary drug disposition. *Expert Opinion on Drug Metabolism and Toxicology*. 2008;**4**(4):333–45.
49. Bo Olsson EB, Lars B, Staffan E, *et al.* Pulmonary drug metabolism, clearance, and absorption. In: Hickey AJ, Smith HDC, eds. *Controlled Pulmonary Drug Delivery, 21*, Springer Science and Business Media, LLC, New York, NY, 2011.
50. Bosquillon C. Drug transporters in the lung – do they play a role in the biopharmaceutics of inhaled drugs? *Journal of Pharmaceutical Science*. 2010;**99**(5):2240–55.
51. Gumbleton M, Al-Jayyoussi G, Crandon-Lewis A, *et al.* Spatial expression and functionality of drug transporters in the intact lung: objectives for further research. *Advanced Drug Delivery Reviews*. 2011;**63**(1–2):110–8.
52. Salomon JJ, Ehrhardt C. Organic cation transporters in the blood-air barrier: expression and implications for pulmonary drug delivery. *Therapeutic Delivery* . 2012;**3**(6):735–47.
53. Bo Olsson EB, Lars B, Staffan E, *et al.* Pulmonary drug metabolism, clearance, and absorption. In: *Hugh DC, Smyth AJH, eds. Controlled Pulmonary Drug Delivery*: Springer, Berlin, 2011. 21–50.
54. Groneberg DA, Nickolaus M, Springer J, *et al.* Localization of the peptide transporter PEPT2 in the lung: implications for pulmonary oligopeptide uptake. *The American Journal of Pathology*. 2001;**158**(2):707–14.
55. Ehrhardt C, Kneuer C, Laue M, *et al.* 16HBE14o- human bronchial epithelial cell layers express *p*-glycoprotein, lung resistance-related protein, and caveolin-1. *Pharmaceutical Research.* 2003;**20**(4):545–51.
56. Endter S, Becker U, Daum N, *et al.* P-glycoprotein (MDR1) functional activity in human alveolar epithelial cell monolayers. *Cell and Tissue Research.* 2007;**328**(1):77–84.
57. Forbes B, Asgharian B, Dailey LA, *et al.* Challenges in inhaled product development and opportunities for open innovation. *Advanced Drug Delivery Reviews* . 2011;**63**(1–2):69–87.
58. Parkar NS, Akpa BS, Nitsche LC, *et al.* Vesicle formation and endocytosis: function, machinery, mechanisms, and modeling. *Antioxidants Redox Signaling*. 2009;**11**(6):1301–12.
59. Herd H, Daum N, Jones AT, *et al.* Nanoparticle geometry and surface orientation influence mode of cellular uptake. *ACS Nano*. 2013;**7**(3):1961–73.
60. Rodenstein DO, Perlmutter N, Stanescu DC. Infants are not obligatory nasal breathers. *The American Review of Respiratory Disease*. 1985;**131**(3):343–7.
61. Becquemin MH, Swift DL, Bouchikhi A, *et al.* Particle deposition and resistance in the noses of adults and children. *European Respiratory Journal*. 1991;**4**(6):694–702.
62. Verbanck S, Kalsi HS, Biddiscombe MF, *et al.* Inspiratory and expiratory aerosol deposition in the upper airway. *Inhalation Toxicology*. 2011;**23**(2):104–11.
63. Houtmeyers E, Gosselink R, Gayan-Ramirez G, Decramer M. Regulation of mucociliary clearance in health and disease. *European Respiratory Journal*. 1999;**13**(5):1177–88.
64. Oberdorster G. Pulmonary deposition, clearance and effects of inhaled soluble and insoluble

cadmium compounds. *IARC Scientific Publications.* 1992 (**118**):189–204.

65. Thum T, Erpenbeck VJ, Moeller J, *et al.* Expression of xenobiotic metabolizing enzymes in different lung compartments of smokers and nonsmokers. *Environmental Health Perspectives* . 2006;**114**(11):1655–61.
66. Pacifici GM, Franchi M, Bencini C, *et al.* Tissue distribution of drug-metabolizing enzymes in humans. *Xenobiotica.* 1988;**18**(7):849–56.
67. Somers GI, Lindsay N, Lowdon BM, *et al.* A comparison of the expression and metabolizing activities of phase I and II enzymes in freshly isolated human lung parenchymal cells and cryopreserved human hepatocytes. *Drug Metabolism and Disposition* . 2007;**35**(10):1797–805.
68. Lombry C, Edwards DA, Preat V, Vanbever R. Alveolar macrophages are a primary barrier to pulmonary absorption of macromolecules. *American Journal of Physiology Lung Cellular Molecular Physiology.* 2004;**286**(5):L1002–8.
69. Adcock IM, Gilbey T, Gelder CM, *et al.* Glucocorticoid receptor localization in normal and asthmatic lung. *American Journal of Respiratory and Critical Care Medicine.* 1996;**154** (3 Pt 1):771–82.
70. Wilson SM, Shen P, Rider CF, *et al.* Selective prostacyclin receptor agonism augments glucocorticoid-induced gene expression in human bronchial epithelial cells. *Journal of Immunology.* 2009;**183**(10):6788–99.
71. Barnes PJ. Beta-adrenergic receptors and their regulation. *American Journal of Respiratory and Critical Care Medicine.* 1995;**152**(3):838–60.
72. Bai TR. Beta 2 adrenergic receptors in asthma: a current perspective. *Lung.* 1992;**170**(3):125–41.
73. Simons FER SK. Antihistamines. In: Middleton E Jr,, Reed CE, Ellis EF, Adkinson NF Jr, Yunginger JW, Busse WW, eds., Allergy Principles and Practices. Mosby-Year Book, St. Louis, 1993.
74. Casale TB, Ecklund P. Characterization of muscarinic receptor subtypes on human peripheral lung. *Journal of Applied Physiology (1985).* 1988;**65**(2):594–600.
75. Slack RJ, Russell LJ, Hall DA, *et al.* Pharmacological characterization of GSK1004723, a novel, long-acting antagonist at histamine H(1) and H(3) receptors. *British Journal of Pharmacol.* 2011;**164**(6):1627–41.
76. Carroll N, Cooke C, James A. The distribution of eosinophils and lymphocytes in the large and small airways of asthmatics. *European Respiratory Journal.* 1997;**10**(2):292–300.
77. Barnes PJ. Distribution of receptor targets in the lung. *Proceedings of the American Thoracic Society.* 2004;**1**(4):345–51.
78. Robinson M, Eberl S, Tomlinson C, *et al.* Regional mucociliary clearance in patients with cystic fibrosis. *Journal of Aerosol Medicine.* 2000;**13**(2):73–86.
79. Yeates DB, Gerrity TR, Garrard CS. Particle deposition and clearance in the bronchial tree. *Annals of Biomedical Engineering.* 1981;**9**(5-6):577–92.
80. Bateman JR, Pavia D, Sheahan NF,*et al.*. Impaired tracheobronchial clearance in patients with mild stable asthma. *Thorax.* 1983;**38**(6):463–7.
81. Sakagami M. In vivo, in vitro and ex vivo models to assess pulmonary absorption and disposition of inhaled therapeutics for systemic delivery. *Advance Drug Delivery Reviews.* 2006;**58**(9–10):1030–60.
82. Donaldson K, Brown D, Clouter A, *et al.* The pulmonary toxicology of ultrafine particles. *Journal of Aerosol Medicine.* 2002;**15**(2):213–20.
83. Samet JM, Cheng PW. The role of airway mucus in pulmonary toxicology. *Environal Health Perspectives.* 1994;**102** (Suppl. 2):89–103.
84. Kroon LA. Drug interactions with smoking. *American Journal of Health-System Pharmacy.* 2007;**64**(18):1917–21.
85. Isaacs KK, Martonen TB. Particle deposition in children's lungs: theory and experiment. *Journal of Aerosol Medicine.* 2005;**18**(3):337–53.
86. Pritchard JN, Jefferies S, Black A. Sex-differences in the regional deposition of inhaled particles in the 2.5–7.5 μm size range. *Journal of Aerosol Science.* 1986;**17**:385–89.
87. Kim CS, Brown LK, Lewars GG, Sackner MA. Deposition of aerosol particles and flow resis-

tance in mathematical and experimental airway models. *Journal of Applied Physiology: Respiratory, Environmental and Exercise Physiology.* 1983;**55**(1 Pt 1):154–63.
88. ICRP. *Human Respiratory Tract Model for Radiological Protection.* ICRP Publication, Elsevier Science Ltd, *Oxford*, 1994, Vol. **24**, 1–3.
89. Asgharian B, Wood R, Schlesinger RB. Empirical modeling of particle deposition in the alveolar region of the lungs: a basis for interspecies extrapolation. *Fundamental and Applied Toxicology.* 1995;**27**(2):232–8.
90. Rostami AA. Computational modeling of aerosol deposition in respiratory tract: a review. *Inhalation Toxicology.* 2009;**21**(4):262–90.
91. Hofmann W. Modeling techniques for inhaled particle deposition: the state of the art. *Journal of Aerosol Medicine.* 1996;**9**(3):369–88.
92. (ICRP) ICoRP. Human Respiratory Tract Model for Radiological Protection, 1994.
93. Yu CP. A two-component theory of aerosol deposition in lung airways. *Bulletin of Mathematical Biology.* 1978;**40**(6):693–706.
94. Koblinger L, Hofmann W. Analysis of human lung morphometric data for stochastic aerosol deposition calculations. *Physics in Medicine and Biology.* 1985;**30**(6):541–56.
95. Hofmann W, Sturm R. Stochastic model of particle clearance in human bronchial airways. *Journal of Aerosol Medicine.* 2004;**17**(1):73–89.
96. Zhang Z, Kleinstreuer C. Effect of particle inlet distributions on deposition in a triple bifurcation lung airway model. *Journal of Aerosol Medicine.* 2001;**14**(1):13–29.

第 2 章

肺功能成像在改善肺部给药中的作用

Andreas Fouras, Stephen Dubsky

缩略语

CT	计算机断层扫描
4DCT	四维计算机断层扫描
DNA	脱氧核糖核酸
EIT	电阻抗断层扫描
MRI	磁共振成像
PBI	基于传播的相衬成像
PET	正电子发射断层扫描
RF	无线电频率
SPECT	单光子发射计算机断层扫描

2.1 引言

众所周知，通过吸入递送到呼吸系统中的药物分布容易受到肺内空气流动的局部变化和气道树拓扑结构的影响，同时向呼吸系统递送药物制剂会影响肺的功能和结构。例如，沙丁胺醇会引起支气管扩张，随后吸气峰流速增加，肺内气流分布改变。

很明显，肺功能在肺部药物递送过程中起着关键作用(图 2.1)。目前，可以用影像学来提高治疗过程中决策的速度和质量，它可以通过生物标志物在肺内沉积，更好地了解临床前药理学[1]。肺功能成像技术将扩展成像系统在药物开发过程中的应用，甚

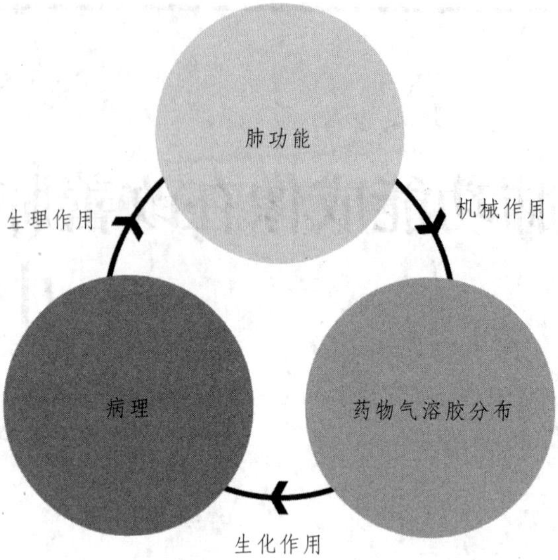

图 2.1 肺部给药周期。

至可以直接测量药物的治疗效果。此外，通过使用功能输入，可以显著改进吸入药物沉积模型，从而提供更精确的模拟结果。

我们证明了肺功能成像能够提供以下帮助：

- 协助开发肺部给药方法。
- 根据患者的肺功能状态制订治疗参数(剂量、粒径等)，对治疗产生积极影响。
- 用于监测治疗效果和疾病进展。

气溶胶的机械性能与肺部结构和进入肺部的气体流动相互作用，导致气溶胶在肺部的不均匀分布。随后，药物的作用影响病理，进而影响肺功能。

2.1.1 颗粒沉积

吸入制剂在肺内的分布对治疗效果有很大影响。在药物开发过程中，关键是将递送机制的作用与药理作用分开，以准确评估其适用性。如果药物未被递送到肺内的病变区域或所需作用部位，可能起不到治疗作用。因此，由于缺乏对气溶胶沉积、肺病理学和局部肺功能之间的复杂相互作用的理解，具有良好治疗价值的化合物可能被误认为具有较小的治疗效果甚至被完全弃用。

吸入制剂在肺部沉积优化中面临着许多挑战。颗粒的物理特性(包括颗粒大小和密度)以及肺内的气流，决定了它最终的沉积位置。气流在时间上和空间上都是变化的，由肺的几何形状、肺组织的机械性质(顺应性和阻力)以及由膈肌和肋间肌产生的肺内驱动压力决定。其难点在于很难通过体内测量得到精确的数据，并且这些数据会随着肺部疾病而发生改变，与正常人的数据不同。此外，颗粒沉积分布很难以非创伤性的方式确定。因此，在真实条件下沉积机制的起因和结果都是未知的。这导致人们对临床条件下各种参数对颗粒沉积和分布的影响认识有限。

测量区域颗粒沉积最广泛使用的试验方法是核医学成像，即将放射性核素造影剂吸入肺内，并对该造影剂发出的辐射进行成像，以便测量其局部浓度[2]。这种方法可测量药物局部的沉积；然而，在空间上不能将沉积与特定的气道位置相关联。因此，这种方法在药物沉积的基本机制研究中能力有限。

由于缺乏数据，需要对沉积过程进行计算机模拟。虽然这在许多情况下是有效的，但为了准确模拟健康和疾病状态下的颗粒沉积，需要详细了解气道的几何形状和肺内气流情况。由于这些数据不容易获得，研究人员通常采用假设和简化的方法。这些假设会极大地影响结果，降低了模拟的准确性[3–5]。

沉积计算模型的两种常见简化方法是使用静态气道结构进行计算和假设外周气道的压力或流量均匀分布。通常，气道树的结构信息是通过屏气时的计算机断层扫描(CT)数据获得的[6–11]。

在这些研究中，有几项使用了呼吸循环中两个极点肺叶体积的 CT 数据(例如功能残气量和总肺容量)的变化来估计肺叶之间的气流分配，从而制订外周气道的边界条件[6,9,10]。虽然这是对均匀压力假设的改进，但这种简化并未考虑整个呼吸循环中的气流动态影响，这种影响导致整个肺部分布的变化，并且忽略了腔内变异性。

Mead–Hunter 等[3]研究了静态气道结构简化对数值模拟计算的沉积分布的影响。他们发现使用动态气道结构与使用静态气道结构在分布上存在显著差异。这证明了将动态气道几何形状应用在沉积模型中的重要性，并且还强调了沉积模型对动态效应的敏感性。

测量沉积计算模型的动态结构信息是非常有用的。此外，动态区域气流测量可构建更准确的边界条件。因此，动态功能性肺成像技术将为模型研究提供宝贵的信息，从而提高肺部沉积分布模型的准确性，并且为递送装置和颗粒大小的优化过程提供帮助。

2.1.2　递送药物的区域行为

肺功能在空间上是异质性的，当病理存在时，这种异质性往往会增加。当肺的某些部位患病或表现不佳时，肺有足够的补偿能力，尤其是细微或零碎的功能损失时，这种补偿可以掩盖疾病。在这种情况下，用肺呼吸量来评估肺的整体功能是不敏感的。当肺部某些区域正在丧失功能时，在口腔处测量的肺功能损失是可以忽略不计的。这不仅掩盖了疾病的进展，而且也不能代表肺部进行气体交换的真实能力，因为它已经假定血液灌注具有可匹配的异质性。通过整体肺功能测量评估治疗结果同样是不敏感的。

提高区域功能信息的检测能力对于评估药物的疗效和新药开发以及递送机制的研究至关重要。

虽然肺部成像可以为评估治疗效果提供详尽信息，但在药物开发中未得到充分利用，在药物开发的临床前阶段只有约1%或2%的动物接受了成像测量[1]。开发和广泛使用真正的肺功能成像测量方法可以增强肺部药物的开发能力和药物递送方法的研究，并且还可能通过成像结果来指导个性化用药，并对治疗产生重大影响。

2.1.3 肺功能性成像在肺部给药中的作用

肺功能性成像可提供区域功能信息，这有助于攻克肺部给药研发进程中遇到的挑战。测量呼吸时肺内气流和其他功能参数的成像技术能够为正常和病理条件下粒子和气溶胶在肺部的递送提供关键信息。此外，肺功能性成像提供了治疗效果的区域测量，这对于研究气流、颗粒/气溶胶沉积和肺部功能改善结果之间的相互作用至关重要。

呼吸系统的成像是非常大的挑战。肺包含了复杂的分支结构，其结构包含了宽范围尺度的功能元素（另见第1章）。另外，呼吸系统是动态的，其复杂的运动与肺部的功能密切相关[12]。

理想的功能成像方法应包含3个具体的特征：无创性、高空间分辨率和动态测量能力。

A.*无创性*。以无创方式进行检测对于任何生物系统都是至关重要的，肺部的呼吸过程涉及化学、生理学和机械因素的复杂相互作用，任何因素的中断都可能导致对调查过程的误解。肺功能的无创检测需要通过不透明组织进行成像，这样就不能使用带有可见光模式的摄像系统，例如显微镜。在理想情况下，肺功能的成像将在不引入造影剂的情况下进行，因为这些会干扰肺内的物理和化学作用。

B.*空间分辨率*。肺是一个复杂的系统，在多个尺度上发生重要的相互作用。例如，通过气管和其他主要呼吸道的气流是气道沉积的一个关键因素。人类的气管和主要气道的尺寸都在厘米范围内。相比之下，哺乳动物肺泡都很小，从小鼠的80μm到人类的210μm[13]。肺功能的重要异质性发生在这些尺寸范围之间，因此，需要高分辨率成像来捕捉肺内功能变化的区域分布。

C.*动态测量*。正常的人类呼吸是动态的和周期性的。呼吸过程导致组织结构和气道几何形状变化。这些动态因素是大多数肺部疾病的重要指标。例如，哮喘是一种限制气道直径的疾病，导致气道阻力增加，随后呼气流量峰值减少。哮喘的常见治疗方法是吸入气道扩张剂，抵消气道收缩以增加呼气流量峰值。静态成像或两种屏气静态之间的成像只能捕捉哮喘时发生的结构变化，即气道直径的变化。动态测量对于这些结构变化的功能结果（如流量峰值的变化）是必要的。另一个需要考虑的因素是肺部疾病发生时治疗的时间范围。具有短暂效应的治疗需要进行动态功能测量以准确评估其功效。

在本章中,对已经建立的和新兴的肺功能性成像技术进行了回顾,并且在肺部给药的背景下讨论了这些技术。讨论了成像技术在改善我们对颗粒/气溶胶沉积的理解以及药物递送系统开发中的作用。证明了成像技术作为改善肺部药物递送工具的潜力,并且探索了针对患者特异性定制肺部药物递送参数的可能性。总体目标是鼓励在肺部药物递送开发中使用肺功能性成像,并促进肺功能性成像技术的发展,以更好地满足该领域的要求。

2.2　肺功能性成像技术

目前已经建立了几种肺成像模式。在本节中,我们将介绍每种成像技术的原理,并描述每种技术的优缺点,让研究人员能够评估其在肺部给药制剂开发中的可用之处。

2.2.1　计算机断层扫描(CT)

CT 是目前肺部成像的最佳方法,它是一种基于 X 线的成像方法,能够从多个视角获取图像以提供投影,然后使用反投影或迭代方法将这些投影组合起来,形成肺的三维(3D)图像。重建的空间分辨率取决于投影的空间分辨率和重建中使用的视角的数量。高分辨率 CT 扫描需要获取许多高分辨率投影图像。

几乎所有临床 CT 设备都使用单光子源和单光子探测器,其围绕患者旋转以收集投影数据。在获取每个投影的过程中,如果对象不在相同的位置或者在获取投影的过程中移动,则重构中会出现伪影。因此,传统的 CT 只能对静止的物体进行扫描。这通常需要患者屏气以避免肺 CT 中的伪影。另外,传统 CT 不能捕获到短于扫描时间(通常为几分钟)范围内发生的治疗效应。

CT 是基于 X 线的成像方法,辐射剂量是一个重要的问题。X 线被吸收后具有电离特性,可以直接或通过产生自由基来破坏 DNA。X 线暴露量(也被称为剂量)显著增加了发生肿瘤的可能性。因此,在任何 X 线成像方法中,都有必要将辐射剂量降至最低,特别是在 CT 中,使用许多投影图像会导致高辐射暴露量[14]。对剂量最小化的要求意味着很难进行纵向研究来跟踪疾病的进展或监测某些治疗随时间的有效性。

CT 能够在各种条件下进行肺部健康测量。例如,Galbán 等[15]使用两次 CT 重建之间的变化(一次是在结束吸气时,另一次是在结束呼气时)代替使用生物标志物成像的方法作为慢性阻塞性肺病的成像检测。使用这种方法能够评估该疾病的严重性。De Langhe 等使用 CT 对小鼠肺纤维化和肺气肿进行了量化,可以通过生物标志物对肺的健康程度进行间接评估,也可以直接测量肺的健康情况,从而鉴定肺组织的结构变化。但是许多肺部疾病除非发生较大的功能性变化,否则不容易从静态CT成像中观测到细微的变化。

2.2.2 基于四维计算机断层扫描方法进行通气测量

空气通过肺部时受到横膈膜和胸壁肌的影响,引起肺泡的扩张和收缩以及肺组织的位移。因此,肺组织的运动与其功能有着不可分割的联系,而肺组织扩张的测量可以推断出流入与流出特定肺区域的气体流量。

目前已经有CT与图像配准技术相结合的方法,可以测量肺部的运动。最初开发图像配准是为了匹配由于成像系统或物体位移而导致的图像失调,这个过程也可以用来测量图像之间物体的位移。一些研究已经使用图像配准来测量在两种屏气状态下使用CT获得的两幅肺容积图像之间的对比,以评估肺组织的运动[17-20]。然而,用这种方式测量的数据并不能真正捕捉到呼吸的动态。

另一种方法是利用肺的周期性运动来进行投影数据的相位匹配,从而允许在呼吸循环中的各个时间点进行肺的相位平均四维计算机断层扫描(4DCT)。一些研究将这种方法与图像配准相结合,以测量呼吸周期的肺运动和气流量[21-23]。这些数据可用于评估肺组织的健康状况。例如,该技术被证明可以测量肺气肿患者的区域性疾病[24]。

尽管4DCT是一种非常强大的区域肺功能评估工具,但是由于4DCT的气流量测量需要至少一次额外的CT扫描来确定测量的时间点。这样受试者将暴露于非常高的辐射剂量下,使得连续成像不切实际,并且此方法只能限制在可接受大辐射剂量风险的受试者中使用,例如患有进展期肿瘤的患者。此外,由于测量值是多次呼吸的平均值,因此使用此方法无法捕获短暂或瞬态效应。

2.2.3 超极化磁共振成像

磁共振成像(MRI)可以检测极核自旋被外部磁场改变时发出的射频信号。氢原子在生物组织中大量存在,是传统的软组织MRI成像的靶元素。然而,肺部的低组织密度(因为充气的肺大约80%是空气)导致图像质量差。为了克服这个问题,已经探索出超极化的惰性气体,当吸入这些气体时,肺部的MRI信号会增强几个数量级,由于信号与气体浓度成正比,因此可以获得气体分布的区域变化[25]。利用专门的磁化序列可以进行其他功能测量,例如肺微观结构、氧气交换和血液流动[26],尽管不是所有的测试均可获得成功。

与CT相比,超极化MRI的一个主要优点是可以在不需要辐射剂的情况下获得图像。但是分辨率仍然远低于CT。

尽管超极化MRI[26]具有很大的潜力和新进展,但仍存在许多挑战导致其不能被广泛应用。成本是最重要的因素。要产生成像的超极化气体所需的磁场,需要高度专业化和昂贵的设备。此外,超极化气体的生产也很昂贵,而且这种气体的半衰期有限,造成了应用和后期处理困难[27]。也许是由于超极化 MRI 的成本过高,目前还没有实质性的研究表明这种方法相对于其他模式的敏感性和特异性优势。

2.2.4　电阻抗断层成像

胸腔主要由血液、组织和空气组成,这些物质在胸腔中的比例会随着呼吸和心脏循环的变化而变化,体内各区域的电阻率和阻抗随各种成分的比例变化而变化。电阻抗断层扫描(EIT)利用这一点来测量在呼吸过程中气体和血液流动的变化。血液、组织和空气的不同电特性可以用来确定肺内的局部气体流动和血液流动[28-30]。将电极放置在胸部周围,收集所有电极的电压分布。通过断层扫描重建这些数据以反映在呼吸期间肺内的时变电性能。该方法无创,时间分辨率约为 33Hz,适用于肺部动态研究。此外,由于 EIT 的硬件要求相对简单紧凑,可以在床边进行,这显然有利于临床应用。但是该方法空间分辨率有限,并且远低于基于 CT 或 MRI 的模式。这在一定程度上是由于限制了电极/探测器的最大数量,导致重构出现问题[28]。另外,由电极感应的电流通常流到电极平面之外(高达 10cm)[30],这就进一步降低了空间分辨率。

EIT 可以提供对肺部健康的评估,使其成为监测患者的临床工具。对于肺部给药的开发而言, 小规模的区域功能变化也是很重要的, 但是空间分辨率的不足限制了 EIT 的应用。

2.2.5　核医学成像(PET/SPECT)

核医学成像方法包括 3 种主要成像模式:伽马闪烁成像、正电子发射断层扫描(PET)和单光子发射计算机断层扫描(SPECT)。这些模式通过对放射性同位素标记的化合物在受试者体内发射的 γ 射线光子进行检测。

伽马闪烁扫描是一种平面方法,其中发射的伽马射线被光子计数探测器校准和收集,从而能够在二维视野中观察受试者中放射性元素的浓度。PET 和 SPECT 利用了类似的成像原理,从不同的视角对测量数据进行层析重建,从而生成三维图像。

虽然将标记的化合物定位到特定区域可以进行良好的对比, 但是为了受试者的安全,必须将放射性物质的含量降到最低,这导致核医学技术通常存在较差的信噪比。虽然空间分辨率在过去十年中有了显著改善,但时间分辨率仍然很差[31]。

核医学可以进行肺功能研究,包括确定区域气体流动和气体交换[32-34]。对于肺功能性成像而言,放射性试剂会被吸入肺部。使用核成像的肺功能测量非常适合测试肺部药物递送的有效性,从而可从功能角度(而不是解剖学角度)衡量治疗的功效。此外,获得的功能数据可用作数值模拟的验证[6]。

放射性元素试剂可以被标记到特定的材料上，因此核成像可以用来直接跟踪药物在肺中的沉积——这是一种非常有价值的用于开发肺部药物递送[2]的工具。它能够测量特定递送方法的沉积模式，并且当与功能成像组合时，能够使药物沉积与整体功能响应相关联，并为沉积模型的验证提供数据。PET成像为这一目的提供了最佳的区域性和分辨率，但其实际应用限制了它的推广，例如在生产放射性标记的药物类似物方面较困难，适合进行此项研究的放射性元素的半衰期也非常短[35]。

2.3 新兴技术

综上所述，目前已有多种成像技术应用于肺成像，各有优缺点。但是，目前提供理想的肺功能成像的技术还存在一些关键不足，需要进一步的改进。关键是在保持动态成像能力的同时，为肺部提供高分辨率和对比度的成像功能。在过去的十年中，基于同步加速器的相位扫描成像方法在这方面取得了巨大的进展。同步辐射的独特性有利于肺部成像，将这些技术转化为基于实验室的X线源，并最终应用于临床，有望提供具有创新性的肺部成像模式。

在本节中，我们将描述基于同步加速器的相位对比成像，并举例说明它在肺部的应用，然后详细介绍将这些技术转换为小型实验室设备的工作。

2.3.1 相衬成像

传统的X线成像利用吸收对比度来区分不同的材料，含有大量衰减材料的结构将比含有较少衰减材料的结构显得暗一些。例如，由于骨骼比周围的软组织更容易衰减，它提供了一个高度对比的图像。相反，肺软组织细胞和周围组织有相似的体积衰减特性，因此，肺产生的对比度较差。

相衬成像利用材料折射特性的差异来产生对比。与全息摄影术类似，由于静止波的干涉，可以使不同材料所产生的相关X线波的相位差异变化可见。由于相位梯度在材料之间的边界处最大，因此相衬具有明显的边缘增强效果。

对于相衬成像，在理想情况下需要具有高空间和时间相关性的X线源。同步辐射源的极端亮度使得X线束的调节能够产生非常高的相关性，同时在合理的时间分辨率内保持足够的通量来成像。具体来说，可以滤除X线能量，产生单色光束，以提高时间相关性，同时可以增加X线源到样品的距离，减小有效光斑大小，以增加空间相关性[31]。尽管相衬成像具有显著的优点，但同步加速器辐射源非常昂贵，需要专门的设备，因此对这些X线源的使用是有限的。为了得到广泛的应用，在同步加速器上开发的相衬成像技术必须转化为实验室设备，并最终转化进入临床。最近这一初步转化为实验室设备规模的 X 线源已经产生了可喜的成果，相衬成像已经有望实现。

在过去十年中，已经有相当多的研究开发用于肺部的相衬成像。肺中的空气/组织界面提供了非常大的 X 线相位梯度；相衬成像非常适合肺成像，与基于吸收的 X 线成像相比，在对比度和细节方面有显著改善（图 2.2）。

目前已有多种方法用于肺的相位对比，其中最主要的两种方法是光栅干涉测量法和基于传播的相衬成像（PBI）。

2.3.2 光栅干涉测量法

光栅干涉测量法[36,37]是将相位光栅放置在样品和检测器之间，通过样品对 X 线波的相位变化产生对比度。当光栅放置在探测器和样品之间时，系统检测 X 线的效率显著降低。这就需要非常明亮的 X 线源或增加照射时间，从而导致给予样品的 X 线剂量相对增加。

这种方法非常适合具有较低相关性的 X 线源。虽然最初是使用同步辐射源开发的，但最近有几项研究在小型实验室设备的 X 线源上使用光栅干涉测量法[38]，并且这几项研究与肺成像有关[39-41]。

Schwab 等[41]使用小型简单同步加速器，使用光栅干涉测量的成像，在切除的健康小鼠肺中改善了对比度。Schleede 等[40]也使用了相同的成像装置，通过比较相位信号与衰减信号（肺泡大小的替代指标）的比值，证明了肺气肿病情的诊断得到了改进。

Meinel 等[39]试图在相同的设备上使用类似的方法来改善肺癌的检测。初步结果未

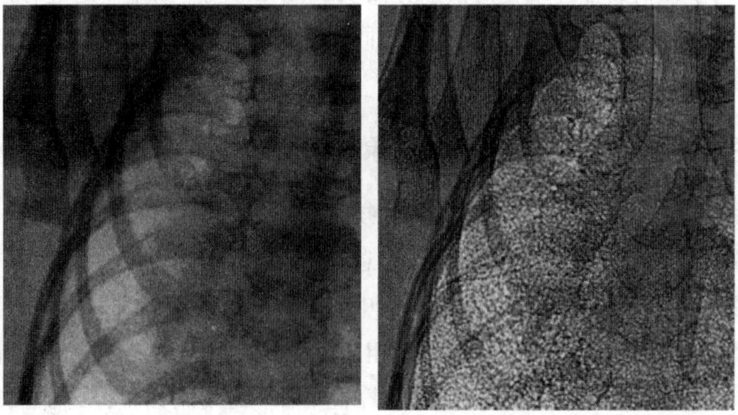

图 2.2　新生幼兔的肺的同步相衬成像。与基于吸收的成像（左）相比，使用单色同步辐射（右）获得的基于传播的相衬图像提供了肺部精细结构的更多细节。在相衬图像中可以明显地看到肺的更多细节。图像是在日本 SPring-8 同步加速器的 BL20B2 波束线上拍摄的。

显示敏感性有增加;但是,通过边缘增强效应改善了肿瘤边界的划分。

光栅干涉测量法在评价药物给药治疗的有效性方面具有潜在的应用价值。尽管这种方法在某些情况下可能更敏感,但所获得的数据是结构性的,因此,只能为治疗效果提供解剖学标志,而不能产生功能性标志。

此外,在提高时间分辨率之前,不能进行动态测量,这进一步限制了它的实用性。

2.3.3 基于传播的相衬成像

基于传播的相衬成像(PBI),有时被称为在线X线相衬成像,是迄今为止产生相位对比的最简单方法。由于允许X线波在样品和检测器之间传播很长一段距离,在表面界面受到轻微折射的X线波会干扰探测器平面产生的强度条纹。样品和检测器之间没有光栅或其他装置,相衬成像能力效率更高,因此提高了动态成像的能力[42]。由于此方法实用性较高及动态成像能力较强, 有许多研究利用平面PBI进行体内肺成像。例如Hooper等[43]用此方法看到了新生幼兔在第一次呼吸时的液体清除情况。Kitchen等[44]描述了一种使用PBI从肺的动态成像中计算气流流量的方法,证明了从相衬成像图中获得功能指标的可能性。

最近几项研究证明了可以使用动态PBI来进行药物递送研究。近年来,基于这种核心技术的图像处理和试验方法快速发展,已经应用于各种疾病和(或)药物递送模型的建立。Donnelley等[45]展示了使用高分辨率同步加速器PBI检测活鼠气道中的可吸入颗粒。在此基础上,同位素标志物也被用于测定黏膜纤毛运输机制[46],这可用于评估影响黏膜纤毛运输系统疾病的治疗方法。Morgan等[47]使用PBI测量了气道表面液体深度,特别是用于评估囊性纤维化的治疗方法。Donnelley等[48]测量了通过肺系统输送的液体剂量分布的可变性。这些研究利用了同步加速器PBI的动态能力,以探测治疗的有效性和递送方法的有效性。

2.3.4 使用相位对比的肺功能性成像

增强了空间细节和时间分辨率的PBI技术和先进的图像处理方法的结合,为肺部疾病的诊断和评估提供了定量的功能性信息。

运动跟踪方法最初是为了在工程应用中测量流体流动而开发的,现在已被应用于动态PBI图像[49]中测量肺组织的活动。肺组织的扩张和收缩与进入或离开肺部的气流直接相关,因此这些活动区域可以用来计算整个肺[50]的气流分布,从而增加了功能测量能力。

Fouras等[49]证明,肺组织活动测量可以用作肺损伤的生物标志,比其他方法的敏感性更高,可以更早检测到疾病的发生。

Dubsky 等[50]开发了一种四维动态测量整个肺部气流的方法(图 2.3)。该方法既可以提供治疗的功能评估,又可以为计算建模提供高质量的数据。该功能成像方法应用于囊性纤维化的诊断,敏感性和准确性方面均有较大提高。该方法基于 4DCT,因此要给予受试者相当大的辐射剂量。我们的研究小组还开发了一种新方法,可以降低辐射剂量的数量级,从而可以从至少 6 张图像中进行 4D 肺活动测量[51-53]。该方法还可动态测量短期效应,显著扩大了可以评估的治疗范围和条件,特别是对暂时性的吸入治疗的功能性研究。

在气体流动过程中,空气在 6 个时间点(从 20 个时间点中筛选)瞬间流过幼兔气道。正流量(红色)表示吸气流量,负流量(蓝色)表示呼气流量。

在疾病评估和治疗方面，使用相位对比肺功能性成像优于任何现有的成像方法。然而,对同步辐射的要求严重限制了其广泛应用。为了充分发挥该领域的潜力,该技术必须从同步加速器转移到小型实验室设备,然后应用到临床。

2.3.5　基于实验室传播的相衬成像

20 年前就证明了 PBI 可以在具有足够空间相关性的[54]实验室设备上进行,直到最近,X 线源技术才使这种方法能够以足够的时间分辨率用于肺部成像。其挑战在于创造一个具有足够功率的 X 线源和一个足够小的源点来提供所需的空间相关性。

Garson 等[55]证明,可以使用实验室设备制作与同步加速器获得的质量类似的肺部图像;但是,使用的标准 X 线源导致暴露时间过长,无法进行动态或体内研究。

随着最近液体金属射流 X 线源的发展，在实验室中实现动态 PBI 的可能性逐渐

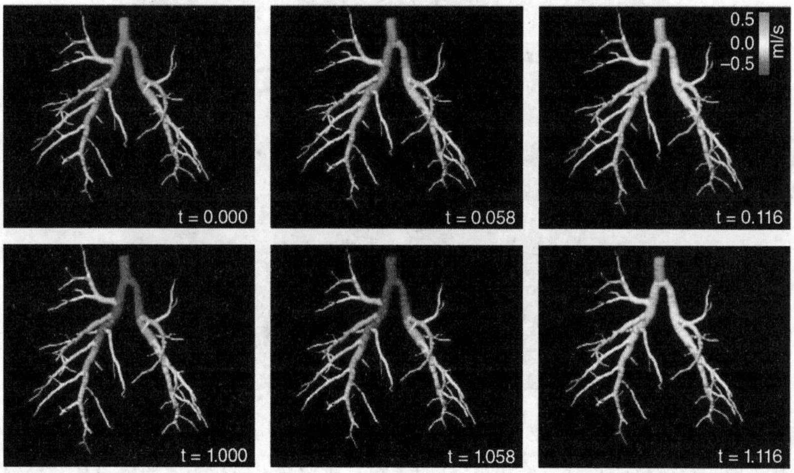

图 2.3　使用肺功能性成像测量的整个肺部的气流分布。(Source:Reproduced with permission from[50])(请参见彩色插图)

显现。液态金属射流 X 线源可为小光斑尺寸提供无与伦比的亮度,可实现非常高质量的相衬成像,并缩短曝光时间[56]。使用液体金属射流 X 线源的 PBI 已经在许多应用中得到证实,包括用于高分辨率血管造影[57]和小动物的癌症检测/分界[58]。

最近已经证明,使用液体金属射流实验室 X 线源(Excillum,D2)可以成功地实现高分辨率动态相衬肺成像(图 2.4)。使用这项新技术,动态相衬成像技术可以实现从同步加速器到实验室的转换。

2.4 小结

本章描述了已建立的和前沿的肺部成像技术,并概述了它们在改善肺部给药治疗发展方面的应用可能。预计将涉及两个主要领域:评估治疗效果和为建模提供数据。

随着新的功能成像技术的发展,将提供更重要的信息。功能性生物标志物对疾病状态变化的反映比解剖生物标志物要早得多, 因此功能性成像会显著加快发展进程。在另一方面,功能性数据为肺部沉积模拟提供了更完整和准确的数据,能够进一步提高这些技术在药物递送上的应用。

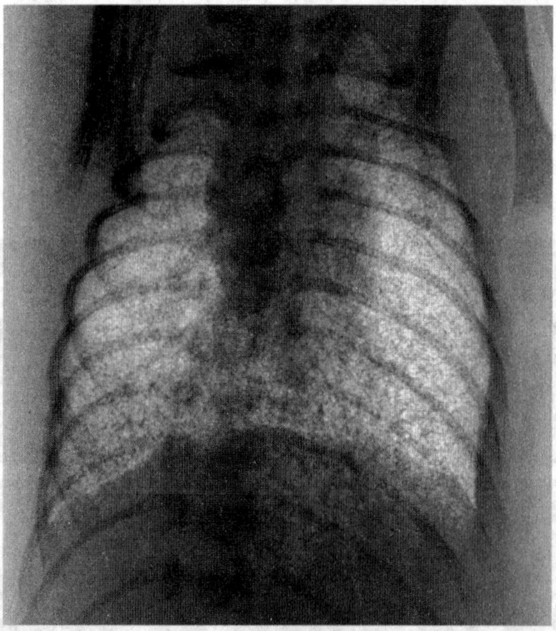

图 2.4 基于实验室传播的相衬成像。在液态金属喷射实验室 X 线源上获得的新生幼兔肺的图像。图像质量与基于同步色谱仪的相衬成像相当,证明了相衬成像技术转化为实验室设备和最终应用于临床的可行性。

肺功能性成像潜力的充分实现可为肺部给药领域的研究人员提供广泛的肺功能研究数据。最关键的挑战是同步加速器成像设备转化为实验室设备,最终将其应用于临床。这一目标很快就会实现。

肺功能性成像可以提供诊断、优化药物递送参数的数据和监测治疗。这可以优化肺部疾病的治疗结果。

肺功能性成像在促进肺部给药发展的同时，也可能成为治疗过程本身的核心,这将增加它的价值。图 2.5 中描述了一个示例场景。在这种情况下,肺成像用于 3 个目的。首先,成像用于诊断和评估患者存在的病理的严重性;其次,功能成像的数据被用作患者特异性沉积模型的数据,允许根据患者的特定状态调整吸入治疗参数;第三,功能成像用于监测治疗的有效性,并使治疗方案根据病情的变化而变化。未来在减少给药剂量和提高疗效方面的进展将使肺功能性成像充分纳入肺部给药治疗过程,有可能显著提高治疗的效率和有效性,从而改善患者的治疗效果。

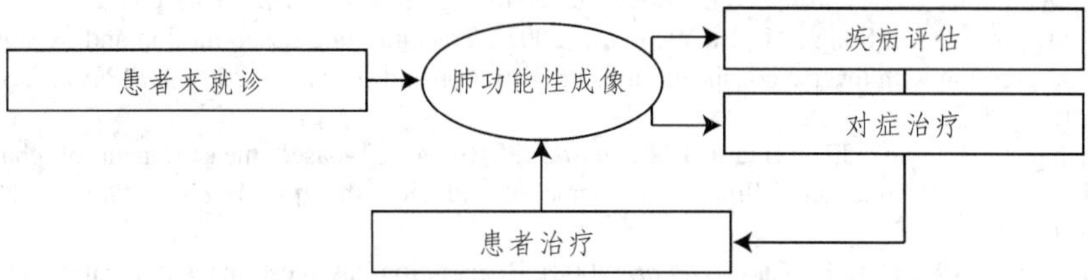

图 2.5 肺功能性成像与肺部给药治疗的结合。

参考文献

1. Ricketts S.-A., Hockings P.D., Waterton J.C. (2011). Non-invasive imaging in the pharmaceutical industry. Berlin: Springer. 17–27.
2. Conway J. (2012). Lung imaging – two dimensional gamma scintigraphy, spect, CT and PET. *Advanced Drug Delivery Reviews*, **64**, 357–368.
3. Mead-Hunter R., King A.J.C., Larcombe A.N., Mullins B.J. (2013). The influence of moving walls on respiratory aerosol deposition modelling. *Journal of Aerosol Science*, **64**, 48–59.
4. Wall W.A., Rabczuk T. (2008). Fluid–structure interaction in lower airways of CT-based lung geometries. *International Journal for Numerical Methods in Fluids*, **57**(5), 653–675.
5. Xia G., Tawhai M.H., Hoffman E.A., Lin C.-L. (2010). Airway wall stiffening increases peak wall shear stress: A fluid–structure interaction study in rigid and compliant airways. *Annals of Biomedical Engineering*, **38**(5), 1836–1853.
6. De Backer J.W. Vos W.G., Vinchurkar S.C., *et al.* (2010). Validation of computational fluid dynamics in ct-based airway models with spect/ct. *Radiology*, **257**(3), 854-862.
7. De Backer W. Devolder A., Poli G., *et al.* (2010). Lung deposition of BDP/formoterol HFA pMDI in healthy volunteers, asthmatic, and copd patients. *Journal of Aerosol Medicine and Pulmonary Drug Delivery*, **23**(3), 137–148.

8. Inthavong K. Choi L.-T., Tu J., *et al.* (2010). Micron particle deposition in a tracheobronchial airway model under different breathing conditions. *Medical Engineering and Physics*, **32**(10), 1198–1212.
9. Lambert A.R. O'Shaughnessy P.T., Tawhai M.H., *et al.* (2011). Regional deposition of particles in an image-based airway model: Large-eddy simulation and left–right lung ventilation asymmetry. *Aerosol Science and Technology*, **45**(1), 11–25.
10. Vinchurkar S. De Backer L., Vos W., *et al.* (2012). A case series on lung deposition analysis of inhaled medication using functional imaging based computational fluid dynamics in asthmatic patients: Effect of upper airway morphology and comparison with in vivodata. *Inhalation Toxicology*, **24**(2), 81–88.
11. Xiong T. (2012). Flow and particles deposition in anatomically realistic airways. *Computer Methods in Biomechanics and Biomedical Engineering*, **15**(Suppl. 1), 56–58.
12. Weibel E.R. (2009). What makes a good lung? *Swiss Medical Weekly*, **139**(27–28), 375–386.
13. Irvin C.G., Bates J.H.T. (2003). Measuring the lung function in the mouse: The challenge of size. *Respiratory Research*, **4**, 4.
14. Brenner D.J., Hall E.J. (2007). Current concepts – computed tomography – an increasing source of radiation exposure. *New England Journal of Medicine*, **357**(22), 2277–2284.
15. Galbán C.J. (2012). Computed tomography-based biomarker provides unique signature for diagnosis of copd phenotypes and disease progression. *Nature Medicine*, **18**(11), 1711–1715.
16. De Langhe E. VandeVelde G., Hostens J., *et al.* (2012). Quantification of lung fibrosis and emphysema in mice using automated micro-computed tomography. *Plos One*, **7**(8), e43123.
17. Christensen G.E. Song J.H., Lu W., *et al.* (2007). Tracking lung tissue motion and expansion/compression with inverse consistent image registration and spirometry. *Medical Physics*, **34**(6), 2155–2163.
18. Ding K. Bayouth J.E., Buatti J.M., *et al.* (2010). 4DCT-based measurement of changes in pulmonary function following a course of radiation therapy. *Medical Physics*, **37**(3), 1261–1272.
19. Reinhardt J.M. Ding K., Cao K., *et al.* (2008). Registration-based estimates of local lung tissue expansion compared to xenon CT measures of specific ventilation. *Medical Image Analysis*, **12**(6), 752–763.
20. Yin Y. Choi J., Hoffman E.A., et al. (2010). Simulation of pulmonary air flow with a subject-specific boundary condition. *Journal of Biomechanics*, **43**(11), 2159–2163.
21. Castillo R., Castillo E., Martinez J., Guerrero T. (2010). Ventilation from four-dimensional computed tomography: Density versus Jacobian methods. *Physics in Medicine and Biology*, **55**(16), 4661–4685.
22. Guerrero T. Sanders K., Castillo E., *et al.* (2006). Dynamic ventilation imaging from four-dimensional computed tomography. *Physics in Medicine and Biology*, **51**(4), 777–791.
23. Pan T., Lee T.-Y., Rietzel E., Chen G.T.Y. (2004). 4DCT imaging of a volume influenced by respiratory motion on multi-slice CT. *Medical Physics*, **31**(2), 333–340.
24. Yamamoto T. Kabus S., Klinder T., *et al.* (2011). Investigation of four-dimensional computed tomography-based pulmonary ventilation imaging in patients with emphysematous lung regions. *Physics in Medicine and Biology*, **56**(7), 2279–2298.
25. Ebert M. Grossmann T., Heil W., *et al.* (1996). Nuclear magnetic resonance imaging with hyperpolarised helium-3. *Lancet*, **347**(9011), 1297–1299.
26. Emami K. Stephen M., Kadlecek S., *et al.* (2009). Quantitative assessment of lung using hyperpolarized magnetic resonance imaging. *Proceedings of the American Thoracic Society*, **6**(5), 431–438.
27. Dunster K.R. Friese M.E.J., Fraser J.F., *et al.* (2012). Ventilation distribution in rats: Part 2 – a comparison of electrical impedance tomography and hyperpolarised helium magnetic resonance imaging. *Biomedical Engineering Online*, **11**, 68.
28. Cheney M., Isaacson D., Newell J.C. (1999). Electrical impedance tomography. *SIAM Review*, **41**(1), 85–101.

29. Frerichs I. (2000). Electrical impedance tomography (EIT) in applications related to lung and ventilation: A review of experimental and clinical activities. *Physiological Measurement*, **21**(2), R1–R21.
30. Victorino J. Borges J., Okamoto V., *et al.* (2004). Imbalances in regional lung ventilation – A validation study on electrical impedance tomography. *American Journal of Respiratory and Critical Care Medicine*, **169**(7), 791–800.
31. Fouras A. Kitchen M.J., Dubsky S., *et al.* (2009). The past, present, and future of x-ray technology for in vivo imaging of function and form. *Journal of Applied Physics*, **105**(10), 102009.
32. Musch G. Layfield J., Harris R., *et al.* (2002). Topographical distribution of pulmonary perfusion and ventilation, assessed by pet in supine and prone humans. *Journal of Applied Physiology*, **93**(5), 1841–1851.
33. Harris R.S., Schuster D.P. (2006). Visualizing lung function with positron emission tomography. *Journal of Applied Physiology*, **102**(1), 448–458.
34. Jobse B.N. Rhem R.G., McCurry C.A.J.R., *et al.* (2012). Imaging lung function in mice using SPECT/CT and per-voxel analysis. *Plos One*, **7**(8), e42187.
35. Newman S., Fleming J. (2011). Challenges in assessing regional distribution of inhaled drug in the human lungs. *Expert Opinion on Drug Delivery*, **8**(7), 841–855.
36. Weitkamp T. Diaz A., David C., *et al.* (2005). X-ray phase imaging with a grating interferometer. *Optics Express*, **13**(16), 6296–6304.
37. Zhu P. Zhang K., Wang Z., *et al.* (2010). Low-dose, simple, and fast grating-based x-ray phase-contrast imaging. *Proceedings of the National Academy of Sciences*, **107**(31), 13576–13581.
38. Tapfer A. Bech M., Velroyen A., *et al.* (2012). Experimental results from a preclinical x-ray phase-contrast CT scanner. *Proceedings of the National Academy of Sciences*, **109**(39), 15691–15696.
39. Meinel F.G. Schwab F., Yaroshenko A., *et al.* (2013). Lung tumors on multimodal radiographs derived from grating-based x-ray imaging – a feasibility study. *Physica Medica*, **30**(3), 352–357.
40. Schleede S. Meinel F.G., Bech M., *et al.* (2012). Emphysema diagnosis using x-ray dark-field imaging at a laser-driven compact synchrotron light source. *Proceedings of the National Academy of Sciences*, **109**(44), 17880–17885.
41. Schwab F. Schleede S., Hahn D., *et al.* (2013). Comparison of contrast-to-noise ratios of transmission and dark-field signal in grating-based x-ray imaging for healthy murine lung tissue. *Zeitschrift fur Medizinische Physik*, **23**(3), 236–242.
42. Lewis R. Yagi N., Kitchen M., *et al.* (2005). Dynamic imaging of the lungs using x-ray phase contrast. *Physics in Medicine and Biology*, **50**(21), 5031–5040.
43. Hooper S.B. Kitchen M.J., Siew M.L., *et al.* (2009). Imaging lung aeration and lung liquid clearance at birth using phase contrast x-ray imaging. *Clinical and Experimental Pharmacology and Physiology*, **36**(1), 117–125.
44. Kitchen M.J. Lewis R.A., Morgan M.J., *et al.* (2008). Dynamic measures of regional lung air volume using phase contrast x-ray imaging. *Physics in Medicine and Biology*, **53**(21), 6065–6077.
45. Donnelley M. Morgan K.S., Fouras A., *et al.* (2009). Real-time non-invasive detection of inhalable particulates delivered into live mouse airways. *Journal of Synchrotron Radiation*, **16**(4), 553–561.
46. Donnelley M., Morgan K.S., Siu K.K.W., Parsons D.W. (2012). Dry deposition of pollutant and marker particles onto live mouse airway surfaces enhances monitoring of individual particle mucociliary transit behaviour. *Journal of Synchrotron Radiation*, **19**(Pt 4), 551–558.
47. Morgan K.S. Donnelley M., Paganin D.M., *et al.* (2013). Measuring airway surface liquid depth in ex vivo mouse airways by x-ray imaging for the assessment of cystic fibrosis airway therapies. *Plos One*, **8**(1), e55822.
48. Donnelley M., Morgan K.S., Siu K.K.W., Parsons D.W. (2013). Variability of in vivo fluid dose distribution in mouse airways is visualized by high-speed synchrotron x-ray imaging. *Journal of Aerosol Medicine and Pulmonary Drug Delivery*, **26**(5), 307–316.
49. Fouras A. Allison B.J., Kitchen M.J., *et al.* (2012). Altered lung motion is a sensitive indicator

of regional lung disease. *Annals of Biomedical Engineering*, **40**(5), 1160–1169.
50. Dubsky S., Hooper S.B., Siu K.K.W., Fouras A. (2012). Synchrotron-based dynamic computed tomography of tissue motion for regional lung function measurement. *Journal of the Royal Society Interface*, **9**(74), 2213–2224.
51. Dubsky S., Hooper S.B., Siu K. (2012). In vivo tomographic velocimetry of the lung for the detailed study of lung disease and its treatments. *Proceedings of SPIE Optical* **8506**.
52. Dubsky S. Jamison R.A., Higgins S.P.A., *et al.* (2010). Computed tomographic x-ray velocimetry for simultaneous 3d measurement of velocity and geometry in opaque vessels. *Experiments in Fluids*, **52**(3), 543–554.
53. Dubsky S. Jamison R.A., Irvine S.C., *et al.* (2010). Computed tomographic x-ray velocimetry. *Applied Physics Letters*, **96**(2), 023702.
54. Wilkins S.W. Gureyev T.E., Gao D., *et al.* (1996). Phase-contrast imaging using polychromatic hard x-rays. *Nature*, **384**(6607), 335–338.
55. Garson A.B., III, Izaguirre E.W., Price S.G., Anastasio M.A. (2013). Characterization of speckle in lung images acquired with a benchtop in-line x-ray phase-contrast system. *Physics in Medicine and Biology*, **58**(12), 4237–4253.
56. Tuohimaa T., Otendal M., Hertz H.M. (2007). Phase-contrast x-ray imaging with a liquid-metal-jet-anode microfocus source. *Applied Physics Letters*, **91**(7), 074104.
57. Lundström U. Larsson D.H., Burvall A., *et al.* (2012). X-ray phase contrast for CO_2 microangiography. *Physics in Medicine and Biology*, **57**(9), 2603–2617.
58. Larsson D.H. Lundström U., Westermark U.K., *et al.* (2013). First application of liquid-metal-jet sources for small-animal imaging: High-resolution CT and phase-contrast tumor demarcation. *Medical Physics*, **40**(2), 021909.

第 3 章

用于肺部递送的吸入粉雾剂：最新进展和挑战

Simone R. Carvalho, Alan B. Watts, Jay I. Peters, Robert O. Williams III

缩略语

ACT	空气分级机技术
AFM	原子力显微镜
API	活性药物成分
APSD	空气动力学粒径分布
BET	Brunauer, Emmett 和 Teller
CFD	计算流体力学
CI	级联撞击器
COPD	慢性阻塞性肺病
d_{aer}	空气动力学粒径
DPI	吸入粉雾剂
DSPC	二硬脂酰基磷脂酰胆碱
FDA	美国食品药品管理局
FPF	微细颗粒比例
GCS-TGA	乙二醇壳聚糖巯基乙酸
GSD	几何标准偏差
HFA	氢氟烷烃
HGCP	超重力控制沉淀法

HP-β-CD	羟丙基-β-环糊精
ICS	吸入糖皮质激素
IGC	反相气相色谱
IgG1	免疫球蛋白 G1
LABA	长效 β 受体激动剂
MDI	定量吸入气雾剂
MMAD	质量中值空气动力学直径
mSLF	改性模拟肺液
MSLI	多级液体撞击器
NGI	新一代药物撞击器
PEG	聚乙二醇
PEG-g-NPHC	聚合物 N-邻苯二甲酰基壳聚糖-聚乙二醇
PEG-PEI	聚合物乙烯亚胺-聚乙二醇
PLGA	聚乳酸-羟基乙酸共聚物
PVD	物理气相沉积
SAX™	溶液雾化结晶方法
SEM	扫描电子显微镜
SFD	喷雾冷冻干燥技术
SFL	液体喷雾冷冻
siRNA	小干扰核糖核酸
SLF	模拟肺液
TFF	薄膜冷冻
TIP	妥布霉素吸入粉雾剂
USP	美国药典
VNP	含伏立康唑的 PLGA 多孔纳米颗粒

3.1 引言

随着肺部给药技术的进步，吸入粉雾剂在治疗呼吸系统疾病和全身性疾病中的应用快速提高。尽管在过去几年中，吸入粉雾剂（DPI）的装置和制剂处方的开发都有了显著的改进，但要实现完美的 DPI 系统仍需要取得更大进展[1]。吸入粉雾剂的疗效取决于四个变量：处方组成的理化特性、装置的设计、药粉的分散机制和患者的吸入方法[2,3]。为了使药物尽可能地通过呼吸系统到达肺部，吸入粉雾剂的药物空气动力学粒径应为1~5μm[4]。空气动力学粒径(d_{aer})决定了气溶胶颗粒在气道内沉积的位置。空气动力学直径可以这样理解，当被研究的粒子在空气中的沉降速度与单位密度球体的沉降速度一致时，这种球体的直径即为目标粒子的空气动力学粒径，如下面的公式[5,6]所示：

$$d_{aer} = d_g\sqrt{\frac{\rho}{\chi \cdot \rho_0}} \tag{3.1}$$

其中 d_{aer} 是空气动力学粒径，d_g 是几何直径，ρ 是颗粒密度，ρ_0 是单位密度（通常来自水），χ 是形状因子[4]。但是，粒径如此小的颗粒间具有高黏附性和内聚力，比吸入过程雾化产生的分散力大很多，所以微粒更易于发生团聚。因此，在进入呼吸道之前，微粉化颗粒的流动性和分散性是非常重要的。DPI 中粉末分散的主要作用力是摩擦力、阻力、升力和惯性力[7]。几十年来，在 DPI 处方设计中通常将粗载体颗粒（例如乳糖）与微粉化药物混合以降低这些颗粒间的内聚力，并增强粉末流动性和分散性[8]。但是，载体的加入也可能产生其他问题，例如混合物的均匀性差、药物雾化性能差。因此，所使用的混合方式和载体性质（例如尺寸、形状、湿度、结晶状态和表面粗糙度等）都将影响制剂的雾化性能[2]。DPI 装置的设计、载体物理性质也会影响制剂的空气动力学行为。空气动力分离（即气流与附着在载体表面的药物颗粒的相互作用力）和机械碰撞分离（即载体药物颗粒与装置的壁或部件之间的碰撞而产生的分离力）是药物从载体颗粒中分离的主要机制[9]。虽然混合后药物粉末的流动性得到了改善，但静电、毛细管力、范德华力和机械互锁等颗粒间力仍然存在，并影响药粉的雾化行为[6,10,11]。

当患者吸入时，药物不能完全解聚会导致可吸入颗粒数量降低，并可能导致治疗效果降低[12]。因此，优化装置-药物处方体系，在吸入时产生适当粒径范围的可吸入微粒和递送剂量均一性是非常重要的。

近年来，研究人员致力于通过改善制剂处方的物理化学特性和优化装置性能来提高粉雾剂的疗效。本章的目的是综述 DPI 技术的最新进展。因此，我们总结了最新的 DPI 装置的设计和药物分散机制、处方设计和 DPI 产品的递送和表征方法。

3.2 粉雾剂吸入装置

3.2.1 概述

吸入粉雾剂是一种由药物和装置组成的制剂。可吸入雾化颗粒取决于制剂处方的性质和吸入装置的特性，例如剂量定量系统和吸入过程中粉末分散的机制[13]。基于剂量计量系统，DPI 通常分为三类：单剂量、多剂量和多剂量储库。单剂量吸入装置是最广泛使用的 DPI 类型，患者在吸入之前把装有药粉的硬胶囊装载在装置内[14]。

Spinhaler®(Fisons Pharmaceuticals, Loughborough, UK)和 Rotahaler®(GlaxoSmithKline, Brentford, UK)是这种类型 DPI 的两个常见例子。胶囊必须在患者吸入之前刺破，吸入后弃去残留的胶囊壳。这种单剂量类型也可作为一次性使用装置，其预装了一个剂量的制剂，使用后即可丢弃。还有正在开发或临床试验中的一次性吸入装置(如 Cricket™, Mannkind Corporation, Valencia, CA, USA)，目前为止，只有一个一次性吸入装置 TwinCaps®(Hovione, New Jersey, USA)获得监管机构(日本)的批准。TwinCaps®吸入装置是由一个装置和预先填充一个或两个剂量制剂的药筒组成。当插入吸入器内部时，药筒会直接滑动到吸入位置[15,16]。另外两类装置被归类为多剂量装置。多剂量装置可以将预先定量的剂量储存在单独密封的保护性包装中(例如泡罩、圆盘、药筒或凹窝带)。Diskhaler™ 和 Diskus™(GlaxoSmithKline, Brentford, UK)是这种装置的两个例子，其可以比多剂量储库型装置提供更稳定的剂量[17]。多剂量储库型装置中含有大量药粉，在重力作用下通过装置定量剂量，并通过内置机制[14,18]进行分散，或者在吸入前从药仓中刮取定量剂量的药粉以供患者吸入，例如 Jethaler®(Ratiopharm, Ulm, Germany)[19]。Turbuhaler®(AstraZeneca, London, UK)装载了多达 200 个剂量，当患者转动装置时自动定量剂量[20]。为了提高定量系统的精度和制剂稳定性，又有几种储库型装置上市，例如 Clickhaler® (RPH Pharmaceuticals AB, Jordbro, Sweden)是另一种多剂量装置，药粉存储在一个储药仓中，当该装置启动时，药粉会迅速填满有凹陷的计量锥体。此外，锥体表面上体积不同的凹坑可使患者计量出不同的剂量大小[21,22]。

如前所述，DPI 内药物的雾化取决于药粉的物理化学性质、装置的设计和粉末的分散机制。根据药物分散机制 DPI 可以分类为被动吸入和主动吸入类型装置。被动吸入装置仅依靠患者吸气时产生的能量使药物流化和分散。被动吸入装置的优点在于递送药物时不再需要患者与吸入装置的协调。但是，这种类型的装置气流阻力不同，需要患者吸气的力量也不同，而这些患者(如哮喘和 COPD 患者)的肺功能可能较差[23]。低阻力装置在装置内部产生的压差较低，可能不需要非常努力地吸气；高阻力的装置虽然对药粉的分散更有效，但是由于装置内部有较高的压差，需要患者更努力吸气，因此可能不适合患有恶化和严重肺病的患者[24,25]。许多正在开发的新型 DPI 装置使用空气分级技术(ACT)作为药物的分散机制[7]。当吸入时，该装置内会形成气旋，气旋产生的离心力延迟了大颗粒从装置中脱离的时间，增加了小颗粒从乳糖上脱离的时间，雾化效率更高(图 3.1)。Novolizer®(Meda AB, Solna, Sweden)就是采用了 ACT 的雾化机制[27,28]。

在大多数情况下，主动吸入装置具有电源分散单元，以使用压缩空气雾化药粉。因此，通常需要设备驱动和患者呼吸相互协调。因为这种装置不依赖于患者吸气的能力，所以特别适用于儿童和处于疾病晚期状态的患者[29,30]。主动吸入装置通常比

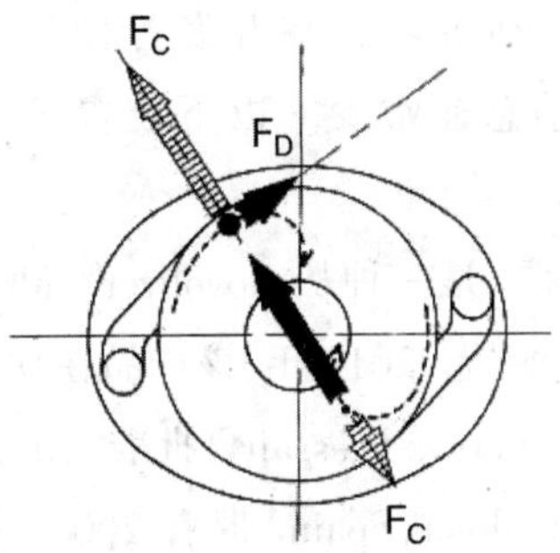

图 3.1　采用空气分级技术的粉雾剂吸入装置在传递过程中作用于颗粒的力的示意图。F_C,离心力；F_D,阻力。(Source: Reprinted from [5], with permission from Elsevier)

被动吸入装置更复杂，最近开发的主动吸入装置是呼吸激活的 Aspirair™(Vectura, Chippenham, Wiltshire, UK),其利用压缩空气作为能量来源,患者手动启动低扭矩螺旋式手动泵,在吸入时产生压缩空气并释放到空气腔时,空气产生涡流使药物雾化分散[31]。另一个主动吸入装置的例子是 MicroDose 吸入装置(MicroDose Technologies, Inc., Monmouth Junction, NJ)。内置传感器的电子装置检测到气流,并自动激活压电振荡器。压电单元将电能转换为机械运动,使包装在铝箔泡罩中的药物粉末解聚。这会在泡罩内产生循环空气射流,并导致药粉从泡罩中喷出,这种现象被称为合成喷射[32]。这种类型吸入装置的效率不依赖于患者吸气的力量[33]。虽然主动吸入装置能够非常有效地雾化和分散药粉,而且与患者的气流速率无关,但是这种装置开发的最大挑战是以低价生产具有内置能源的便携式装置。此外,监管机构还要求提供装置能源不足的可能性以及可能导致的结果。因此,尽管被动吸入装置对患者的吸气流速要求较高,并且剂量定量可能不一致[34],但是由于其成本低廉且使用简单,仍然比主动吸入装置更受欢迎。

3.2.2　吸入粉雾剂装置技术的最新发展

虽然已经开发和销售了许多 DPI 装置,但是在制造理想的 DPI 装置方面仍然滞后。计算流体力学(CFD)是一种成熟的工具,已经用于预测和了解吸入装置的设计和不同流速气流对吸入装置分散性能的影响[3-5],并且已经证明了吸入装置的微小变化能够导致 DPI 性能的显著变化。Coates 等报道，在使用 Aerohaler®(Boehringer Ingelheim, Ingelheim am Rheim, Germany)装置时,增加吸入流速能够提高气流湍流速度,增加颗粒与装置的碰撞,最终显著增强药粉的分散。但是,增加吸气流速和颗粒分散的不利之处是药物颗粒以惯性撞击沉积的数量增多[36],导致药物在喉部沉积量增多,输送到肺部深处的药物颗粒数量减少。

为了开发理想的粉雾剂，研究者正在开发各种各样的装置。这些装置开发已经有许多创新，文献报道的信息非常少。以下装置研究能够为我们进一步改进提供一些思路。

Elkira/Bretaris® Genuair®。是一种从 Novolizer®(Meda AB, Solna, Sweden)改进的呼吸驱动的多剂量储库型吸入装置。2012 年，该产品在欧盟以 Elkira/Bretaris® Genuair®(图 3.2)批准上市，并在美国以 Tudorza Pressair™ 批准上市，用于递送阿地溴铵。Genuair®(Laboratorios Almirall, SA, Barcelona, Spain)带有 200 个剂量的药筒，用于一个月的治疗，不需要患者再填充药物。它使用简单，具有视觉(绿色和红色窗口)和声学(听见“咔嗒”声)反馈机制(图 3.2)，是一种中等阻力的装置。当吸气时，气流进入装置，在吸口和旋流器内产生气旋，将粉末分散成细颗粒，并且在吸入后的前 2L 内将药物递送给患者。从临床试验中获得的数据显示，患者对 Genuair®递送阿地溴铵产生的疗效非常满意。其缺点是药物的肺沉积量约为标示剂量的 30%，为中到低水平[37-39]。

NEXThaler®。NEXT™ 或 NEXThaler® 吸入装置(Chiesi Pharmaceutici, Parma, Italy)也是一种中等阻力的多剂量装置，它使用旋风机制将粉末分散到吸嘴中。药粉储存在储库中，底部有剂量定量零件。当盖子打开时，装置会自动加载药粉，并在装置关闭时自动重新加载药粉。NEXThaler®的空气流从入口切向进入涡流室，在设备内产生高风速和剪切力。在达到一定的流速后，才能激活给药组合部分递送药物，有效释放治疗剂量后，计数器才能减去剂量[34,40]。NEXThaler®于 2013 年在欧洲获得批准，目前正在美国进行Ⅱ期临床试验，测试福莫特罗和丙酸倍氯米松联合治疗哮喘患者的疗效。

MedTone®。这是一款紧凑型呼吸驱动装置，由一个带进气口的外壳、一个控制气流的阀门、一个混合部分和一个吸嘴[41]组成，是被动吸入装置。空气流通过两

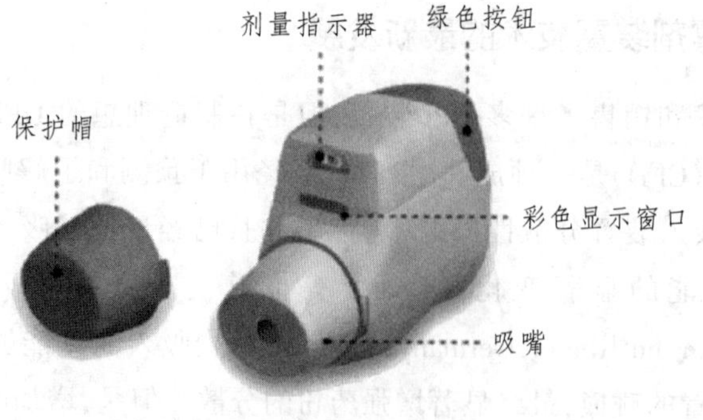

图 3.2 Elkira Genuair®吸入装置的视觉反馈机制。(source:http://www.medicines.ie/print- friendlydocument.aspx?documentid=15795&companyid=2130)(请参见彩色插图)

个入口进入装置、穿过药筒、形成气旋,将药筒内的药物粉末吹起、流化并解聚,递送至患者呼吸道。该装置的缺点是吸入操作完成后需要立即卸载并重新装载相同的药筒[42]。MedTone®(MannKind Corporation,Valencia,CA,USA)是与AFREZZA®吸入粉雾剂(一种超速效Technosphere®胰岛素粉雾剂)联合使用而开发的。该吸入装置正在美国进行Ⅲ期临床试验,用于治疗1型和2型糖尿病。

3M Conix™。新的3M Conix™吸入装置(3M Drug Delivery Systems,St.Paul,MN,USA)使用逆流旋风分离技术来有效地解聚和雾化药物。患者吸气时,进入装置的气流产生高速涡流,当气体撞击底部的锥形腔室时气流发生逆转,产生的能量通过粒子-粒子、粒子-壁碰撞剪切,使微粉化药物从载体颗粒上解聚。在释放出药物微粉的同时涡流还能捕获锥体底部的最大颗粒,以减少口咽沉积。它可作为一次性吸入装置,也可作为能反复加载的多剂量装置。与Accuhaler™(GlaxoSmthKline,UK)相比,3M Conix™硫酸沙丁胺醇的微细颗粒比例(FPF)更高[1,43]。

3M™ Taper。3M™ Taper吸入装置(3M Drug Delivery Systems,St.Paul,MN,USA)的开发应用了两种新技术的组合。无载体药物微粉储存在带有微结构凹坑的载药带内,能够递送最多120个预先定量的剂量(剂量的多少取决于载药带上凹坑的数量)。凹坑内仅填充微粉化药物,通过内聚力保持在适当位置。在吸入时激活撞击器并撞击载药带,将药粉释放到气流中,然后由高速气流剪切并解聚。该设备还具有声音和视觉反馈机制,以指示患者正确使用[44,45]。Adams制药公司最近获得了3M™ Taper技术的许可,目前正处于开发阶段。

Breezhaler®。该装置是胶囊型粉雾剂装置,具有低气流阻力[0.07cm $H_2O^{1/2}$/(L·min)],用于递送格隆溴铵治疗COPD患者。它根据Novartis Aerolizer®进行了重新设计,具有类似的特性和吸气峰流速。患者只需要把胶囊装载到装置中并刺穿胶囊。与Genuair®类似,Seebri Breezhaler®(Novartis Pharma AG,Basel,Switzerland)具有声学反馈机制(呼呼声),以指示具有足够的吸气力。此外,Breezhaler使用了透明胶囊,可以让患者直观地检查胶囊是否已经清空[46-48]。与Handihaler®3M™ Taper(Boehringer Ingelheim,Ingelheim am Rheim,Germany)相比,COPD患者对Breezhaler®(61%的患者)的总体偏好更高,只有31%的患者偏好Handihaler®[49]。Breezhaler®在美国以Arcapta™ Neohaler™品牌上市,在日本以Onbrez®吸入胶囊品牌上市,最近在欧洲以Seebri® Breezhaler®获得批准。2013年,欧洲和日本监管机构批准使用Ultibro® Breezhaler® [0.07cm $H_2O^{1/2}$/(L·min)]茚达特罗和格隆溴铵的组合物来治疗COPD患者。

Cricket™和Dreamboat™。除Meditone®外,MannKind公司还开发了两种高流阻粉雾剂装置,这两种装置用相似的分散原理递送胰岛素。当患者吸气时,气流从Cricket™(一次性使用)和Dreamboat™(可重复使用)吸入装置(图3.3)的两个入口流

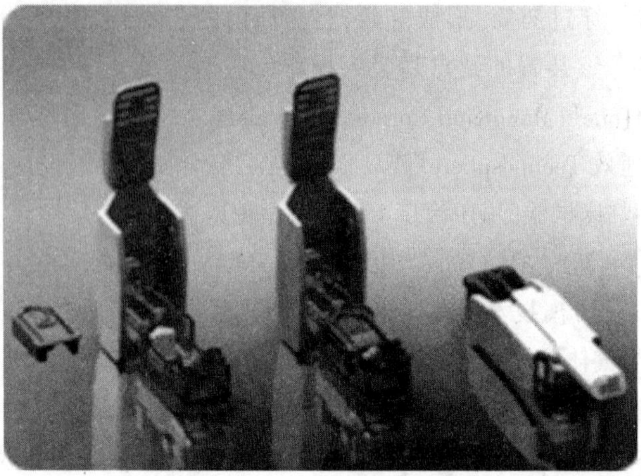

图 3.3 Dreamboat Device™ 的设计原理图。(source: http://www.mannkindtechnologies.com/DeviceTechnology/DreamBoatReusableInhalers.aspx)

入。第一股气流将 Technosphere®吸入药粉从储药仓运送到第二股气流中,在两股气流彼此相遇的交叉点处,湍流和剪切力足够分散颗粒以便患者吸入。由于高阻力设计,两个吸入器均能以低气流速率有效地分散药粉。如前所述,高阻力装置需要患者增加吸气力量[50-53]。由于这两个吸入装置正在开发递送胰岛素(AFFREZZA)的药物,因此对应的患者群体具有正常的肺功能。Cricket™ 是一次性使用的装置,患者使用后应立即丢弃。Dreamboat™ 已经完成Ⅲ期临床试验。此外,Dreamboat™ 正在取代 MedTone®装置来递送胰岛素。

Swinghaler®。Swinghaler®(PT.Otusuka Indonesia,Iakarta,Indonesia)是另一种类型的多用途储库型装置,是新近开发的一种装置,方便患者使用。剂量由"回摆系统"定量,可以防止患者过量给药。但是需要进一步的研究来证实这种定量机制作为药物递送手段的稳健性[54,55]。

Zhang 及其同事最近开发了一种新型多剂量主动吸入装置,用于递送小剂量纯药物制剂。该装置有一个装有 12~64 个剂量的计量盘,用旋转流化床将粉末分配填充至计量盘[56,57]。计量盘被置于通气管和压缩室之间。粉末流化机制是通过两股气流产生剪切力,使药物微粒分散成细颗粒。主气流在密封室内产生正压,将粉末沿着导气管输送;第二股气流在储药仓上方产生额外的剪切力[58]。体内研究显示,使用该装置时药物肺部沉积率约为递送剂量的 57%。

Respira®:Respira® (Respira Therapeutics,Inc.,Santa Fe,NM)是最近开发递送纯药粉的装置(图 3.4)。药物粉末黏附在储药仓内的球体或由聚苯乙烯或聚烯烃制成的珠状驱动器上。在吸入时气流使珠状驱动器振动,将药物粉末从驱动器表面分

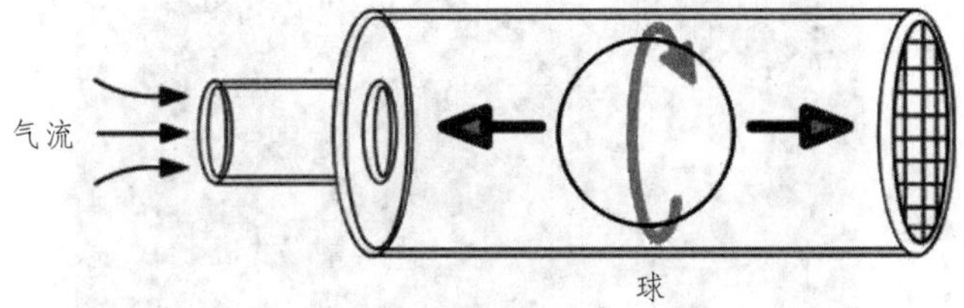

图 3.4　Respira®粉雾剂装置示意图,显示药物涂层珠在分散室内的相对运动。

离,递送给患者。当多种药物粉末黏附到珠状驱动器的表面时,该装置可用于同时输送组合药物。或者多个药物粉末可以单独储存在多个装置中,在使用时与出口通道对齐[59]。

3.3　吸入粉雾剂处方和递送研究的新进展

吸入粉雾剂的疗效不仅取决于装置的设计, 还取决于提高雾化性能的制剂处方。大多数 DPI 制剂或者只由微粉化药物颗粒组成或者以微粉化药物和载体颗粒混合而成。如前所述,内聚力和黏附力间的相互作用在产生微细粒子剂量中起重要作用。空气动力学粒径为 1~5μm[4]的微粒是最容易递送至肺部的颗粒。粒度分布、颗粒密度、形态、表面粗糙度、表面能、载体材料、载体流动性以及载体中细颗粒物的含量等性质直接影响颗粒间的作用力[60,61]。粉体的物理化学和(或)表面性质的任何改变都会显著影响药物分散和 DPI 性能,并直接影响递送给患者的剂量。

3.3.1　粒子表面改性

已有报道可以通过改变颗粒大小、形状和(或)表面特性来改善载体颗粒流动性和提高药物微粒从载体分离的新技术,以提高 FPF。花粉状羟基磷灰石(HA)载体颗粒(图 3.5)的几何粒径范围为 21.1~48.6μm,密度范围为 0.21~0.41g/cm^3。从卡尔系数和休止角的数据可以看出,HA 颗粒比常规使用的乳糖具有更好的流动性[62]。HA 颗粒的花粉状表面减少了颗粒-颗粒间、颗粒-表面间的相互作用力和团聚,试验结果证明,与乳糖相比,HA 作为辅料显著提高了布地奈德的 FPF[56,63]。

同样,Shen 等报道了一种制造吸入用孢子样颗粒的新方法。首先,使用超重力控制沉淀法(HGCP)制备空心孢子状纳米颗粒。然后,使用胰岛素作为模型药物,与这些颗粒共同制备纳米悬浮液, 将其喷雾干燥得到具有均匀尺寸和受控形态的颗粒。雾化后,该处方的 FPF(80%)远高于使用 Exubera®的 FPF(33%);在不同的剂量下,将 1~10mg 的制剂粉末填充到胶囊中,该新型处方产生的气溶胶化颗粒的质量中值空气动力学直径(MMAD)更小[64]。该处方性能的提高可能与黏合力和内聚力的

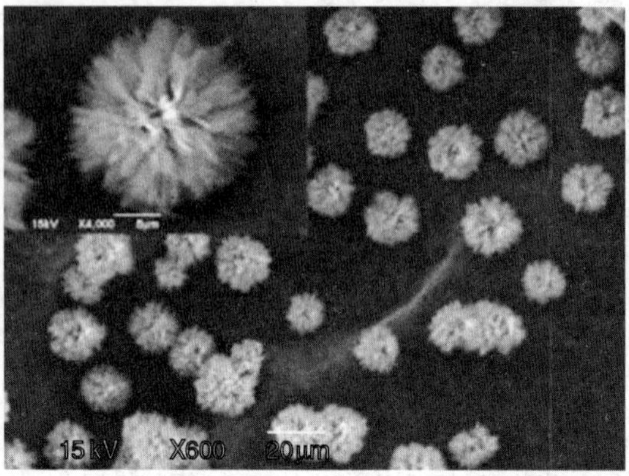

图 3.5 聚磺苯乙烯（40g/L）和尿素（0.5M）在 150℃下制备的羟基磷灰石颗粒的扫描电镜图像。(Source: Reproduced from[62], with permission from Elsevier)

降低有关。

机械挤塑或机械干燥涂层已被广泛用于粉体的表面改性[65,66]。据报道，硬脂酸镁可以改善颗粒之间的内聚力[66]，进而显著改善粉体的雾化性能。还有一种 L-亮氨酸涂层的方法[67,68]。采用这种方法通过物理气相沉积法(PVD)制备了无载体 L-亮氨酸涂层的微粉化硫酸沙丁胺醇粉雾剂，该处方产生的 FPF 值为递送剂量的 47%，这比使用相同 DPI 装置的制剂(Easyhaler，Orion Corporation，Espoo，Finland)获得的 FPF 值高 3~4 倍。此外，随着表面粗糙度的增加，递送剂量和 FPF 均会降低[69]。使用硬脂酸镁和 L-亮氨酸作为涂层材料也改善了硫酸沙丁胺醇与聚己内酯微球混合物的雾化性能。在微球表面涂覆硫酸沙丁胺醇后，微球的体外雾化性能很差，FPF 为 0%。当微球被硬脂酸镁和 L-亮氨酸预涂层后，FPF 值提高到 11%左右。两种化合物都能够降低药物与载体之间的比较强的吸附力[70]。

3.3.2 用于肺部给药的颗粒工程学技术

颗粒工程学技术的进步使得 DPI 系统能够开发出更高的药物雾化效率和更精确的肺部剂量的制剂产品。粒子工程使无载体粉雾剂、纳米颗粒的递送和固定剂量的组合药物的开发成为可能。

研究人员使用颗粒工程技术改变粒子的物理化学性质，例如降低粒径和(或)密度、改变粒子形状和表面特征，以增强颗粒解聚作用，增加肺部沉积。

研磨是制药行业中最古老、最常用的颗粒加工技术之一。可以使用不同的方法，例如干法或湿法研磨、喷射研磨或高压均质化。本章仅介绍了最新的进展，不会过多描述不同的研磨过程，读者可以参考其他几篇文章[71-73]。

3.3.2.1　喷雾干燥技术

目前为止,已经建立了喷雾干燥生产工程颗粒的标准工艺。这项技术已经使许多类型粒子的应用成为可能,到目前仍然是研究热点。在喷雾干燥过程中,药物和赋形剂溶液通过喷嘴喷射到干燥室中,在干燥室内溶剂随着热空气蒸发。干燥的颗粒随后被热空气从喷雾干燥器中带走,收集在旋风分离器中,颗粒的粒度和形状由处方和雾化工艺参数确定,例如进料溶液的浓度和液滴的大小。目前有多种雾化器用于喷雾干燥,设备的选择取决于所需要的颗粒特性。工业上最常用到的雾化器是旋转雾化器、压力喷嘴雾化器、双流体喷嘴雾化器和超声雾化器[74,75]。喷雾干燥法制备的粉体主要特征是多褶皱和多孔低密度颗粒。低密度的特性使得药物气溶胶颗粒具有较大体积、更好的空气动力学性能和更优的下呼吸道沉积能力。PulmoSpheres™工艺生产的颗粒是由磷脂稳定的亚微米水包油乳液雾化而成,能够产生空气动力学性能更优的轻质多孔颗粒[76]。2013年,美国食品药品管理局(FDA)批准了诺华的TOBI® Podhaler™(妥布霉素吸入粉雾剂或TIP)用于治疗囊性纤维化,该产品就是采用空心PulmoSphere™技术制备的。

最近,喷雾干燥已被广泛用于向肺部递送蛋白质类药物,例如胰岛素[77]、肽[78]和病毒等。噬菌体是一种能够感染和杀死细菌的病毒,能够在低温的条件下与一种惰性赋形剂如乳糖、海藻糖或亮氨酸共同喷雾干燥生产出来,在这一过程中,这些赋形剂起着膨胀和保护剂的作用[79]。喷雾干燥得到的噬菌体表现出更好的雾化性能,并且失活程度可达到最小[80]。

用可生物降解和生物相容的聚合物喷雾干燥制备的聚合物微载体系统已经较为成熟,如(D,L)-poly(聚乳酸-糖羟基乙酸共聚物)(PLGA),这使得几种载有纳米药物的工程颗粒开发成为可能[81,82]。喷雾干燥技术能够用聚合物包裹纳米粒子[如小干扰RNA(SiRNA)]从而制备得到更稳定的粉雾剂样品。纳米悬浮液可以与糖赋形剂共同喷雾干燥,以增强稳定性和空气动力学性能[83-85]。

喷雾干燥还为制备不同表面结构的多晶型粉末提供了一种新的方法。利福平的晶型I转变为片状水合物后,大大改善了新型无赋形剂粉雾剂处方的雾化性能。以利福平为原料,在无水乙醇溶液中重结晶,再经喷雾干燥处理,制得利福平二水合物。据报道,在DPI雾化后,该处方显示出较低的MMAD值(2.2μm)和较高的FPF值(68%),这是因为薄片状结构的粉末的内聚力较低[86]。利用相同的技术还制备了甘氨酸[87]、甘露醇[88,89]和海藻糖[90]的新晶型和无定型物。

喷雾干燥技术还能够生产共晶体。两种或两种以上的分子形成共晶体可能是克服分子不良理化性质(如溶解性差或稳定性差)的一种替代方法[91]。最近,通过喷雾干燥技术制备了茶碱和尿素的共晶,以研究共晶的颗粒是否会改善吸入的递送性能。使用不同的工艺参数制备的共晶物具有不同的理化特性(如粒度和表面能)[92,93]。

3.3.2.2 喷雾冷冻干燥技术

过去十年来,制药行业和学术界都对喷雾冷冻干燥技术(SFD)的应用进行了研究。喷雾冷冻干燥技术是指将药物水溶液喷射到低温液体上形成液滴,然后将液滴冻干,制备出具有良好流动性的纳米粉末[94]。液滴冻结所需的时间和液滴表面上形成的气液界面可能导致粒度分布较宽,并发生蛋白聚集[95]。为了克服这些问题,人们研发出一种新技术,被称为液体喷雾冷冻(SFL)[96],与 SFD 相比,溶液能够以更快的速度从喷嘴直接喷射到液氮中。该方法制备出具有更高表面积和较低密度的无定型粉末,其表现出良好的流动性[97,98]。

近年来,热喷墨喷雾冷冻干燥技术也被研究用于制备可吸入药物颗粒。该技术使用改进的打印机(Hewlett-Packard)对含水药物溶液进行雾化,并在液氮中冷冻干燥[99]。据报道,以硫酸沙丁胺醇的溶液制备多孔颗粒,其浓度最高可达 15%(w/v),而 5%(w/v)沙丁胺醇溶液制备的颗粒呈现出最佳的剂量和空气动力学性能。但是当与含有乳糖的商品化制剂相比时,该产品的 FPF 更低,并且 MMAD 值高于 5μm。使用该技术[100]也可以生产球形、多孔的无赋形剂颗粒。虽然这种工艺似乎适合制备可吸入颗粒,但是还需要进一步优化以增强粉末分散性能和空气动力学性能。

3.3.2.3 薄膜冷冻技术

薄膜冷冻(TFF)技术已经应用于改善药物粉末特性,并使其利于肺部的递送。在该过程中,含有大量冷冻保护剂的药物溶液以逐滴加入的方式快速冷冻到旋转的低温基质上,收集冷冻物并冷冻干燥以除去溶剂[101]。该过程产生的颗粒密度低,当从 DPI 装置中雾化时易于分散并产生可吸入的气溶胶[102]。此工艺可用于生产结晶或无定型颗粒。这项技术适合于制备含有多种活性药物成分(API)和热不稳定化合物的制剂。另外,如果能够维持无定型活性物质的稳定性,则可以更快速地溶解。最近,Beinborn 及其同事报道,使用 TFF 技术制备的不含稳定剂的伏立霉素颗粒,其微观结构呈现出结晶低密度特性[103]。另一方面,从制备的含有稳定剂的药物粉末呈现出纳米结构的无定型低密度聚集颗粒。在小鼠中进行的体内研究证明结晶结构处方比纳米结构无定型处方具有更好的空气动力学性能、更高的肺沉积率和较慢的溶出速率[104]。

3.3.2.4 超声结晶技术

超声结晶是指在药物溶液的反溶剂结晶过程中施加超声,诱导成核和结晶,提高结晶的重复性和粒度的均匀性[105]。工艺变量(如超声波振幅、时间、浓度和温度)会影响最终的粒度分布。使用该方法成功地制备了细长的硫酸沙丁胺醇颗粒[106]。与喷雾干燥的配方和微粉化配方相比,用这些细长的晶体颗粒制备的制剂显示出了更好的雾化性能[107]。

3.3.2.5　药物联用

COPD 患者在很多年前就已经使用药物联用治疗方法。慢性阻塞性肺病全球倡议建议使用具有不同机制、作用疗法、持续时间的支气管扩张剂组合,以增加支气管扩张的程度,同时减少潜在的副作用。其主要目标是通过预防疾病进展、恶化和缓解症状来改善生活质量[108]。十年前由 GlaxoSmithKline 推出了第一种包含吸入糖皮质激素(ICS)和长效 β 受体激动剂(LABA)的 DPI 药物 Seretide/Advair Diskus®[109],其中含有丙酸氟替卡松(ICS)与昔萘酸沙美特罗(LABA),这两种药物在组合使用时比单独使用时更有效地减少哮喘和 COPD 的影响[110]。据推测,当两种药物共同沉积在靶细胞时具有协同作用[111]。当复方药物不足以控制病情恶化时,建议增加第三种成分——长效毒蕈碱拮抗剂,如噻托溴铵和异丙托溴铵[109,112]。

联用药物的处方必须确保粉末的均匀性并向患者递送均匀的剂量,特别是当处方中存在的每种药物的剂量显著不同时。为了达到这些要求并实现药物在肺中的共沉积,可以使用工程颗粒代替微粉化药物与粗载体颗粒的简单混合。Pearl Therapeutics(美国加利福尼亚州)使用喷雾干燥工艺制备出了三种固定剂量组合制剂。首先,将 DSPC(二硬脂酰基磷脂酰胆碱)和无水氯化钙乳液喷雾干燥,形成多孔微粒。随后,将多孔颗粒和微粉化的格隆溴铵、富马酸福莫特罗和糠酸莫米松共悬浮在 1,1,1,2-四氟乙烷(HFA 134a)中。药物微粒不可逆地黏附在多孔颗粒表面上,形成稳定的悬浮液,其中每种药物的递送剂量相等[113]。

Parikh 等报道了另一种制备三种固定剂量组合的均匀制剂的方法[114]。溶液雾化结晶方法(SAX™)是一种超声结晶方法,首先形成药物的浓缩液滴,然后用超声波处理以产生空化气泡,快速成核和结晶。该方法可制备出具有适当递送剂量均一性和雾化特性的粉末制剂。

3.3.2.6　纳米粒子与可生物降解聚合物纳米载体

目前已经对用于肺部递送的纳米颗粒进行了广泛的研究[115],并在本书的其他章中进行了更详细的讨论(另见第 7 章)。纳米粒子的使用可以增强药物的肺部沉积,增加药物的溶解速度,促进上皮细胞对纳米颗粒的吸收[116],延长肺部的药物释放,利于靶向药物的递送或改变药物的体内分布[117]。有效的纳米微粒递送系统应确保具有较高的药物负载能力,以减少给药所需的聚合物负荷量。但是,由于纳米颗粒的惯性较低和颗粒不可逆聚集的倾向,导致较低的肺沉积率,说明向肺部递送纳米颗粒是不可行的。因此,为了改善肺部沉积,在大多数情况下,纳米颗粒被包封在不同的赋形剂中。

目前已经有几种技术用于生产肺部递送的纳米颗粒,例如湿法研磨[118]、喷雾干燥[82]、双乳液喷雾干燥[119]、纳米颗粒絮凝[120]、超临界流体萃取[121]以及喷雾干燥后生成离子型颗粒[122]。

为了增加硫酸沙丁胺醇的治疗效果，可使用反溶剂的方法制备纳米颗粒制剂,然后喷雾干燥并与乳糖载体混合。与目前商业化的制剂相比,体外试验证明纳米制剂的可吸入颗粒增加了 13.9%。在健康人类志愿者中进行的体内研究还证明,使用纳米沙丁胺醇制剂比微粉化制剂(当口咽沉积为 58.4%±6.1%时)的总肺沉积增加 2~3 倍,口咽沉积较低(25.3%±4.5%),更适合肺部递送[123]。

可生物降解的聚合物纳米载体延长了药物在肺中的停留时间,并且可以减少肺泡巨噬细胞的吞噬[124]。开发肺部制剂所用的聚合物必须是可生物降解和生物相容的,以确保患者的安全性[125]。作为口服和静脉给药的聚乳酸-羟基乙酸共聚物(PLGA)纳米载体已被广泛研究用于肺部给药[126,127],结果表明 PLGA 对于吸入疗法是安全的[128]。据报道,在相同粒径下,与不可生物降解的聚苯乙烯颗粒相比,可生物降解的 PLGA 纳米载体在体内产生的炎症反应较少[124]。但是,由于 PLGA 生物降解速度缓慢(数周至数月),将在肺部长期积聚后产生副作用,可能不建议将 PLGA 用于需要频繁给药的治疗[124]。

3.3.2.7 肺部控释给药

肺部控释给药的粉雾剂可以每日给药一次,大大提高了患者的依从性。由于肺部的清除机制,例如黏液纤毛和巨噬细胞清除,相比于快速吸收进入体循环,开发具有控释效果的药物制剂是比较困难的[2]。此外,用于控释的辅料在安全性上尚未得到证实,有效的肺部控释给药系统仍未获得批准。肺部控释给药主要用于递送抗生素和胰岛素制剂,另外也有纳米颗粒用于肺部递送抗生素的研究。若感染位于支气管内,使用吸入抗生素局部治疗肺部感染是非常有效的[129],疗效主要取决于药物靶向感染部位和沉积在肺部的药物浓度。通过口服或静脉注射治疗肺部感染需要高剂量抗生素,但是肺部递送抗生素将大大降低剂量,抗生素的肺部递送比口服或静脉递送更合适,可减少副作用,这将在第 11 章[129]中进一步讨论。

本章主要综述了 PLGA、壳聚糖、聚乙二醇(PEG)等高分子材料以及脂质体、小颗粒等不同类型粒子在肺部控释给药方面的应用[130]。通过使用溶剂蒸发技术将利福平包封在 PLGA 纳米颗粒中然后喷雾干燥来制备利福平多孔纳米颗粒聚集体粉雾剂,体外和体内数据显示,在最初几分钟内有部分利福平暴发释放,随后在接下来的 6~8 小时内缓慢释放剩余的药物[131]。利用喷雾干燥的特性,制备了可生物降解的 PLGA 纳米喷雾干燥颗粒,成功实现了药物在 8 小时内缓慢释放[82]。目前已经有新型喷雾干燥技术用于生产纳米粒子，这种技术喷雾前的溶液被压电元件驱动的振动网雾化到干燥室，所产生的纳米粒子具有很高的电荷，由静电粒子收集器收集[132]。这种新型喷雾干燥技术可生成均匀的固体纳米颗粒，且收集率高。最近，一种使用 PLGA 纳米颗粒的粉雾剂被用来制备吸入妥布霉素[81]，这种技术通过改良的乳液-溶剂扩散技术将妥布霉素包埋在 PLGA 纳米颗粒中，然后采用喷雾干燥的方法将妥布霉素 PLGA 纳米颗粒嵌入乳糖纳米颗粒中，提高粉体流动性。随后，将亲水性聚合物（例如藻酸盐和壳聚糖）添加到纳米颗粒中，增强纳米颗粒内的药物包埋并产生具有持续长达一个月的药物释放效果[81]。使用多重乳化技术制备了含伏立康唑的 PLGA 多孔纳米颗粒（VNP）。与无孔颗粒相比，多孔颗粒含有 30%（w/w）药物载荷，增强了空气动力学性能。当啮齿动物吸入后，20%包埋的 VNP 在 2 小时内释放，其余部分在随后的 15 天内释放[133]。甘露醇已经用作一种赋形剂在喷雾干燥制剂与抗生素制剂中使用。大量吸入甘露醇（1mg 以上）可能会增加肺液的渗透压，降低黏液黏度，增加肺部感染患者的黏液清除率[134]。此外，联合喷雾干燥的组合抗生素制剂与单一喷雾干燥制剂相比，具有更好的治疗效果和稳定性[135]。

Smyth 等开发了一种用于肺部持续给药的新型可生物降解载体[136]，即 N-邻苯二甲酰壳聚糖-聚乙二醇（PEG-g-NPHC），通过喷雾干燥和离子交联在水溶液中自组装成纳米颗粒并封装在可溶胀的海藻酸钠水凝胶微球中。体外研究表明，制备的微球空气动力学直径为 1.02~2.63μm，FPF 为 31.52%。进一步的体内研究表明，这种微球在进入体内的前 2 个小时内保持连续释放，但是由于微粒溶胀，2 小时后就发生了酶降解[122]。为了增强雾化性能和控制药物释放，他们还开发了高度多孔的大 PLGA 微粒，采用双乳液法和在水相中加入碳酸氢铵的方法（一种泡沫塑料造孔剂）制备 PLGA 微粒，碳酸氢铵在制备过程中分解成氨和二氧化碳，在微粒中形成多孔结构。大孔隙微粒（直径为 10~20μm）具有较高的包封率（约 100%）和良好的空气动力学性能，FPF 约为 32%，能够避免巨噬细胞的吞噬作用[137]。

目前已经有很多关于肺部控释给药技术的研究，但还需要进一步的体内溶出研究以及生物相容性的研究。

3.3.2.8　大分子药物的肺部递送

吸入制剂能够起到局部和全身性疾病的治疗作用，在临床上给药也非常简单方便，患者可以自己服药。由于多肽和蛋白质类大分子药物容易受到胃肠道酶的影响，首过效应明显，并且膜通透性差，所以只能通过静脉注射的方法给药，而通过吸入给药可能是这类药物的最佳替代方法[138]。蛋白质的生物活性高度依赖于其二级、三级和四级结构，它们通过氢键和弱的相互作用（例如静电和范德华力）结合在一起，很容易发生结构改变并失去生物活性。因此，用于治疗用途的蛋白质处方要同时保持适当的物理和化学稳定性，这对制剂学家是很大的挑战。Exubera®（Pfizer，NewYork，NY/Nektar Therapeutics，

San Carlos,CA)是美国食品药品管理局(FDA)于2006年批准的第一种吸入胰岛素产品。但是,该产品在1年后由于患者和医生的接受程度较低而被逐步淘汰,也有报道称,使用此产品的患者肺癌发病率有所增加[30]。AFREZZA®(MannKind Corporation, Valencia,CA,USA)目前正在FDA审批中,这是一种预先定量的人胰岛素药械组合药物,用于1型和2型糖尿病的吸入治疗[139],该产品使用Technosphere®技术将胰岛素以吸入粉雾剂的方式递送至肺部,起效迅速。Technosphere®是以富马酰基二酮哌嗪为药物载体,其可以自组装成直径为2~5μm的微粒,然后通过冻干干燥形成多孔微粒。其优点在于具有较大的表面积,可以吸附多肽和蛋白质类药物。AFREZZA®使用DreamBoat™ DPI装置(MannKind Corporation,Valencia,CA,USA)[50]来递送制剂。

Al-Qadi等开发了一种技术,使用离子型凝胶法制备壳聚糖负载的胰岛素纳米颗粒。然后将纳米颗粒与甘露醇共喷雾干燥以增强雾化性能,用于肺部给药。对大鼠的体内研究表明,与对照组相比,壳聚糖纳米颗粒显示出更明显和更长时间的降血糖作用[77]。喷雾干燥和冷冻干燥是制备蛋白质粉雾剂的良好方法。但是,在这两种方法中,蛋白质药物都经受冷或热的影响,这可能会使蛋白质降解。最近,有报道称,向蛋白质药物添加晶体促进剂后,制剂的稳定性得到加强[140],例如向胰岛素中加入糖。

还有一种技术是用大孔PLGA颗粒负载胰岛素作为粉雾剂递送的,它使用了羟丙基-β-环糊精(HP-β-CD)双乳液技术制备这种颗粒。HP-β-CD在制剂中作为渗透剂,在乳剂的内外水相间产生渗透压,但不影响蛋白质的完整性[141],并且大孔PLGA颗粒还具有良好的雾化性能和长期的降血糖效果[142]。

对于疫苗使用粉雾剂递送的研究也有了很大进展,并且显示出了一些优势。但是,在第一个药品获得批准并且HP-β-CD在制剂中作为渗透剂上市之前,需要更多的研究来显示制剂的优势、临床疗效和安全性[143]。ISCOMATRIX™是一种皂苷类免疫佐剂,已成功用于肺部给药[144,145]。疫苗制剂的深肺给药能够诱导黏膜和全身免疫反应[146]。抗原(例如多糖、蛋白质和多肽)在液体制剂中通常是不稳定的,并且由于上皮细胞屏障很难被吸收。因此,在制剂研究中抗原和蛋白质类化合物需要搭配赋形剂,以保护它们免于降解并提高吸收率。使用甘露醇作为稳定剂,喷雾干燥得到的IgG1蛋白质制剂具有较高的稳定性,当浓度为20%(w/w)时稳定性最好。但是有报道称,制剂处方中的大分子药物含量要降低至2.5%,以改善空气动力学性能[147]。当与抗原、多肽和蛋白质一起配制制剂时,壳聚糖(阳离子多糖)也显示出提高吸收和增强免疫的性质[148]。降钙素通过离子凝胶技术与乙二醇壳聚糖衍生可用于肺部递送,这种技术被称为乙二醇壳聚糖巯基乙酸(GCS-TGA)。负载降钙素的GCS-TGA显示出高渗透特性和持续且明显的降低血钙作用[149]。

小干扰核糖核酸(siRNA)能够有效地治疗病毒感染和呼吸道疾病,如囊性纤维化和呼吸道合胞病毒感染。由于siRNA很快被核酸酶降解,通过肺部递送可显示出一些优势。这种制剂的研究重点应该是保护 siRNA，使其免受核酸酶的降解，增强细胞内的吸收，避免巨噬细胞清除，延长局部沉积，避免毒性[150]。用壳聚糖[151]、寡胺[152]和聚合物乙烯亚胺-聚乙二醇（PEG-PEI）[153] 成功地制备了用于肺部递送和鼻腔递送的 siRNA 制剂。为了递送 siRNA 至肺部，用喷雾干燥的方法将 siRNA 负载到 PLGA 纳米颗粒中，同时也增强雾化特性；这些纳米颗粒被进一步分散在不同的赋形剂中，如海藻糖、乳糖和甘露醇。纳米颗粒最高能够达到 50%（w/w）包裹体积，具有合适的空气动力学性能和最小的 siRNA 降解率[83]。

3.4 吸入粉雾剂配方的表征方法

美国药典（USP）<601>章节（气雾剂、鼻喷剂、压力定量气雾剂和吸入粉雾剂）以及 FDA 压力定量气雾剂（MDI）和吸入粉雾剂（DPI）药品指南草案要求 DPI 要符合以下测试标准：

- 递送剂量均一性。
- 空气动力学粒径分布。

递送剂量均一性：USP 描述了标准测试方法和检测仪器的可接受标准[154,155]。该试验检测每次给药的均匀性，10 个递送剂量中至少有 9 个应该在特定目标剂量的 75%和 125%之间。USP 要求用恒定的气流速率进行测试，气流速率以能够在装置内部产生 4kPa 的压差为准。除流速以外，测试还要进行足够的时间，以便在测试流速下通过装置的气体体积达到 4L。测试时间（以秒为单位）由下式确定：

$$T = 240/Q_{out} \tag{3.2}$$

其中 Q_{out} 是检测过程中的气流速度。本项测试的目标是对制剂递送剂量考察，制剂产品的每吸递送剂量差异性要控制在一定范围内[156]。

空气动力学粒径分布：粒度分布是 DPI 最重要的药物特征之一。更确切地说，从装置递送出来的气溶胶颗粒的空气动力学粒径分布（APSD）决定了 DPI 的性能。USP 建议使用级联撞击器（CI）来评估吸入制剂的 APSD。CI 通过一系列收集盘和（或）级段对药物颗粒进行空气动力学粒径分级并收集药物，使制剂研究者能够测量药物的 APSD 并量化每个级段沉积的药物质量[154]。USP 列出了几种类型的设备测量吸入气溶胶的 APSD，包括多级液体撞击器（MSLI）、Andersen 撞击器（ACI）和最近推出的新一代药物撞击器（NGI）（图 3.6）。

每个设备都有独特的设计规范和不同的截止粒径，因此不应比较来自不同级联撞击器的 APSD 数据[157]。USP 要求报告 APSD 数据和质量平衡数据（撞击器内吸入装置内和其他附件内），当 APSD 呈对数正态分布时，应确定质量中值空气动力学直径（MMAD）和几何标准偏差（GSD）[154]。许多因素都会影响级联撞击器测量的准确性和重

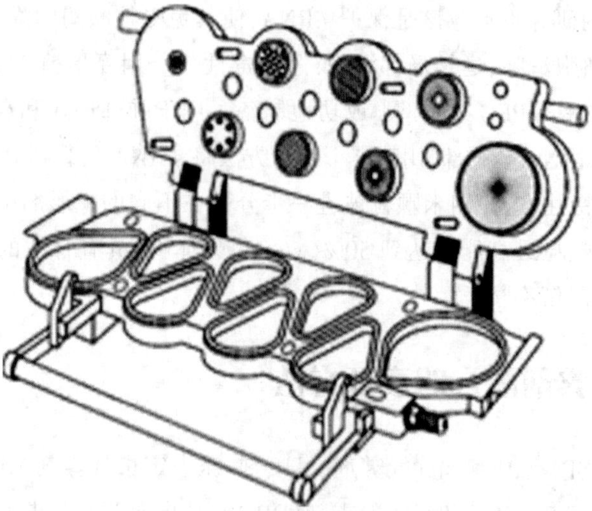

图 3.6 新一代级联撞击器示意图。(source: http://www.copleyscientific.com/editorials.asp?c=194&d=3)

复性,包括粒子反弹、二次夹带和壁损失[158]。涂布液对收集盘[例如 1%(w/v)硅油和 1%山梨醇三油酸酯的正己烷溶液] 进行涂层的方法可以明显降低级联撞击器测量结果的变异性[159]。

激光衍射技术已被广泛用于实时测量 DPI 雾化后的粒度分布。该测试相对容易,可以快速生成和处理数据结果[160]。但是,该方法测量的是颗粒的几何粒径而不是空气动力学粒径,并且没有考虑颗粒非球形的影响[161]。有很多对吸入制剂的激光衍射测量数据与级联撞击器的数据进行比较的研究[162],称激光衍射是一种可靠的方法,可用于研究粉雾剂的粒度分布[163]。

吸入粉雾剂的疗法取决于装置和制剂的雾化能力,因此完全了解和理解颗粒的物理化学性质和空气动力学行为对于开发理想的 DPI 制剂至关重要[164]。

扫描电子显微镜(SEM):粉末的显微评估通常用于表征 DPI 制剂的颗粒表面形态、粒径和形状。由于其分辨率较高,还可用于检测是否有大粒径颗粒和药物或载体团聚体的存在[165]。SEM 技术可用于研究喷雾干燥[166]和冷冻干燥[167]等多种技术生产的工程颗粒的性质,还可以用于研究乳糖表面粗糙度、形态和粒径等特性[168-170]。

原子力显微镜(AFM):AFM 在检测粉雾剂黏附性质方面非常有效。它的分辨率可达到皮牛顿,能够提供颗粒之间的相互作用的很多信息[171]。它能够在二元混合药物制剂研发中提供表面特性、表面能和相互作用力等信息,例如在 DPI 开发过程中使用的载体和药物[172,173]。

反相气相色谱(IGC):该技术可用于研究颗粒表面能和药物微粒以及载体颗粒之间的吸附性。在该方法中,极性和非极性气体以恒定流量通过填充有固体分析物的柱洗脱。气态探针分子与固定相之间的相互作用决定了保留体积,用于确定吸附自由能和其他热力学参数[10]。IGC分析可以在不同的环境条件下进行,不需要对颗粒进行预处理,非常适合于检测粉末的表面特征[174-176]。载体和药物颗粒的比表面积可以使用氮气吸附法和Brunauer、Emmett和Teller(BET)气体吸附法[9,66]测定。

溶出方法:尽管在过去的十年中已经发展了一些溶出方法,但是还没有一种方法被批准,目前为止也没有标准化的测试方法用来表征吸入制剂溶出特性(另见第10章)。如Asada等[177]报道的,将干粉制剂直接加入装置Ⅱ溶出测试仪(桨法)中进行研究。在另一项研究中,用玻璃纤维过滤器包裹住制剂放入篮法溶出测试仪中,以防止粉末逸出到介质中[178]。最近,Son和McConville开发了一种膜盒,它可以连接到NGI的收集盘上,在级联撞击器中雾化制剂后,将聚碳酸酯膜置于盒的顶部,然后放置在含有100mL模拟肺液(SLF)和改性模拟肺液(MSLF)的容器内进行溶出研究[179]。

3.5　小结

DPI给药系统在提高制剂雾化能力和药物生物利用度方面的进展有效地提高了DPI产品的疗效。另外,DPI在递送抗生素等药物方面也展现了优秀的能力。颗粒工程技术通过提高粉体的稳定性,在处方优化中发挥了重要作用,有很多技术可以修饰和改善颗粒的物理化学性质,从而改善药物的分散性。使用颗粒工程的制剂可以减少辅料和(或)载体的使用,这会减少由于辅料引起的不良事件。虽然目前商业上使用的或大多数正在研究的装置都是被动吸入装置,但是主动吸入装置仍然在广泛研究中。虽然最近有几种新颖的DPI给药系统被批准上市或开展临床试验研究,但仍需做出更多改进,以提高患者的依从性和治疗效率,同时减少不良治疗事件和生产成本。

参考文献

1. Islam N, Cleary MJ. Developing an efficient and reliable dry powder inhaler for pulmonary drug delivery: a review for multidisciplinary researchers. *Medical Engineering and Physics*. 2012;**34**(4):409–27.
2. Smyth HDC, Hickey AJ. Carriers in drug powder delivery: implications for inhalation system design. *American Journal of Drug Delivery*. 2005;**3**(2):117–32.
3. Lavorini F, Magnan A, Dubus JC, *et al*. Effect of incorrect use of dry powder inhalers on management of patients with asthma and COPD. *Respiratory Medicine*. 2008;**102**(4):593–604.
4. Carvalho TC, Peters JI, Williams III RO. Influence of particle size on regional lung deposition: What evidence is there? *International Journal of Pharmaceutics*. 2011;**406**(1–2):1–10.
5. De Boer AH, Hagedoorn P, Gjaltema D, *et al*. Air classifier technology (ACT) in dry powder inhalation: Part 1. Introduction of a novel force distribution concept (FDC) explaining the performance of a basic air classifier on adhesive mixtures. *International Journal of Pharmaceutics*. 2003;**260**(2):187–200.

6. De Boer AH, Chan HK, Price R. A critical view on lactose-based drug formulation and device studies for dry powder inhalation: Which are relevant and what interactions to expect? *Advanced Drug Delivery Reviews*. 2012;**64**(3):257–74.
7. Donovan MJ, Kim SH, Raman V, Smyth HD. Dry powder inhaler device influence on carrier particle performance. *Journal of Pharmaceutical Sciences*. 2012;**101**(3):1097–107.
8. Hickey AJ, Mansour HM, Telko MJ, *et al*. Physical characterization of component particles included in dry powder inhalers: Part I. *Strategy review and static characteristics. Journal of Pharmaceutical Sciences*. 2007;**96**(5):1282–301.
9. Chow AHL, Tong HHY, Chattopadhyay P, Shekunov BY. Particle engineering for pulmonary drug delivery. *Pharmaceutical Research*. 2007;**24**(3):411–37.
10. Thalberg K, Berg E, Fransson M. Modeling dispersion of dry powders for inhalation: the concepts of total fines, cohesive energy and interaction parameters. *International Journal of Pharmaceutics*. 2012;**427**(2):224–33.
11. Newman SP, Busse WW. Evolution of dry powder inhaler design, formulation, and performance. *Respiratory Medicine*. 2002;**96**(5):293–304.
12. De Koning J., van der Mark T., Coenegracht PM., *et al*. Effect of an external resistance to airflow on the inspiratory flow curve. *International Journal of Pharmaceutics*. 2002;**234**(1–2):257–66.
13. Daniher DI, Zhu J. Dry powder platform for pulmonary drug delivery. *Particuology*. 2008;**6**(4):225–38.
14. Villax P, McDerment IG, Bunce M. *Simple Inhaler*. US8109267 B2, 2012.
15. Friebel C, Steckel H. Single-use disposable dry powder inhalers for pulmonary drug delivery. *Expert Opinion on Drug Delivery*. 2010;**7**(12):1359–72.
16. Chrystyn H. The Diskus™: a review of its position among dry powder inhaler devices. *International Journal of Clinical Practice*. 2007;**61**(6):1022–36.
17. Son Y-J, McConville JT. Advancements in dry powder delivery to the lung. *Drug Development and Industrial Pharmacy*. 2008;**34**(9):948–59.
18. De Boer AH, Gjaltema D, Hagedoorn P, Frijlink HW. Comparative *in vitro* performance evaluation of the Novopulmon 200 Novolizer and Budesonide-ratiopharm Jethaler: two novel budesonide dry powder inhalers. *Die Pharmazie*. 2004;**59**(9):692–99.
19. Wetterlin K. Turbuhaler: a new powder inhaler for administration of drugs to the airways. *Pharmaceutical Research*. 1988;**5**(8):506–8.
20. Thibert R, Parry-Billings M, Shott M. Clickhaler® dry powder inhaler: focussed *in vitro* proof of principle evaluation of a new chemical entity for asthma. *International Journal of Pharmaceutics*. 2002;**239**(1–2):149–56.
21. Parry-Billings M, Birrell C, Oldham L, O'Callaghan C. Inspiratory flow rate through a dry powder inhaler (Clickhaler (R)) in children with asthma. *Pediatric Pulmonol*. 2003;**35**(3):220–6.
22. Tarsin WY, Pearson SB, Assi KH, Chrystyn H. Emitted dose estimates from Seretide® Diskus® and Symbicort® Turbuhaler® following inhalation by severe asthmatics. *International Journal of Pharmaceutics*. 2006;**316**(1–2):131–17.
23. Al-Showair RAM, Tarsin WY, Assi KH, *et al*. Can all patients with COPD use the correct inhalation flow with all inhalers and does training help? *Respiratory Medicine*. 2007;**101**(11):2395–401.
24. Cegla UH. Pressure and inspiratory flow characteristics of dry powder inhalers. *Respiratory Medicine*. 2004;**98** (Suppl. 1):S22–S28.
25. De Boer AH, Hagedoorn P, Gjaltema D, *et al*. Air classifier technology (ACT) in dry powder inhalation: Part 2. *The effect of lactose carrier surface properties on the drug-to-carrier interaction in adhesive mixtures for inhalation*. International Journal of Pharmaceutics. 2003;**260**(2):201–16.
26. De Boer AH, Hagedoorn P, Gjaltema D, *et al*. Air classifier technology (ACT) in dry powder inhalation: Part 3. Design and development of an air classifier family for the Novolizer (R) multi-dose dry powder inhaler. *International Journal of Pharmaceutics*. 2006;**310**(1–2):72–80.

27. Kohler D. The Novolizer®: Overcoming inherent problems of dry powder inhalers. *Respiratory Medicine*. 2004;**98** (Suppl. 1):S17–S21.
28. Crowder T, Hickey A. Powder specific active dispersion for generation of pharmaceutical aerosols. *International Journal of Pharmaceutics*. 2006;**327**(1–2):65–72.
29. Harper NJ, Gray S, De Groot J, *et al*. The design and performance of the Exubera((R)) pulmonary insulin delivery system. *Diabetes Technology and Therapeutics*. 2007;**9**:S16–S27.
30. Morton DAV, Staniforth JN. Systemic pulmonary delivery: success through integrated formulation and device development. 2006; Available at: http://www.ondrugdelivery.com/publications/pulmonary.pdf
31. Gumaste AV, Bowers J. Synthetic jet based medicament delivery method and apparatus. *US Patent* **7**,334,577, 2008.
32. Brown BA-S, Rasmussen JA, Becker DP, Friend DR. A piezo-electronic inhaler for local and systemic applications. *Drug Delivery Technology*. 2004;**4**(8):90–3.
33. Islam N, Gladki E. Dry powder inhalers (DPIs): a review of device reliability and innovation. *International Journal of Pharmaceutics*. 2008;**360**(1–2):1–11.
34. Coates MS, Chan HK, Fletcher DF, Chiou H. Influence of mouthpiece geometry on the aerosol delivery performance of a dry powder inhaler. *Pharmaceutical Research*. 2007;**24**(8):1450–6.
35. Coates MS, Chan H-K, Fletcher DF, Raper JA. Influence of air flow on the performance of a dry powder inhaler using computational and experimental analyses. *Pharmaceutical Research*. 2005;**22**(9):1445–53.
36. Chrystyn H, Niederlaender C. The Genuair (R) inhaler: a novel, multidose dry powder inhaler. *International Journal of Clinical Practice*. 2012;**66**(3):309–17.
37. Newman SP, Sutton DJ, Segarra R, *et al*. Lung deposition of aclidinium bromide from Genuair (R): a multidose dry powder inhaler. *Respiration*. 2009;**78**(3):322–28.
38. Magnussen H, Watz H, Zimmermann I, *et al*. Peak inspiratory flow through the Genuair® inhaler in patients with moderate or severe COPD. *Respiratory Medicine*. 2009;**103**(12):1832–37.
39. Brambilla G, Cocconi D, Armanni A, *et al*. Designing a novel powder inhaler: the NEXT DPI. *Respiratory Drug Delivery*. 2006; **2**:553–55.
40. Rave K, Potocka E, Boss AH, *et al*. Pharmacokinetics and linear exposure of AFRESA™ compared with the subcutaneous injection of regular human insulin. *Diabetes, Obesity and Metabolism*. 2009;**11**(7):715–20.
41. Steiner SS, Poole TA, Fog PB, *et al*. Unit dose cartridge and dry powder inhaler, *United States Patent*: *7464706*, available from: http://patft.uspto.gov/netacgi/nph-Parser?Sect1=PTO1&Sect2=HITOFF&d=PALL&p=1&u=%2Fnetahtml%2FPTO%2Fsrchnum.htm&r=1&f=G&l=50&s1=7,464,706.PN.&OS=PN/7,464,706&RS=PN/7,464,706
42. Needham M, Cocks P, Fradley G. *Investigating the Efficiency of the 3M Conix™ of Reverse Cyclone Technology for DPI Drug Delivery*. Leicestershire: 3M Healthcare Ltd. 2010. pp. 369–72.
43. Kelley J, Stein S, Robison T, *et al*. Comparative performance of the high efficiency 3M™ *Taper Dry Powder Inhaler Device*, Austin, TX: 3M Drug Delivery System, 2011. pp. 247–52.
44. Stein S, Robison T, Wang Z, *et al*. *The 3M Taper Dry Powder Inhaler Device*. *Respiratory Drug Delivery*. Orlando, FL, 2010. pp. 377–80.
45. Pavkov R, Mueller S, Fiebich K, *et al*. Characteristics of a capsule based dry powder inhaler for the delivery of indacaterol. *Current Medical Research and Opinion*. 2010;**26**(11):2527–33.
46. Pavkov R, Singh D, Reitveld I. Concept 1 (a new single dose dry powder inhaler) peak inspiratory flow rate study with COPD patients. *Respiratory Drug Delivery*. 2008;**3**:683–6.
47. Chapman KR, Rennard SI, Dogra A, *et al*. Long-term safety and efficacy of indacaterol, a long-acting β2-agonist, in subjects with COPD a randomized, placebo-controlled study. *Chest*. 2011;**140**(1):68–75.
48. Chapman KR, Fogarty CM, Peckitt C, *et al*. Delivery characteristics and patients' handling of two single-dose dry-powder inhalers used in COPD. *International Journal of Chronic Obstruc-*

tive Pulmonary Disease. 2011;**6**:353–63.
49. Richardson PC, Boss AH. Technosphere((R)) Insulin technology. *Diabetes Technolology and Therapeutics*. 2007;**9**:S65–S72.
50. Kling J. Dreamboat sinks prospects for fast approval of inhaled insulin. *Nature Biotechnology*. 2011;**29**(3):175–6.
51. Shah S, Smutney C, Saviano V, *et al*. A dry powder delivery technology embodied in a single use re-useable and single use disposable format. *Respiratory Drug Delivery*. 2012;**2**:577–80.
52. Kinsey PS, Adamo B, Smutney CC, Polidoro JM, *et al*. Dry powder inhaler. *US Patent* **D597**, 657, 2009.
53. Chang YS, Park MJ, Bai C, *et al*. Comparative study of patients in correct usage of and preference for the Swinghaler and Turbuhaler multidose inhalers. *Journal of Asthma*. 2012;**49**(7):750–56.
54. Lertchanaruengrith P, Rattanasukol P, *et al*. The ability and predictive factors of preschool children to use Swinghaler device. *Journal of Allergy and Clinical Immunology*. 2012;**129** (Suppl. 2):AB74.
55. Zhang X, Ma Y, Zhang L, *et al*. The development of a novel dry powder inhaler. *International Journal of Pharmaceutics*. 2012;**431**(1–2):45–52.
56. Chan H-K, Young PM, Traini D, Coates M. Dry powder inhalers: challenges and goals for next generation therapies. *Pharmaceutical Technology Europe*. 2007;**19**(4):19–24.
57. Zhu J, Wen J, Ma Y, Zhang H. Dry powder inhaler. *US Patent* **8**,037,880, 2011 Available at: http://www.google.com/patents?id=GSn5AQAAEBAJ
58. Donovan MJ, *Pappo J*, Smyth H. Bead-Containing Dry Powder Inhaler, 2012. Available at: http://www.freepatentsonline.com/y2012/0291780.html
59. Le VNP, Thi THH, Robins E, Flament MP. Dry powder inhalers: study of the parameters influencing adhesion and dispersion of fluticasone propionate. *American Association of Pharmaceutical Scientists*. 2012;**13**(2):477–84.
60. Adi S, Adi H, Tang P, *et al*. Micro-particle corrugation, adhesion and inhalation aerosol efficiency. *European Journal of Pharmaceutical Sciences*. 2008;**35**(1–2):12–8.
61. Hassan MS, Lau R. Inhalation performance of pollen-shape carrier in dry powder formulation with different drug mixing ratios: comparison with lactose carrier. *International Journal of Pharmaceuticals*. 2010;**386**(1–2):6–14.
62. Hassan MS, Lau R. Feasibility study of pollen-shape drug carriers in dry powder inhalation. *Journal of Pharmaceutical Sciences*. 2010;**99**(3):1309–21.
63. Shen Z-G, Chen W-H, Jugade N, *et al*. Fabrication of inhalable spore like pharmaceutical particles for deep lung deposition. *International Journal of Pharmaceuticals*. 2012;**430**(1–2):98–103.
64. Bose S, Bogner RH. Solventless pharmaceutical coating processes: a review. *Pharmaceutical Development and Technology*. 2007;**12**(2):115–31.
65. Zhou Q (Tony), Denman JA, Gengenbach T, *et al*. Characterization of the surface properties of a model pharmaceutical fine powder modified with a pharmaceutical lubricant to improve flow via a mechanical dry coating approach. *Journal of Pharmaceutical Sciences*. 2011;**100**(8):3421–30.
66. Zhou QT, Qu L, Larson I, *et al*. Improving aerosolization of drug powders by reducing powder intrinsic cohesion via a mechanical dry coating approach. *International Journal of Pharmaceutical*. 2010;**394**(1–2):50–9.
67. Raula J, Thielmann F, Naderi M, *et al*. Investigations on particle surface characteristics vs. dispersion behaviour of L-leucine coated carrier-free inhalable powders. *International Journal of Pharmaceutics*. 2010;**385**(1–2):79–85.
68. Raula J, Lahde A, Kauppinen EI. Aerosolization behavior of carrier-free L-leucine coated salbutamol sulphate powders. *International Journal of Pharmaceuticals*. 2009;**365**(1–2): 18–25.
69. Tuli RA, Dargaville TR, George GA, Islam N. Polycaprolactone microspheres as carriers for

dry powder inhalers: effect of surface coating on aerosolization of salbutamol sulfate. *Journal of Pharmaceutical Sciences*. 2012;**101**(2):733–45.

70. De Boer AH, Gjaltema D, Hagedoorn P, Frijlink HW. Characterization of inhalation aerosols: a critical evaluation of cascade impactor analysis and laser diffraction technique. *International Journal of Pharmaceuticals*. 2002;**249**(1–2):219–31.
71. Rasenack N, Muller BW. Micron-size drug particles: common and novel micronization techniques. *Pharmaceutical Development and Technology*. 2004;**9**(1):1–13.
72. Nakach M, Authelin J-R, Chamayou A, Dodds J. Comparison of various milling technologies for grinding pharmaceutical powders. *International Journal of Mineral Processing*. 2004;**74**:S173–S181.
73. Bentham A., Kwan C., Boerefijn R, Ghadiri M. Fluidised-bed jet milling of pharmaceutical powders. *Powder Technology*. 2004;**141**(3):233–38.
74. Vehring R. Pharmaceutical particle engineering via spray drying. *Pharmaceutical Research*. 2008;**25**(5):999–1022.
75. Bittner B, Kissel T. Ultrasonic atomization for spray drying: a versatile technique for the preparation of protein-loaded biodegradable microspheres. *Journal of Microencapsulation*. 1999;**16**(3):325–41.
76. Geller DE, Weers J, Heuerding S. Development of an inhaled dry-powder formulation of tobramycin using PulmoSphere™ technology. *Journal of Aerosol Medicine and Pulmonary Drug Delivery*. 2011;**24**(4):175–82.
77. Al-Qadi S, Grenha A, Carrión-Recio D, *et al*. Microencapsulated chitosan nanoparticles for pulmonary protein delivery: *in vivo* evaluation of insulin-loaded formulations. *Journal of Controlled Release*. 2012;**157**(3):383–90.
78. Li H-Y, Seville PC, Williamson IJ, Birchall JC. The use of amino acids to enhance the aerosolisation of spray-dried powders for pulmonary gene therapy. *The Journal of Gene Medicine*. 2005;**7**(3):343–53.
79. Vandenheuvel D, Singh A, Vandersteegen K, *et al*. Feasibility of spray drying bacteriophages into respirable powders to combat pulmonary bacterial infections. *European Journal of Pharmaceutics and Biopharmaceutics*. 2013;**84**(3):578–82.
80. Matinkhoo S, Lynch KH, Dennis JJ, *et al*. Spray-dried respirable powders containing bacteriophages for the treatment of pulmonary infections. *Journal of Pharmaceutical Sciences*. 2011;**100**(12):5197–205.
81. Ungaro F, d' Angelo I, Coletta C, *et al*. Dry powders based on PLGA nanoparticles for pulmonary delivery of antibiotics: modulation of encapsulation efficiency, release rate and lung deposition pattern by hydrophilic polymers. *Journal of Controlled Release*. 2012;**157**(1):149–59.
82. Beck-Broichsitter M, Schweiger C, Schmehl T, *et al*. Characterization of novel spray-dried polymeric particles for controlled pulmonary drug delivery. *Journal of Controlled Release*. 2012;**158**(2):329–35.
83. Jensen DMK, Cun D, Maltesen MJ, *et al*. Spray drying of siRNA-containing PLGA nanoparticles intended for inhalation. *Journal of Controlled Release*. 2010;**142**(1):138–45.
84. Jensen DK, Jensen LB, Koocheki S, *et al*. Design of an inhalable dry powder formulation of DOTAP-modified PLGA nanoparticles loaded with siRNA. *Journal of Controlled Release*. 2012;**157**(1):141–8.
85. Cun D, Jensen DK, Maltesen MJ, *et al*. High loading efficiency and sustained release of siRNA encapsulated in PLGA nanoparticles: quality by design optimization and characterization. *European Journal of Pharmaceutics and Biopharmaceutics*. 2011;**77**(1):26–35.
86. Son Y-J, McConville JT. A new respirable form of rifampicin. *European Journal of Pharmaceutics and Biopharmaceutics*. 2011;**78**(3):366–76.
87. Yu L, Ng K. Glycine crystallization during spray drying: the pH effect on salt and polymorphic forms. *Journal of Pharmaceutical Sciences*. 2002;**91**(11):2367–75.
88. Grohganz H, Lee Y-Y, Rantanen J, Yang M. The influence of lysozyme on mannitol polymorphism in freeze-dried and spray-dried formulations depends on the selection of the drying

process. *International Journal of Pharmaceutics*. 2013;**447**(1–2):224–30.
89. Duret C, Wauthoz N, Sebti T, *et al*. New respirable and fast dissolving itraconazole dry powder composition for the treatment of invasive pulmonary aspergillosis. *Pharmaceutical Research*. 2012;**29**(10):2845–59.
90. Sou T, Kaminskas LM, Nguyen T-H, *et al*. The effect of amino acid excipients on morphology and solid-state properties of multi-component spray-dried formulations for pulmonary delivery of biomacromolecules. *European Journal of Pharmaceutics and Biopharmaceutics*. 2013;**83**(2):234–43.
91. Vishweshwar P, McMahon JA, Bis JA, Zaworotko MJ. Pharmaceutical co-crystals. *Journal of Pharmaceutical Sciences*. 2006;**95**(3):499–516.
92. Alhalaweh A, Kaialy W, Buckton G, *et al*. Theophylline cocrystals prepared by spray drying: physicochemical properties and aerosolization performance. *American Association of Pharmaceutical Scientists*. 2013;**14**(1):265–76.
93. Alhalaweh A, Velaga SP. Formation of cocrystals from stoichiometric solutions of incongruently saturating systems by spray drying. *Crystal Growth Design*. 2010;**10**(8):3302–5.
94. Cheow WS, Ng MLL, Kho K, Hadinoto K. Spray-freeze-drying production of thermally sensitive polymeric nanoparticle aggregates for inhaled drug delivery: effect of freeze-drying adjuvants. *International Journal of Pharmaceutics*. 2011;**404**(1–2):289–300.
95. Yu Z, Johnston KP, Williams III RO. Spray freezing into liquid versus spray-freeze drying: influence of atomization on protein aggregation and biological activity. *European Journal of Pharmaceutical Sciences*. 2006;**27**(1):9–18.
96. Hoeben BJ, Burgess DS, McConville JT, *et al*. *In vivo* efficacy of aerosolized nanostructured itraconazole formulations for prevention of invasive pulmonary aspergillosis. *Antimicrobial Agents Chemotherapy*. 2006;**50**(4):1552–4.
97. Rogers TL, Nelsen AC, Hu J, *et al*. A novel particle engineering technology to enhance dissolution of poorly water soluble drugs: spray-freezing into liquid. *European Journal of Pharmaceutics and Biopharmaceutics*. 2002;**54**(3):271–80.
98. Hu J, Johnston KP, Williams III RO. Spray freezing into liquid (SFL) particle engineering technology to enhance dissolution of poorly water soluble drugs: organic solvent versus organic/aqueous co-solvent systems. *European Journal of Pharmaceutical Sciences*. 2003;**20**(3):295–303.
99. Mueannoom W, Srisongphan A, Taylor KMG, *et al*. Thermal ink-jet spray freeze-drying for preparation of excipient-free salbutamol sulphate for inhalation. *European Journal of Pharmaceutics and Biopharmaceutics*. 2012;**80**(1):149–55.
100. Sharma G, Mueannoom W, Buanz ABM, *et al*. *In vitro* characterisation of terbutaline sulphate particles prepared by thermal ink-jet spray freeze drying. *International Journal of Pharmaceutics*. 2013;**447**(1–2):165–70.
101. Overhoff KA, Engstrom JD, Chen B, *et al*. Novel ultra-rapid freezing particle engineering process for enhancement of dissolution rates of poorly water-soluble drugs. *European Journal of Pharmaceutics and Biopharmaceutics*. 2007;**65**(1):57–67.
102. Watts AB, Wang Y-B, Johnston KP, Williams RO. Respirable low-density microparticles formed in situ from aerosolized brittle matrices. *Pharmaceutical Research*. 2013;**30**(3):813–25.
103. Beinborn NA, Lirola HL, Williams RO. Effect of process variables on morphology and aerodynamic properties of voriconazole formulations produced by thin film freezing. *International Journal of Pharmaceuticals*. 2012;**429**(1–2):46–57.
104. Beinborn NA, Du J, Wiederhold NP, *et al*. Dry powder insufflation of crystalline and amorphous voriconazole formulations produced by thin film freezing to mice. *European Journal of Pharmaceutics and Biopharmaceutics*. 2012. Available from: http://www.sciencedirect.com/science/article/pii/S0939641112001348.
105. Luque de Castro MD, Priego-Capote F. Ultrasound-assisted crystallization (sonocrystallization). *Ultrasonics Sonochemistry*. 2007;**14**(6):717–24.

106. Ruecroft G, Parikh D. Sonocrystallisation particle engineering for inhalable medicines. *Journal of Pharmacy and Pharmacology*. 2010;**62**(10):1470–1.
107. Dhumal RS, Biradar SV, Paradkar AR, York P. Particle engineering using sonocrystallization: salbutamol sulphate for pulmonary delivery. *International Journal of Pharmaceutics*. 2009;**368**(1–2):129–37.
108. Bjerg A, Lundbäck B, Lötvall J. The future of combining inhaled drugs for COPD. *Current Opinion in Pharmacology*. 2012;**12**(3):252–5.
109. Salama RO, Young PM, Rogueda P, *et al*. Advances in drug delivery: Is triple therapy the future for the treatment of chronic obstructive pulmonary disease? *Expert Opinion on Pharmacotherapy*. 2011;**12**(12):1913–32.
110. Barnes PJ. Scientific rationale for inhaled combination therapy with long-acting β2-agonists and corticosteroids. *European Respiratory Journal*. 2002;**19**(1):182–91.
111. Nelson HS, Chapman KR, Pyke SD, *et al*. Enhanced synergy between fluticasone propionate and salmeterol inhaled from a single inhaler versus separate inhalers. *Journal of Allergy and Clinical Immunology*. 2003;**112**(1):29–36.
112. Barnes PJ. Triple inhalers for obstructive airways disease: Will they be useful? *Expert Review of Respiratory Medicine*. 2011;**5**(3):297–300.
113. Vehring R, Lechuga-Ballesteros D, Joshi V, *et al*. Cosuspensions of microcrystals and engineered microparticles for uniform and efficient delivery of respiratory therapeutics from pressurized metered dose inhalers. *Langmuir*. 2012;**28**(42):15015–23.
114. Parikh D, Burns J, Hipkiss D, Usmani O, *et al*. Improved localized lung delivery using smart combination respiratory medicines. *European Respiratory Disease*. 2012;**8**(1):40–5.
115. Watts AB, Iii ROW. Nanoparticles for pulmonary delivery. In: Smyth HDC, Hickey AJ, eds. *Controlled Pulmonary Drug Delivery*. Springer: New York; 2011, pp. 335–66. Available at: http://link.springer.com/chapter/10.1007/978-1-4419-9745-6_15
116. Bailey MM, Berkland CJ. Nanoparticle formulations in pulmonary drug delivery. *Medicinal Research Reviews*. 2009;**29**(1):196–212.
117. Pison U, Welte T, Giersig M, Groneberg DA. Nanomedicine for respiratory diseases. *European Journal of Pharmacology*. 2006;**533**(1–3):341–50.
118. Yang W, Johnston KP, Williams III RO. Comparison of bioavailability of amorphous versus crystalline itraconazole nanoparticles via pulmonary administration in rats. *European Journal of Pharmaceutics and Biopharmaceutics*. 2010;**75**(1):33–41.
119. Bhambere D, Shirivastava B, Sharma P, *et al*. Preparation and optimization of dry PLGA nanoparticles by spray drying technique. *Particulate Science Technology*. 2013;**31**(5):533–40.
120. Murthy VS, Cha JN, Stucky GD, Wong MS. Charge-driven flocculation of poly(L-lysine)-gold nanoparticle assemblies leading to hollow microspheres. *Journal of American Chemistry Society*. 2004;**126**(16):5292–99.
121. Mayo AS, Ambati BK, Kompella UB. Gene delivery nanoparticles fabricated by supercritical fluid extraction of emulsions. *International Journal of Pharmaceuticals*. 2010;**387**(1–2):278–85.
122. El-Sherbiny IM, Smyth HDC. Biodegradable nano-micro carrier systems for sustained pulmonary drug delivery: I. Self-assembled nanoparticles encapsulated in respirable/swellable semi-IPN microspheres. *International Journal of Pharmaceutics*. 2010;**395**(1–2):132–41.
123. Bhavna, Ahmad FJ, Mittal G, *et al*. Nano-salbutamol dry powder inhalation: a new approach for treating broncho-constrictive conditions. *European Journal of Pharmaceutics and Biopharmaceutics*. 2009;**71**(2):282–91.
124. Dailey LA, Jekel N, Fink L, *et al*. Investigation of the proinflammatory potential of biodegradable nanoparticle drug delivery systems in the lung. *Toxicology and Applied Pharmacology*. 2006;**215**(1):100–8.
125. Pilcer G, Amighi K. Formulation strategy and use of excipients in pulmonary drug delivery. *International Journal of Pharmaceutics*. 2010;**392**(1–2):1–19.

126. Fonseca C, Simoes S, Gaspar R. Paclitaxel-loaded PLGA nanoparticles: preparation, physicochemical characterization and *in vitro* anti-tumoral activity. *Journal of Controlled Release*. 2002;**83**(2):273–86.
127. Mittal G, Sahana DK, Bhardwaj V, Ravi Kumar MNV. Estradiol loaded PLGA nanoparticles for oral administration: effect of polymer molecular weight and copolymer composition on release behavior *in vitro* and *in vivo*. *Journal of Controlled Release*. 2007;**119**(1):77–85.
128. Hara K, Tsujimoto H, Tsukada Y, *et al*. Histological examination of PLGA nanospheres for intratracheal drug administration. *International Journal of Pharmaceutics*. 2008;**356**(1–2): 267–73.
129. Geller D. Aerosol antibiotics in cystic fibrosis. Including discussion with Volsko TA, Flume PA, Ratjen FA, Geller DE, Davies JC. *Respiratory Care*. 2009;**54**(5):658–70.
130. Shoyele SA. Controlling the release of proteins/peptides via the pulmonary route. In: Jain KK, ed. *Methods in Molecular Biology*, Humana Press, Totowa, NJ, 2008, **437**. 141–8.
131. Sung J, Padilla D, Garcia-Contreras L, *et al*. Formulation and pharmacokinetics of self-assembled rifampicin nanoparticle systems for pulmonary delivery. *Pharmaceutical Research*. 2009;**26**(8):1847–55.
132. Li X, Anton N, Arpagaus C, *et al*. Nanoparticles by spray drying using innovative new technology: the Büchi Nano Spray Dryer B-90. *Journal of Controlled Release*. 2010;**147**(2):304–10.
133. Sinha B, Mukherjee B, Pattnaik G. Poly-lactide-*co*-glycolide nanoparticles containing voriconazole for pulmonary delivery: *in vitro* and *in vivo* study. *Nanomedicine: Nanotechnology, Biology, and Medicine*. 2013;**9**(1):94–104.
134. Adi H, Young PM, Chan H-K, *et al*. Co-spray-dried mannitol–ciprofloxacin dry powder inhaler formulation for cystic fibrosis and chronic obstructive pulmonary disease. *European Journal of Pharmaceutical Sciences*. 2010;**40**(3):239–47.
135. Adi H, Young PM, Chan H-K, *et al*. Cospray dried antibiotics for dry powder lung delivery. *Journal of Pharmaceutical Sciences*. 2008;**97**(8):3356–66.
136. El-Sherbiny IM, McGill S, Smyth HDC. Swellable microparticles as carriers for sustained pulmonary drug delivery. *Journal of Pharmaceutical Sciences*. 2010;**99**(5):2343–56.
137. Yang Y, Bajaj N, Xu P, *et al*. Development of highly porous large PLGA microparticles for pulmonary drug delivery. *Biomaterials*. 2009;**30**(10):1947–53.
138. Brain JD. Inhalation, deposition, and fate of insulin and other therapeutic proteins. *Diabetes Technology and Therapeutics*. 2007;**9**(Suppl. 1):S4–S15.
139. Neumiller JJ, Campbell RK, Wood LD. A review of inhaled technosphere insulin. *Annals Pharmacotherapy*. 2010;**44**(7/8):1231–39.
140. Saluja V, Amorij J-P, Kapteyn JC, *et al*. A comparison between spray drying and spray freeze drying to produce an influenza subunit vaccine powder for inhalation. *Journal of Controlled Release*. 2010;**144**(2):127–33.
141. Ungaro F, De Rosa G, Miro A, *et al*. Cyclodextrins in the production of large porous particles: development of dry powders for the sustained release of insulin to the lungs. *European Journal of Pharmaceutical Sciences*. 2006;**28**(5):423–32.
142. Ungaro F, Bianca R d'Emmanuele di V, Giovino C, *et al*. Insulin-loaded PLGA/cyclodextrin large porous particles with improved aerosolization properties: in vivo deposition and hypoglycaemic activity after delivery to rat lungs. *Journal of Controlled Release*. 2009;**135**(1):25–34.
143. Sou T, Meeusen EN, de Veer M, *et al*. New developments in dry powder pulmonary vaccine delivery. *Trends in Biotechnology*. 2011;**29**(4):191–8.
144. Maraskovsky E, Schnurr M, Wilson NS, *et al*. Development of prophylactic and therapeutic vaccines using the ISCOMATRIX adjuvant. *Immunology and Cell Biology*. 2009;**87**(5):371–6.
145. Vujanic A, Wee JLK, Snibson KJ, *et al*. Combined mucosal and systemic immunity following pulmonary delivery of ISCOMATRIX™ adjuvanted recombinant antigens. *Vaccine*. 2010;**28**(14):2593–7.
146. Wee JLK, Scheerlinck J-PY, Snibson KJ, *et al*. Pulmonary delivery of ISCOMATRIX influenza vaccine induces both systemic and mucosal immunity with antigen dose sparing. *Mucosal Immunology*. 2008;**1**(6):489–96.

147. Schüle S, Schulz-Fademrecht T, Garidel P, *et al*. Stabilization of IgG1 in spray-dried powders for inhalation. *European Journal of Pharmaceutics and Biopharmaceutics*. 2008;**69**(3):793–807.
148. Amidi M, Mastrobattista E, Jiskoot W, Hennink WE. Chitosan-based delivery systems for protein therapeutics and antigens. *Advanced Drug Delivery Reviews*. 2010;**62**(1):59–82.
149. Makhlof A, Werle M, Tozuka Y, Takeuchi H. Nanoparticles of glycol chitosan and its thiolated derivative significantly improved the pulmonary delivery of calcitonin. *International Journal of Pharmaceutics*. 2010;**397**(1–2):92–5.
150. Merkel OM, Kissel T. Nonviral pulmonary delivery of siRNA. *Accounts of Chemical Research*. 2012;**45**(7):961–70.
151. Kong X, Zhang W, Lockey RF, *et al*. Respiratory syncytial virus infection in Fischer 344 rats is attenuated by short interfering RNA against the RSV-NS1 gene. *Genetic Vaccines and Therapy*. 2007;**5**:4.
152. Tompkins SM, Lo C-Y, Tumpey TM, Epstein SL. Protection against lethal influenza virus challenge by RNA interference *in vivo*. *Proceedings of the National Academy of Sciences*. 2004;**101**(23):8682–6.
153. Merkel OM, Beyerle A, Librizzi D, *et al*. Nonviral siRNA delivery to the lung: investigation of PEG-PEI polyplexes and their *in vivo* performance. *Molecular Pharmacy*. 2009;**6**(4):1246–60.
154. US Pharmacopeia. ⟨601⟩ Aerosols, nasal sprays, metered-dose inhalers, and dry powder inhaler (general chapter). United States Pharmacopeia. 35th-NF ed.
155. Guidance for Industry – Metered Dose Inhaler (MDI) and Dry Powder Inhaler (DPI) drug products – chemistry, manufacturing, and controls documentation. *Food and Drug Administration*. 1998. 1–61.
156. Hindle M, Byron P. Dose emissions from marketed dry powder inhalers. *International Journal of Pharmaceuticals*. 1995;**116**(2):169–77.
157. Taki M, Marriott C, Zeng X-M, Martin GP. Aerodynamic deposition of combination dry powder inhaler formulations *in vitro*: a comparison of three impactors. *International Journal of Pharmaceutics*. 2010;**388**(1–2):40–51.
158. Dunbar C, Kataya A, Tiangbe T. Reducing bounce effects in the Andersen cascade impactor. *International Journal of Pharmaceutics*. 2005;**301**(1–2):25–32.
159. Bonam M, Christopher D, Cipolla D, *et al*. Minimizing variability of cascade impaction measurements in inhalers and nebulizers. *American Association of Pharmaceutical Scientists*. 2008;**9**(2):404–13.
160. Stevens N, Shrimpton J, Palmer M, *et al*. Accuracy assessments for laser diffraction measurements of pharmaceutical lactose. *Measurement Science and Technology*. 2007;**18**(12):3697–706.
161. Pilcer G, Vanderbist F, Amighi K. Correlations between cascade impactor analysis and laser diffraction techniques for the determination of the particle size of aerosolised powder formulations. *International Journal of Pharmaceutics*. 2008;**358**(1–2):75–81.
162. Zeng X-M, MacRitchie H, Marriott C, Martin G. Correlation between inertial impaction and laser diffraction sizing data for aerosolized carrier-based dry powder formulations. *Pharmaceutical Research*. 2006;**23**(9):2200–9.
163. Martin G, MacRitchie H, Marriott C, Zeng X-M. Characterisation of a carrier-free dry powder aerosol formulation using inertial impaction and laser diffraction. *Pharmaceutical Research*. 2006;**23**(9):2210–9.
164. Kaialy W, Alhalaweh A, Velaga SP, Nokhodchi A. Effect of carrier particle shape on dry powder inhaler performance. *International Journal of Pharmaceutics*. 2011;**421**(1):12–23.
165. Shur J, PR. Advanced microscopy techniques to assess solid-state properties of inhalation medicines. *Advanced Drug Delivery Reviews*. 2012;**64**(4):369–82.
166. Adi H, Traini D, Chan H-K, Young PM. The influence of drug morphology on the aerosolisation efficiency of dry powder inhaler formulations. *Journal of Pharmaceutical Sciences*. 2008;**97**(7):2780–8.
167. Mohri K, Okuda T, Mori A, *et al*. Optimized pulmonary gene transfection in mice by

spray–freeze dried powder inhalation. *Journal of Controlled Release.* 2010;**144**(2):221–6.

168. Kaialy W, Martin GP, Larhrib H, *et al.* The influence of physical properties and morphology of crystallised lactose on delivery of salbutamol sulphate from dry powder inhalers. *Colloids and Surfaces B: Biointerfaces.* 2012;**89**:29–39.
169. Guchardi R, Frei M, John E, Kaerger JS. Influence of fine lactose and magnesium stearate on low dose dry powder inhaler formulations. *International Journal of Pharmaceutics.* 2008;**348**(1–2):10–7.
170. Ferrari F, Cocconi D, Bettini R, *et al.* The surface roughness of lactose particles can be modulated by wet-smoothing using a high-shear mixer. *American Association of Pharmaceutical Scientists.* 2004;**5**(4):69–74.
171. Begat P, Morton D a. V, Staniforth JN, Price R. The cohesive-adhesive balances in dry powder inhaler formulations: II. Influence on fine particle delivery characteristics. *Pharmaceutical Research.* 2004;**21**(10):1826–33.
172. Berard V, Lesniewska E, Andres C, *et al.* Affinity scale between a carrier and a drug in DPI studied by atomic force microscopy. *International Journal of Pharmaceuticals.* 2002;**247**(1–2):127–37.
173. Bérard V, Lesniewska E, Andrès C, *et al.* Dry powder inhaler: influence of humidity on topology and adhesion studied by AFM. *International Journal of Pharmaceutics.* 2002; **232**(1–2):213–24.
174. Jones MD, Young P, Traini D. The use of inverse gas chromatography for the study of lactose and pharmaceutical materials used in dry powder inhalers. *Advanced Drug Delivery Reviews.* 2012;**64**(3):285–93.
175. Pilcer G, Wauthoz N, Amighi K. Lactose characteristics and the generation of the aerosol. *Advanced Drug Delivery Reviews.* 2012;**64**(3):233–56.
176. Das S, Larson I, Young P, Stewart P. Understanding lactose behaviour during storage by monitoring surface energy change using inverse gas chromatography. *Dairy Science Technology* 2010;**90**(2–3):271–85.
177. Asada M, Takahashi H, Okamoto H, *et al.* Theophylline particle design using chitosan by the spray drying. *International Journal of Pharmaceutics.* 2004;**270**(1–2):167–74.
178. Jaspart S, Bertholet P, Piel G, *et al.* Solid lipid microparticles as a sustained release system for pulmonary drug delivery. *European Journal of Pharmaceutics and Biopharmaceutics.* 2007;**65**(1):47–56.
179. Son Y-J, McConville JT. Development of a standardized dissolution test method for inhaled pharmaceutical formulations. *International Journal of Pharmaceutics.* 2009;**382**(1–2):15–22.

第 4 章
儿童肺部给药的研究现状

Marie-Pierre Flament

缩略语

AAD	自适应气溶胶递送
AV	肺泡通气量
CFC	氯氟烃
DPI	吸入粉雾剂
FRC	功能残气量
HFA	氢氟烷烃
MDI	定量吸入气雾剂
pMDI	压力定量吸入气雾剂
TC	总顺应性
TV	潮气量
R	气道阻力

4.1 引言

吸入给药是将活性物质递送到肺部的有效方法,特别是对于哮喘或囊性纤维化患者有较好的疗效。它也可以作为全身性治疗的给药途径,并且可用于多肽和蛋白质给药。递送到肺部的药物量取决于多个因素,其中一个因素是患者正确使用吸入装置的能力。这种能力受患者年龄的影响。

儿科人群的生理特点差距明显,包括完全不同的个体、年龄、体重和发育水平。儿科用药临床研究指导原则按照年龄对儿童进行分类[1],其中根据儿童正确用药能力的

显著变化,进一步将 2~11 岁儿童划分为两类[2]。分类如下:

- 早产儿;
- 新生婴儿:0~28 天;
- 婴幼儿:1 个月~2 岁;
- 学龄前儿童:2~5 岁;
- 学龄儿童:6~11 岁;
- 青少年:12~16 岁或 18 岁。

在儿童的生理发育期间,肺部持续增长并且气道空间逐渐扩大。儿童和青少年的肺部生长显著,肺功能在 10 年间增加了 20 倍[3]。幼儿、儿童与成人的生理和心理特点差异明显,所以必须根据年龄类别选择肺部给药的方式。在一些共识报告中,已经考虑到了儿童的需求。本章包括三个部分。第一,探讨不同年龄阶段儿童患者的差异性。第二,回顾了可供儿童使用的给药装置,综述了装置对儿童的适用性(例如呼吸驱动阀门吸入装置、面罩等)。最后,对不同年龄阶段的儿童应使用的肺部给药装置提出了宝贵建议。

4.2 患者须知

4.2.1 儿童肺部结构和生理学特点

肺部是新生儿在母体子宫内最后形成的器官之一。婴儿出生时,肺部功能正常,但肺泡数量仅为成人的 1/12~1/4(儿童约为 5000 万,而成人则为 2 亿~6 亿)[4]。大多数外周呼吸道末端空间扩大,形成暂时性球囊。肺泡发育有益于生物体获得足够的气体交换表面积。新生儿的肺泡化过程起始于末端囊泡,形成与毛细血管、弹性蛋白和胶原蛋白相连的隔膜。肺泡化过程分为三个阶段[4,5]。第一阶段为二次分隔,即在末端球囊内形成新的肺泡隔膜,通过原始球囊的再分隔形成大量肺泡。在该阶段,肺泡中表面活性剂的分泌增加。第二阶段为血管和毛细血管的成熟,最初的双网状物融合为单网状物,同时肺泡壁变薄。这个阶段一直持续到 2 岁。第三阶段,即晚期肺泡化,包括现有结构的扩张和所有肺部组织的生长,直到胸腔发育结束。早产儿终端呼吸单元发育不完全,可能导致肺部疾病,如肺支气管发育不良。

肺泡的数量和大小随着儿童年龄的增长而增加,从而扩大了呼吸系统的体积[6]。因此,新生儿终端呼吸道的平均直径约为 60μm,但这一数字在 5 岁时增加了一倍,在发育结束时又增加一倍。

肺容量和气道的大小随着年龄的增长而增加,因此呼吸模式、流量和功能残气量(FRC)(呼气结束时肺容量)均不同。根据 Poiseuille 定律预测,气流流速与气道半径的四次方成正比。弹性纤维的张力随着肺部的成熟、逐步的肺泡化和肺体积的增加而增加[7]。到青春期后肺部停止发育。表 4.1 列出了与儿童年龄相关的肺容量和呼吸参数的正常值[8]。气道大小、肺容积、胸壁硬度和气道厚度决定了气道阻力，婴儿期气道阻力高，随着年龄增加而逐渐降低并趋于正常 [7]。肺萎缩与胸壁外扩的动态平衡导致 FRC 随着年龄的增长而增加。它受到肺部顺应性的影响。婴儿较低的顺应性导致较小的呼吸容量和较快的呼吸频率，从而增加肺部工作负荷。新生儿和婴儿的呼吸频率较高，每分钟呼吸 50 次，而青少年每分钟呼吸 12 次[9]。

呼吸速度、气道阻力、呼吸模式和呼吸频率的变化会影响肺部气溶胶颗粒的行为。因此，不同年龄阶段的患者沉积模式不同。

表 4.1　与儿童年龄有关的肺容积和呼吸参数的正常值[8]

参数	1 周龄	1 岁	3 岁	5 岁	8 岁	12 岁
FRC(mL)	75	263	532	660	1174	1855
TV(mL)	17	78	112	130	180	260
AV(mL/min)	385	1245	1760	1800	2195	2790
TC(mL/cmH_2O)	5	16	32	44	71	91
R[cmH_2O/(L·s)]	29	13	10	8	6	5

注：FRC，功能残气量；TV，潮气量；AV，肺泡通气；TC，总顺应性；R，气道阻力。

4.2.2　鼻腔与口腔吸入

新生儿主要通过鼻子呼吸，上呼吸道结构与成人不同。从图 4.1 中可以看出，婴儿的喉部位于上呼吸道较高的位置，更靠近舌根；会厌狭窄、松软，更接近上腭。此外，与成人相比，婴儿的咽部和声门组织更加柔软，并且在吸气过程中容易受到上呼吸道阻塞而产生萎缩。这些生理结构上的差异使婴儿更偏向于用鼻子呼吸，导致药物较难递送至肺部深处。与口腔相比，通过鼻子向下呼吸道递送药物的效率更低，这是由鼻和鼻咽部附加的气流阻力、高流速和气体湍流引起的[10]。

2~3 岁的儿童在用药时更容易用鼻子呼吸，导致在鼻腔内存留一些药物，从而减少下呼吸道的递送剂量[10-12]。这种现象在气道阻塞甚至婴幼儿哭泣时变得更加明显。因此，需要尽早教导儿童患者改变他们的呼吸方式，这样才能使气溶胶通过口腔吸入的方式更有效地递送到肺部。

4.2.3　影响气溶胶沉积的患者相关因素

儿童肺部递送药物的物理规律与成人相同，主要机制为碰撞和沉降（另见第 1

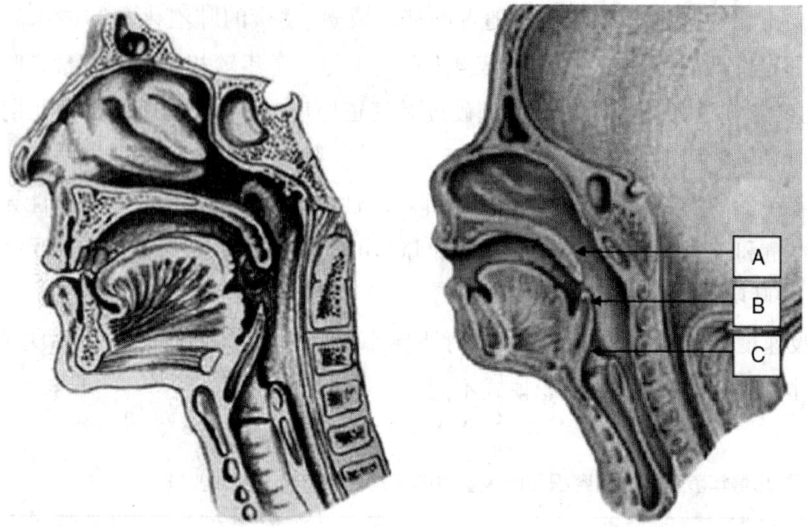

图 4.1 成人上呼吸道(左)与婴儿(右)比较:A,咽和声门较柔软;B,会厌狭窄,接近腭;C,喉较高,非常接近于舌根。(Source: Reproduced from[10], with permission from Elsevier)

章)[11]。药物递送受到呼吸变量的影响,如呼吸频率、潮气量、吸气流速或吸气-呼气比[13]。婴儿的潮气量和功能残气量较低(表 4.1),并且呼吸周期较短,因此气溶胶颗粒在气道中停留的时间较短,从而使肺部沉积减少。此外,在吸入气溶胶后,患者屏住呼吸延长沉积时间有利于通过沉降的方式沉积颗粒。由于婴儿很难屏住呼吸,因此会呼出大量吸入的颗粒[10]。这种现象常出现在呼吸频率较高的早产儿和低龄儿童中,导致肺部沉积减少。健康的成年人可以将大部分气溶胶递送至外周呼吸道。对于婴幼儿,不管患有何种呼吸道疾病,大多数药物只能沉积在中央气道[10]。儿童在 2.5 岁之后外周气道的沉积量才会逐渐增加。因此,影响肺部沉积的重要因素是患者肺部结构和生理学的差异,与患者的疾病类型无关。有些疾病使呼吸速率增加,这会增加药物在上呼吸道的撞击次数,从而降低肺部沉积。

具有较大空气动力学直径的气溶胶颗粒的惯性撞击主要发生在上呼吸道和中央气道并且受吸气流量的影响。高吸气流速惯性撞击的颗粒数量增加。患者必须进行缓慢的深呼吸来减少药物在上呼吸道中的碰撞,然后屏住呼吸以增强药物在下呼吸道的沉积[11]。正如前面介绍的呼吸道结构特征,婴儿呼吸道直径较小,气溶胶在上呼吸道和中央气道碰撞的概率较大,但是较小的呼吸容量和气流速率可能降低碰撞机会。

儿童肺部沉积剂量(以标示量的百分比计)低于成人[13,14]。这也与生理结构和生理学特点有关。首先,儿童较小的喉咙尺寸增加了中央气道碰撞。此外,较小的呼吸体积和呼吸速度降低了肺部沉积总量。

还要考虑情绪因素对药物沉积的影响。事实上,婴儿和幼儿常用面罩进行药物递送，因为儿童患者没有足够的理解能力来正确使用其他装置（例如吸嘴）[11]。面罩会引起儿童的恐惧和哭泣，从而改变儿童患者的呼吸模式[10]。哭泣同样也会减少肺部沉积[10,14]。据报道，当儿童尖叫和哭泣时，他们的呼吸非常迅速，并且无法将面罩保持在适当位置，特殊情况下会通过面罩呼气而不是吸气[15]。因此，给药时不让婴幼儿产生焦虑和哭泣非常重要。

失败的肺部给药往往是由于患者无法正确使用吸入装置造成的。因此，医生开完处方后，需要教患者吸入装置的用法，并且确定患者或家属与护理人员掌握了正确的使用方法。

4.2.4　年龄和剂型选择

无论采用何种方式给药，根据年龄选择用药剂型是至关重要的。对于吸入制剂，需要考虑的一个因素是递送系统的适用性，以保证合适的药物递送剂量[16]，例如：

- 定量吸入气雾剂（MDI），需要驱动和吸入的协调统一，以优化药物在肺部的沉积，但是儿童不容易做到，因此通常需要使用间隔器。
- 吸入粉雾剂（DPI），药物递送效率完全取决于吸入流量，具有年龄依赖性。
- 雾化器，需要几分钟的吸入时间，很难应用于儿童患者。

人用药品委员会[2]总结了不同年龄阶段的患者对药物制剂的可接受性。表 4.2 列出了与儿童年龄相适应的肺部给药剂型。

另一个需要关注的问题是由于儿童临床试验的复杂性和高成本特点，使一些未经批准的市售药品应用于 6 岁以下的儿童患者[17]。由于缺乏临床数据，儿科医生难以选择合适的药物、剂量和装置。2006 年 12 月 12 日通过的最新欧洲立法中包含儿童用药法规，需要制药行业进行儿童用药研究，并给予一定的鼓励措施。因此，我们可以期待未来用于儿童群体的新剂型和（或）新装置的出现。

下面重点介绍适用于儿童的肺部给药装置，主要从技术与患者用药依从性两个方面进行讨论。肺部疾病治疗是一个长期的过程，因此，需要将容易使用的给药装置给儿童患者和家人或监护人使用。

4.3　儿童的递送系统

如表 4.2 所示，目前有很多装置可用于肺部给药。这些吸入装置为雾化器、压力定量吸入气雾剂（pMDI）和吸入粉雾剂（DPI），pMDI 还包括呼吸驱动或带有间隔器的装置。这些装置需要进一步优化吸嘴以适应患者，尤其是主要通过鼻子呼吸的儿童。儿童患者能否掌握装置的使用方法及其使用偏好决定选择何种装置进行治疗。然而，患者偏好的吸入装置并不等同于该装置可有效治疗疾病[18]。

表 4.2 肺传递的首选剂型与年龄:适用性和偏好

剂型	早产儿	足月新生儿 (0~28 天)	婴幼儿 (1 个月~2 岁)	儿童(学龄前) (2~5 岁)	儿童(学龄) (6~11 岁)	青少年 (12~16 岁或 18 岁)
雾化器	能够使用	可能适用	良好适用性	最佳适用性	良好适用性	可能适用
	保留接受	不可取	优先选择	首选	优先选择	不可取
		可接受	可接受	剂型选择	可接受	可接受
MDI/间隔器	不适用	可能适用	良好适用性	最佳适用性	良好适用性	良好适用性
		不优先	优先	首选	优先选择	优先选择
		可接受	可接受	剂型选择	可接受	可接受
DPI	不适用	不适用	可能适用	良好适用性	最佳适用性	最佳适用性
			不优先	优先选择	首选	首选
			可接受	可接受	剂型选择	剂型选择

注:为了更有效地将药物递送至肺部,在儿科人群中实现最有效的治疗,使用与年龄相关的最合适的剂型尤为重要。然而,另一个困难是大多数现有装置根据成人的需求设计,而且这些装置也已经应用于儿科人群。因此,在儿童使用时,装置最初设计的特性可能已经发生了改变,这可能导致微细粒子的比例或递送剂量不一致。因此,除了适合的年龄问题,还必须考虑递送装置本身[16]。

下面对儿童群体使用的装置与吸嘴进行介绍，在最后一节中，详细地讨论选择标准并提出建议。

4.3.1　雾化器

雾化器是第一个用于肺部给药的装置，并且已经使用了一个多世纪，即使出现了新一代的吸入装置，仍是供年幼儿童和无法使用其他装置的患者使用的最实用的装置[19]。与其他类型的装置相比，雾化器为婴幼儿提供了特别有效的递送方式，因为它们能够在潮式呼吸期间使用[20]。

雾化器是一种通过施加压缩气体（喷射雾化器）、超声波振动（超声波雾化器）或者使用振动筛网（网状雾化器）将液体药物转化为气溶胶的技术。

喷射雾化器根据伯努利原理适用文丘里效应将液体制剂转变为液滴，压缩气体通过小孔产生压降并且速度增加，使液体通过毛细管进入雾化仓。液体以分散气溶胶形式出现，撞击挡板并分解成较小的液滴[21-24]。较大的液滴再次进入储液器进行雾化，而较小的液滴从雾化器中喷出。所有雾化器都是基于以上原理设计的，雾化器的几何形状影响喷射液滴的粒径大小、残留（或“死”）体积、雾化的药物量以及气溶胶的质量[22]。对于非常昂贵的药物应减少雾化器中药物残留体积，从而减少药物损失，所以储存器的设计尺寸越来越小，称之为小体积雾化杯，使用雾化杯的雾化流量约为 0.6mL/min[25]。这种小体积雾化杯在 8~15 分钟可以递送 1~5mL 溶液[26]。雾化器的压缩机影响气流、压力与雾化性能。因此雾化器需要配置合适的压缩机以提高递送效率[27]。除了雾化器装置参数的影响外，还应考虑患者的呼吸模式以及患者与雾化器之间的协调性对肺部沉积效率的影响。

传统的喷射雾化器能够产生连续的气溶胶，而患者在使用过程中的呼气使大量药物损失于空气中。这降低了雾化药物的有效性，肺部沉积降低[28]。儿童的肺部沉积率通常低于 10%，甚至新生儿低至 2%[29]。使用吸嘴代替面罩并且保证患者安静地呼吸可以提高药物沉积。

递送效率还取决于患者的吸气流量，而吸气流量又取决于患者的年龄。不满 1 岁的婴儿，吸气流量低于雾化器的输出流量，虽然这些患者吸入较浓密的气溶胶，但它们无法完全吸入所有雾化的剂量，因此导致给药剂量低，这也受到儿童体型的影响。1 岁以上的儿童，吸气流量超过雾化器的输出流量，儿童在吸气过程中可以吸入全部剂量的气溶胶。当固定药物剂量时，儿童患者的吸入剂量随年龄的增加而增加，直到吸气流量达到雾化器的输出流量。儿童年龄继续增加，单位体重的吸入剂量反而减少。因此，儿童和成人之间每千克体重达到肺部的剂量通常是相似的[11,28,30]，除非患有气道疾病影响吸气流量。

目前已开发出新型雾化器，以解决传统雾化器的缺点，尤其是雾化器尺寸与递送剂量的问题[31]。实际上,与 MDI 或 DPI 相比,传统雾化器便携性差,而新型雾化器缩小了装置尺寸并可用电池供电[32],增加了便携性。

呼吸增强型雾化器产生的气溶胶是连续流动的,在进气口和吸嘴处有一个阀门,以便在吸气时增加额外的气流,释放更多的气溶胶,呼气过程中关闭阀门以减少气溶胶的损失。吸气时阀门打开产生辅助气流,增加吸气期间的液滴浓度,在呼气期间阀门关闭,停止输送外来气流从而减少呼出量[23]。这种雾化器提高了药物利用率,并且能够在挡板上产生较高的撞击强度,从而产生粒径更小的液滴,减少雾化器内液滴的聚集[23,32,33],并且减少了雾化时间。这种雾化器也被称为具有活动文丘里管或双文丘里管的雾化器[33]。

最近已经研制出呼吸驱动的雾化器。它们不能连续雾化输出,只在吸气时产生气溶胶,从而提高雾化效率。这种雾化器是由患者的吸气触发增加雾化时间[35]。该装置需要患者提供足够的吸气量来触发。例如, 使用 AeroEclipse® (Trudell Medical International),当吸气流量高于 8L/min 时才会发生雾化,并且面罩上的呼气阀可以防止呼出的空气进入雾化器[36]。如果患者的吸气流速高于 15L/min,制造商建议使用呼吸驱动的雾化器,并且该雾化器还设计了一个适用于儿童的带阀门的面罩[34]。

新一代智能雾化器使用自适应气溶胶递送系统(AAD)。AAD 雾化器系统除了具备传统雾化器的常规功能外,还能监测患者的呼吸,并且在患者吸气进行一半时递送气溶胶[36,37]。在药物雾化之前,微处理器会分析患者的前三个呼吸周期模式,以确定吸入过程中气溶胶递送的正确起点。然后,系统在整个治疗期间监测呼吸并调节呼吸模式以适应变化[35,36,38],在最佳时间递送气溶胶[39]。AAD 系统适用于任何药物剂量,并且可以记录所递送的药物量和患者的依从性。这种装置可以提高儿童患者的药物递送量,由于雾化只发生在吸气过程中从而增加了雾化时间[36]。

ATIKA®吸入系统(德国 Activaero)是最新的能够控制呼吸模式的雾化器。它能主动调节吸气流量和体积,因此在吸入气溶胶时无需患者协调,它能指导患者何时吸入及何时屏住呼吸[36,39],以便根据治疗要求达到最佳的呼吸模式。该装置适应每个人的呼吸模式并能够增加肺部沉积。这种系统可以与传统的雾化器或网状振动雾化器一起使用。

第二类雾化器是超声波雾化器。超声波雾化器由交变电场驱动[40]。超声喷雾器可在较短的时间内雾化大量液体,但与其他雾化器相比液滴粒径较大。此外,当应用于混悬剂、黏稠溶液或具有高表面张力的溶液时,雾化效率往往较低[21,41]。这种雾化器在超声过程中还会产生热能,可能导致多肽和蛋白质类药物的热变性[21,24]。通常,这种雾化器不是临床用药的首选,临床更倾向于选择振动网雾化器。

振动网雾化器采用振动网格技术。该装置使用多孔网或板来产生气溶胶[32,38],压电元件振动换能器或环状物使多孔网振动[37],当液体被输送通过网孔时,产生均匀的液滴。气溶胶粒径和输出流量由孔网直径决定[38]。网状雾化器的雾化时间很短(1~6 分钟)、气溶胶速度低(1m/s)、残留量最小(0.1~0.3mL)。此外,该种雾化器比较便携,并且无噪声[32,36,42]。振动网雾化器也可以与 AAD 联用,如 I-neb®(Respironics)[38]。图 4.2 列出了一系列的雾化器。

不同类型的雾化器的主要优点和缺点在各项研究中进行了阐述[21,23,31,35,43,44],并在表 4.3 中列出。这些优缺点不是绝对的,如表中列出了用于选择装置的主要参数。这些选择标准还需要根据患者的情况选择,特别应注意患者的年龄。

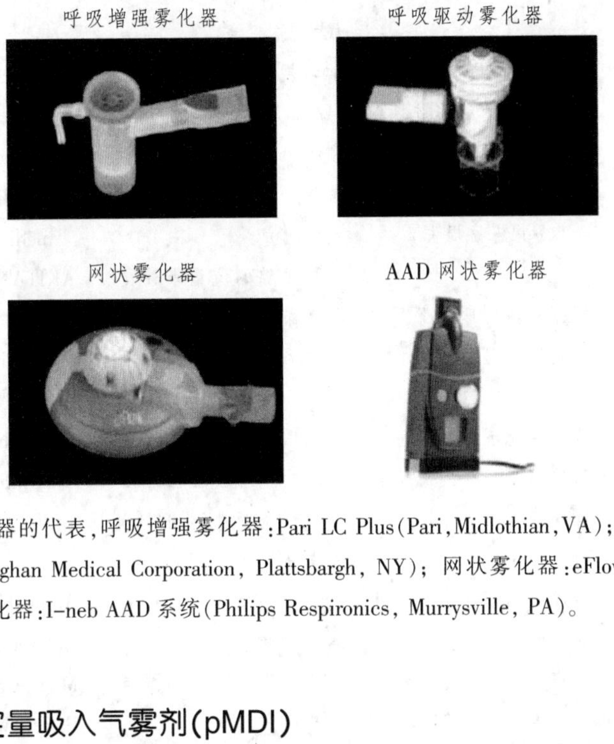

图 4.2 一些雾化器的代表,呼吸增强雾化器:Pari LC Plus(Pari,Midlothian,VA);呼吸驱动雾化器:AeroEclipse (Monoghan Medical Corporation, Plattsbargh, NY);网状雾化器:eFlow(Pari,Midlothian,VA);AAD 网状雾化器:I-neb AAD 系统(Philips Respironics, Murrysville, PA)。

4.3.2 压力定量吸入气雾剂(pMDI)

pMDI 是将大多数药物输送到肺部的最常用的方法,特别是支气管扩张剂和糖皮质激素药物[21,24,32]。pMDI 的附件包括罐、计量阀和喷雾驱动器,运用抛射剂将药物制备成溶液或混悬剂,有时需要添加剂,例如表面活性剂或润滑剂。如今常用的抛射剂是氢氟烷烃(HFA),尤其是 HFA134a,来替代之前使用的氯氟烷烃(CFC),因为后者破坏臭氧层[38,45]。用 HFA 取代 CFC 导致一些产品必须重新开发,对于给药剂量低的 pMDI,抛射剂替代后可认为与原产品具有生物等效性,可立即上市作为新产品使用。pMDI 以倒置位置使用,患者将罐安装到驱动器中来递送药物,驱动器释放定量体积的气溶胶[38,45]。使用前应摇晃装置使内容物均匀分布。

使用 pDMI 时,患者吸气应与 pMDI 喷射相协调以达到最佳的递送效果。建议患

表 4.3 雾化器的主要优点和缺点,并列举了一些可用的例子

雾化器类型	优点	缺点	举例
喷射雾化器	适用于所有年龄 无协调性要求 潮式呼吸 液滴粒径与患者无关 适用于大剂量	治疗时间长 装置尺寸大 需要压缩空气 噪声 可能污染 频繁地清洗 不同设备差异大 成本高	Neb-Easy®(Galemed)
呼吸增强喷射雾化器	和常规的相同 释放更多的气溶胶 尺寸减小	和常规的相同	Pari LC®Plus(Pari respiratory equipment) Sidestream®Plus(Philips)
呼吸激活喷射雾化器	仅在吸入期间递送(减少药物损失)	昂贵 尺寸增加 需要足够的流量来触发	AeroEclipse®(Trudell medical international) AKITA®(Activaero)
自适应气溶胶输送喷射雾化器(AAD)	根据患者呼吸和不同药物类型进行雾化	非常昂贵 递送系统可能因使用不当而发生故障	Prodose AAD®(Philips-Respironics) AKITA®(Activaero)
超声雾化器	不需要患者的协调 高输出量 低噪声	不适用于混悬剂 递送的气溶胶粒径大 药物可能变性(蛋白质) 成本高	Omron NE U17®(Omron)
网状雾化器	治疗时间短 安静 便携 自备电源 可优化特定药物粒度	昂贵 清洗困难 不适用于黏稠液体或混悬剂	Aeroneb®Go,Pro(Aerogen) MicroAir®(Omron) Parieflow®(Pari) iNeb®ADD(Philips-Respironics)

者提前将装置接口含在口中,并且在开始吸气时按下驱动按钮。吸气结束后,建议患者屏住呼吸 10 秒,以促进外周气道中颗粒的沉积。使用 pMDI 时容易出现吸气前驱动装置、吸气结束时驱动装置、在口腔中驱动但通过鼻子吸气或在药物喷射结束后吸气等错误操作[46]。因此,教会患者、患者家人或监护人正确使用 pMDI 是非常重要的。

pMDI 的缺点较少,但这些缺点对儿科人群却很突出。首先,它们需要在驱动和吸入之间进行良好的协调,这些患者并不容易实现,特别是对于 6 岁以下的儿童[47]。儿童

患者错误使用 pMDI 的情况是较为常见的[48]。此外,由于气溶胶喷射速度快,在上呼吸道(口腔和咽喉)有 30%~65%气溶胶发生碰撞截留。与成人相比,由于儿童患者的呼吸道更短,碰撞沉积量较高,该部分药物通过吞咽进入胃肠道,使肺部沉积量降低[21]。建议患者使用低于 30L/min 的流量缓慢吸入,以减少在上呼吸道的沉积[47]。

在儿科人群中,为避免协调性问题,减少口咽部沉积,提高肺部递送率,通常将间隔器配合 DPI 使用。研究者将雾化器的递送效率与带有间隔器的 MDI 进行比较。虽然在治疗哮喘急性发作时,MDI 使用更方便且效果更好, 但这两种装置在药物递送方面没有明显差异[49]。

目前已研发出呼吸驱动的 MDI, 用来克服驱动和患者吸入之间的协调性问题。与传统 pMDI 不同,它们在设计中加入了触发系统。通过患者吸气触发药物递送,消除了手和呼吸之间难以协调的问题[32,38]。然而,由于启动装置所需的最小吸气流量约为 30L/min[28,38],因此 6 岁以下儿童仍然难以使用该装置。使用过程中患者需要缓慢吸气,并在吸气结束后屏住呼吸。

表 4.4[21,31,32,50]列出了 pMDI 的主要优点和缺点。

表 4.4 压力定量吸入气雾剂的主要优缺点

pMDI	优点	缺点
常规的 MDI	小巧轻便	需要患者协调
	低成本	气溶胶喷射速度高
	操作简便	口咽沉积多
	治疗时间短	需要推进剂
	多剂量使用方便	大多数没有计量计数器
	准确和一致的发射剂量	
	剂量重复性好	
	避免细菌污染	
呼吸触发的 MDI	和常规的一样	和常规的一样(虽然不需要患者协调)
	和常规的 MDI 相比肺沉积有改善	需要足够的呼吸流量(30L/min)
	不需要患者协调	几乎没有可用的产品

4.3.3 吸入粉雾剂

DPI 近年来受到了很多关注, 因为它们与其他递送系统相比具有明显的优势,包括不需要推进剂、方便携带与使用以及无须患者与装置的协调[51]。用于吸入的干粉制剂通常由细药物颗粒和惰性粗载体颗粒组成(通常载体为 α-乳糖一水合物)(另见第 7 章),或者是纯的微细药物颗粒。患者使用粉雾剂时需要提供足够的吸气流量以克服药物之间以及药物-载体之间的黏附力，从而使药粉雾化[52]。患者吸气流速提供了药粉从装置中雾化的能量，它们有时被认为是呼吸驱动的装置。患者必须从一开始就快速而有力地吸气，而不是渐进的，以便产生高比例的可吸入细颗粒。DPI 不需要使用类似间隔器的界面装置。

装置所需的吸气量与吸入装置的几何形状和内在阻力有关。通常，装置流阻根据通过装置产生 4kPa 压降所需的吸气流量进行分类，这个数值在药典中用于评估递送剂量[12]。低流阻 DPI 需要的吸气流量可能高于 90L/min；中等流阻装置所需的吸气流量为 60~90L/min；中高流阻装置吸气流量一般为 50~60L/min；高流阻装置低于 50L/min[12]。需要 30~90L/min 流速才能有效运行的 DPI 装置不适合 6 岁以下的儿童[38,47]。目前正在开发新一代主动型吸入装置，以适应婴儿和儿童的呼吸模式[32]。

表 4.5 列出了一些商业上可使用的粉雾剂装置，并且根据流阻和剂量包装形式对它们进行了分类，分为单剂量(胶囊型)或多剂量(储库型或具有单独剂量的泡罩)装置。吸入粉雾剂装置已经广泛地商业化，被认为是 pMDI 的合适替代品[53]。

与 pMDI 相比，DPI 的主要优点体现在只有患者吸气时才递送药物，并且不需要吸气与装置驱动的配合。然而，DPI 递送效率主要取决于患者在 100~200ms 内的吸气流量，这是该剂型的一个缺点[21]。表 4.6 列出了 DPI 的主要优点和缺点[38,46]。

表 4.5 吸入粉雾剂装置举例，根据它们的流阻进行分类

流阻	装置(品牌名称)	剂量包装	所需流量
低	Aerolizer®	胶囊	>90L/min
	Diskhaler®	泡罩	
中	Spinhaler®	胶囊	60~90L/min
	Diskus®	泡罩	
	Accuhaler®		
中/高	Novolizer®	储库	50~60L/min
	Clickhaler®	储库	
	Pulvinal®	储库	
高	Turbuhaler®	储库	<50L/min
	Easyhaler®	储库	
	Handihaler®	胶囊	
	Twisthaler®	储库	

4.3.4 界面装置

儿科人群使用的递送装置在口腔(或面部)和雾化装置之间需要界面装置。当使用

表 4.6 吸入粉雾剂的主要优缺点

优点	缺点
容易使用	需要足够的吸气流量
小巧轻便	粒子大小和发射剂量取决于吸气流速
无推进剂	给药剂量变异性较大
不需要协调	对湿度敏感
呼吸触发	受装置固有流阻的影响
计数器	装置在填充和启动时操作不同

雾化器时，尤其当患者是婴幼儿时，气溶胶可以通过面罩递送[32,54]。3 岁以下的儿童不能使用面罩，甚至一些超过 3 岁的儿童也不能使用[32]。如果可以，则应该鼓励使用吸嘴，以增加肺部沉积[12]。

为了解决 pMDI 在年幼的儿童中的协调问题，建议使用间隔器或阀控室。

4.3.4.1 面罩

面罩通常用于向婴幼儿和学龄前儿童递送气溶胶[34]。面罩可以连接到雾化器或与 pMDI 一起使用的阀控室[55]。面罩不仅仅是患者和装置之间的连接器，它还会影响递送效率，面罩根据吸入装置的不同而不同[12]。

面罩的重要参数是面部密封/渗漏特性、结构轮廓、死体积和柔韧性[54]。

对于密封/渗漏问题，面罩应覆盖口腔、鼻子，而且面罩的边缘必须紧紧地固定在面部，同时应尽量减少药物在面部和眼部的沉积[56]。然而，面罩很难在儿童哭泣的时候保证其密封性。设计改良后的面罩可促进肺部沉积并减少面部和眼部沉积[12,57]。增加面罩与面部的距离会减少肺部沉积[34]。紧密密封不仅可以改善吸入气溶胶的肺部沉积率，还可以减少药物在眼睛的沉积[38]。对面罩在眼睛区域的通气孔和切口处进行改进，可以减少面部和眼睛的沉积。例如图 4.3 为 Aerochamber®(TMI，London)面罩，其设计拥有良好的密封效果并获得非常好的肺部沉积性能[54]。

另一个重要因素是死体积。为了减少呼气期间的损失，面罩和瓣膜室或雾化器之间的死体积必须很小，以增加每次的吸入剂量[54]。这对于婴幼儿和潮气量低和(或)呼吸频率高的儿童尤为重要[55]。死体积受护理人员维持面罩所施加的压力的影响，压力大可以有效减少死体积。

面罩的柔韧性也需要考虑。面罩必须有足够的弹性，以保证在足够小的接触面积下密封良好，还能保证潜在的位移时不会发生泄露。此外，当护理人员对面罩施加压力时，柔韧性可减少死体积，但如果太过柔软，可能出现面罩凹陷[54]。

婴幼儿使用面罩时可能会哭泣，从而降低患者和面罩之间的密封性，导致咽部和

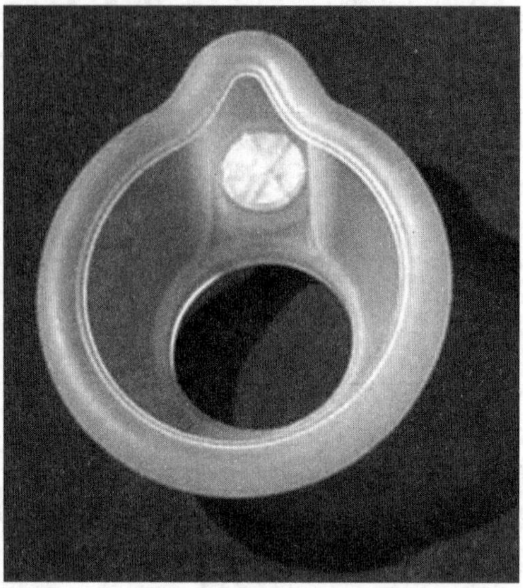

图 4.3 Aerochamber®面罩。(Source: Reproduced with permission from[54]. Copyright © 2008, John Wiley & Sons)

上呼吸道的颗粒或液滴的沉积增加。父母们注意到,在提供气溶胶治疗的同时吸吮安抚奶嘴能使婴儿平静下来,因此开发了配有奶嘴的口罩。这意味着需要用鼻腔呼吸,由于鼻子的特殊结构,可能会减少肺部的递送剂量。最后,当用面罩雾化或者在面罩上使用安抚奶嘴进行雾化时,肺沉积的量似乎相似(图 4.4),因为在两种情况下,婴幼儿几乎都是在哭闹的状态下吸入气溶胶[58]。

4.3.4.2 间隔器/阀门控制室

研究人员通过将雾化过程与吸入过程进行分离,开发了间隔器以克服在幼儿中使用 pMDI 时难以协调的问题[21]。气溶胶被排放到腔室内,患者通过吸嘴或面罩吸入(年幼儿童无法使用吸嘴)[55]。最初,这些腔室没有阀门,由管或容器组成,并被称为间隔器。

间隔器增加了驱动器和口之间的距离,使大颗粒或液滴沉积在间隔器内,或者液滴蒸发并减少颗粒尺寸,使用间隔器可减少 90%口咽沉积[47,54],进而减少药物进入体循环,减少不良反应。

由于间隔器不能完全解决患者与装置协调性问题,所以在间隔器上增加了单向阀,以保证气溶胶在吸入时才打开阀门。这种装置被称为“阀门控制室”。目前可用的间隔器/阀门控制室在体积(113~750mL)、形状(圆柱形、锥形、梨形或球形)、阀门系统和材料(塑料或金属)是不同的[24]。

组成腔室的材料可能影响气溶胶的静电特性,导致颗粒沉积在装置内壁,减少肺部沉积[52]。诸如铝或不锈钢等导电材料能抵消静电荷,但是大多数腔室使用的是非导

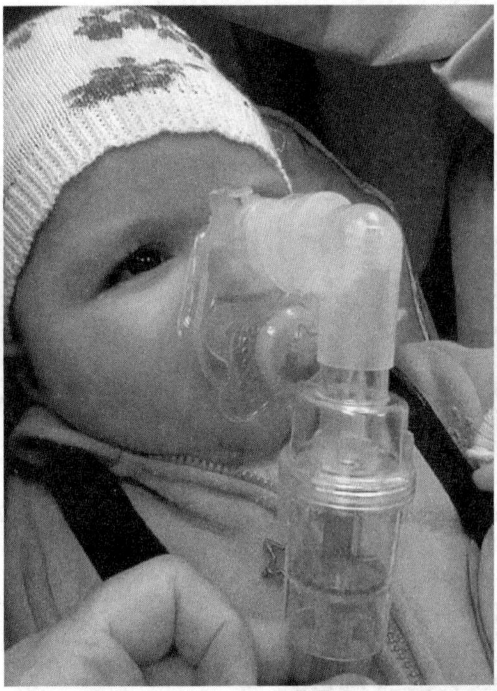

图 4.4 配备奶嘴的面罩。(Source: Reproduced from[58], with permission from BMJ Publishing Group Ltd)

电材料。在这种情况下,建议用清洁剂清洗腔室以减少表面静电荷[38]。现在,已经使用了透明的消耗电荷聚合物材料来生产腔室,例如 Vortex®腔室(Pari)[59]。

腔室的体积也需要考虑。在新生儿和婴儿中,优选带有面罩的小体积腔室,而在年龄较大的儿童中,优选具有大体积且无面罩的腔室[60]。

特殊腔室(例如 Funhaler®,Visiomed,Australia;图 4.5)可以增加儿童对递送装置系统的接受度[54]。它被定义为"激励间隔器"装置,并在其呼气外壁上附有旋转盘和哨子,旨在为儿童提供积极的诱导[61]。已有证明该装置的使用改善了吸入药物的递送,但并没有改善临床结果。另一个例子是 Flow-Vu®吸入器,其中包括 Aerochamber®中的流量指示器,能够反馈吸入后的结果(图 4.6)[54]。

表 4.7 列出了一些商业上可使用的腔室。

4.3.4.3 头罩

通过雾化器向婴儿和幼儿递送气溶胶时需要使用面罩,因为这些患者不能使用吸嘴。由于递送雾化剂量所花费的时间较长,儿童经常会变得不耐烦,难以将面罩保持在适当的位置,特别是当儿童哭泣和尖叫时。因此,需要开发一种可接受度更高且对患者友好的系统,以改善向儿童的雾化递送。目前已经开发出了一些替代系统,例如不会碰

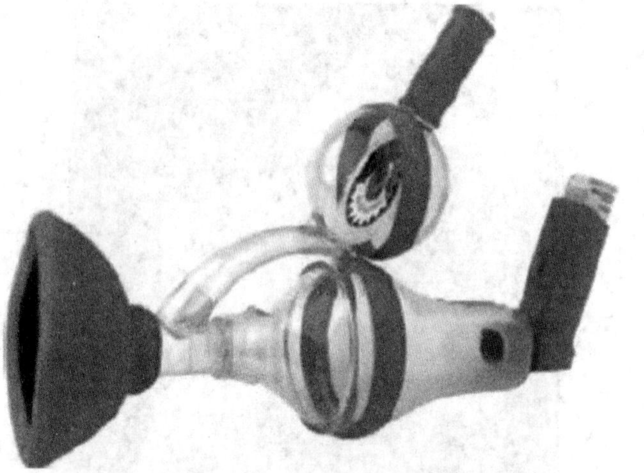

图 4.5 Funhaler®。(Source: Reproduced with permission from[54]. Copyright © 2008, John Wiley & Sons)

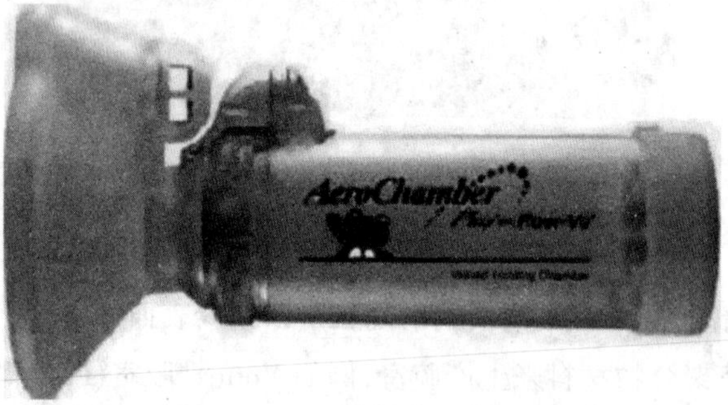

图 4.6 Aerochamber®和 Flow-Vu®。(Source: Reproduced with permission from[54]. Copyright © 2008, John Wiley & Sons)

到儿童面部的头罩[62]。头罩实际上是一个漏斗,包括一个半球形的柔性帽,在 4 个折叠腿上,包围婴儿的头部[63,64]。漏斗将雾化药物输送给婴儿,如图 4.7 所示,即 Babyair®(Baby's breath,Israel)。

Amirav 等[56,62]已经证明,当使用面罩或头罩时,肺部沉积率类似。在戴头罩的情况下,没有面部接触,上呼吸道中的沉积较低,如图 4.8 所示。

使用头罩代替面罩可以产生更好的治疗效果,并且婴儿眼睛的沉积少,儿童患者也可以更好地接受治疗[32]。

4.4 建议

当患者正确使用时,不同装置将药物递送到肺部可能获得相同的临床效果。特定

表4.7 不同厂家生产的腔室体积

腔室	体积(mL)
Aerochamber®Plus(Trudell/GSK)	145
AbleSpacer®(2Pharma)	150
Vortex®(Pari)	200
Funhaler®(Visiomed)	225
Idehaler®(Atomisor)	250
Babyhaler®(GSK)	350
Volumatic®(GSK)	700
Nebuhaler®(AstraZeneca)	750

注：递送装置和间隔/腔室单元组成一个完整的单元，决定了最佳的肺部递送。显然，适当的腔室/间隔器已被商业化的制药公司验证过了[30]。

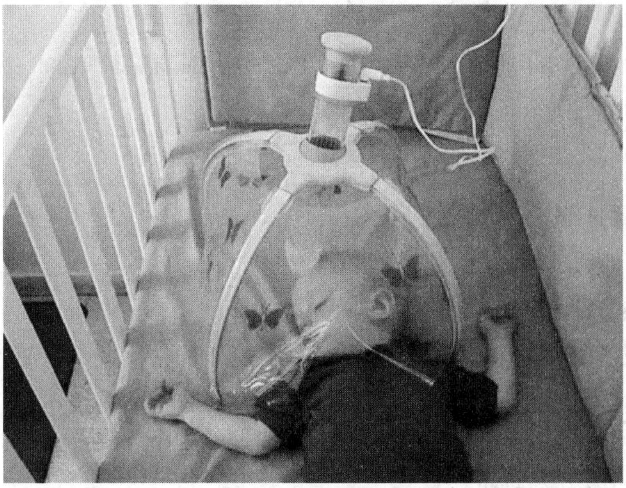

图4.7 附加在婴儿顶部的空气罩雾化器。(Source: Reproduced from[56] with permission from Elsevier)

装置的选择取决于以下几个因素[65,66]：

(1)与患者相关的因素：患者的年龄、身体状况和认知能力。
患者的偏好。

(2)与药物有关的因素：药物的有效性。
气溶胶联合治疗。

(3)与装置有关的因素：便携性。
耐用性。
费用。

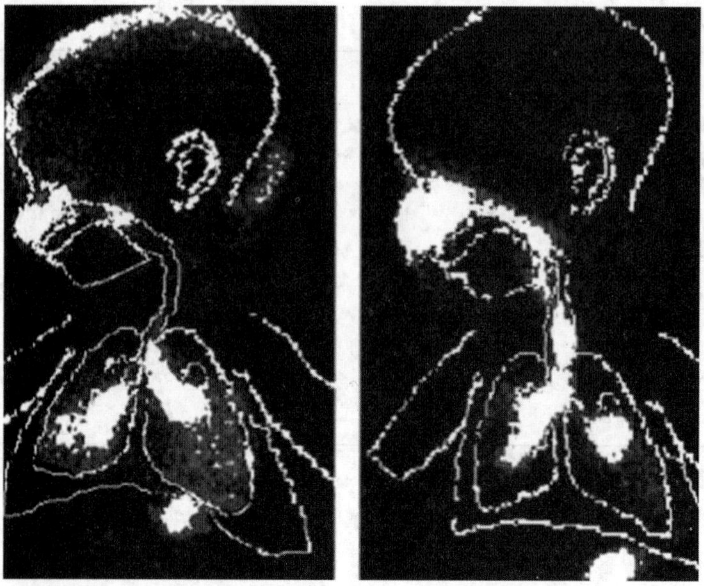

图 4.8 使用头罩和面罩后气溶胶沉积测量。(Source: Reproduced from[62], with permission from BMJ Publishing Group Ltd)

(4)环境和临床因素。

以下问题可帮助选择合适的吸入装置[65-67]:

• 在哪种装置中可以获得所需的药物?

• 考虑到患者的年龄和临床环境,患者有可能正确使用什么装置?哪个装置最简单、最容易使用?

• 哪种装置更方便患者、家庭、监护人使用,考虑的因素包括给药时间长短、装置是否易于清洁、设备的便携性。

• 装置耐用性怎么样?

• 患者和临床医生有何偏好?

• 价格?

通常,患者更喜欢紧凑、便携、易于使用的装置,以及拥有独立能量源的装置。与"使用不太方便"的雾化器相比(见表 4.3),DPI 和 MDI 通常是首选,但在婴幼儿中恰恰相反,尤其是当支气管收缩急性发作时,雾化器是唯一的选择[67]。装置选择主要取决于儿童的年龄以及他们配合和耐受治疗的能力[68],还取决于患者的年龄和呼吸能力。全球哮喘倡议以年龄作为标准,为有效使用不同类型的吸入装置进行了分类。呼吸病治疗专家的吸入制剂装置指南中也给出了同样的建议[66]:

• 带面罩的雾化器:儿童≤3 岁。

- 带有吸嘴的雾化器:>3 岁。
- MDI,呼吸驱动 MDI:≥5 岁。
- 具有间隔/阀门控制腔的 MDI:>4 岁(如果≤4 岁,需要面罩)。
- 呼吸驱动 MDI:>5 岁。
- DPI:≥4 岁。

但是,这些建议应根据个人在特定年龄的成熟度和身体协调情况进行调整[66]。例如,雾化器可以在所有年龄段使用。表 4.8 概述了可能适合不同年龄患者的装置和界面的选择。

表 4.8　关于肺部给药装置的年龄建议

年龄	装置	界面
<4 岁	雾化器	头罩或面罩
	带有阀门控制腔的 pMDI	
4~5 岁	雾化器	面罩或吸嘴
	带有阀门控制腔的 pMDI	
	呼吸触发的 MDI(5 岁)	
	DPI(5 岁)	
6~12 岁	雾化器	吸嘴或面罩
	带有阀门控制腔的 pMDI	
	呼吸触发的 MDI	
	DPI	
>12 岁	所有装置	口罩或面罩

注:根据年龄分类是不够的,因为使用装置的能力也取决于呼吸能力。表 4.9 列出了适用于不同吸气流量患者的建议装置。

表 4.9　与吸气流量有关的推荐装置

吸气流量<30L/min	吸气流量≥30L/min
pMDI(如果协调不好,需带有间隔器)	pMDI(如果协调不好,需带有间隔器)
雾化器	呼吸触发的 pMDI
	DPI
	雾化器

注:除了这些建议,重要的是教育患者正确地使用装置。坚持治疗也很重要,治疗的失败往往是由于依从性差导致的。因此,呼吸病专家或药剂师有责任确保患者或其家人能适当而正确地使用该装置[35]。

4.5 小结

与成人相比,由于肺部结构和生理学上的差异,向儿童肺部递送药物更加复杂。为了实现最有效的治疗,使用与年龄相关的最合适的递送装置和界面是特别重要的。界面必须与儿童年龄相适应,以减少浪费和污染。当使用最适合装置递送药物时,配合和耐受治疗的能力是向肺部有效递送的重要因素。装置的选择取决于多种因素,特别是儿童使用装置的能力和偏好。AAD 与便携式网状雾化器的研究最近取得了进展,在未来,应该集中在装置的设计和功能开发,以提高患者的依从性。对患者和家属的指导也有助于提高治疗效率。

参考文献

1. European Medicines Agency (EMEA). (2001) Note for guidance on Clinical Investigation of Medicinal Products in the Paediatric Population (CPMP/ICH/2711/99).
2. European Medicines Agency (EMEA)/Committee for Medicinal Products for Human Use (CHMP). (2006) Reflection paper: Formulations of choice for the paediatric population.
3. Stanojevic, S., Wade, A., Stocks, J. (2010) Reference values for lung function: past, present and future. *European Respiratory Journal*, **36**, 12–19.
4. Bourbon, J. (2005) Développement alvéolaire normal et pathologique (revue). *Revue française d'allergologie et d'immunologie Clinique*, **45**, 503–508.
5. Smith, L.J., McKay, K.O., van Asperen, P.P. *et al.* (2010) Normal development of the lung and premature birth. *Paediatric Respiratory Reviews*, **11**, 135–142.
6. Dilly, S.A. (1984) Scanning electron microscope study of the development of the human respiratory acinus. *Thorax*, **39**, 733–742.
7. Colin, A.A. (2004) Infant pulmonary testing – techniques, physiological perspectives and clinical applications. *Paediatric Respiratory Reviews*, **5**, S73–S76.
8. Murat, I. (2006) *Physiologie de l'enfant et implications anesthésiques, in* Congrès national d'anesthésie et de réanimation *2006*, La collection de la SFAR, Elsevier Masson, 365–382.
9. Rotta, A.T., Wiryawan, B. (2003) Respiratory emergencies in children. *Respiratory Care*, **48**(3), 248–258.
10. Amirav, I., Newhouse, M.T., Minocchieri, S., *et al.* (2010) Factors that affect the efficacy of inhaled corticosteroids for infants and young children. *Journal of Allergy and Clinical Immunology*, **125**(6), 1206–1211.
11. Everard, M.L. (2003) Inhalation therapy for infants. *Advanced Drug Delivery Reviews*, **55**, 869–878.
12. Laube, B.L., Janssens, H.M., de Jongh, F.H.C., *et al.* (2011) What the pulmonary specialist should know about the new inhalation therapies. *European Respiratory Journal*, **37**, 1308–1331.
13. Fink, J.B. (2004) Aerosol delivery to ventilated infant and pediatric patients. *Respiratory Care*, **49**(6), 653–665.
14. Chrystyn, H. (1999) Anatomy and physiology in delivery: can we define our targets? *Allergy*, **54**, 82–87.
15. Rubin, B.K. (2004) Inhaled corticosteroids: devices and deposition. *Paediatric Respiratory Reviews*, **5(Suppl. A)**, S103–S106.
16. Leiner, S. (2013) A respiratory product for young children-development and submission experiences. *Lecture presented at 5th EuPFI Conference*: *Formulating Better Medicines for Children*

in Barcelona, September 19, 2013.
17. Kwok, P.C.L., Chan, H-K. (2013) Delivery of inhalation drugs to children for asthma and other respiratory diseases. *Advanced Drug Delivery Reviews*, **73**, 83–88.
18. National Institute of Health (2002) Global strategy for asthma management and prevention. *NHLBI/WHO Workshop Report*. NIH Publication No. 95-3659, Bethesda, MD, USA.
19. Thorsson, L., Geller, D. (2005) Factors guiding the choice of delivery device for inhaled corticosteroids in the long-term management of stable asthma and COPD: focus on budesonide. *Respiratory Medicine*, **99**, 836–849.
20. Berg, E.B., Picard, R.J. (2009) In vitro delivery of budesonide from 30 jet nebulizer/compressor combinations using infant and child breathing patterns. *Respiratory Care*, **54**(12), 1671–167.
21. Amirav, I. (2004) Aerosol therapy. *Italian Journal of Pediatrics*, **30**, 147–156.
22. Flament, M.P., Leterme, P., Gayot, A. (1995) Factors influencing nebulizing efficiency. *Drug Development and Industrial Pharmacy*, **21**(20), 2263–2285.
23. Leung, K., Louca, E., Coates, A.L. (2004) Comparison of breath-enhanced to breath-actuated nebulizers for rate, consistency, and efficiency. *Chest*, **126**, 1619–1627.
24. Muchao, F.P., da Siva Filho, L.V. (2010) Advances in inhalation therapy in pediatrics. *Journal de Pediatria (Rio J)*, **86**(5), 367–376.
25. Ari, A., Fink, J.B. (2011) Effective bronchodilator resuscitation of children in the emergency room: device or interface? *Respiratory Care*, **56**(6), 882–885.
26. Dolovich, M.B., Ahrens, R.C., Hess, D.R. *et al.* (2005) Device selection and outcomes of aerosol therapy: evidence-based guidelines. *Chest*, **127**, 335–371.
27. O'Callaghan, C., Barry, P.W. (2000) How to choose delivery devices for asthma. *Archives of Disease in Childhood*, **82**, 185–191.
28. Mossay, C., Van Meerhaeghe, A., Peché, R. (2005) Thérapeutiques inhales chez l'enfant: pièges et subtilités. *Revue française d'allergologie et d'immunologie clinique*, **45**, 362–363.
29. Chua, H.L., Collis, G.G., Newburry, A.M., *et al.* (1994) The influence of age on aerosol deposition in children with cystic fibrosis. *European Respiratory Journal*, **7**, 2185–2191.
30. Dubus, J.C., Luc, C. (2003) Inhalation chez l'enfant : quoi de neuf ? *Revue française d'allergologie et d'immunologie clinique*, **43**, 446–449.
31. Geller, D.E. (2005) Comparing clinical features of the nebulizer, metered-dose inhaler, and dry powder inhaler. *Respiratory Care*, **50**(10), 1313–1321.
32. Ari, A., Fink, J.B. (2013) Aerosol therapy in children: challenges and solutions. *Expert Reviews in Respiratory Medicine*, **7**(6), 665–672.
33. Le Brun, P.P.H., de Boer, A.H., Heijerman, H.G.M., Frijlink, H.W. (2000) A review of the technical aspects of drug nebulization. *Pharmacy World and Science*, **22**(3), 75–81.
34. Lin, H.L., Wan, G.H., Chen, Y.H., *et al.* (2012) Influence of nebulizer type with different pediatric aerosol masks on drug deposition in a model of a spontaneously breathing small child. *Respiratory Care*, **57**(11), 1894–1900.
35. Rubin, B.K. (2011) Pediatric aerosol therapy: new devices and new drugs. *Respiratory Care*, **56**(9), 1411–1421.
36. Dubus, J.C., Bosdure, E., Andrieu, V. (2006) Les systèmes d'inhalation en 2006. *Revue françaised'allergologie et d'immunologie Clinique*, **46**, 556–559.
37. Daniels, T., Mills, N., Whitaker, P. (2013) Nebuliser systems for drug delivery in cystic fibrosis (review). *Cochrane Database of Systematic Reviews*, April 30(4), CD007639.
38. Hess, D.R. (2008) Aerosol delivery devices in the treatment of asthma. *Respiratory Care*, **53**(6), 699–723.
39. Mitchell, J.P., Nagel, M.W. (2009) Oral inhalation therapy: meeting the challenge of developing more patient-appropriate devices. *Expert Reviews in Medical Devices*, **6**(2), 147–155.
40. Flament, M.P., Leterme, P., Gayot, A. (1999) Influence of the technological parameters of ultrasonic nebulisation on the nebulisation quality of α1 protease inhibitor (alpha1PI). *International Journal of Pharmaceutics*, **189**, 197–204.
41. Reychler, G., Dessanges, J.F., Vecellio, L. (2007) Aérosols: présent et futur. *Revue des Maladies*

Respiratoires, **24**, 1013–1023.

42. Juchet, A., Dubus, J.C., Dutau, G. (2007) La nébulisation en pratique chez l'enfant. *Revue française d'allergologie et de pneumologie*, **47**, 504–507.
43. Janssens, H.M., de Jongste, J.C., Tiddens, H.A.W.M. (2001) Aerosol therapy and delivery systems in young children: science and practice, in Aerosol Therapy in Young Children, Janssens, H.M (ed.), Erasmus MC: University Medical Center Rotterdam, pp. 19–58, Retrieved from http://hdl.handle.net/1765/23517.
44. Daniels, T., Mills, N., Whitaker, P. (2013) Nebuliser systems for drug delivery in cystic fibrosis. *Paediatric Respiratory Reviews*, **14**, 98–99.
45. Perdersen, S., Dubus, J.C., Crompton, G., On behalf of the ADMIT working group (2010) The ADMIT series – Issues in inhalation therapy. 5) Inhaler selection in children with asthma. *Primary Care Respiratory Journal*, **19**(3), 209–216.
46. Virchow, J.C., Crompton, G.K., Dal Negro, R., *et al.* (2008) Importance of inhaler devices in the management of airway disease, *Respiratory Medicine*, **102**, 10–19.
47. Fink, J.B., Rubin, B.K. (2005) Problems with inhaler use: a call for improved clinician and patient education. *Respiratory Care*, **50**(10), 1360–1374.
48. Virchow, J.C. (2004) Guidelines versus clinical practice – which therapy and which device? *Respiratory Medicine*, **98**, S28–S34.
49. Buxton, L.J., Baldwin, J.H., Berry, J.A., Mandleco, B.L. (2002) The efficacy of metered-dose inhalers with a spacer device in the pediatric setting. *Journal of the American Academy of Nurse Practitioners*, **14**(9), 390–397.
50. Ferré, A., Dres, M., Roche, N., *et al.* (2012) Les dispositifs d'inhalation: propriétés, modélisation, réglementation et utilisation en pratique courante. Aérosolstorming du GAT, Paris 2011. *Revue des Maladies Respiratoires*, **29**, 191–204.
51. Le, V.N.P., Robins, E., Flament, M.P. (2010) Air permeability of powder: a potential tool for dry powder inhaler formulation development. *European Journal of Pharmaceutics and Biopharmaceutics*, **76**, 464–469.
52. Le, V.N.P., Hoang Thi, T.H., Robins, E., Flament, M.P. (2012) In vitro evaluation of powders for inhalation: the effect of drug concentration on particle detachment. *International Journal of Pharmaceutics*, **424**, 44–49.
53. Atkins, P.J. (2005) Dry powder inhalers: an overview. *Respiratory Care*, **50**(10), 1304–1312.
54. Amirav, I., Newhouse, M.T. (2008) Review of optimal characteristics of face-masks for valve-holding chambers. *Pediatric Pulmonology*, **43**, 268–274.
55. Amirav, I. (2006) Infant aerosol holding chamber face masks: not all are born equal! *Respiratory Care*, **51**(2), 123–125.
56. Amirav, I., Oron, A., Tal, G., *et al.* (2005) Aerosol delivery in respiratory syncytial virus bronchiolitis: hood or face mask? *Journal of Pediatrics*, **147**, 627–631.
57. Smaldone G.C., Sangwan, S., Shah, A. (2007) Face mask design, facial deposition, and delivered dose of nebulized aerosols. *Journal of Aerosol Medicine*, **20**(Suppl. 1), S66–S77.
58. Amirav, I., Luder, A., Chleechel, A., *et al.* (2012) Lung aerosol deposition in suckling infants. *Archives of Disease in Childhood*, **97**, 497–501.
59. Wildhaber, J., Frey, U. (2007) Babyhaler ou aerochamber? *Pediatrica*, **18**(1), 36.
60. David, V., Mély, L., Siret, D., Dubus, J.C. (2002) Inhalation et nébulisation chez l'enfant. *Archives de pédiatrie*, **9**(Suppl. 3), 415–421.
61. Schultz, A., Sly, P., Zhang, G., *et al.* (2012) Incentive device improves spacer technique but not clinical outcome in preschool children with asthma. *Journal of Paediatrics and Child Health*, **48**, 52–56.
62. Amirav, I., Balanov, I., Gorenberg, M., *et al.* (2003) Nebuliser hood compared to mask in wheezy infants: aerosol therapy without tears! *Archives of Disease in Childhood*, **88**, 719–723.
63. Shakked, T., Broday, D.M., Katoshevski, D., Amirav, I. (2006) Administration of aerosolized drugs to infants by a hood: a three-dimensional numerical study. *Journal of Aerosol Medicine*, **19**(4), 533–542.

64. Amirav, I., Shakked, T., Broday, D.M., Katoshevski, D. (2008) Numerical investigation of aerosol deposition at the eyes when using a hood inhaler for infants – A 3D simulation X3.
65. Myers, T. (2013) The science guiding selection of an aerosol delivery device. *Respiratory Care*, **58**(11), 1963–1973.
66. Gardenhire, D.S., Hess, D.R., Myers, T.R., Rau, J.L. (2013) A Guide to Aerosol Delivery Devices for Respiratory Therapists, 3rd edition. American Association for Respiratory Care: Irving, TX, USA.
67. Pedersen, S. (1996) Inhalers and nebulizers: which to choose and why. *Respiratory Medicine*, **90**, 69–77.
68. Giacoia, G.P., Taylor-Zapata, P., Zajicek, A. (2012) Eunice Kennedy Shriver National Institute of Child Health and Human Development Pediatrics Formulation Initiative: proceedings from the second workshop on pediatric formulations; *Clinical Therapeutics*, **34**, S1–S11.
69. Fink, J.B. (2012) Delivery of inhaled drugs for infants and small children: a commentary on present and future needs. *Clinical Therapeutics*, **34**(11), 36–45.

第5章

用于肺部给药的难溶性药物的处方设计

Nathalie Wauthoz, Karim Amighi

缩略语

API	活性药物成分
AUC	药时曲线下面积
BAL	支气管肺泡灌洗
BCS	生物药剂学分类系统
BDP	二丙酸倍氯米松
CD	环糊精
C_{max}	最大血药浓度
CMC	临界胶束浓度
C_s	饱和溶解度
CSA	环孢素 A
CXB	塞来昔布
d_{ae}	空气动力学粒径
DPI	吸入粉雾剂
DPPC	二棕榈酰磷脂酰胆碱
DSPE	二硬脂酰磷脂酰乙醇胺
DSPG	二硬脂酰磷脂酰甘油
FDA	美国食品药品管理局
FPD	微细粒子剂量

GRAS	公认安全
HP	羟丙基
HPH	高压均质化
ITZ	伊曲康唑
LNC	脂质纳米胶囊
MMAD	质量中值空气动力学粒径
Mw	分子量
NSAID	非甾体抗炎药
NLC	纳米脂质载体
PEG	聚乙二醇
PK	药代动力学
pMDI	压力定量吸入气雾剂
PTX	紫杉醇
SBE	磺基丁基醚
SD	固体分散体
SLF	模拟肺液
SLN	固体脂质纳米粒子
TAC	他克莫司
Tc	凝胶-液晶转变温度
TEER	经上皮电阻
$t_{1/2}$	半衰期
t_{max}	达到 C_{max} 的时间
TPGS	生育酚聚乙二醇 1000 琥珀酸酯
URF	超快速冷冻
VCZ	伏立康唑

5.1 引言

据估计，目前上市药品中 40%的活性药物成分(原料药)和正在研发中高达 75%的药物是难溶于水的[1]。无论哪种给药途径，原料药的溶解度差，通常会导致生物利用度低或药效差的问题。这些问题在口服和静脉给药的难溶性药物中经常遇到[1-3]。事实上，药物在通过生物膜吸收和(或)发挥其药理作用之前必须溶解。基于药物的溶解度/溶解性、胃肠道通透性和药物的吸收特性，建立了一种口服给药的生物药剂学分类系统(BCS)。BCS 将药物分为四类:高溶解性和高渗透性(Ⅰ类);低溶解性和高渗透性(Ⅱ类);高溶解性和低渗透性(Ⅲ类);低溶解性和低渗透性(Ⅳ类)。一般来说,BCS Ⅱ类药物具有较高的亲脂性($\log P > 0$)和较高的膜渗透性。因此,药物的低溶解性限制了药物的吸收速率。为了克服这些困难,需要提高口服给药方式的药物溶解度,方法包括调节 pH 值、成盐性、改变晶型、共溶物、降低粒径、非晶态固体分散(SD)、共溶剂、表面活性剂、环糊精(CD)和脂质体等[1-3]。

由于肺部给药与口服给药方式相比具有许多优点,因此肺部给药在治疗中具有重要地位。高浓度原料药可直接输送到肺部,用于治疗哮喘、慢性阻塞性肺病、细菌性或真菌性肺部感染等呼吸系统疾病。例如,第 11 章描述了抗生素肺部给药策略,第 12 章综述了用于治疗肺部肿瘤的方法。肺部给药的好处是可以实现局部治疗,以减少全身副作用,并且可以降低药物之间相互作用的发生率。全身副作用的降低是由于药物浓度的减少,同时确保治疗效果类似或优于口服给药。此外,药物在肺部吸收,由于肺部较大的表面积和非常薄的肺泡上皮细胞(0.2μm)[5-7]且存在大量的毛细血管,药物的吸收速率较快。这些特点促进了全身吸收,同时避免了首过效应和口服生物利用度等问题[5-7]。

本章重点讨论了难溶性药物肺部递送的相关问题,难溶性药物的特点是在水中的溶解度低于 0.1mg/mL,在室温下几乎不溶于水。本章还研究了难溶性药物在肺部的沉积方式以及肺部和全身药代动力学(PK)。然后,讨论了改善局部用药或优化全身给药的基本方式。最后,介绍了难溶性药物吸入制剂的处方设计方法。

5.1.1 难溶性药物吸入后在体内的转化

图 5.1 描述了难溶性药物的空气动力学性能、溶出度/溶解度、肺渗透性以及其在肺部的转化的影响。

如果药物颗粒没有溶解,其会被位于传导区的黏液纤毛自动清除或被位于呼吸区的肺泡巨噬细胞吞噬;药物颗粒溶解后可以发挥作用于局部靶点的药理作用,或被上皮细胞代谢,并通过肺上皮细胞吸收(以原型物或代谢物的形式)进入血液。根据难溶性药物的溶出度/溶解度和渗透性,得出了肺部动力学和血浆药代动力学参数。药物在肺部的半衰期($t_{1/2}$)和药时曲线下面积(AUC)由肺部沉积剂量决定,并且被肺部清除机制(纤毛清除、巨噬细胞吞噬、代谢和吸收)影响。血浆药代动力学依赖于药物颗粒的溶解和吸收,其特征参数为最大血药浓度(C_{max})、达到 C_{max} 的时间(t_{max})和 $AUC_{0-\infty}$。

肺部给药过程是药物通过特定装置雾化吸入肺部。目前有三种装置:含有水基处方的雾化器、用于溶液或混悬剂处方的压力定量吸入气雾剂(pMDI)和吸入粉雾剂(DPI)装置[8]。这些装置的处方和功能在其他章节有更详细的介绍(另见第 3 章)。气溶胶的雾滴粒子由患者的吸气气流带入气道,沉积位置取决于粒子的空气动力学粒径

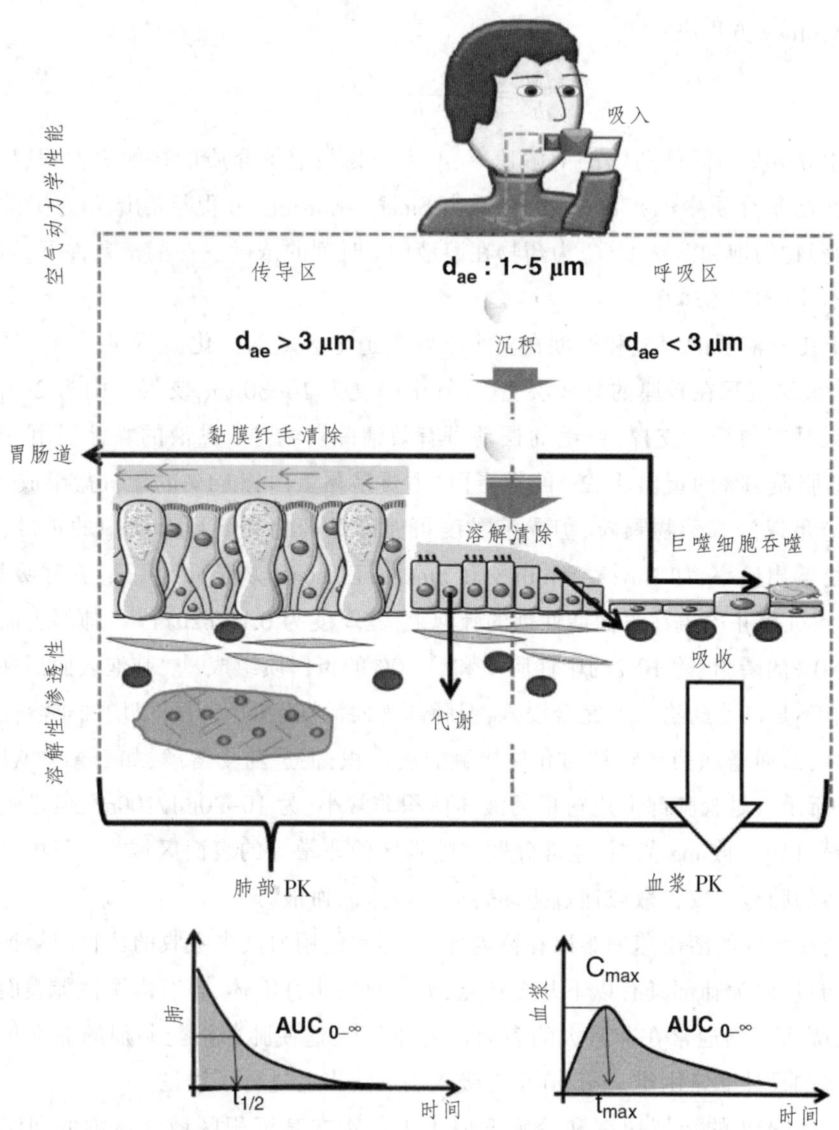

图 5.1 难溶性药物在肺部下呼吸道传导区(d_{ae}>3μm)或呼吸区(d_{ae} <3μm)的沉积、溶解。

(D_{ae}),该粒径最好控制在 1~5μm 的范围,从而使肺部沉积的效率最大。药典规定通过体外测定微细粒子剂量（FPD，例如空气动力学粒径小于或等于 5μm 的药物粒子剂量)和(或)质量中值空气动力学粒径(MMAD,以质量表示的空气动力学粒径分布的中位数)[9,10]。空气动力学粒径为 3~5μm 的颗粒主要沉积在传导气道,而空气动力学粒径为 1~3μm 的粒子主要沉积在呼吸气道[9]。第 1 章综述了肺部结构和生理学在肺部给药中的作用。

药物颗粒一旦被吸入并沉积在肺部，会逐步溶解于肺上皮的黏液层中，速度由

Noyes–Whitney 方程决定[11]：

$$\frac{dM}{dt}=\frac{A\cdot D\cdot(C_S-C_l)}{h} \tag{5.1}$$

其中 dM/dt 为固体药物的溶解速率，A 为药物与溶解介质的接触表面积，D 为药物分子在溶解介质中的扩散系数，介质由 Stokes–Einstein 方程[12]导出，h 为扩散层厚度，C_s 为药物的饱和溶解度，C_t 为药物在溶液中 t 时刻的浓度。在漏槽条件下，后者可以忽略不计(例如 $C_t \ll C_s$)。

肺上皮黏液层的组成和厚度在整个下呼吸道随区域的变化而不同。在传导气道中，颗粒/液滴沉积在较厚的黏液层上(气管中厚度为 10~30μm，支气管中为 2~5μm)，该层由低黏度的纤毛支撑，纤毛的摆动可有效清除药物[13]。黏液的黏性层由 95%的水、1%的脂质、1%的蛋白质、2%的糖蛋白(主要是黏蛋白)和 1%的无机盐组成[14]。黏液厚度应足以浸入药物颗粒，但黏液黏度可能降低药物在溶出介质中的扩散，从而影响药物溶出速率，如 Noyes–Whitney 和 Stokes–Einstein 方程所示[11,12]。在呼吸气道，颗粒/液滴沉积并覆盖在表面活性剂的肺泡上，其厚度为 0.1~0.2μm[15]。肺部表面活性剂由约 80%的磷脂、约 10%的中性脂质和约 10%的蛋白质组成[15]。肺泡表面活性剂的厚度可能不足以使药物颗粒完全浸入，但肺部表面活性剂的张力可以增加难溶性药物的润湿性，从而增加药物颗粒与介质接触的表面积，促进药物溶解，如 Noyes–Whitney 方程[11,12]所示。尽管肺部上皮衬里的液体体积非常小，为 10~20mL/100m^2，但是吸入的药物微粉(以 μg 或 mg 范围)通常分散在呼吸区的非常大的表面区域[16]。药物可以通过非常薄的肺泡上皮扩散或通过主动转运吸收进入血液[7]。

药物在肺部的溶出速率难以在体内评估，通常使用血液中吸收的药物间接评估溶解的药物量。因为肺部具有以下几个特点，如少量的水性液体、含有内源性肺表面活性剂，以及吸入药物通常在非常大的表面积上分散[10]，这使肺部给药制剂的标准化体外溶出方法的设计非常困难。第 10 章对吸入制剂溶出度进行了讨论。

难溶性 API 的溶解速率和溶解度取决于药物在其沉积区域液体中的润湿性和溶解性。溶解过程决定了肺部和全身的 PK 以及药物疗效。在传导气道(图 5.1)，未溶解的颗粒被吸附在黏液中，黏液纤毛将其逐渐转移至上呼吸道，被吞咽到胃肠道或咳出[13]。由于纤毛细胞的黏液厚度和分布频率沿着呼吸道减少，因此外周气道的黏膜纤毛清除速度较慢，与气道中的 20mm/min 相比，外周气道的清除速率仅为 1mm/min。黏膜纤毛自动清除的时间为 2~24 小时[18]。在病理条件下，肺部气道的几何形状可能发生改变，进而改变吸入颗粒的沉积和清除速度[5,19]。在呼吸区(图 5.1)，未溶解的药物颗粒有可能被肺泡巨噬细胞吞噬。在构成肺部的约 5 亿个肺泡中，几乎每个肺泡内都有 10 个巨噬细胞[20]。这些巨噬细胞对 1~2μm 的颗粒具有最大吞噬作用，在吞噬 1 小时内具有最大摄取量[21]。这两种机制(即黏膜纤毛自动清除和巨噬细胞吞噬作用)通常被认为是非吸收性清除机制[5]。药物溶解后(图 5.1)就能立刻作用于肺部的药理学靶点(例如平滑肌、炎症或感染部位、癌细胞),发挥局部治疗作用。药物也能够以一定的速度被肺上皮细胞逐渐吸收进入血液,这取决于其吸收机制和肺部环境[7]。通过肺上皮吸收的药物可以通过被动扩散或主动转运的方式吸收[7],当通过被动扩散时,可以用下列方程定义吸收速率(F):

$$F=P\cdot A\cdot(C_m-C_0) \tag{5.2}$$

其中 P 是药物–膜通透性系数,A 是可用于吸收的肺表面积,C_m 是肺部中液体的溶解药物浓度,C_0 是膜的近腔侧的药物浓度。由于肺毛细血管中的血流量非常高,后者可忽略不计($C_m \gg C_0$)。

有研究发现,对小分子而言(分子量范围为 100~1000Da 之间),$\log P<0$ 的药物(10 分钟到 1 小时)比 $\log P>0$ 的药物(10 秒到几分钟)有更高的药物经肺吸收半衰期[7]。$\log P>0$ 的药物脂溶性更强,通常被认为是跨细胞吸收;而 $\log P<0$ 的药物的脂溶性较差,一般被认为是细胞旁吸收[7]。这些吸收机制是通过被动转运发生的[7]。由于肺上皮的厚度减小、表面积增加,亲脂性药物在外周气道的扩散速率高于中央气道[7]。溶解的药物也会发生局部代谢,但通常比口服给药的首过效应产生的代谢程度低得多[5]。

5.1.2 用于局部和全身作用的难溶性药物的药代动力学

口服药物的 BCS 分类可部分应用于递送到肺部发挥全身作用的药物。对于 BCS Ⅱ类药物,吸收与溶解性关联较大。但是对于递送到肺部发挥局部作用的药物,BCS 分类并不适用,这是因为发挥局部作用的药物需要溶解足够量的药物以发挥药理作用和限制清除机制以维持肺部药物浓度之间达到平衡。因此,对于难溶性药物,可能需要改善溶解度/溶出性质和控制药物的释放,以优化局部治疗。考虑到这些因素,利用制剂技术调节药物的水溶性和溶出曲线可能直接影响药物的局部 PK 与全身 PK, 进而影响药理作用。

肺部的 C_{max} 和 t_{max} 取决于从吸入装置递送至肺部的时间。通常,吸入过程结束后的最大浓度和时间分别被认为是肺部的 C_{max} 和 t_{max}。肺组织中药物的 $t_{1/2}$ 是肺部的 PK 参数,其考虑了所有清除系统(即黏膜纤毛自动清除、肺泡巨噬细胞吞噬作用、代谢和吸收)。药物在血液中的吸收由全身 PK 参数表征,例如 AUC、C_{max} 和 t_{max},如图 5.1 所示。全身 PK 参数取决于药物在肺组织的渗透性和肺内黏液的溶解度(后者包括溶出速率以及饱和溶解度)。清除系统的去除速率和难溶性药物在肺部的渗透性和溶解度影响药物在肺部的潴留,由肺部 AUC 表示。肺组织与血清的药物浓度比是一项 PK 参数,对全身起效的药物来说此值应最小化,对局部起效药物来说此值应最大化以获得高比例肺潴留。对于局部起效的 BCS Ⅱ类药物,必须在肺潴留和药物吸收之间找到平衡。

用采血的方式对口服全身吸收的药物进行 PK 研究是容易进行的。但是,吸入制剂的 PK 评估较为困难。事实上,血浆 PK 研究几乎不能提供关于药物在肺部沉积浓度的相关信息(肺部递送的药物的药理作用可能发生的局部),对于难溶性药物、渗透性差的药物和缓释制剂尤其如此[22]。通过分析肺组织匀浆或支气管肺泡灌洗液(BAL)的方法来评估肺部药物浓度更合适,但存在一些不可避免的问题。例如,肺组织匀浆取样不能区分细胞外和细胞内药物浓度;BAL 方法可以获取上皮细胞液中的药物浓度,也可能损伤肺上皮细胞,导致样本被血液成分、破损的上皮细胞或巨噬细胞所污染。此外,这两种方法都不能区分溶解的、未溶解的和(或)载体包埋的药物[22,23]。

5.1.3 难溶性药物在肺部给药处方设计

不同类型的难溶性药物被用于或正在评估是否可用于肺部的局部给药。皮质类固醇药物,例如二丙酸倍氯米松(BDP)、布地奈德或丙酸氟替卡松,是第一种用于吸入的难溶性 API,用于治疗哮喘和(或)慢性阻塞性肺病的炎症。此外,含有抗真菌药物,如两性霉素 B、伊曲康唑(ITZ)或伏立康唑(VCZ)的吸入制剂(表 5.1)正处于研发阶段。两性霉素 B 脱氧胆酸盐的胶束 (Fungizone®)、脂质体 (Ambisome®) 或脂质复合物(Abelcet®) 等已经用于静脉注射给药, 这些药物已经进行了吸入途径给药的临床试验,以预防或对抗肺部曲霉菌病等肺部真菌感染[24]。抗真菌药物在口服/非口服给药后出现很多不良反应,如渗透进入肺组织性差、严重不良反应、生物利用度不稳定或药物相互作用[25-28]。他克莫司(TAC)和环孢素 A(CSA)两种免疫抑制剂以吸入方式作为给药途径以减少与全身免疫相关的不良影响,分别进行了持续性哮喘和肺移植的临床试验[24]。抗癌药物紫杉醇(PTX)和非甾体抗炎药(NSAID)塞来昔布(CXB)等也进行了以吸入方式治疗肺部肿瘤的临床试验,以使治疗肿瘤的肺部剂量最大化,并将全身毒性降至最低[29-32]。其他药物也在尝试通过肺部给药的方式进行全身治疗。例如黄芩素(一种脂氧合酶抑制剂)是 BCS Ⅱ类药物,有较强的肠道降解和肝脏首过效应以及肝肠循环,使其吸收变差[33]。表 5.1 列出了难溶性药物的药理学类别、理化性质[如分子量(Mw)、水溶性和 log *P*]、肺部给药的处方设计等相关进展。

可以参照口服或静脉给药处方设计方案对难溶性药物吸入给药处方进行设计。然而,对于肺部给药,可选择的辅料非常有限[8](表 5.2)。FDA 提倡使用已上市吸入制剂使用的辅料以及“公认安全”(GRAS)的物质[8]。这就限制了辅料的选择,尤其是可改善溶解度的辅料的应用,也影响了难溶性药物的吸入效果以及制剂的商业潜力。

5.2 共溶剂

共溶剂是使用可混溶的有机溶剂,使溶液的极性与药物接近,从而达到增加药物

表 5.1　药理学类别、理化性质(分子量、水溶性和 log *P*)以及肺部给药的处方策略，本章所述难溶性药物的相应发展状况

药物	药理学类别	Mw g/mol	水溶性	Log *P*	肺部递送处方	研究阶段
两性霉素 B	抗真菌/多烯	924	几乎不溶[a]	0.1±0.9[b]	表面活性剂胶束(Fungizone®)	Ⅲ期临床[24]
			0.59mg/mL[b]	1.6[34]		
			0.25μg/mL[34]		脂质体(Ambisome®)	Ⅱ/Ⅲ期临床[24]
					脂质复合物(Abelcet®)	Ⅲ期临床[24]
黄芩素	脂氧合酶抑制剂	270.2	0.081mg/mL[b]	3.6±0.5[b]	纳米粒	体外溶出/大鼠体内 PK[33]
			0.1mg/mL[33]			
二丙酸倍氯米松	糖皮质激素	521.0	几乎不溶[a]	4.1±0.7[b]	DPI(Qvar®)	上市
			0.63μg/mL[b]	4.9[34]	聚合物胶束	体外溶出[35]
			0.13μg/mL[34]		脂质体	志愿者 γ-闪烁扫描
			0.16μg/mL[35]		γ-环糊精	DPI 处方研究[37]
布地奈德	糖皮质激素	430.5	几乎不溶[a]	3.2±0.6[b]	DPI 和雾化混悬剂(Pulmicort®)	上市
			9.5μg/mL[b]	3.6[34]	纳米团簇	体外溶出[38]
			16μg/mL[34]		聚合物胶束	哮喘/COPD 模型的体内有效性[39]
			21.5μg/mL[38]		固体脂质微粒	体外溶出[40]
					脂质体	DPI 处方[41]
塞来昔布(CXB)	NSAID/COX-2 特异性抑制剂	381.4	0.014mg/mL[b]	2.6±0.7[b]	固体脂质纳米粒	体外溶出/小鼠体内 PK[42]
			7μg/mL[42]	3.68[42]	共溶剂	肺癌模型的体内疗效[32]
环孢素 A(CSA)	免疫抑制剂	1203	几乎不溶[a]	3±1[b]	共溶剂	Ⅱ/Ⅲ期临床
			9.29μg/mL[43]	2.9[34]	脂质体	Ⅰ期临床
			7.3μg/mL[44]		表面活性剂胶束	大鼠体内 PK[45]
					固体分散体	体外溶出[46]
					无定型纳米粒	小鼠体外溶出/体内 PK[47]
					亲水载体中的纳米粒	体外溶出[48]

(待续)

表 5.1(续)

药物	药理学类别	Mw g/mol	水溶性	Log *P*	肺部递送处方	研究阶段
丙酸氟替卡松	糖皮质激素	500.6	几乎不溶[a]	3.1±0.6[b]	DPI 和混悬雾化(Flixotide®)	上市
			1.4μg/mL[b]		纳米簇	体外溶出[49]
伊曲康唑(ITZ)	抗真菌/唑	706	几乎不溶[a]	5.0±0.8[b]	固体脂质纳米粒	体外溶出[50]
			0.13μg/mL[43]	5.7[34]	纳米晶体/固体分散体	体外溶出/大鼠体内 PK[51]
			1ng/mL[44]	6.2[51]	纳米晶	大鼠体内 PK[52]
					亲水载体中的纳米晶	体外溶出[53]
						体外溶出/体内 PK 小鼠[54-57]
					固体分散体	体外溶出/小鼠体内 PK[58]
					HP-β 环糊精/固体分散体	体外溶出[59]
					聚合物胶束	
紫杉醇(PTX)	抗癌	854	几乎不溶[a]		表面活性剂和聚合物胶束	体外溶出/大鼠体内 PK[61]
			0.24μg/mL[b]			
			<0.01mg/mL[60]	3.9±0.8[b]	纳米簇	体外溶出[62]
				3.96[60]	脂质体	体内 PK 和对肺部肿瘤模型的疗效[29]
					脂质纳米胶囊(LNC)	LNC 处方/雾化研究[63]
					固体脂质纳米粒	肺癌模型的体内疗效[30]
他克莫司(TAC)	免疫抑制剂	804	0.018mg/mL[b]	4.8±0.9[b]	未定义	Ⅱ期临床[24]
					纳米簇/固体分散体	体外溶出/小鼠体内 PK[64]
伏立康唑(VCZ)	抗真菌/唑	349.3	0.042mg/mL[b];	1.2±0.8[b];	纳米簇/固体分散体	体外溶出/小鼠体内 PK[65]
			0.7mg/mL[65]	1.8[65]	SBE-β-环糊精	小鼠体内 PK[66]

[a] 数据来自欧洲药典。

[b] 使用高级化学开发软件 V11.02 计算。

溶解度的目的[1]。乙醇、甘油、丙二醇或聚乙二醇(PEG)600/1000(表 5.2)等可用于雾化吸入溶液的处方或用于含有抛射剂的 pMDI 处方,可增加药物与抛射剂的溶解性。

对于含有抛射剂的处方，共溶剂的存在可能影响液滴的空气动力学粒度分布[68]。对于吸入粉雾剂,喷雾干燥的过程中可能使用挥发性助溶剂[8]。如扩展的 Hildebrand 方程和对数线性溶解度方程[69]所述,适当的共溶剂混合物可以将难溶性药物的溶解度提高几个数量级。药物浓度与共溶剂浓度的线性对数溶解度关系表明,在处方加水稀释的过程中药物的溶解度降低,并且在制剂中析出[1]。除了 API 析出的风险以外,共溶剂还会影响肺组织的耐受性。此外,如果在较高的浓度下使用共溶剂则会出现高表面张力的问题。

CSA 是 BCS Ⅱ类药物[70],其在水中的溶解度约为 10μg/mL(表 5.1)。CSA 用乙醇作为共溶剂,以水-乙醇溶液的形式通过吸入递送至动物模型[71]。由于乙醇对呼吸道的刺激作用,制备了浓度为 62.5mg/mL 的 CSA 丙二醇溶液,以实现临床试验中 300mg 的递送剂量[71]。丙二醇也会引起气道的明显刺激,因此需要提前使用局部雾化麻醉剂和支气管扩张剂来预防[72]。Burkart 等发现使用雾化器将 CSA 丙二醇溶液递送至器官移植患者的肺部后,在最初的 4~6 小时药物快速吸收,随后 24 小时内药物缓慢、持续地吸收[73]。Trammer 等的研究表明丙二醇并未对 CSA 通过人支气管腺癌细胞 Calu-3 单细胞层的通透性产生影响[72]。但是由于丙二醇独特的理化性质(低分子量和表面张力、log*P* 为-0.79、与水互溶、分子直径低于细胞间距)使其可以自由地渗入肺部[44],导致 CSA 在肺部黏液中再次析出。因此,溶解度可能再次成为溶出的限速步骤,直接影响 CSA 通过肺的吸收速率。在体内初始阶段观测到的快速吸收与丙二醇的增溶有关,随后吸收速率的逐步降低是因为肺液稀释了处方中的丙二醇以及丙二醇渗透入肺导致共溶剂量减少、CAS 析出。析出的 CSA(作为储藏)在增溶组分和非增溶组分之间的新的动态平衡可以解释药物逐渐吸收、延长的阶段。所有沉积在肺中的药物都会被吸收[73],这表明尽管 CSA 分子量很高,但其通过肺的渗透性没有问题。

5.3　环糊精

一些综述性文章已对环糊精(CD)进行了广泛研究[1,74,75]。简而言之,CD 是从淀粉中提取的环状低聚糖,其以 α-D-吡喃葡萄糖为单元,由 α-1,4-糖苷键首尾相连成环组成。最常见的 αCD、βCD 和 γCD 分别包含 6 个、7 个和 8 个单位。CD 具有类似于锥体的形态,其具有亲水性的外表面和疏水性的内表面,具有接近于水-乙醇溶液的极性。CD 可以增强药物在水中的表观溶解度，调控药物物理和化学稳定性以及其他理化性质。这一特性主要通过形成非共价包合物来实现,其中客体分子(药物)和主体分子(CD)处于动态平衡状态,客体分子或其一部分必须呈现合适的尺寸和极性使其

表 5.2 用于配制难溶性药物的功能类辅料列表，这些辅料已经被批准商业化使用，“GRAS”或具有良好的吸入前景

辅料		剂量(使用吸入装置)	状态
脂质	鲸蜡醇	9.4%(气道内滴注)	Exosurf®中的 API
	二棕榈酰磷脂酰胆碱(DPPC)	NA[a]	“GRAS”：肺的主要和内源性磷脂表面活性剂
	二硬脂酰磷脂酰胆碱(DSPC)	NA(DPI)	Exosurf®中的 API TobiPodhaler®(Pulmospheres®)
	胆固醇		“GRAS”：肺表面活性剂内源性中性脂质
聚合物	聚维酮 K25	0.0001%(pMDI)	经 FDA 批准[67]
	聚乙烯吡咯烷酮 K30	NA(pMDI)	Lomudal®
	四丁酚醛	6.25%(气道内滴注)	Exosurf®内 API
溶剂	无水乙醇	10%~95.89%(pMDI) 0.081%~25%(雾化)	经 FDA 批准[67]
	丙三醇	7.3%(雾化)，0.013%(DPI)	经 FDA 批准[67]
	聚乙二醇 1000	0.0224%(pMDI)	经 FDA 批准[67]
	聚乙二醇 600	NA(pMDI)	Lomudal®
	丙二醇	25%(NA)	经 FDA 批准[67]
糖	葡萄糖	NA(DPI)	Bronchodual®
	无水乳糖	0.1161%	经 FDA 批准[67]
	一水乳糖	2%~9%，20~25mg(DPI)	经 FDA 批准[67]
	甘露醇	0.051%(DPI) 100%(DPI)	经 FDA 批准[67] Aridol®中的 API
	海藻糖		潜力好[8]
表面活性剂	胆汁盐		潜力好[8]
	大豆卵磷脂	0.0002%~0.1%(pMDI)	FDA 批准[67]
	氢化大豆卵磷脂	0.28%(pMDI)	FDA 批准[67]
	聚山梨酯 20	NA(雾化)	Flixotide®
	聚山梨酯 80	0.02%(雾化)	FDA 批准[67]
	油酸	0.0003%~0.267%(pMDI)	FDA 批准[67]
	脱水山梨醇月桂酸酯	NA(雾化)	Flixotide®
	脱水山梨糖醇三油酸酯	0.0694%(NA)	FDA 批准[67]

[a] NA，数据不可用。

包裹在 CD 的空腔中。通常浓度为 0.1M 的 CD 使水溶性增加 10~1000 倍，甚至增加更多[75]。一些 CD，例如 βCD 的水溶性有限，会在肾小球滤液中析出导致肾毒性增加。为了增加水溶性，已经合成了一系列 CD 衍生物，例如二甲基-βCD、羟丙基(HP)βCD、微量甲基化的 βCD(Crysmeb)、随机甲基化的 βCD(Rameb)、磺基丁基醚(SBE)βCD 和分支 CD，例如麦芽糖基-βCD。在溶液中，药物从 CD 中的释放取决于络合物的解离常数，并与稀释过程相关，也可以通过用其他适当大小的分子(包括来自细胞膜的脂质或肺表面活性剂，如胆固醇或磷脂)替换包裹的客体分子来触发释放，或者因为包含的客体对蛋白质或亲脂膜的亲和力高于 CD 的亲和力而导致释放。对于 CD 的渗透性而言，单独的 CD 或 CD 络合物不能穿过细胞层。对于 αCD、βCD 和 γCD，通过 Calu-3 单细胞层的渗透性接近 7×10^{-8}cm/s[76]。但是 Marques 等报道将放射性标记的 CD 通过气管递送至兔子肺部，βCD 的体内全身生物利用度为 66%，二甲基-βCD 和 HP-βCD 均为 74%[77]。

除了增强水溶性之外，CD 还可以通过充当渗透增强剂来改变药物通过膜的渗透性。Salem 等[78]和 Matilainen 等[76]已经表明 CD(Rameb、Crysmeb、HP-βCD、HP-γCD)与单糖同时加入 Calu-3 单细胞层时不会影响甘露醇的细胞旁转运。然而，当不同 CD 在体内暴露 4 小时后，观察到 Rameb(从 10mM 浓度)、Crysmeb 和 HP-βCD(分别为 25mM 和 50mM) 对甘露醇的渗透性产生影响，但 HP-γCD 未产生影响 (爬坡至最高浓度 50mM)[78]。可以用跨上皮电阻(TEER)来测量 Calu-3 单细胞层紧密连接性，此数值可以表示细胞旁转运的渗透性[79]。结果表明，Calu-3 单细胞层的 TEER 随 CD 浓度的增加而降低，增加了甘露醇的渗透性。研究表明，除了浓度>10mM 的 Rameb 会导致不可逆的 TEER 降低外，其他的都会在暴露 24 小时后恢复[78]。CD 的吸收增强能力通常被认为与其脂质膜的提取能力有关，而脂质膜的提取能力又与它们的低生物相容性有关。CD 对胆固醇的亲和力按照如下顺序递增：βCD=γCD=HP-γCD=SBE-βCD<HP-βCD<Crysmeb<Dimeb<Rameb=Trimeb；与大豆磷脂的亲和力按照如下顺序递增：βCD=γCD=HP-γCD= SBE-βCD<HP-βCD<Crysmeb<Trimeb<Rameb<Dimeb[80]。Evrard 等评估了不同 CD(HP-βCD、γCD 和 Rameb)通过雾化吸入途径在小鼠体内的短期毒性(共 7 天，每天测试 1 次)。一周后未观察到肺的组织学变化(上皮完整性和炎症)，并且未发现支气管反应[81]。但是，在暴露于 20mM HP-CD 和所有剂量 γCD(20~100mM)的小鼠中，观察到了 BAL 中淋巴细胞的轻微增加，而在暴露于 Rameb(20~75mM)的小鼠中没有发现此现象[81]。迄今为止，FDA 没有批准任何一种 CD 可以作为吸入辅料，市场上没有含 CD 的吸入用产品(表 5.2)。但是，在雾化吸入溶液、pMDI 或 DPI 中将 CD 作为一种辅料仍然是可行的。

VCZ 是 BCS Ⅱ类药物，尽管它具有较高的水溶性(0.7mg/mL)，使其接近于 BSC Ⅰ类药物的溶解度下限[65](表 5.1)。将 VCZ 与 SBE-βCD(Captisol®)复合，可用于静脉注射途径给药(Vfend®),有研究将该溶液雾化用于小鼠肺部给药[66]。在低流速或高流速雾化后,肺部和血浆 t_{max} 分别为 10 分钟和 20 分钟或 30 分钟和 30 分钟[66]。6~8 小时后,在肺组织中仅检测到低浓度的 VCZ 或根本无法检出,这表明高渗透性的 VCZ 已经通过肺上皮快速吸收。这些结论更适用于通过肺部全身给药而不是局部给药。

ITZ 在水溶液中的溶解度低于 VCZ(表 5.1),可以用 HP-βCD 共溶,或使用超快速冷冻(URF-ITZ)配制成 SD(详见 5.6 部分),并通过雾化方式递送至小鼠体内[58]。溶液黏度和雾化器的雾化特性决定了可使用的 CD 浓度。在 37℃的人工模拟肺液中,ITZ 结晶性粉末的溶解度为 10ng/mL,超快速冷冻制备的 ITZ 溶解度增加至 0.27mg/mL[51];在 25℃水溶液中结晶性 ITZ 的溶解度为 1ng/mL,15%HP-βCD 包合的无定型 ITZ 溶解度增加至 5.3mg/mL[58]。由于 CD 能够抑制结晶态药物的晶体生长,因此只有在 CD 溶液中药物的高溶解性才能得以保持。CD 的抑制机制包括:①通过氢键占用药物的晶体生长位点;②在静止的水层中的积累导致黏度增加,从而阻碍溶质扩散;③CD 与药物单体的络合抑制界面处的有效传递[74]。PK 数据显示,与 URF-ITZ 纳米颗粒分散体相比,HP-βCD 溶液中 ITZ 的全身吸收更快 (血浆 t_{max} 分别为 1.5 小时和 3.0 小时),肺消除更慢(肺 $t_{1/2}$ 分别为 30.9 小时和 28.0 小时)。与来自 URF-ITZ 纳米颗粒不同, HP-βCD 溶液中的 ITZ 可以直接作为溶质被吸收, 而纳米颗粒还需要溶解过程。但是, URF-ITZ 的血清 C_{max} 和 $AUC_{0-\infty}$ 高于 HP-βCD 溶液。这可能是由于 URF-ITZ 处方中存在卵磷脂,进而增加 ITZ 在肺部的渗透性。结果表明,在肺组织中对 ITZ 渗透性的调控与增加的水溶性相比,更能影响它的生物利用度。

5.4 聚乙二醇化

聚乙二醇化是 PEG 分子与药物或辅料通过共价键相结合的过程。乙二醇通过共价键键合形成 PEG,每个乙二醇残基都可以被两分子水水合,使其具有高度亲水性。将 PEG 与具有可水解键的药物结合产生前药,改变药物的理化性质。这些变化包括分子量和水溶性的增加以及组织渗透性和免疫原性的降低[82]。聚乙二醇化的抗癌药物或蛋白质药物已经进行了注射途径给药的体内实验。聚乙二醇化的优点包括:表观水溶性增加, 由于肾清除率降低而引起的血液半衰期增加 (对于高于 20kDa 的 PEG 结合物),由于聚合物的空间位阻增大可以防止酶降解并减少网状内皮系统的摄取,预防外源蛋白的免疫原性和选择性肿瘤积累[83]。但是该方法也遇到了一些限制,例如药物负载能力较差以及可用于将聚合物与药物连接的基团较少, 这限制了 PEG 在低分子量药物中的应用[83]。因此,PEG 化更侧重于多肽或蛋白质的静脉给药途径[84]。它也被认为是一种通过吸入向全身递送胰岛素[85]和鲑降钙素[86]的方法。聚乙二醇化的胰岛素和鲑降钙素(两种亲水性多肽)阻碍了蛋白水解酶对药物的降解,能够减缓肺上皮细胞的吸收,延长全身循环时间[82,86]。目前为止,还没有难溶性药物的聚乙二醇化在吸入给药中的应用。尽管它可能增加药物的水溶性并降低药物的渗透性,从而降低肺部清除过程,它也可能降低巨噬细胞对药物颗粒的识别,因此也会降低非吸收清除过程。实际上,带电或疏水的表面会增强吞噬作用[87]。PEG(通常具有 2~5kDa Mw 的 PEG)与辅料或载体(脂质体、脂质纳米载体、纳米颗粒、纳米胶囊、胶束等)的结合广泛应用于减少网状上皮系统的识别与调节,并减缓消除[88]。此外,最近报道这种 200nm 大小的纳米颗粒能够增加肺黏液的渗透性[89]。聚乙二醇化载体包封药物并通过吸入方式给药的相关内容将在本章的其他章节中进一步讨论。分子量为 3350Da 的 PEG 分子具有相对良好的耐受性,在 F-344 大鼠中通过气溶胶疗法,在 109~567μg/L 的剂量下按照 6 小时/天、5 天/周的给药方案治疗两周后,没有观察到不良效果[90]。FDA 接受 PEG 为吸入制剂的非活性成分(表 5.2),并且已作为辅料用于 pMDI 中,但是没有报道 PEG 化的难溶性药物用于肺部给药。

5.5 微米或纳米粒子

粒径减小可以通过"自上而下"的方法进行[例如研磨或高压均质化(HPH)],或通过"自下而上"的技术(例如沉淀/结晶方法)以及它们的组合[91]。微粉化可以使颗粒粒径降低至 2~5μm[1]。粒度减小增加了比表面积(单位质量的面积),因此增加了药物溶出速率,如 Noyes-Whitney 方程(方程式 5.1)所述。当将尺寸减小到纳米级别(<1μm)时,这种改进显著增加,其中溶解速度不仅与比表面积的增加有关,而且与饱和溶解度的增加有关,较小颗粒在水中的溶解度高于大颗粒,这是由 Ostwald-Freundlich 方程[91]定义的。该结论是从 Young-Laplace 和 Kelvin 方程推断出来的,与平坦的液体表面相比,弯曲的液体表面上方的蒸气压增加。对于在液体中的固体颗粒,当粒径减小时,颗粒表面曲率增加,因此在溶出介质中药物颗粒的"溶解压力"增加,溶解度增加[91]。

目前,市场上的吸入粉雾剂主要通过微粉化制备 API 微粒,难溶性药物(如 BDP、布地奈德和丙酸氟替卡松)同样采用微粉化方法(表 5.1)。微粉化布地奈德和丙酸氟替卡松也应用于雾化吸入溶液的混悬剂中,但这可能会给雾化过程带来一些问题[92]。通常,可吸入粒径的微粉化药物的内聚力是非常大的,需要与粗载体混合,通常是乳糖(另见第 7 章)颗粒(50~100μm),以改善流动/分散性能[9]。在通过 DPI 吸入和产生气溶胶期间,一部分微粉化药物从载体表面分散并沉积在呼吸道中[9]。纳米颗粒的粒径小于 1μm,因此易被呼出。实际上,1μm 是颗粒在肺部沉积的粒径下限[9]。与微米颗粒相比,纳米颗粒具有更高的黏附性,团聚性更高。因此,纳米颗粒需要配制为混悬剂通过雾化器递送或配制为粉雾剂通过装置递送[93]。在理想情况下,雾化器产生的 1~5μm 的液滴中,纳米颗粒是不团聚的并且稳定地存在于混悬剂中。此外,纳米颗粒也可以通过

DPI递送，但需要粒径达到微米级别，例如将纳米颗粒包埋于基质或制备成纳米颗粒的微米级团聚体（纳米簇）[93]。在给药之前药物最好以干燥的状态储存，以减少物理和化学的不稳定性（如聚集和药物泄露）[93]。在肺部，粒径似乎不影响黏膜纤毛的清除[13]，但会影响肺泡巨噬细胞清除率。巨噬细胞对于1~2μm的颗粒具有最大的吞噬作用，对于6μm以上或0.3μm以下的颗粒吞噬作用最小[94]。但是，相对于巨噬细胞的吞噬作用，颗粒的表面特性（如疏水性和电荷）比颗粒大小更重要[21]。

5.5.1 纳米晶体混悬剂

纳米晶体混悬剂是由结晶态的药物组成[91]。由于纳米晶体非常大的表面积，需要表面活性剂使药物在水中保持稳定[91]。

如上所述，ITZ被归类为BCS Ⅱ类药物[70]，仅有1ng/mL的极低水溶性（表5.1）。运用湿法研磨的方式，在聚山梨醇酯80水溶液中制备颗粒尺寸为200nm的ITZ纳米混悬剂[52]，然后将纳米混悬剂雾化让大鼠吸入，产生21.4±2μg/g $_{湿组织}$肺部 C_{max}（平均值±SEM），其在72小时后降至3.0±0.6μg/g $_{湿组织}$，肺 $t_{1/2}$ 为25.4小时并且肺 $AUC_{0-\infty}$ 为829μg·h/g。在吸入混悬剂后4小时，血清浓度立即从58±2ng/mL增加至104±11ng/mL，表明ITZ纳米颗粒已经被肺液溶解并快速吸收。在36小时内监测到血清水平低于定量限，对应于10.5小时的血清 $t_{1/2}$。在溶解的ITZ的快速吸收期间（即吸入后1~4小时），肺组织与血清的浓度比从457降至166，然后在24小时后增加至528，表明肺组织中残留的ITZ纳米晶体正在缓慢释放。这些结果表明，在24小时内肺部半衰期优于血清半衰期，药物在血清的浓度主要来源于肺部对ITZ的吸收，也包括通过吞咽、黏膜纤毛清除以及胃肠道上皮细胞吸收获得。Rundfeldt等[52]也评估了禁食和喂养大鼠口服相同剂量的ITZ纳米混悬剂后血清和肺中ITZ蛋白激酶的变化。喂食或禁食的大鼠分别于4小时或12小时观察到了血清 t_{max}，其血清 C_{max} 值分别为64±14ng/mL和84±8ng/mL，然后浓度保持稳定直至给药后24小时。肺组织中药物浓度的变化趋势几乎与血浆浓度一致，肺组织浓度与血浆浓度比为（3~5）:1[52]。然而，口服途径的肺部药物浓度要比肺部给药途径的ITZ纳米混悬剂低35~70倍，并且两者的血浆药物浓度基本相同。肺部组织药物浓度远高于血浆浓度，这说明吞咽的药物比例只是肺部沉积药物的一小部分。这种吞咽量的存在可能导致血浆浓度略微偏高。从数据中可以看出，ITZ的纳米颗粒能够在肺液中形成过饱和溶液，导致药物溶解部分在最初4小时内快速吸收，从4小时到24小时，溶解部分的浓度降低，剩余纳米颗粒的溶解速率变慢，导致药物的吸收速率降低。这一现象也可解释为ITZ纳米颗粒的饱和溶解度随时间降低。体外溶出试验的结果表明了过饱和溶液的作用。干燥的ITZ纳米晶体在30分钟时可以在SLF中形成过饱和溶液，该浓度是ITZ微粉饱和溶液浓度（C_s=8ng/mL，37℃）的3倍。然后，该浓度在6小时后降至2倍，并在约24小时下降至相同的饱和浓度[51]。但是这些体外试验与体内普遍存在的条件有很大不同，体内存在溶解和消除两个过程。

黄芩素虽然被认为是一种水溶性差的药物，但其水溶性比 CSA（约 10μg/mL）或 ITZ（1ng/mL）高得多，约 0.1mg/mL（表 5.1）。将黄芩素制备为平均粒径为 335±18nm 纳米晶体的混悬剂[33]。制备过程采用了"自下而上"的改性反溶剂重结晶作为预处理过程，然后使用"自上而下"的 HPH 技术，最后用聚山梨醇酯 80 作为纳米晶体的稳定剂，得到了黄芩素的纳米晶体混悬剂。粒径减小显著提高了溶解速度，几乎 100%的黄芩素纳米晶体混悬剂在 15 分钟后释放并溶解，形成鲜明对比的是运用相同量的聚山梨醇酯 80 制备的较大粒径黄芩素（20~160μm）在 60 分钟后的溶出仅为 29%。与粗粒径混悬剂相比，通过吸入给药的纳米晶体混悬剂较快的溶出速率使其 C_{max} 更高（1.9±0.6μg/mL 升高至 9.5±0.9μg/mL），t_{max} 更低（0.139 小时降低至 0.083 小时）。此外，血浆 PK 参数（t_{max}、C_{max} 和 AUC_{0-t}）与使用静脉注射相同剂量（10mg/kg）的 PEG400 溶液相比没有显著差异（$P>0.05$）[33]。由于粒度减小，溶解性得到质的改善，黄芩素几乎立即溶解在肺液中，溶解的黄芩素在血液中的吸收速率与静脉注射相当。这种吸收曲线通常是通过吸入进行全身给药所需要的，能够快速发挥作用。

小于 1μm 的难溶性药物若继续减小其粒径则会增加药物颗粒的表面积和 C_S。因此，溶解速率急剧增加，部分溶解的药物也可以发挥其局部药理作用和（或）通过肺上皮细胞吸收。药物的水溶性决定了体内溶解与未溶解的药物之间的平衡，这种平衡提供了控制高渗透性药物释放的方法，可用于局部给药和经肺全身给药。

5.5.2　亲水基质体系中的纳米晶体

通过喷雾干燥制备的纳米颗粒亲水辅料是吸入粉雾剂的关键组分，得到的亲水基质体系可以帮助将纳米颗粒从干粉再分散到水性介质中，并且可以在纳米颗粒周围产生亲水性微环境，限制聚集并提高溶解速率。

ITZ 的纳米晶体（表 5.1）由微粉化 ITZ[d(0.5)为 4.79±0.01μm]通过 HPH 制备，以生育酚聚乙二醇 1000 琥珀酸酯(TPGS)作为分散剂，以水-异丙醇溶液作为稳定剂[53]。微粉化 ITZ 在 20 000 PSI 下高压均质化 300 次循环后，d（0.5）为 0.221±0.010μm，d（0.9）为 1.676±0.007μm。将 ITZ 纳米晶体甘露醇混悬剂经过喷雾干燥获得吸入用粉末，喷雾干燥溶液中可加入带电表面活性剂(如牛黄胆酸钠)。含有甘露醇和牛磺胆酸钠的粉雾剂处方在水溶液中呈现出最佳的纳米粒子再分散性[d(0.5)为 0.25±0.01μm，d(0.9)为 1.77±0.01μm]和良好的空气动力学性能（产生与标示剂量 50.2±0.6%的 FPD）。此外，该干粉状基质将 ITZ 饱和溶解度从<10ng/mL 增加至 58±2ng/mL，即饱和溶解度提高了至少 5 倍。由于纳米颗粒的过饱和溶液长时间保存在水溶液中会析晶，因此 3 小时后饱和溶解度降低至 20ng/mL。实际上，在粒度检测的过程中可以观察到纳米颗粒溶解、新的 10μm 的颗粒成核的不稳定现象。这些变化表明纳米颗粒聚集和

(或)Ostwald 熟化,随着颗粒尺寸的减小更为明显[53]。实际上,就 C_S 随时间的稳定性而言,轻微的纳米颗粒附聚可能更有利。将 ITZ 纳米混悬剂经过喷雾干燥制备的粉雾剂处方中含有少量或无牛黄胆酸钠将导致 ITZ 纳米颗粒的聚集,并且该现象是不可逆的。这种凝聚力使 ITZ 在水溶液中形成微米或亚微米级团聚物[$d(0.5)$为 0.78~1.51μm]。在溶解介质中开发的处方与在水溶液中分散的 ITZ 纳米颗粒处方相比,溶解度更高(87~96mg/mL 对比 58mg/mL)并且更为稳定。但是没有加入甘露醇和牛黄胆酸钠作为辅料的混悬剂中 ITZ 纳米颗粒是团聚的,并且无法解聚。由 ITZ 纳米晶体和甘露醇组成的混悬剂进行喷雾干燥获得的粉末并没有提高原始 ITZ 的溶解度,溶解度仍低于 10ng/mL[53]。

5.5.3 纳米簇

"纳米簇"是使用适当的表面活性剂和絮凝剂制成的药物纳米颗粒的微米或亚微米级别的聚合物,然后通过干燥技术(如冻干)获得用于吸入粉雾剂的微粒。

布地奈德(水溶解度约为 15μg/mL,表 5.1)已经通过"自下而上"的沉淀技术配制成粒径为 160~230nm 的混悬剂[38],然后使用合适的表面活性剂(卵磷脂)和絮凝剂(L-亮氨酸)制备 2~4μm 的纳米簇,最后将纳米簇冻干以制备具有良好空气动力学性能的粉末(MMAD 在 1.2±0.04μm 和 1.6±0.3μm 之间)。就溶出速率而言,8 小时后溶解的布地奈德的累积百分比排序如下:纳米混悬剂>纳米簇>原料粉末[38],与比表面积的减小顺序一致。将同样的制备方法应用于 PTX(溶解度见表 5.1),并在分散介质中向 PTX 纳米簇添加了可溶性顺铂[62],提高了 PTX 的溶出速率,排序为:含有顺铂的 PTX 纳米簇≥PTX 纳米混悬剂>未用顺铂的 PTX 纳米簇>PTX 原料药粉末。在 PTX 纳米簇中添加顺铂(水溶性 1mg/mL),可使 PTX 的溶出速率增加至与 PTX 纳米混悬剂相似的水平[62]。然而这种方法在其他难溶性药物与易溶药物组合中并不适用,如丙酸氟替卡松(溶解度见表 5.1)和沙丁胺醇(水溶性为 10~33mg/mL)[49]。在这种情况下,沙丁胺醇的存在不影响氟替卡松的溶出速率:丙酸氟替卡松纳米颗粒>丙酸氟替卡松纳米簇(有或没有沙丁胺醇)>丙酸氟替卡松粉末[49]。

5.6 固体分散体与无定型化

1961 年,Sekiguchi 和 Obi[95]首次将难溶性药物在高亲水性载体中的固体分散体引入药物制剂领域。之后,它被广泛用于提高难溶性药物的溶解度与生物利用度[96]。固体分散体(SD)定义为一种或多种药物分散于载体或基质中而形成的固体粉末,通过熔融、溶剂或熔融/溶剂结合的方法而制备[97]。固体分散体根据药物是否以分子形式分散在载体中而分成几类:作为固态溶液或玻璃态溶液(药物分散于玻璃态载体);以非分子形式存在的低共熔混合物(结晶态药物分散于结晶态载体);以无定型形式分散于结晶态载体;作为玻璃态混悬剂(结晶态或无定型细颗粒药物分散于无定型载体中)或者是以上这些分散体的组合[97]。分散体的固态溶液是指药物在分子水平上分散于载体中，两者可以完全互溶形成连续的固态溶液，也可以不完全互溶形成不连续的固态溶液。低共熔混合物由两种组分形成,这两种组分在液态下是可混溶的并且在固态下是不混溶的,从而导致药物以细晶体颗粒的形式分散,通过使用亲水性载体改善了药物的润湿性。制药领域中最常用的固体分散体是玻璃溶液/混悬剂,其中药物在分子水平分散于玻璃态载体(无定型高聚物)或者在玻璃态载体中形成无定型药物[98]。固态溶液可以极大地增强药物的溶解性，主要原因是无定型药物在热力学上比结晶药物稳定性差。玻璃态载体通常是水溶性糖或聚合物。还可以将一些表面活性剂添加到系统中以增强溶解和(或)防止药物的沉淀和(或)附聚[96]。含有无定型药物或载体的固体分散体的主要潜在问题是物理稳定性。例如,在工艺过程中(出现机械力)或储存过程中可能导致无定型药物重新结晶(温度与湿度的影响),这会降低药物的溶解度和溶出速率[96]。

固体分散体增强药物溶解性的主要机制如下:①药物颗粒粒度降低,从而导致比表面积增加;②通过改变药物颗粒的表面特性(使用表面活性剂)或通过使用具有直接溶解或共溶剂效应的高亲水性载体可引起药物润湿性的变化;③形成更高能量的药物固体形式(如无定型),其溶解过程所需晶格的破坏能量较小,使溶解性增加[99]。所涉及的实际机制取决于所形成的固体分散体类型。

TAC 在水中的溶解度接近 20μg/mL,是 BCS Ⅱ类药物(表 5.1)[70]。此外,TAC 的代谢比例高并且具有变异性，导致口服生物利用度范围为 4%~93%[64]。将 50~100μm 的 TAC 原料药运用乳糖或单独运用 URF 方法制备处方,获得多孔纳米聚集体(粒径为 100~200nm)。最终所得制剂为无定型 TAC 分散于乳糖的固体分散体(SD URF-TAC)或结晶 TAC 聚集体(URF-TAC)[64]。SD URF-TAC 和 URF-TAC 分别比原始 TAC 粉末(0.53m^2/g)具有更高的比表面积(29.3m^2/g 和 25.9m^2/g)。URF 方法制备的制剂由雾化器递送后获得了较高的 FPD 值,并且此方法制备的原料药在 SLF 溶液中的溶解度远高于 TAC 原料药 (SD URF-TAC、URF-TAC 和原始 TAC 原料药在 30 分钟后的溶出率分别为 72%、67%和 30%)。URF 方法制备的原料药溶解度的增加是由于纳米聚集体的表面积和孔隙率的增加。在过饱和条件下进行的溶解试验表明,SD URF-TAC 在 SLF 中的溶解度是 URF-TAC 的 11 倍,URF-TAC 的溶解度与原料药的饱和溶解度接近。在随后的 4 小时内，过饱和溶解度降低至饱和溶解度的 3 倍,24 小时后与饱和溶解度一致。SD URF-TAC 的高溶解性归因于无定型 TAC 的高能态和亲水性载体的存在。在体内实验中,肺部和血液 PK 试验表明,SD URF-TAC 比 URF-TAC 具有更高的 C_{max} 和更短的 t_{max}。这些结果表明,通过固体分散体获得的过饱和溶液增加了 TAC 的溶解比例,其不仅使药理作用增强,而且 TAC 还可以通过肺上皮扩散到血液中而被吸收[64]。

ITZ 的两个制剂处方通过雾化在大鼠体内给药，处方 1 为用 URF 方式制备的固态溶液纳米结构聚集体，其处方为无定型 ITZ、甘露醇、卵磷脂(1:0.5:0.2 w/w/w)；处方 2 为湿法研磨制备的 ITZ 纳米颗粒，两个处方的生物利用度如表 5.1 所示[51]。SD(URF–ITZ)在 SLF 中形成过饱和溶液，其溶解度是 ITZ 纳米晶体的 4.7 倍。由于固体分散体的溶解性较高，增加了 ITZ 通过肺组织的吸收，使 URF–ITZ 的血浆 $AUC_{0\text{-}24h}$(2543ng·h/mL)高于研磨 ITZ(662ng·h/mL)[51]。在吸入 24 小时后，通过雾化给药的 URF–ITZ 和研磨ITZ 原料药在肺部的浓度基本一致。但是，与使用纳米晶相比，SD 为肺液过饱和提供了更好的处方策略，增强了极低水溶性 ITZ 的药理作用(表 5.1)。但是，URF–ITZ 的主要清除机制是吸收到系统区域。

Duret 等通过对含有表面活性剂(TPGS 或磷脂)和没有表面活性剂的 ITZ 与甘露醇的异丙醇水溶液进行喷雾干燥制备了用于吸入的固体分散体。制备的 SD 含有无定型 ITZ，具有良好的空气动力学性能和溶解性[55–57]。与 ITZ 结晶性粉末相比，无定型 ITZ 和亲水基质使溶解曲线显著升高。此外，在无定型 ITZ 中加入少量表面活性剂(磷脂或 TPGS)可以提高溶解速率[56,57]。在饱和条件下进行的体外溶出试验表明，与 ITZ 原料药相比，固体分散体的溶解度大幅度提高。然而，固体分散体获得的过饱和溶液是不稳定的，随着时间的推移其溶液浓度逐渐接近 ITZ 的平衡浓度。溶解度逐渐降低的原因是未溶解的无定型药物颗粒在溶剂中重结晶为低能量的稳定晶型，该种晶型的平衡溶解度较低[57,100]。使用气管吹入法将不同处方粉末递送至大鼠肺部，进行肺部和全身的 PK 研究[55]，这些粉末包含：①微米尺寸的结晶态 ITZ 分散于结晶态甘露醇中(F1)；②无定型 ITZ 分散于结晶态甘露醇中而形成的固体分散体(F2)；③无定型 ITZ 和磷脂分散于结晶态甘露醇中而形成的固体分散体(F3)。在体外进行的过饱和条件下的溶解度试验表明 ITZ 晶体在水中的溶解度为 10ng/mL，含有磷脂的固体分散体中 ITZ 溶解度为 498±44ng/mL，不含磷脂的固体分散体的 ITZ 溶解度为 450±124ng/mL(图 5.2A)。固体分散体溶解度的增加对 ITZ 从 SD 粉末中的溶出速率有着直接影响(图 5.2B)，因此影响全身 PK 曲线(图 5.2C)。实际上，含有磷脂的固体分散体(376.8ng·h/mL)和不含磷脂的固体分散体(491.5ng·h/mL)血浆 $AUC_{0\text{-}24h}$ 均高于 ITZ 结晶态干粉(182.0ng·h/mL)。而且，与结晶态 ITZ 粉末相比，含有磷脂与不含磷脂的可吸入固体分散体具有更高的 C_{max}(352±119ng/mL 与 249±54ng/mL 对比 88±11ng/mL)和更短的 t_{max}(5 分钟和 30 分钟对比 60 分钟)。含有磷脂的固体分散体粉末在 5 分钟就出现 C_{max}，这主要是由磷脂增强的渗透性引起的，ITZ 溶解度的增加也是其中一个原因。渗透性的增加使肺部 $t_{1/2}$ 显著降低，并且最终导致肺部 $AUC_{0\text{-}24h}$ 和肺组织/血浆浓度比降低。不含磷脂的 SD 具有最适合局部给药的 PK 特性，它呈现出最高的肺部 $AUC_{0\text{-}24h}$ 和肺部 $t_{1/2}$，并伴有中等程度的血浆暴露(图 5.2)[55]。

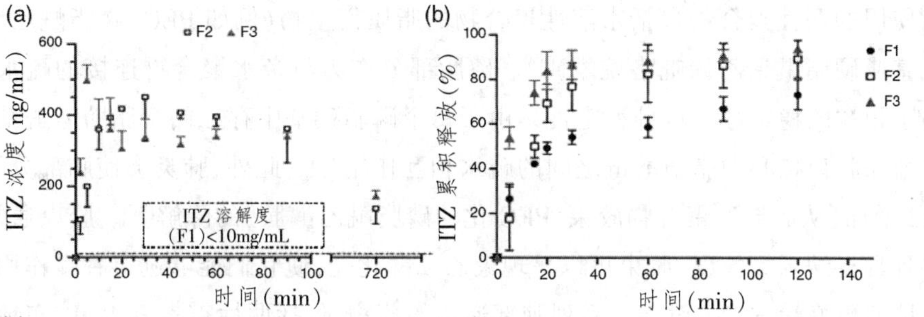

(c)

伊曲康唑粉雾剂处方 F1、F2 和 F3 单次气道内递送后的肺部和血浆药代动力学参数

给药剂量	F1 14.7 ± 5.1 (μg)		F2 16.7 ± 2.5 (μg)		F3 19.7 ± 4.2 (μg)	
	肺部	血浆	肺部	血浆	肺部	血浆
C_{max}	35 ± 16 (μg/g)	88 ± 11 (ng/ml)	48 ± 14 (μg/g)	249 ± 54 (ng/ml)	46 ± 18 (μg/g)	352 ± 119 (ng/ml)
t_{max} (min)	–	60	–	30	–	5
AUC_{0-24h}	218.4 (μg h/g)	182.0 (ng h/ml)	332.6 (μg h/g)	491.5 (ng h/ml)	143.8 (μg h/g)	376.8 (ng h/ml)
$AUC_{血浆}$ to AUC_{lung} ratio	8.3×10^{-4}		1.5×10^{-3}		2.6×10^{-3}	
k_{el} (h^{-1})	0.11	0.46	0.05	0.57	0.16	0.50
$t_{1/2el}$ (h)	6.5	1.5	14.7	1.2	4.1	1.4

图 5.2　(a)过饱和条件下(n=3,平均值±标准差);(b)漏槽条件下(n=3,平均值±标准差)的体外溶出曲线和(c)粉雾剂 F1 处方(结晶态和微米 ITZ)、F2(非晶态 ITZ 分散于甘露醇中)和 F3(非晶态 ITZ 和磷脂分散于甘露醇中)经气道递送至小鼠肺部(n=5,平均值±标准差)后的肺内和血浆药代动力学参数。(Source: Reproduced from[55], with permission from Elsevier)

5.7　胶束

胶束是缔合胶体或两亲胶体,其由两个明显不同的区域组成,这两个区域对溶剂具有相反的亲和力。在一定的浓度(临界胶束浓度,即 CMC)和温度下(临界胶束温度),由两性物质(表面活性剂)的聚集而自发形成并作为药物载体[101]。通常,在水性介质中,两性分子的疏水片段形成胶束的核心,而亲水片段形成胶束的壳[101]。水溶性差的药物在胶束的疏水性内表面或者在胶束的疏水核心和亲水壳之间通过分子间作用力而增溶,从而使表观溶解度增加。胶束溶液的优势主要是消除固体溶解作为吸收过程中的限速步骤[102]。从胶束中释放药物的主要机制是从核心扩散到周围环境,或者是由于溶液稀释至 CMC 浓度以下使胶束解离[103]。这种增溶技术增加了药物析出的风险,因为药物进入生物体内会被体液稀释,一旦溶液浓度降低至 CMC 以下,药物就会析出[3]。这种胶束与表面活性剂胶束相比,其 CMC 浓度要低约 1000 倍,并且其动力学稳定性高(浓度在 CMC 以下,聚合物胶束的降解变得缓慢)[104]。在临床上,需要逐一研究聚合物或非聚合物胶束的生物可降解性,并进行呼吸道的耐受性试验,胶束分子不可引起炎症并且不干扰肺部表面活性功能。

现在有大量的表面活性剂胶束和较为新颖的两性聚合物胶束可在处方中应用。实际上,对于每一种聚合物均可由不同数量的单体合成,从而扩大了胶束的应用范围[105]。

可以使用的两性聚合物包括水溶性聚合物的脂质衍生物(例如 PEG-磷脂酰乙醇胺和棕榈基或硬脂酰聚乙烯吡咯烷酮)[106]。磷脂部分作为与亲水聚合物连接的疏水片段,提高了颗粒的稳定性。这种稳定性是由于每个磷脂残基中存在两个脂肪酸酰基,其作用是增加胶束核心中脂肪酸链之间的疏水相互作用[101]。此外,肺炎会使肺部分泌磷脂酶 A2 增加,从而导致聚合物胶束(PEG 化的磷脂酰乙醇胺)的降解[107]。胶束通常为球形并且具有纳米级粒度。胶束可以呈现聚乙二醇化壳,使它们能够逃避吞噬作用,促进黏液层的更好渗透[108]。对于一系列肺部递送的药物,包括两性霉素 B、BDP、布地奈德、CSA、ITZ 和 PTX(表 5.1)的研究中发现,将其制备成胶束处方可增加难溶性药物在水中的溶解度。

两性霉素 B 是 BCS Ⅳ类药物(难溶性和低渗透性)[70]。两性霉素 B 在肺部的吸收清除速率有限,因此只能通过提高两性霉素 B 溶解度的方式来增加药理作用。市售的 Fungizone 用于静脉注射,其处方组成是两性霉素 B 溶解于脱氧胆酸盐胶束,处方中存在的胶束使两性霉素 B 的浓度提高。实际上,脱氧胆酸钠属于胆汁盐类的生物表面活性剂,它能够促进两性霉素 B 在水溶液中分解为单体和二聚体[109]。使用该技术,可以配制浓度为 5mg/mL 的两性霉素 B 水溶液(比两性霉素 B 在水中的饱和溶解度高 20 000 倍)。此外,体外溶出试验表明已有 80%的两性霉素 B 在 24 小时之内溶出,在随后的 48 小时溶出曲线达到平台[110]。Ruijgrok 等将 2mg/mL 的脱氧胆酸盐胶束两性霉素 B 雾化递送至健康大鼠肺部,给药 60 分钟后两性霉素 B 在肺部的沉积量为 47±16μg/g[111]。6 周后,药物在肺部的沉积量降低至 11±3μg/g。由于两性霉素 B 的低渗透性,其在血液中的浓度均低于检测限,正如许多研究小组报道的那样,以上结果证明两性霉素 B 的吸收清除速度较低[112-114]。此外,还评估了肺表面活性剂与脱氧胆酸盐胶束中的两性霉素 B 或单独使用脱氧胆酸盐胶束的平均最小表面张力的影响[111]。结果表明,脱氧胆酸盐胶束对肺部表面活性功能具有剂量相关的抑制性,单独使用两性霉素 B 未出现如上情况[111,115]。两性霉素 B 脱氧胆酸盐胶束使 Calu-3 单细胞层的渗透性增加,但降低了细胞活力和完整性[116]。总之,来自脱氧胆酸盐胶束的两性霉素 B 从肺中非常缓慢地消除,并且对体循环的吸收也非常低。两性霉素 B 的脱氧胆酸盐胶束虽然耐受性不佳,但已经进行了临床试验,包括 Fungizone®的雾化吸入溶液(表 5.1)[24]。

BDP 是一种用于治疗哮喘和慢性阻塞性肺病的吸入性皮质类固醇, 在其溶解和吸收之前通过黏膜纤毛从下呼吸道移除,并且部分被吞入胃肠道[117]。因此,Sahib 等[35]将 BDP 制备成聚合物胶束,其处方成为疏水的肺表面活性磷脂与使用亲水性 PEG5000 聚乙烯醇化的二硬脂酰磷脂酰乙醇胺(DSPE)。与 BDP 原料药相比,BDP 胶束的表观水溶性增加(比 BDP 的饱和溶解度高 1300 倍),并且 BDP 从胶束中缓慢释放。但是在体外溶出试验中 BDP 原料药在 6 小时后 90%的药物已溶出,而 BDP 胶束只溶出 41%[35]。

PTX可溶解于DSPE-PEG5000聚合物胶束中，并通过雾化将药物递送至大鼠肺部[61]。据报道，此聚合物的CMC值非常低，只有6.4×10^{-6}M。当PTX∶DSPE-PEG5000的比例为1∶40时，获得了高于95%的包封效率。超小粒度(5.0±0.7nm)的胶束导致肺部停留时间增加，这可能是由于黏膜纤毛清除和肺泡巨噬细胞吞噬机制被屏蔽所致[118]。热分析和RMN分析表明PTX与聚合物形成低共熔混合物，即PTX分子分散在聚合物形成的胶束核心内。Taxol®由表面活性剂胶束组成，与它不同的是PTX从PEG5000-DSPE中缓慢释放，在SLF中溶出1小时后只有22%的PTX从PEG5000-DSPE中释放，而Taxol®可以释放90%的药物。PEG5000-DSPE的玻璃态内核使药物的活性降低，减缓其扩散，从而导致PTX的缓慢控制释放。因此，与Taxol®的胶束相比，PEG5000-DSPE胶束更适合局部药物递送，因为它们使PTX在肺部的停留时间延长。PTX的PEG5000-DSPE胶束在肺部的AUC_{0-12h}(955±52μg·h/g)是Taxol®(317±28μg·h/g)的3倍。PEG5000-DSPE胶束对PTX的控释释放导致6小时的血浆C_{max}为73±12ng/mL，在相同呼吸道给药，Taxol®在30分钟时血药浓度达到最高，为554±19ng/mL。使用100mg/kg剂量的PEG5000-DSPE胶束对大鼠的肺部进行连续6天的治疗，BAL液中碱性磷酸酶(一种溶酶体酶，可表示组织损伤)和β-N乙酰氨基葡萄糖苷酶(一种由巨噬细胞分泌的酶)的含量均较低，说明未出现炎症[61]。PTX在肺中的连续缓慢释放可以从以下3个方面解释：PTX从胶束中缓慢释放；肺部代谢酶对聚合物的缓慢降解；肺泡巨噬细胞和黏膜纤毛自动清除的规避[61,119]。

5.8 脂质体

脂质体是包围水性隔室的球形脂质双层囊泡，其根据大小和层状分类[120]。用于生产脂质体的赋形剂主要是脂质(例如磷脂)、甾醇(主要是胆固醇)和脂肪酸。就耐受性而言，磷脂和胆固醇存在于体细胞膜或肺表面活性剂中。因为它们具有生物惰性，几乎没有抗原性和热原性，所以，它们具有很高的生物相容性[85]。根据药物的物理化学性质，例如亲脂性、难溶性的药物可以溶解在脂质体的脂质双层中。由于难溶性药物分子需要从脂质体的双层囊泡中转移至肺液后才能被吸收，因此脂质体可以维持药物在肺部的释放。释放速率取决于：①脂质体表面电荷和粒径大小；②药物与脂质体的比例；③磷脂的组成和链长；④是否存在胆固醇或影响膜流动性的其他辅料[85]。对于与脂质双层具有类似结构的药物，例如胆固醇类甾体药物，主要转运途径是：①膜成分从供给膜的内部到外部小叶单层的触发运动；②膜组分从膜离开进入水相；③在水相中膜成分与受体膜结合；④通过受体膜小叶触发进入膜内。但是，大多数亲脂性药物的结构与脂质体双层组分不同，主要转运步骤是：①膜中脂质体区域溶解；②药物从膜离开进入水相；③水相中的药物成分与受体膜的结合；④药物在受体膜中的溶解[43]。此外，与溶解在油相相比，将药物配制成脂质体可减少药物在生物体液中析出的风险（与胶束中的包合物相比）[3]。在肺部，脂质体的脂质成分可以迅速地包裹在肺表面活性剂的脂质库中[85]。肺表面活性剂主要由磷脂[80%，主要为二棕榈酰磷脂酰胆碱（DPPC）]、中性脂质（8%，如胆固醇和脂肪酸）和蛋白质（12%）组成。肺表面活性剂的这些组分主要通过肺泡Ⅱ型细胞（90%）再循环或通过肺泡巨噬细胞（10%）清除。放射性标志的 DPPC 脂质体迅速与肺表面活性物质结合，并遵循相同的循环途径[120]。此外，疾病导致哺乳动物分泌的磷脂酶 A2 增加，从而加速脂质体磷脂的降解。增加脂质体膜的硬度或使用聚乙二醇化的磷脂，使脂质体在 BAL 液中的稳定性增加[85]。

Cipolla 等最近综述了用于吸入的脂质体制剂[121]。雾化会影响脂质体的性质，例如脂质体的大小和膜稳定性，并且还会导致药物的部分释放。脂质体的胶体–液体转晶温度（T_c）越高，在雾化过程中越稳定，并且使用振动网雾化器可增强制剂的稳定性[122]。脂质体也可作为粉雾剂吸入递送[120,121]，但迄今为止，市场上没有通过该途径递送的脂质体产品。两个正在进行临床研究的产品，Arikace®脂质体阿米卡星和 Pulmaquin®脂质体环丙沙星，可能会很快改变这种局面[121]。

两性霉素 B 在脂质膜之间快速转移，转移速率取决于供体和受体膜的物理状态（即是以凝胶形式还是以液晶状态存在）[43]。只有当 DPPC 处于液晶状态，并且温度高于 DPPC 的 T_c（即 48℃）时，药物才会在 DPPC 脂质体供体和液晶卵磷脂酰胆碱脂质体受体之间快速转移[43]。在 Ambisome®中，两性霉素 B 加入磷脂的双层膜中，组成小的单层囊泡。该药物与二硬脂酰磷脂酰甘油（DSPG）形成离子对，摩尔比为 1:2（药物：DSPG）。脂质体由氢化大豆磷脂酰胆碱、胆固醇、DSPG 和两性霉素 B（摩尔比 2:1:0.8:0.4）组成，分散在琥珀酸二钠缓冲液和蔗糖中。这些脂质体由高 T_c 磷脂和胆固醇组成，降低了两性霉素 B 的转移速率。Ruijgrok 等表明将 4mg/mL 剂量（是两性霉素 B 平衡溶解度的 16 000 倍）的两性霉素 B 脂质体在健康大鼠肺部雾化，60 分钟后肺部沉积的药物量为 26.9±8.5μg/g[111]。6 周后，肺部残留的剂量降至 11.4±1.3μg/g，这比加载在脱氧胆酸盐胶束中的两性霉素 B 的损失要慢（详见 5.7 部分）。与脱氧胆酸盐胶束处方不同的是，使用两性霉素 B 或脂质体两性霉素 B 后，肺表面活性剂的平均最小表面张力没有显著变化[111,115,123]。此外，脂质体两性霉素 B 比两性霉素 B 脱氧胆酸盐胶束具有更长的保护作用。实际上，两种制剂在孢子接种前两周递送时都具有显著的预防功效。然而，只有脂质体两性霉素 B 在孢子接种前 6 周就能显示出显著的预防效果[111]。

CSA 是一种用于预防肺排斥的环十一氨基多肽免疫抑制剂[44]。CSA 分子可以通过酰基链与 19 个磷脂分子相连，这是脂质体膜中 CSA 包封的上限[43,44]。这种关联遵循经典的“疏水效应”，这表明水分子靠近极性溶质，使其氢键减少，损失了一定的自旋空间[43]。CSA 在体内显示出双层交换的倾向，诱导药物从二月桂酰基磷脂酰胆碱脂质体的解离。Arppe 的研究结果表明，将载有 CSA 的二月桂酰基磷脂酰胆碱脂质体（1:

7.5w/w)雾化递送至大鼠体内后,CSA与放射性物质标志的脂质体快速解离[125]。在健康肺部给药中,标记的脂质体药物的肺部 $t_{1/2}$ 要比单独用药长16.9倍(4.8小时对比17分钟)。但是如果肺部发炎,脂质体药物的肺部 $t_{1/2}$ 急剧降低(2.2小时对比4.8小时)[125]。Trammer等[72]研究了包封于50nm脂质体的CSA和CSA培养基在人类支气管Calu-3单细胞层由上至下的渗透性。CSA脂质体的表观渗透率为 $(0.96\pm0.04)\times10^{-6}$cm/s,低于培养基中CSA的渗透率 $(2.30\pm0.05)\times10^{-6}$cm/s。通过使用脂质体,CSA的渗透性明显降低。此外,CSA从脂质体通过Calu-3单细胞层的转运速率 $(0.50\pm0.05\mu g\cdot h/cm^2)$ 低于培养基中的CSA $(1.07\pm0.05\mu g\cdot h/cm^2)$。脂质体是药物递送系统,其可以延长药物在肺内的保留时间,并且可以在解离之前修饰包封药物的PK。但是,在CSA这个案例中,由于该药物倾向于双层交换,限制了在脂质体中的控释释放。CSA脂质体与乙醇或丙二醇共溶剂处方相比,其耐受性要好得多[71,126]。

5.9 固体脂质纳米颗粒和纳米结构脂质载体

在第6章中将介绍脂质体微米和纳米颗粒在肺部给药中的应用。脂质纳米颗粒的尺寸通常为50~1000nm。第一代是用水包油乳剂制备的固体脂质纳米颗粒(SLN),使用在体温下保持固体结构的脂质代替液体脂质(油)[127],包括体温下呈固体的脂质体、作为稳定剂的乳化剂、作为分散剂的水[128,129]。目前提倡使用的是天然的、半合成的或合成的脂质,例如三酰甘油(如三棕榈酸甘油酯)、偏甘油酯(如称为Compritol 888 ATO的甘油二酸酯)、脂肪酸(如硬脂酸)、类固醇(如胆固醇)和蜡(如十六烷基棕榈酸酯)[130]。根据药物对温度的敏感性,可选择高温或低温高压均质制备纳米脂质体[127,130],也可以使用超声或溶剂扩散/蒸发的方法制备纳米脂质体,但是这些方法难以进行放大生产,并且会使用有机溶剂[127,128,130]。

脂质纳米颗粒的药物负载取决于:①药物在熔化的脂质中的溶解度;②熔融态药物与脂质体的互溶性;③固体脂质基质的化学和物理结构;④脂质体的晶型状态[127]。纳米脂质体在体外的延长释放取决于脂质基质、表面活性剂浓度、颗粒特性(例如大小、孔隙率)和生产参数(例如温度)。比如对于微粒系统较易发生的速释效应主要取决于温度和表面活性剂的浓度以及其对药物的溶解能力[127]。因此,对药物的不同加入模型进行了研究,例如:①固态溶液模型(均质基质,其中API在分子中分散或作为无定型簇存在于脂质核心中,如果它们通过冷HPH获得,具有控释性质);②富含API的壳模型,不具有控释性质,由高温HPH制备,脂质体重结晶先于API;③由脂质壳确定的具有控释性质的API富集核心模型,高温均质制备,其中API先于脂质体重结晶[127,131]。在长时间的储存过程中,如果脂质体重结晶为晶格完整的晶体颗粒,则药物容易从固体脂质体基质中释放[127]。实际上,固体脂质体在固化过程中重结晶,往往先形成亚稳晶型,然后在特定的温度和时间条件下转变成更为稳定的晶型[128]。为了制备出不是很完美的晶体能够为载药提供更多的位点，并且保证处方的长期稳定性,第二代纳米脂质体以纳米结构脂质载体(NLC)的形式出现。将固体脂质体和液体脂质体混合制备 NLC,该制剂在体温条件下为固体[129]。

可以使用合适的表面活性剂、聚乙二醇化的磷脂或聚乙二醇化的脂肪酸来调节巨噬细胞对 SLN 和(或)NLC 的吞噬作用。例如,Poloxamine 908 比 Poloxamer 407 更有效地阻止对 Compritol®SLN 的吞噬[132]。此外,使用聚乙二醇化二棕榈酰磷脂酰乙醇胺和聚乙二醇化硬脂酸制备 SLN,使巨噬细胞对 SLN 的吞噬低于未聚乙二醇化的 SLN [133]。脂质颗粒的组织耐受性是可接受的,因为它们存在于生命系统中并具有其自身的代谢途径。表面活性剂是影响组织耐受性的关键因素。Nassimi 等[134]证明,在低于 200μg 的沉积剂量下,反复吸入由三酰甘油与磷脂组成的 SLN,并且加入聚乙二醇-15-羟基硬脂酸盐表面活性剂作为稳定剂(Solutol®HS15),在大鼠肺部并未发现组织损伤与炎症情况[134]。但 Videira 等[135]研究证明,放射性标志的 200nm SLN Compritol®主要通过淋巴引流清除。SLN 和 NLC 可以通过雾化作为水性制剂递送或通过 DPI 作为干粉递送[93],并且这些系统在雾化期间比其他系统(例如脂质体)更稳定[93]。纳米脂质颗粒提供了一种优势方法,但是目前还没有 SLN 和 NLC 处方上市,仍需继续对该制剂方法进行研究。

运用高温 HPH 方法将 ITZ 包封于由 Precirol® ATO5 和油酸(9:1)组成的 NLC 中,以 2.5%的聚山梨醇酯 20 作为稳定剂,处方的载药量为 0.4%[50]。选择聚山梨醇酯 20 作为表面活性剂,能够增加制剂的稳定性,但会导致一定的耐受性问题。体外释放试验表明 ITZ 从 NLC 中释放速率较快,在 5 分钟内释放 80%。这样的释放速率可由 API 富集的壳模型导致。使用喷射和超声波雾化器对含有 ITZ 的 NLC 进行雾化,结果表明,在雾化后粒径、多分散指数和 ITZ 的负载均不发生变化[50]。但是,这些研究缺乏有关 PK 和生物分布的数据。

CXB 是一种亲脂性 COX-2 特异性抑制剂,为 BCS Ⅱ类药物[136]。运用热熔均质将 CXB 嵌入 Compritol®888ATO 和 Miglyol®812(辛酸和癸酸的三酰甘油)形成的 NLC 中。其载药量和包封效率分别为 4%和 95.6%。体外实验检测到该制剂的控制释放,8 小时后释放 8%~10%的 CXB,24 小时后释放 34%,72 小时后释放就已超过 80%，而 CXB 溶液 8 小时后药物释放超过 95%。使用喷射雾化器雾化 CXB-NLC,结果表明 NLC 的粒度以及 CXB 的载药量均未发生变化，然后分别将 CXB 溶液和 NLC 混悬剂递送至小鼠肺部。结果证明,CXB-NCL 给药可使药物浓度维持 2 小时,延长了肺部保留时间,在吸入后的 12 小时内药物逐渐消除直到浓度低于检测限。CXB 溶液给药的消除速率较快，吸入后 6 小时已完全消除。因此,CXB-NLC 混悬剂与递送剂量相关的肺部 AUC_{0-24h} 要高于 CXB 溶液[1.26μg·h/(mL·$mg_{剂量}$)对比 0.36μg·h/(mL·$mg_{剂量}$)]。与 CXB

溶液相比,NCL 混悬剂增加了 CXB 在肺中停留时间，从而使药物的药时曲线发生变化,其特征为更长的 t_{max}(4.50 小时对比 1.38 小时)、更高的与剂量相关的 C_{max}[0.11 对比 0.02μg/(mL·mg $_{剂量}$)][42]。与 CXB 溶液相比,CXB-NLC,的这些结果表明形成了固溶体模型。该模型使 CXB 进行控释释放进而增加在肺部的停留,肺部 AUC_{0-24h} 提高了 3.5 倍。此外,NLC 增加了 CXB 的溶解分数能够发挥其药理作用并被血液吸收，如血浆 AUC_{0-24h} 提高了 22 倍[42]。

5.10　小结

吸入途径给药可用于局部和全身治疗。大多数已上市药物和正在研发中的药物都是难溶性。许多众所周知的用于口服给药或非肠道给药优化难溶性药物处方的方法现在已在肺部给药中应用。除了对原料药进行化学修饰使其成盐、改变晶型或形成共晶从而提高 API 的溶解度外,通过优化处方提高水溶性的方法往往受限,主要原因是特殊辅料未批准用于肺部途径给药。与全身给药不一样的是,局部给药不仅需要增加药物的水溶性,而且还需要控制难溶性和高渗透性药物的释放,快速释放的药物被吸收性清除。因此,在本章中分别介绍了用于局部肺部递送的水溶性差的药物以及用于全身递送的药物的研究实例,简要地定义、解释和说明了每种制剂策略。所选择的实例已经通过体外溶出和(或)体内肺部和(或)全身 PK 的数据得到了证明。表 5.3 总结了每种肺部给药制剂策略的优缺点,其中采用 FDA 批准的辅料制备的处方、公认安全的吸入制剂辅料,或者已经商业化产品中的辅料,在不久的将来有更大的机会进入市场。

表 5.3 吸入输送水溶性差的药物(包括可能的赋形剂,易于放大(+:容易,-:困难),可实现的水溶性改善的可能配方策略的总结(+++:高,++:中等,+:低),原位风险/释放依赖于肺环境、肺耐受性以及长期储存或吸入期间不稳定的风险

处方形式	吸入装置	辅料分类	扩大	溶解度增加	肺部影响风险	肺耐受性	不稳定的风险
共溶剂	吸入溶液,pMDI	共溶剂	+	+++	沉淀风险大	组织刺激	/
微粉化	吸入溶液,PMDI,DPI	表面活性剂,糖	+	+	非吸收性清除风险高	/	/
纳米晶体混悬剂	吸入溶液,pMDI	表面活性剂	+	++	不稳定的过饱和溶解度	/	储存和雾化期间稳定性差
亲水基质中的纳米晶体	DPI	糖,表面活性剂	+	++	不稳定的过饱和溶解度	/	/
纳米团簇	DPI	糖,表面活性剂	+	++	不稳定的过饱和溶解度	/	/
固体分散体(结晶药物)	DPI	糖,聚合物(表面活性剂)	+	++	不稳定的过饱和溶解度	/	/
固体分散体(无定型药物)	DPI	糖,聚合物(表面活性剂)	+	+++	不稳定的过饱和溶解度	/	+/-(无定型)
环糊精	吸入溶液,pMDI,DPI	环糊精	+	++	立即释放和稳定的过饱和溶解度	可能诱发肺毒性	/
聚乙二醇化	吸入溶液,pMDI,DPI	PEG 2~5kDa	+	++	可以降低肺通透性和识别肺泡巨噬细胞	/	/
基于表面活性剂的胶束	吸入溶液	表面活性剂	+	+++(表观溶解度)	通过稀释和药物沉淀使胶束崩解	抑制肺表面活性物质的功能	/

(待续)

表5.3(续)

处方形式	吸入装置	辅料分类	扩大	溶解度增加	原地试验	肺耐受性	不稳定的风险
聚合胶束	吸入溶液	聚合物(DSPE-PEG)	+	+++(表观溶解度)	通过扩散持续释放(DSPE-PEG)	耐受性好(DSPE-PEG)	/
脂质体	吸入溶液,DPI	磷脂,胆固醇,脂肪酸	–	+++(表观溶解度)	通过脂质体膜的药物解离限制持续释放	生物相容性和良好的耐受性	肺部和雾化期间稳定性差
固体脂质纳米粒	吸入溶液,DPI	固体脂质,表面活性剂	+	++(表观溶解度)	如果是固态溶液或富含API的核心模型,则持续释放	可以很好地耐受	储存期间物理稳定性差,雾化稳定性好
脂质纳米载体	吸入溶液,DPI	固体和液体脂类,表面活性剂	+	+++(表观溶解度)	如果是固态溶液或富含API的核心模型,则持续释放	可以很好地耐受	储存和雾化期间的高物理稳定性

参考文献

1. Williams, H.D., Trevaskis, N.L., Charman, S.A., *et al.* (2013). Strategies to address low drug solubility in discovery and development. *Pharmacological Reviews*, **65**(1), 315–499.
2. Shi, Y., Porter, W., Merdan, T. and Li, L.C. (2009). Recent advances in intravenous delivery of poorly water-soluble compounds. *Expert Opinion on Drug Delivery*, **6**(12), 1261–1282.
3. van Hoogevest, P., Liu, X. and Fahr, A. (2011). Drug delivery strategies for poorly water-soluble drugs: the industrial perspective. *Expert Opinion on Drug Delivery*, **8**(11), 1481–1500.
4. Amidon, G.L., Lennernas, H., Shah, V.P. and Crison, J.R. (1995). A theoretical basis for a biopharmaceutic drug classification: the correlation of in vitro drug product dissolution and in vivo bioavailability. *Pharmaceutical Research*, **12**(3), 413–420.
5. Labiris, N.R. and Dolovich, M.B. (2003). Pulmonary drug delivery. Part I: physiological factors affecting therapeutic effectiveness of aerosolized medications. *British Journal of Clinical Pharmacology*, **56**(6), 588–599.
6. Jain, K.K. (2008). Drug delivery systems – An overview. *Methods of Molecular Biology*, **437**, 1–50.
7. Patton, J.S., Fishburn, C.S. and Weers, J.G. (2004). The lungs as a portal of entry for systemic drug delivery. *Proceedings of the American Thoracic Society*, **1**(4), 338–344.
8. Pilcer, G. and Amighi, K. (2010). Formulation strategy and use of excipients in pulmonary drug delivery. *International Journal of Pharmaceutics*, **392**(1–2), 1–19.
9. Pilcer, G., Wauthoz, N. and Amighi, K. (2012). Lactose characteristics and the generation of the aerosol. *Advanced Drug Delivery Reviews*, **64**(3), 233–256.
10. Son, Y.-J., Mitchell, J.P. and McConville, J.T. (2011). In vitro performance testing for pulmonary drug delivery, in *Controlled Pulmonary Drug Delivery*, (eds. H.D.C. Smyth and A.J. Hickey), Springer, New York, pp. 383–415.
11. Noyes, A.A. and Whitney, W.R. (1897). The rate of solution of solid substances in their own solutions. *Journal of the American Chemical Society*, **19**, 930–934.
12. Einstein, A. (1905). Über die von der molekularkinetischen Theorie der Wärme geforderte Bewegung von in runhenden Flüssigkeiten suspendierten Teilchen. *Annall Physics*, **17**, 549.
13. Kirch, J., Guenther, M., Doshi, N., *et al.* (2012). Mucociliary clearance of micro- and nanoparticles is independent of size, shape and charge – an ex vivo and in silico approach. *Journal of Controlled Release*, **159**(1), 128–134.
14. Fischer, H. and Widdicombe, J.H. (2006). Mechanisms of acid and base secretion by the airway epithelium. *The Journal of Membrane Biology*, **211**(3), 139–150.
15. Ng, A.W., Bidani, A. and Heming, T.A. (2004). Innate host defense of the lung: effects of lung-lining fluid pH. *Lung*, **182**(5), 297–317.
16. Patton, J.S. (1996). Mechanisms of macromolecule absorption by the lungs. *Advanced Drug Delivery Reviews*, **19**, 3–36.
17. West, J.B. (2012). *Pulmonary Pathophysiology: The Essentials*, Wolters Kluwer Health: Philadelphia.
18. Lippmann, M. and Schlesinger, R.B. (1984). Interspecies comparisons of particle deposition and mucociliary clearance in tracheobronchial airways. *Journal of Toxicology and Environmental Health*, **13**(2–3), 441–469.
19. Munkholm, M. and Mortensen, J. (2013). Mucociliary clearance: pathophysiological aspects. *Clinical Physiology and Functional Imaging*, **34**, 171–177
20. Stone, K.C., Mercer, R.R., Gehr, P., *et al.* (1992). Allometric relationships of cell numbers and size in the mammalian lung. *American Journal of Respiratory Cell and Molecular Biology*, **6**(2), 235–243.
21. Ahsan, F., Rivas, I.P., Khan, M.A. and Torres Suarez, A.I. (2002). Targeting to macrophages: role of physicochemical properties of particulate carriers – liposomes and microspheres – on the phagocytosis by macrophages. *Journal of Controlled Release*, **79**(1–3), 29–40.

22. Forbes, B., Asgharian, B., Dailey, L.A., *et al.* (2011). Challenges in inhaled product development and opportunities for open innovation. *Advanced Drug Delivery Reviews*, **63**(1–2), 69–87.
23. Doan, T.V., Gregoire, N., Lamarche, I., *et al.* (2013). A preclinical PK modeling approach to the biopharmaceutical characterization of immediate and microsphere-based sustained release pulmonary formulations of rifampicin. *European Journal of Pharmaceutical Sciences*, **48**(1–2), 223–230.
24. Clinicaltrials.gov. (2014, January 9). Available from: http://www.clinicaltrials.gov.
25. Bates, D.W., Su, L., Yu, D.T., *et al.* (2001). Mortality and costs of acute renal failure associated with amphotericin B therapy. *Clinical Infectious Diseases*, **32**(5), 686–693.
26. Andes, D., Pascual, A. and Marchetti, O. (2009). Antifungal therapeutic drug monitoring: established and emerging indications. *Antimicrobial Agents and Chemotherapy*, **53**(1), 24–34.
27. Lass-Florl, C. (2011). Triazole antifungal agents in invasive fungal infections: a comparative review. *Drugs*, **71**(18), 2405–2419.
28. Denning, D.W., Lee, J.Y., Hostetler, J.S., *et al.* (1994). NIAID mycoses study group multicenter trial of oral itraconazole therapy for invasive aspergillosis. *The American Journal of Medicine*, **97**(2), 135–144.
29. Koshkina, N.V., Waldrep, J.C., Roberts, L.E., *et al.* (2001). Paclitaxel liposome aerosol treatment induces inhibition of pulmonary metastases in murine renal carcinoma model. *Clinical Cancer Research*, **7**(10), 3258–3262.
30. Videira, M., Almeida, A.J. and Fabra, A. (2012). Preclinical evaluation of a pulmonary delivered paclitaxel-loaded lipid nanocarrier antitumor effect. *Nanomedicine: Nanotechnology, Biology, and Medicine*, **8**(7), 1208–1215.
31. Gagnadoux, F., Hureaux, J., Vecellio, L., *et al.* (2008). Aerosolized chemotherapy. *Journal of Aerosol Medicine and Pulmonary Drug Delivery*, **21**(1), 61–70.
32. Fulzele, S.V., Chatterjee, A., Shaik, M.S., *et al.* (2006). Inhalation delivery and anti-tumor activity of celecoxib in human orthotopic non-small cell lung cancer xenograft model. *Pharmaceutical Research*, **23**(9), 2094–2106.
33. Zhang, J., Lv, H., Jiang, K. and Gao, Y. (2011). Enhanced bioavailability after oral and pulmonary administration of baicalein nanocrystal. *International Journal of Pharmaceutics*, **420**(1), 180–188.
34. Tolman, J.A. and Williams, R.O., 3rd., (2010). Advances in the pulmonary delivery of poorly water-soluble drugs: influence of solubilization on pharmacokinetic properties. *Drug Development and Industrial Pharmacy*, **36**(1), 1–30.
35. Sahib, M.N., Abdulameer, S.A., Darwis, Y., *et al.* (2012). Solubilization of beclomethasone dipropionate in sterically stabilized phospholipid nanomicelles (SSMs): physicochemical and in vitro evaluations. *Drug Design, Ddevelopment and Therapy*, **6**, 29–42.
36. Saari, M., Vidgren, M.T., Koskinen, M.O., *et al.* (1999). Pulmonary distribution and clearance of two beclomethasone liposome formulations in healthy volunteers. *International Journal of Pharmaceutics*, **181**(1), 1–9.
37. Cabral-Marques, H. and Almeida, R. (2009). Optimisation of spray-drying process variables for dry powder inhalation (DPI) formulations of corticosteroid/cyclodextrin inclusion complexes. *European Journal of Pharmaceutics and Biopharmaceutics*, **73**(1), 121–129.
38. El-Gendy, N., Gorman, E.M., Munson, E.J. and Berkland, C. (2009). Budesonide nanoparticle agglomerates as dry powder aerosols with rapid dissolution. *Journal of Pharmaceutical Sciences*, **98**(8), 2731–2746.
39. Sahib, M.N., Darwis, Y., Peh, K.K., *et al.* (2011). Rehydrated sterically stabilized phospholipid nanomicelles of budesonide for nebulization: physicochemical characterization and in vitro, in vivo evaluations. *International Journal of Nanomedicine*, **6**, 2351–2366.
40. Mezzena, M., Scalia, S., Young, P.M. and Traini, D. (2009). Solid lipid budesonide microparticles for controlled release inhalation therapy. *The AAPS Journal*, **11**(4), 771–778.
41. Joshi, M.R. and Misra, A. (2001). Liposomal budesonide for dry powder inhaler: preparation

and stabilization. *AAPS PharmSciTech*, **2**(4), 25.

42. Patlolla, R.R., Chougule, M., Patel, A.R., *et al.* (2010). Formulation, characterization and pulmonary deposition of nebulized celecoxib encapsulated nanostructured lipid carriers. *Journal of Controlled Release*, **144**(2), 233–241.
43. Fahr, A., van Hoogevest, P., May, S., *et al.* (2005). Transfer of lipophilic drugs between liposomal membranes and biological interfaces: consequences for drug delivery. *European Journal of Pharmaceutical Sciences*, **26**(3–4), 251–265.
44. Niven, R.W. (2011). Toward managing chronic rejection after lung transplant: the fate and effects of inhaled cyclosporine in a complex environment. *Advanced Drug Delivery Reviews*, **63**(1–2), 88–109.
45. Taljanski, W., Pierzynowski, S.G., Lundin, P.D., *et al.* (1997). Pulmonary delivery of intratracheally instilled and aerosolized cyclosporine A to young and adult rats. *Drug Metabolism and Disposition*, **25**(8), 917–920.
46. Zijlstra, G.S., Rijkeboer, M., Jan van Drooge, D., *et al.* (2007). Characterization of a cyclosporine solid dispersion for inhalation. *The AAPS Journal*, **9**(2), E190–199.
47. Tam, J.M., McConville, J.T., Williams, R.O., 3rd, and Johnston, K.P. (2008). Amorphous cyclosporin nanodispersions for enhanced pulmonary deposition and dissolution. *Journal of Pharmaceutical Sciences*, **97**(11), 4915–4933.
48. Yamasaki, K., Kwok, P.C., Fukushige, K., *et al.* (2011). Enhanced dissolution of inhalable cyclosporine nano-matrix particles with mannitol as matrix former. *International Journal of Pharmaceutics*, **420**(1), 34–42.
49. El-Gendy, N., Pornputtapitak, W. and Berkland, C. (2011). Nanoparticle agglomerates of fluticasone propionate in combination with albuterol sulfate as dry powder aerosols. *European Journal of Pharmaceutical Sciences*, **44**(4), 522–533.
50. Pardeike, J., Weber, S., Haber, T., *et al.* (2011). Development of an itraconazole-loaded nanostructured lipid carrier (NLC) formulation for pulmonary application. *International Journal of Pharmaceutics*, **419**(1–2), 329–338.
51. Yang, W., Johnston, K.P. and Williams, R.O., 3rd., (2010). Comparison of bioavailability of amorphous versus crystalline itraconazole nanoparticles via pulmonary administration in rats. *European Journal of Pharmaceutics and Biopharmaceutics*, **75**(1), 33–41.
52. Rundfeldt, C., Steckel, H., Scherliess, H., *et al.* (2013). Inhalable highly concentrated itraconazole nanosuspension for the treatment of bronchopulmonary aspergillosis. *European Journal of Pharmaceutics and Biopharmaceutics*, **83**(1), 44–53.
53. Duret, C., Wauthoz, N., Sebti, T., *et al.* (2012). New inhalation-optimized itraconazole nanoparticle-based dry powders for the treatment of invasive pulmonary aspergillosis. *International Journal of Nanomedicine*, **7**, 5475–5489.
54. Yang, W., Tam, J., Miller, D.A., *et al.* (2008). High bioavailability from nebulized itraconazole nanoparticle dispersions with biocompatible stabilizers. *International Journal of Pharmaceutics*, **361**(1–2), 177–188.
55. Duret, C., Merlos, R., Wauthoz, N., *et al.* (2014). Pharmacokinetic evaluation in mice of amorphous itraconazole-based dry powder formulations for inhalation with high bioavailability and extended lung retention. *European Journal of Pharmaceutics and Biopharmaceutics.* **86**(1), 46–64.
56. Duret, C., Wauthoz, N., Sebti, T., *et al.* (2012). New respirable and fast dissolving itraconazole dry powder composition for the treatment of invasive pulmonary aspergillosis. *Pharmaceutical Research*, **29**(10), 2845–2859.
57. Duret, C., Wauthoz, N., Sebti, T., *et al.* (2012). Solid dispersions of itraconazole for inhalation with enhanced dissolution, solubility and dispersion properties. *International Journal of Pharmaceutics*, **428**(1–2), 103–113.
58. Yang, W., Chow, K.T., Lang, B., *et al.* (2010). In vitro characterization and pharmacokinetics in mice following pulmonary delivery of itraconazole as cyclodextrin solubilized solution. *European Journal of Pharmaceutical Sciences*, **39**(5), 336–347.
59. Moazeni, E., Gilani, K., Najafabadi, A.R., *et al.* (2012). Preparation and evaluation of inhalable

itraconazole chitosan based polymeric micelles. *Daru*, **20**(1), 85.

60. Surapaneni, M.S., Das, S.K. and Das, N.G. (2012). Designing Paclitaxel drug delivery systems aimed at improved patient outcomes: current status and challenges. *ISRN Pharmacology*, **2012**, 623139.
61. Gill, K.K., Nazzal, S. and Kaddoumi, A. (2011). Paclitaxel loaded PEG(5000)-DSPE micelles as pulmonary delivery platform: formulation characterization, tissue distribution, plasma pharmacokinetics, and toxicological evaluation. *European Journal of Pharmaceutics and Biopharmaceutics*, **79**(2), 276–284.
62. El-Gendy, N. and Berkland, C. (2009). Combination chemotherapeutic dry powder aerosols via controlled nanoparticle agglomeration. *Pharmaceutical Research*, **26**(7), 1752–1763.
63. Hureaux, J., Lagarce, F., Gagnadoux, F., *et al.* (2009). Lipid nanocapsules: ready-to-use nanovectors for the aerosol delivery of paclitaxel. *European Journal of Pharmaceutics and Biopharmaceutics*, **73**(2), 239–246.
64. Sinswat, P., Overhoff, K.A., McConville, J.T., *et al.* (2008). Nebulization of nanoparticulate amorphous or crystalline tacrolimus – single-dose pharmacokinetics study in mice. *European Journal of Pharmaceutics and Biopharmaceutics*, **69**(3), 1057–1066.
65. Beinborn, N.A., Du, J., Wiederhold, N.P., *et al.* (2012). Dry powder insufflation of crystalline and amorphous voriconazole formulations produced by thin film freezing to mice. *European Journal of Pharmaceutics and Biopharmaceutics*, **81**(3), 600–608.
66. Tolman, J.A., Nelson, N.A., Son, Y.J., *et al.* (2009). Characterization and pharmacokinetic analysis of aerosolized aqueous voriconazole solution. *European Journal of Pharmaceutics and Biopharmaceutics*, **72**(1), 199–205.
67. FDA. (2014, January 9). Available from: http://www.accessdata.fda.gov/scripts/cder/IIG/.
68. Lewis, D.A., Young, P.M., Buttini, F., *et al.* (2013). Towards the bioequivalence of pressurized metered dose inhalers 1: Design and characterisation of aerodynamically equivalent beclomethasone dipropionate inhalers with and without glycerol as a non-volatile excipient. *European Journal of Pharmaceutics and Biopharmaceutics*. **86**, 31–37.
69. Trivedi, J.S. and Wells, M.L. (2000). Solubilization using Cosolvent Approach, in Water-Insoluble Drug Formulation, (ed. R. Liu), Interpharm Press, Denver, pp. 141–168.
70. Wu, C.Y. and Benet, L.Z. (2005). Predicting drug disposition via application of BCS: transport/absorption/ elimination interplay and development of a biopharmaceutics drug disposition classification system. *Pharmaceutical Research*, **22**(1), 11–23.
71. Corcoran, T.E. (2006). Inhaled delivery of aerosolized cyclosporine. *Advanced Drug Delivery Reviews*, **58**(9–10), 1119–1127.
72. Trammer, B., Amann, A., Haltner-Ukomadu, E., *et al.* (2008). Comparative permeability and diffusion kinetics of cyclosporine A liposomes and propylene glycol solution from human lung tissue into human blood ex vivo. *European Journal of Pharmaceutics and Biopharmaceutics*, **70**(3), 758–764.
73. Burkart, G.J., Smaldone, G.C., Eldon, M.A., *et al.* (2003). Lung deposition and pharmacokinetics of cyclosporine after aerosolization in lung transplant patients. *Pharmaceutical Research*, **20**(2), 252–256.
74. Brewster, M.E. and Loftsson, T. (2007). Cyclodextrins as pharmaceutical solubilizers. *Advanced Drug Delivery Reviews*, **59**(7), 645–666.
75. Stella, V.J. and He, Q. (2008). Cyclodextrins. *Toxicologic Pathology*, **36**(1), 30–42.
76. Matilainen, L., Toropainen, T., Vihola, H., *et al.* (2008). In vitro toxicity and permeation of cyclodextrins in Calu-3 cells. *Journal of Controlled Release*, **126**(1), 10–16.
77. Marques, H.M.C., Hadgraft, J., Kellaway, I.W. and Taylor, G. (1991). Studies of cyclodextrin inclusion complexes. III. The pulmonary absorption of β-, DM-β- and HP-β-cyclodextrins in rabbits. *International Journal of Pharmaceutics*, **77**, 297–302.
78. Salem, L.B., Bosquillon, C., Dailey, L.A., *et al.* (2009). Sparing methylation of beta-cyclodextrin mitigates cytotoxicity and permeability induction in respiratory epithelial cell layers in vitro. *Journal of Controlled Release*, **136**(2), 110–116.

79. Mathia, N.R., Timoszyk, J., Stetsko, P.I., *et al.* (2002). Permeability characteristics of calu-3 human bronchial epithelial cells: in vitro–in vivo correlation to predict lung absorption in rats. *Journal of Drug Targeting*, **10**(1), 31–40.
80. Piel, G., Piette, M., Barillaro, V., *et al.* (2007). Study of the relationship between lipid binding properties of cyclodextrins and their effect on the integrity of liposomes. *International Journal of Pharmaceutics*, **338** (1–2), 35–42.
81. Evrard, B., Bertholet, P., Gueders, M., *et al.* (2004). Cyclodextrins as a potential carrier in drug nebulization. *Journal of Controlled Release*, **96**(3), 403–410.
82. Fishburn, C.S. (2008). The pharmacology of PEGylation: balancing PD with PK to generate novel therapeutics. *Journal of Pharmaceutical Sciences*, **97**(10), 4167–4183.
83. Pasut, G. and Veronese, F.M. (2009). PEG conjugates in clinical development or use as anticancer agents: an overview. *Advanced Drug Delivery Reviews*, **61**(13), 1177–1188.
84. Caliceti, P. and Veronese, F.M. (2003). Pharmacokinetic and biodistribution properties of poly(ethylene glycol)-protein conjugates. *Advanced Drug Delivery Reviews*, **55**(10), 1261–1277.
85. Sheth, P. and Myrdal, P.B. (2011). Excipients utilized for modifying pulmonary drug release, in *Controlled Pulmonary Drug Delivery*, (eds. H.D.C. Smyth and A.J. Hickey), Springer, New York, pp. 237–263.
86. Youn, Y.S., Kwon, M.J., Na, D.H., *et al.* (2008). Improved intrapulmonary delivery of site-specific PEGylated salmon calcitonin: optimization by PEG size selection. *Journal of Controlled Release*, **125**(1), 68–75.
87. Wattendorf, U. and Merkle, H.P. (2008). PEGylation as a tool for the biomedical engineering of surface modified microparticles. *Journal of Pharmaceutical Sciences*, **97**(11), 4655–4669.
88. Amoozgar, Z. and Yeo, Y. (2012). Recent advances in stealth coating of nanoparticle drug delivery systems. *Wiley Interdisciplinary Reviews. Nanomedicine and Nanobiotechnology*, **4**(2), 219–233.
89. Suk, J.S., Lai, S.K., Wang, Y.Y., *et al.* (2009). The penetration of fresh undiluted sputum expectorated by cystic fibrosis patients by non-adhesive polymer nanoparticles. *Biomaterials*, **30**(13), 2591–2597.
90. Klonne, D.R., Dodd, D.E., Losco, P.E., *et al.* (1989). Two-week aerosol inhalation study on polyethylene glycol (PEG) 3350 in F-344 rats. *Drug and Chemical Toxicology*, **12**(1), 39–48.
91. Junghanns, J.U. and Muller, R.H. (2008). Nanocrystal technology, drug delivery and clinical applications. *International Journal of Nanomedicine*, **3**(3), 295–309.
92. O'Riordan, T.G. (2002). Formulations and nebulizer performance. *Respiratory Care*, **47**(11), 1305–1312; discussion 1312–1303.
93. Weber, S., Zimmer, A. and Pardeike, J. (2013). Solid lipid nanoparticles (SLN) and nanostructured lipid carriers (NLC) for pulmonary application: a review of the state of the art. *European Journal of Pharmaceutics and Biopharmaceutics*. **86**, 7–22.
94. Groneberg, D.A., Witt, C., Wagner, U., *et al.* (2003). Fundamentals of pulmonary drug delivery. *Respiratory Medicine*, **97**(4), 382–387.
95. Sekiguchi, K. and Obi, N. (1961). Studies on absorption of eutectic mixtures. *I. A comparison of the behavior of eutectic mixture of sulfathiazole and that of ordinary sulfathiazole in man. Chemical and Pharmaceutical Bulletin*, **9**(11), 866–872.
96. Vasconcelos, T., Sarmento, B. and Costa, P. (2007). Solid dispersions as strategy to improve oral bioavailability of poor water soluble drugs. *Drug Discovery Today*, **12**(23–24), 1068–1075.
97. Chiou, W.L. and Riegelman, S. (1971). Pharmaceutical applications of solid dispersion systems. *Journal of Pharmaceutical Sciences*, **60**(9), 1281–1302.
98. Janssens, S. and Van den Mooter, G. (2009). Review: physical chemistry of solid dispersions. *The Journal of Pharmacy and Pharmacology*, **61**(12), 1571–1586.
99. Nanda, A.R., Rowling, C.E., Barker, N.P. and Sheen, P.-C. (2000). Immediate release solid dispersions for oral drug delivery, in *Water-Insoluble Drug Formulation*, (ed. R. Liu), Interpharm Press, Denver, pp. 493–523.

100. Freiwald, M., Valotis, A., Kirschbaum, A., *et al.* (2005). Monitoring the initial pulmonary absorption of two different beclomethasone dipropionate aerosols employing a human lung reperfusion model. *Respiratory Research*, **6**, 21.
101. Torchilin, V.P. (2007). Micellar nanocarriers: pharmaceutical perspectives. *Pharmaceutical Research*, **24**(1), 1–16.
102. Liu, R., Sadrzadeh, N. and Constantinides, P.P. (2000). Micellization and drug solubility enhancement, in *Water-insoluble Drug Formulation*, (ed. R. Liu), Interpharm Press: Denver, pp. 213–354.
103. Soo, P.L., Liu, J., Allen, C., *et al.* (2006). *Polymeric micelles for formulation of anticancer drugs*, in *Nanotechnology for Cancer Therapy*, (ed. M.M. Amiji), Floride, pp. 317–355.
104. Owen, S.C., Chan, D.P.Y. and Shoichet, M.S. (2012). Polymeric micelle stability. *Nano Today*, **7**(1), 53–65.
105. Kedar, U., Phutane, P., Shidhaye, S. and Kadam, V. (2010). Advances in polymeric micelles for drug delivery and tumor targeting. *Nanomedicine: Nanotechnology, Biology, and Medicine*, **6**(6), 714–729.
106. Lukyanov, A.N. and Torchilin, V.P. (2004). Micelles from lipid derivatives of water-soluble polymers as delivery systems for poorly soluble drugs. *Advanced Drug Delivery Reviews*, **56**(9), 1273–1289.
107. Granata, F., Nardicchi, V., Loffredo, S., *et al.* (2009). Secreted phospholipases A(2): A proinflammatory connection between macrophages and mast cells in the human lung. *Immunobiology*, **214**(9–10), 811–821.
108. Smola, M., Vandamme, T. and Sokolowski, A. (2008). Nanocarriers as pulmonary drug delivery systems to treat and to diagnose respiratory and non respiratory diseases. *International Journal of Nanomedicine*, **3**(1), 1–19.
109. Selvam, S. and Mishra, A.K. (2008). Disaggregation of amphotericin B by sodium deoxycholate micellar aggregates. *Journal of Photochemistry and Photobiology. B: Biology*, **93**(2), 66–70.
110. Jain, J.P. and Kumar, N. (2010). Development of amphotericin B loaded polymersomes based on (PEG)(3)-PLA co-polymers: factors affecting size and in vitro evaluation. *European Journal of Pharmaceutical Sciences*, **40**(5), 456–465.
111. Ruijgrok, E.J., Fens, M.H., Bakker-Woudenberg, I.A., *et al.* (2005). Nebulization of four commercially available amphotericin B formulations in persistently granulocytopenic rats with invasive pulmonary aspergillosis: evidence for long-term biological activity. *The Journal of Pharmacy and Pharmacology*, **57**(10), 1289–1295.
112. Koizumi, T., Kubo, K., Kaneki, T., *et al.* (1998). Pharmacokinetic evaluation of amphotericin B in lung tissue: lung lymph distribution after intravenous injection and airspace distribution after aerosolization and inhalation of amphotericin B. *Antimicrobial Agents and Chemotherapy*, **42**(7), 1597–1600.
113. Niki, Y., Bernard, E.M., Schmitt, H.J., *et al.* (1990). Pharmacokinetics of aerosol amphotericin B in rats. *Antimicrobial Agents and Chemotherapy*, **34**(1), 29–32.
114. Lowry, C.M., Marty, F.M., Vargas, S.O., *et al.* (2007). Safety of aerosolized liposomal versus deoxycholate amphotericin B formulations for prevention of invasive fungal infections following lung transplantation: a retrospective study. *Transplant Infectious Disease: An Official Journal of the Transplantation Society*, **9**(2), 121–125.
115. Ruijgrok, E.J., Vulto, A.G. and Van Etten, E.W. (2001). Efficacy of aerosolized amphotericin B desoxycholate and liposomal amphotericin B in the treatment of invasive pulmonary aspergillosis in severely immunocompromised rats. *The Journal of Antimicrobial Chemotherapy*, **48**(1), 89–95.
116. Burgess, B.L., Cavigiolio, G., Fannucchi, M.V., *et al.* (2010). A phospholipid-apolipoprotein A-I nanoparticle containing amphotericin B as a drug delivery platform with cell membrane protective properties. *International Journal of Pharmaceutics*, **399**(1–2), 148–155.
117. Sakagami, M., Kinoshita, W., Sakon, K., *et al.* (2002). Mucoadhesive beclomethasone microspheres for powder inhalation: their pharmacokinetics and pharmacodynamics evaluation. *Jour-*

nal of Controlled Release, **80**(1–3), 207–218.

118. Oberdorster, G. (2001). Pulmonary effects of inhaled ultrafine particles. *International Archives of Occupational and Environmental Health*, **74**(1), 1–8.
119. Pepic, I., Lovric, J. and Filipovic-Grcic, J. (2013). How do polymeric micelles cross epithelial barriers? *European Journal of Pharmaceutical Sciences*, **50**(1), 42–55.
120. Swaminathan, J. and Ehrhardt, C. (2011). Liposomes for pulmonary drug delivery, In *Controlled Pulmonary Drug Delivery*, (eds. H.D.C. Smyth and A.J. Hickey), Springer, New York, pp. 313–334.
121. Cipolla, D., Gonda, I. and Chan, H.K. (2013). Liposomal formulations for inhalation. *Therapeutic Delivery*, **4**(8), 1047–1072.
122. Kleemann, E., Schmehl, T., Gessler, T., *et al.* (2007). Iloprost-containing liposomes for aerosol application in pulmonary arterial hypertension: formulation aspects and stability. *Pharmaceutical Research*, **24**(2), 277–287.
123. Griese, M., Schams, A. and Lohmeier, K.P. (1998). Amphotericin B and pulmonary surfactant. *European Journal of Medical Research*, **3**(8), 383–386.
124. Ouyang, C., Choice, E., Holland, J., *et al.* (1995). Liposomal cyclosporine. Characterization of drug incorporation and interbilayer exchange. *Transplantation*, **60**(9), 999–1006.
125. Arppe, J., Vidgren, M. and Waldrep, J.C. (1998). Pulmonary pharmacokinetics of cyclosporin A liposomes. *International Journal of Pharmaceutics*, **161**(2), 205–214.
126. Gilbert, B.E., Knight, C., Alvarez, F.G., *et al.* (1997). Tolerance of volunteers to cyclosporine A-dilauroylphosphatidylcholine liposome aerosol. *American Journal of Respiratory and Critical Care Medicine*, **156**(6), 1789–1793.
127. Muller, R.H., Mader, K. and Gohla, S. (2000). Solid lipid nanoparticles (SLN) for controlled drug delivery – a review of the state of the art. *European Journal of Pharmaceutics and Biopharmaceutics*, **50**(1), 161–177.
128. Bunjes, H. (2010). Lipid nanoparticles for the delivery of poorly water-soluble drugs. *The Journal of Pharmacy and Pharmacology*, **62**(11), 1637–1645.
129. Muller, R.H., Petersen, R.D., Hommoss, A. and Pardeike, J. (2007). Nanostructured lipid carriers (NLC) in cosmetic dermal products. *Advanced Drug Delivery Reviews*, **59**(6), 522–530.
130. Mehnert, W. and Mader, K. (2001). Solid lipid nanoparticles: production, characterization and applications. *Advanced Drug Delivery Reviews*, **47**(2–3), 165–196.
131. Souto, E.B. and Müller, R.H. (2010). Lipid nanoparticles: effect on bioavailability and pharmacokinetic changes, in *Drug Delivery*, (ed. M. Schäfer-Korting), Springer, Berlin Heidelberg, pp. 115–141.
132. Müller, R.H. and Olbrich, C. (1999). Solid lipid nanoparticles: phagocytic uptake, in vitro cytotoxicity and in vivo biodegradation 1st communication. *Pharm Ind*, **61**, 462–467.
133. Bocca, C., Caputo, O., Cavalli, R., *et al.* (1998). Phagocytic uptake of fluorescent stealth and non-stealth solid lipid nanoparticles. *International Journal of Pharmaceutics*, **175**, 185–193.
134. Nassimi, M., Schleh, C., Lauenstein, H.D., *et al.* (2010). A toxicological evaluation of inhaled solid lipid nanoparticles used as a potential drug delivery system for the lung. *European Journal of Pharmaceutics and Biopharmaceutics*, **75**(2), 107–116.
135. Videira, M.A., Gano, L., Santos, C., *et al.* (2006). Lymphatic uptake of lipid nanoparticles following endotracheal administration. *Journal of Microencapsulation*, **23**(8), 855–862.
136. BCS. (2014 January 9). Available from: http://166.78.14.201/tsrlinc.com/services/bcs/results.cfm.

第 **6** 章

用于肺部药物递送的脂质微载体和纳米载体的研究进展

Yahya Rahimpour, Hamed Hamishehkar, Ali Nokhodchi

缩略语

9NC	9-硝基喜树碱
AmB	两性霉素 B.
API	活性药物成分
CsA	环孢素 A
DPI	吸入粉雾剂
DPPC	二棕榈酰磷脂酰胆碱
EPI	表柔比星
FPF	微细颗粒比例
GSD	几何标准偏差
INH	异烟肼
MBC	最低灭菌浓度
MIC	最低抑菌浓度
MMAD	质量中值空气动力学粒径
NLC	纳米结构脂质载体
OPM	邻-棕榈酰甘露聚糖
PG	丙二醇
pMDI	压力定量吸入气雾剂
rSLPI	重组分泌性白细胞蛋白酶抑制剂

SLM	固体脂质微粒
SLN	固体脂质纳米颗粒
SLP	固体脂质颗粒
TP5	胸腺五肽

6.1 引言

采用胶体系统递送药物多年来引起了人们的极大兴趣[1]。载体是能够成功靶向给药所需的最重要的实体之一(图 6.1)[2]。最近,许多试验研究集中于较小粒径范围载体研究,特别是纳米颗粒系统。人们感兴趣的原因是多方面的,包括纳米颗粒具有抵抗和(或)克服活性药物成分(API)的不良物理化学性质(例如水溶性差)[3]、增加细胞摄取[4]、延长药物释放[5]、靶向特异性细胞[6]和保护药物免于早期降解(如酶促蛋白水解)[7]的能力。载体也可以通过许多不同的途径给药,包括:口服、注射、透皮、眼内或肺部吸入。

人们越来越需要新的药物递送系统来增强难溶性的药物 (在药物开发中普遍存在)的溶解度,以提高其生物利用度。还需要设计用于降低肽和蛋白质的不稳定性和副作用的载体。

通过雾化递送药物至肺部的治疗方法目前正在进行广泛研究,以期成为治疗或诊断药物无创全身递送的常用替代方法[8]。考虑到肺部给药制剂中含有颗粒状药物载体,例如脂质体和基于脂质的微粒和纳米颗粒等载体,能够显示出治疗呼吸系统疾病的各种优点[9]。图 6.2 总结了脂质颗粒结构[10]。这种脂质载体可以设计成可生物降解的并且通常含有大范围的明确和(或)耐受的表面活性剂分子[11,12]。在过去的 15~20 年中,因

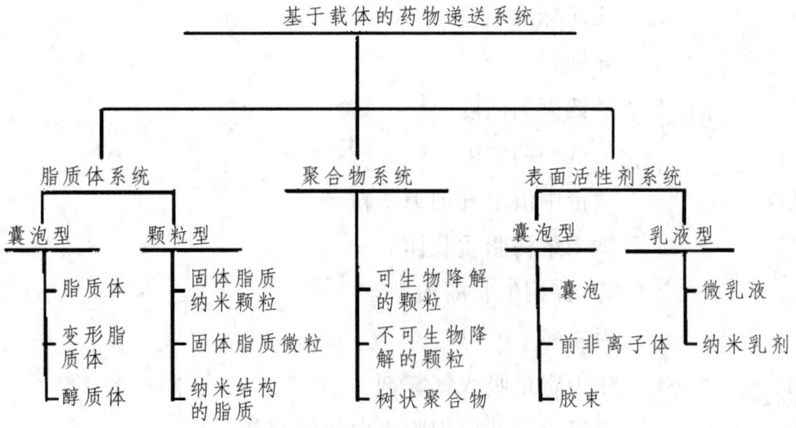

图 6.1 胶体药物递送的载体。

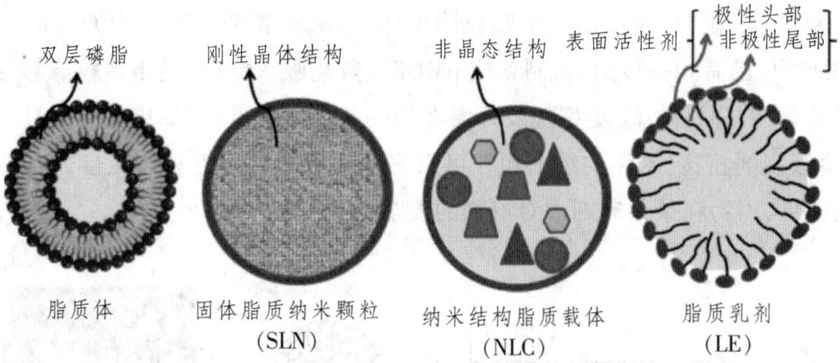

图 6.2　所述的脂质纳米粒子结构，包括脂质体、固体脂质纳米颗粒粒（SLN）、纳米结构脂质载体(NLC)和脂质乳剂(LE)。Adapted from reference[10](请参见彩色插页)

为各种原因,脂质体颗粒被用于各种药物中,包括亲水和亲脂分子以及蛋白质和肽,但只有少数制剂被批准用于临床应用。上市的第一种脂质体产品(20 世纪 80 年代末)是合成肺表面活性剂 Alveofact®,用于肺部滴注治疗呼吸窘迫综合征[13]。本章的目的是综述这种脂质载体作为肺部给药系统应用的最新进展。

6.2　肺部给药

经肺部途径给药与胃肠道/肝脏给药相比具有许多优点，包括可用于药物吸收的表面积大(约 $100m^2$),上皮屏障的厚度低,药物容易进入丰富的血管系统,避免肝脏首过代谢和相对低的酶活性。因此,这些特征促使药物在气道系统中快速吸收并达到最大浓度,同时使全身暴露和相关毒性最小化[8,14-17]。这在第 1 章中进行了全面讨论。药物在肺部的沉积主要受其空气动力学粒径控制，空气动力学粒径为 1~5μm 的颗粒倾向于沉积在肺的外周气道[18,19]。

如第 4 章所述,吸入给药装置分为三大类,包括压力定量吸入气雾剂(pMDI)、吸入粉雾剂(DPI)和雾化吸入溶液[20]。这些系统可包含纳米结构颗粒,例如脂质体、微囊、微乳液和纳米乳液、自乳化药物递送系统,或固体脂质微粒和纳米颗粒。这些结构为药物递送提供了有力的基础,因为与常规肺部给药系统相比,气道中颗粒滞留的可能性提供了提高药物保护以及更好的生物利用度的可能[13]。纳米粒子还可以通过增加停留时间来提高药物的肺部功效,这是因为黏膜纤毛清除率降低(第 1 章)[21]并增强对黏膜表面的黏附性[22,23]。如果采用 DPI 递送,纳米颗粒团聚体(由于容纳空气)相对于相同尺寸的单个颗粒具有较低的密度，导致总体上较小的质量中值空气动力学粒径(MMAD),从而改善了雾化效率。此外,较低的密度增强了粉末流动性,因此粉末处理能力更简单[24]。对于 DPI 处方,药物纳米颗粒通常与其他载体材料混合形成“特洛伊”或“草莓样”颗粒，或控制纳米颗粒团聚体，以减少颗粒间吸引力并提高 DPI 性能（图 6.3）[25-28]。已有相关报道，若制备成 pMDI 或雾化吸入制剂，纳米颗粒能够提供更好的剂量均匀性、递送效率，更好地发挥潜在的一些临床优点（例如更低的剂量要求）。此外，与溶液制剂相比，悬浮的纳米颗粒可以将任何可能的毒性和刺激性或其他体内干扰降至最低，因为在最终制剂中对溶剂的要求低[29]。

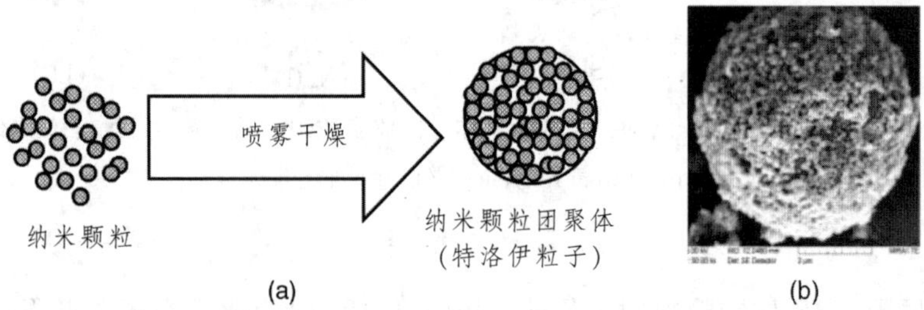

图 6.3 特洛伊粒子（a）示意图和（b）特洛伊混合超顺磁性氧化铁负载微粒的 SEM 照片。（Source: Adapted from[28], with permission from Elsevier）

6.3 脂质体肺部递送

脂质体是球形囊泡，其具有磷脂和胆固醇双层组成的膜。脂质体是简单的微观囊泡，其中水性体积完全被脂质分子组成的双层“膜”包围[30]。通常，脂质体根据其大小和层状（双层的数量）分为三种类型：①小单层（SUV）或寡层囊泡（OLV）；②大单层囊泡（LUV）；③多层囊泡（MLV）[31]。在过去的二十年中，已经研发并生产了以脂质体作为载体并通过肺部向局部和全身递送药物的制剂[32]，将脂质体包裹药物的主要优点之一是脂质体与肺表面活性剂具有化学相似性（第 1 章），这可能避免局部刺激并减少毒性[33,34]。此外，这种方法可以实现药物在肺部的持续释放，从而维持药物治疗水平，并且可以促进向细胞内（主要是肺泡巨噬细胞）递送[34]。由于其将药物包封在脂质体的相应区域内，可以起到稳定药物的作用[35,36]。尽管脂质体具有这些独特的优点，但其也存在缺点，例如制造成本高，药物包封效率低，脂质可被水解或氧化降解，导致在储存和雾化期间稳定性低[11,32,37]。

6.4 脂质体雾化溶液

将脂质体制剂递送至肺部的最常见方法是通过雾化器。环孢素 A（CsA）是一种临床上用于预防肺移植受者的器官排斥反应的药物。Trammer 等研究了环孢素在丙二醇溶液（CsA-PG）和脂质体制剂（L-CsA）中，对培养细胞层（包含 Calu-3 细胞）的渗透性和扩散动力学的比较，通过半体内试验研究了 CsA 从人肺组织到人体的吸收过程[38]。当应用 CsA-PG 制剂时,细胞层对 CsA 的渗透性是脂质体混悬剂的两倍。与 L-CsA 相比,CsA-PG 制剂的吸收速率和药物转移到人血液中的量高约 1.6 倍。因此,体外和半体内模型系统均证明,与 CsA-PG 相比,L-CsA 产生 CsA 的释放时间更长和组织保留更有利。在另一项研究中,使用 PARI eFlow 吸入器(雾化器装置)在 12 个稳定的肺移植受者中使用剂量为 10mg 和 20mg 的 L-CsA 溶液,并通过使用 γ 闪烁显像研究药物沉积。这两种剂量吸入后均产生了合适的肺和外周气道沉积(对于 10mg 剂量沉积更高),这些结果证明了其具有良好的耐受性,并且仅引起肺功能参数的轻微变化,但统计学上有显著的变化[39]。

具有抗癌特性的植物生物碱——9-硝基喜树碱(9NC)被脂质体包埋并通过肺和静脉注射(IV)途径递送给小鼠[40]。静脉注射后 9NC 脂质体对肺的靶向效率仅为 0.14,而相同脂质体制剂雾化至肺部后为 2.02。此外,脂质体雾化引起的肺损伤较药物溶液引起的肺损伤小。这些结果表明,气管内滴注脂质体制剂可导致肺中药物积累,其他组织分布减少。换句话说,包埋在脂质体内的药物的递送改善了药物的生物利用度,并减少了副作用。Koshkina 等使用两种不同的实验性肺转移模型研究了脂质体 9NC 气雾剂治疗的疗效[41]。与未处理的对照组小鼠相比,在给予脂质体 9NC 气溶胶后,肺重量和肿瘤灶数量显著减少,得到的可见肿瘤结节越来越少。还研究了脂质体 9NC 在裸鼠皮下移植癌、人骨肉瘤肺转移瘤和小鼠黑色素瘤中的抗癌活性[42]。发现所有肿瘤生长都受到极大抑制,并且在治疗数周后消失。雾化脂质体 9NC 在呼吸道中的沉积位点快速有效地吸收,这带来了更优的治疗效果,因为使用的药物浓度是使用其他给药途径(口服和肌内注射)的 2%~10%。对狗和小鼠的毒性研究中,给予同样剂量范围的脂质体气溶胶,没有观察到显著的毒性作用[42]。

使用鼠肾癌肺转移模型[43],将紫杉醇负载到二月桂酰磷脂酰胆碱脂质体中,并通过使用同样剂量的雾化制剂与注射制剂比较达到的效果。当小鼠每周 3 天吸入药物 30 分钟时,观察到肺重量显著减少并且肺表面上可见肿瘤灶数量减少。吸入脂质体紫杉醇也导致接种 Renca 细胞的小鼠存活时间延长[43]。Latimer 等配制的可吸入脂质体系统包括紫杉醇和维生素 E 的类似物，提高抗肿瘤效力并使与紫杉醇相关的毒性特征最小化[44]。与对照组(无治疗)和个体治疗组(单独的紫杉醇或维生素 E 类似物)相比肺和淋巴结明显减少,在联合治疗后发现具有更好的抗肿瘤的微转移结果。

在一项 I 期临床研究中,对 18 名患有原发性或转移性肺癌的患者中进行的顺铂持续释放脂质吸入剂量递增研究,每天两次[45]。药物的雾化脂质体制剂耐受性良好,安全性数据显示在最大给药剂量下没有剂量限制性毒性,如血毒性、耳毒性、神经毒性或肾毒性。

使用雾化脂质体两性霉素 B(一种有效的抗真菌剂)治疗肺曲霉菌病的疗效与使用市售制剂(Fungizone)[46]的疗效进行了比较。就药物的质量递送而言,发现 Fungizone

比脂质体制剂的雾化效率低,但两种产品的两性霉素 B 的气溶胶浓度仍然相似。两种两性霉素 B 气溶胶都具有高度可吸入性，并且在肺组织中产生足够浓度的药物而不会引起高度全身暴露[46]。在严重免疫抑制的侵袭性肺曲霉菌病大鼠中研究了水溶液和脂质体两性霉素 B 的气溶胶递送对肺表面活性剂功能的影响[47]。研究发现脂质体制剂对表面活性剂的表面活性没有负面影响，而两性霉素 B 脱氧胆酸盐存在剂量依赖性的抑制表面活性剂的负面作用。与安慰剂治疗的动物相比，雾化脂质体制剂延长了存活期。邻-棕榈酰甘露聚糖(OPM)和邻-棕榈酰淋布(OPP)是肺泡巨噬细胞的特异性配体，因此可用于修饰脂质体,从而提高肺靶向效率。Vyas 等制备了 OPM-和 OPP-标记的负载 AmB 的脂质体,并评估了它们与负载 AmB 的脂质体和普通药物相比的肺部递送效率[48]。与脂质体的气溶胶或普通药物溶液相比,配体锚定的脂质体气溶胶可以产生更高的肺部药物浓度。与其他普通药物溶液的气溶胶相比,6 小时后计算的药物定位指数分别为传统脂质体、OPM 和 OPP 包覆脂质体气溶胶的 1.42 倍、4.47 倍和 4.16 倍[48]。在同一研究人员进行的类似研究中，利福平被用于治疗巨噬细胞内的耻垢分枝杆菌[49]。使用普通药物气溶胶后分枝杆菌的存活率为 45.7%,而在其他制剂例如负载利福平的脂质体气溶胶和配体锚定气溶胶的情况下,该值分别为 31.6%和 7%~11%。在另一项研究中,对含有利福平的脂质体在体外进行了制备和表征[50],所有制剂在雾化期间显示出良好的稳定性并且能够保留超过 65%的药物。载药脂质体能够到达大鼠的下呼吸道,并抑制受感染巨噬细胞中鸟分枝杆菌复合物的生长。

伽马闪烁扫描(第 2 章)提供了一种精准的方法来评估肺部吸入颗粒的沉积和清除。可用于评估标示剂量为 120mg、放射性标记的脂质体在健康男性志愿者中雾化 20 分钟后的肺部沉积、安全性和清除率[51]。吸入阿米卡星脂质体可延长药物在受试者肺部的滞留,并且在实验室数据、生命体征或心电图中没有发现临床上显著的变化。此外,没有关于包括咳嗽或支气管痉挛在内的不良事件的报道。

异烟肼(INH)是一种抗结核药物,被包裹在由二棕榈酰磷脂酰胆碱(DPPC)(肺部表面活性剂和外源性表面活性剂最丰富的脂质)制成的脂质体中,已被评估用于体外肺泡沉积、抗分枝杆菌活性、生物相容性和肺表面活性剂作用[52]。使用喷射雾化器雾化 1 分钟后,发现肺泡中药物沉积的百分比为 25%~27%。INH 从脂质体中可持续释放超过 24 小时。该制剂生物相容性良好,具有合适的抗分枝杆菌活性和体外雾化行为。

6.5 脂质体吸入粉雾剂

雾化室中较高的温度与长期雾化循环会促进不耐热材料的降解,这可能会限制雾化脂质体包埋药物的广泛应用[32,53]。脂质体 DPI 药物为肺部给药提供了许多优势,主要包括:可控的药物递送、递送效率的改善、局部和全身毒性的降低、均匀的肺部药物沉积、药物保护、提供无抛射剂型产品、患者依从性良好、高剂量携带能力和专利保护[36]。为了获得这些列出的优势并克服与雾化器使用相关的一些困难,采用不同的技术开发DPI的脂质体制剂。采用的技术包括:研磨冻干、喷雾干燥、喷雾冷冻干燥和超临界流体技术。细颗粒和粗颗粒载体、润滑剂和抗黏附剂是一些推荐的赋形剂,可以与最终的脂质体DPI混合,以改善最终制剂的雾化性能[32,54]。布地奈德和富马酸酮替芬的脂质体DPI制剂是用饱和卵磷脂酰胆碱和胆固醇制成的具有理想的肺部递送粒径(<5μm)[55,56],两种药物均产生超过20%的可吸入部分,表明该制剂适用于在整个支气管分支中递送API。同样,科学家还通过监测支气管肺泡灌洗液和肺组织中的药物水平来评估脂质体布地奈德的肺部分布[57]。在气管内给予脂质体后,在肺组织中发现的累积药物水平比使用普通药物获得的累积药物水平高至少1.66倍。在脂质体和纯药物制剂的肺匀浆中达到最大药物浓度的时间分别为9~12小时和3小时。这些结果表明,脂质体DPI可以在肺中长时间提供所需的药物水平,从而使用更低的剂量和更低的治疗成本来改善药物的治疗指数。

喷雾冷冻干燥的装载胰岛素的脂质体DPI具有降低糖尿病大鼠血糖的能力[58],可以达到38%的相对生物利用度,降血糖作用明显(低血糖水平和持久时间)。另一种蛋白质,重组分泌性白细胞蛋白酶抑制剂(rSLPI)用于向肺部递送,辅助治疗肺部炎症。然而,其从肺部的快速清除和肺蛋白酶(组织蛋白酶L)的失活限制了其临床功效。Gibbons等配制了rSLPI的脂质体DPI,以保护rSLPI免受酶促降解,并在长期储存时提高了蛋白质的稳定性[59]。不同气流研磨和混合的脂质体rSLPI粉末与不同比例的甘露醇的混合使得最大递送剂量达到38%,同时微细粒子比例(FPF)为60%(使用Andersen级联撞击器在体外计算)。与在相同条件下水性脂质分散体中相比,DPI-脂质体制剂显示出更好的针对组织蛋白酶L诱导的rSLPI失活的保护功能,并且储存更稳定。

尽管脂质体被公认为是最重要的一类的脂质颗粒,用于靶向递送药物,但是使用磷脂之外的脂质组分的替代方法也需要考虑。使用这种新型载体可以更好地控制药物释放和药物包埋效率。与许多其他药物递送系统相比,固体脂质微粒(SLM)、固体脂质纳米颗粒(SLN)和纳米结构脂质载体(NLC)最近才被开发出来,但它们也具有潜在的吸引力,因为主要成分中包括天然材料。此外,这种处方具有可以按比例放大并且不涉及使用有机溶剂制备的优势。另外,这些单元的疏水核心为疏水性药物的包埋提供了合适的环境。这是很重要的,因为大约40%的新开发药物是疏水性的[60,61]。

6.6 肺部给药的固体脂质微粒(SLM)

SLM被认为具有许多药物应用的潜力,而不仅是用于吸入给药[62-64]。这些颗粒具有各种可实用的优点，包括：物理化学稳定性、以相对较低的生产成本进行大规模生产以及高载药量[65-68]。SLM 可以配制成脂质基质并用于加入亲脂性和亲水性药物，并且它们还允许延长局部药物释放。SLM 可以与载体（如乳糖或甘露醇）混合制成 DPI，而 SLM 水分散体可用于雾化[67]。这种颗粒可以由已知代谢途径的生物相容性和生物可降解材料制成，从而使它们更容易被生命系统接受[68]。例如，已经使用山嵛酸甘油酯和泊洛沙姆分别作为亲脂性成分和乳化剂生产 SLM，并且研究了这些无毒载体用于肺部递送的适用性[69]。通过支气管肺泡灌洗进行细胞学分析，测定气管内滴注安慰剂或 SLM 分散体后出现的多形核中性粒细胞和巨噬细胞的百分比。单次滴注 0.5%和 2.5%（w/w）的 SLM 不会在大鼠中引起显著的气道炎症，并且两种剂量都可以被下呼吸道耐受。然而仍需要进行多次或长期 SLM 给药的进一步研究，以确定这种载体是否适用于肺部给药。

通过无溶剂乳化技术生产了含有布地奈德的 SLM，并在形态、热性质、控释曲线和气溶胶性能方面进行了研究[62]，与使用相似粒径的无定型和结晶布地奈德粉末进行了比较。与结晶（29.5%）和无定型布地奈德（27.3%）相比，SLM 产生较低的 FPF 值 [(21.1±0.6)%]。这种差异归因于药物的不规则颗粒形态增强了其雾化以及 SLM 在相对低温下的固有相变。

载有布地奈德的 SLM，其由生物相容性赋形剂组成，包含氢化大豆卵磷脂和胆固醇，并通过喷雾干燥（用于通过 DPI 递送肺部药物）制备[68]。使用多级液体撞击器对 SLM 与普米克（由阿斯利康生产的商业布地奈德 DPI 制剂）的雾化性能进行比较，结果表明 SLM 具有高效的沉积。

SLM 也被用来负载沙丁胺醇的类似物[70]。为了增加该分子的亲脂性，从沙丁胺醇合成的缩丙酮沙丁胺醇，通过热乳液技术进行高剪切均化，成功地加载到 SLM 中。使用试验设计方法优化 SLM 的大小以用于肺部给药。尽管尚未确定开发的 SLM 的雾化能力，但研究者声称，根据体外药物溶出度研究，该系统适用于肺部缓释药物的释放。

含有槲皮素作为 API 的 SLM，使用三硬脂酸甘油酯作为脂质成分，磷脂酰胆碱作为乳化剂[64]。利用在气-液界面下生长的 Calu-3 腺癌细胞组成的单细胞层，研究该制剂的物理化学特征以及气溶胶性能。在整个 Calu-3 单细胞层中未检测到微粉化槲皮素的转运，而在从 SLM 释放药物后，在受体中发现约 22%的 API。结果表明，槲皮素与 SLM 结合后，由于包封的活性物质与细胞之间的接触面增强，提高了 API 的有效性，从而降低了槲皮素的降解。

有研究报道了利福平、异烟肼和吡嗪酰胺的雾化固体脂质颗粒（SLP）对试验性肺结核的化疗作用。雾化后粒度为 1.1~2.1μm 的 SLP 证明了适用于支气管肺泡给药。将药物加载的 SLP 单次雾化至豚鼠后，治疗药物浓度可在器官（肺、脾和肝脏）中维持长达 7 天，在血浆中维持 5 天，而相同浓度的游离药物仅能维持 1~2 天。与口服、静脉注射或雾化递送游离药物相比,有些药物作为SLP制剂给药时,血浆平均停留时间分别延长了8、21和21倍[71]。在向受感染的豚鼠雾化递送7个剂量的载药SLP后,在肺/脾中未检测到结核杆菌,而口服药物需要46个剂量后才能实现相同的治疗效果。对接受载药或空载SLP的动物的生化肝毒性研究表明,血清胆红素和肝功能试验没有改变(后者涉及谷丙转氨酶和碱性磷酸酶测量)。这些研究表明,基于SLP的抗结核药物的雾化,形成了改善药物生物利用度和减少给药频率的良好基础,这有助于更好地治疗肺结核[71]。

鉴于SLM的优点和加入API后体外持续释放的能力,可合理地认为这种颗粒是适用于肺部给药的药物载体系统。但是到目前为止还没有在体内对肺部给药的SLM进行药物释放研究。即使可以将有效高载药量的药物包埋在SLM内,仍然需要很多工作来研究配制这种SLM的合适的赋形剂,以制备得到合适雾化性能的吸入粉末。

6.7 固体脂质纳米颗粒在肺部给药中的应用

1991年,SLN作为一种有益的无毒纳米载体药物出现,具有脂质体和乳剂相结合的优点[67]。它们由固体脂质(即在室温和体温下为固体的脂质)组成,并通过表面活性剂稳定[72]。SLN与脂质体和SLP具有一些共同的优点,例如:生物相容性和生物降解性(当由耐受性良好的赋形剂组成时)、大规模生产的可能性[73]以及可为加入的药物提供稳定性,也可以调节API释放的灵活性[74]。SLN的内在物理化学特征包括生物黏附性与SLN提供的亲脂环境相结合。如果SLN小于260nm[75],这样的颗粒也可能逃脱巨噬细胞清除,如果它们小于500nm,便可促进肺部深处的沉积[76],提供延长SLN在肺部停留的方法,从而增加药物的治疗效果[71,77,78]。因为具有这些性质,SLN被用来研究通过吸入药物治疗肺病。

许多药物可通过SLN递送,例如表柔比星(EPI)、胸腺五肽(TP5)、伊曲康唑(ITZ)、紫杉醇、胰岛素、干扰素-α和通过肺部途径给药的siRNA[79-85]。例如,使用反胶束-双乳液法制备了由胆酸钠和大豆磷脂酰胆碱混合胶束和胰岛素的SLN,用于肺部递送[83]。胰岛素的可吸入部分、包封效率和雾化效率分别为82.1%、96.5%和63.3%,并且在雾化期间产生的SLN是稳定的。通过检测雄性斯普拉格·道利大鼠的血糖水平来评估SLN的在体内雾化递送。在肺部给予20IU/kg胰岛素-SLN后,胰岛素水平增加至约170IU/mL,持续4小时,空腹血糖水平降至39%[83]。使用皮下注射作为参考,获得24%的药理学生物利用度,相对生物利用度为22%。这些结果表明,SLN可用作肺部胰岛素递送的潜在载体,起到延长降血糖时间的作用,并保持体外和体内稳定性[83]。

有研究制备了以初级分散和再分散的冻干颗粒形式的阿米卡星的SLN,并评估了阿米卡星-SLN对铜绿假单胞菌的最小抑制/杀菌浓度(MIC/MBC)[86]。释放曲线表明,与游离药物相比，阿米卡星-SLN 对于初级 SLN 分散体和再分散的冻干颗粒的 MIC 和 MBC 约低两倍。这种效应归因于 SLN 的较小粒经和亲脂性质，其增加了药物通过膜进入细菌细胞的数量。

EPI 负载固体脂质纳米粒子(EPI-SLN)的吸入递送被认为是治疗肺癌的可行方法[79]。包埋在平均直径为 223.7nm 的 SLN 中的 EPI 在雾化过程中保持稳定，并且获得 78.5%的可吸入部分。在大鼠中进行的体内药代动力学研究表明，吸入 EPI-SLN 后获得的肺部药物浓度远高于血浆中的药物浓度[79]。此外，吸入 EPI-SLN 后，在肺部达到的药物浓度远高于使用 EPI 溶液获得的药物浓度。空白 SLN 对照颗粒对 A549 肺泡上皮细胞没有显示出明显的毒性，此外，还发现 EPI-SLN 的细胞毒性高于使用 EPI 溶液所达到的细胞毒性[79]。

有很多研究对 SLN 进行了修饰，以减少细胞靶向的一些障碍，并且还提高了包封药物的生物利用度和稳定性。例如，使用基于甘露聚糖的 PE-接枝配体的聚乙二醇化阳离子 SLN 可以修饰 SLN 的表面性质，并改善包封药物的细胞靶向性[16]。这种甘露聚糖修饰的 SLN-DNA 复合物（Man-SLN-DNA）已用于研究体外靶向小鼠巨噬细胞系(RAW 264.7 细胞)，并影响向大鼠的肺部递送[16]。这些配体锚定的阳离子 SLN 能通过离子相互作用使表面与 DNA 直接作用，并介导对肺泡巨噬细胞的位点特异性基因转染。与未修饰的 SLN-DNA 和 Lipofectamine 2000-DNA 复合物相比，Man-SLN-DNA 在体内表现出高基因表达。与未修饰的 SLN-DNA 相比，这些颗粒也表现出较低的细胞毒性。结果表明，Man-SLN-DNA 有可能主动靶向肺泡巨噬细胞，并有将基因传递到肺部的潜力[16]。

Rudolph 等进行了 SLN 用于二聚体 HIV-1 TAT 肽(TAT2)基因递送的可行性研究[87]。DNA 质粒通过 TAT2、聚-L-精氨酸或突变体 TAT2-M1 与预压缩 DNA 或不预压缩 DNA 两种 SLN 复合，通过转染支气管上皮细胞和在气管内滴注分别对小鼠肺进行体外和体内评估基因表达。将结果与聚乙烯亚胺复合的 DNA 作为阳性对照进行比较。与突变株 TAT2-M1 相比，将 TAT2 与 SLN 基因载体结合诱导了高达 100 倍的基因表达的序列依赖性增加，并且在体外获得了比 PEI 高 4~8 倍的表达。喷射雾化的 TAT2-SLN 基因载体在体内的应用使 SLN 基因表达增强，同时伴有 DNA 降解。然而，当使用振动网原理操作的创新雾化装置时，未观察到 DNA 降解。因此，将 TAT2 加入 SLN 基因载体可以优化体外基因转移，并且使用温和的雾化技术可避免 DNA 降解[88]。

淋巴引流通过转移的发展与肺癌的扩散有关，但它也对呼吸系统中颗粒的吸收起关键作用。对 ^{99m}Tc 放射性标记的吸入 SLN 的生物分布的研究，发现吸入后颗粒显著摄入淋巴管中[87]。在腋窝、主动脉周围和腹股沟淋巴结中观察到 ^{99m}Tc 的高分布率，表明肺部递送的 SLN 对淋巴闪烁扫描或治疗有效。

最近，纳米颗粒已经研究与微粒结合以进行肺部递送[20,89]。这些混合微粒可以通过将纳米颗粒与填充剂(如甘露醇)共喷雾干燥来制备。一旦它们与呼吸系统的水性环境接触,所获得的微粒立即解离成SLN,从而发挥SLN的优点。此外,SLN应易于从最初雾化的微粒中恢复,而不会对其特性或药物释放行为产生任何必要的改变。例如,通过将TP5负载的SLN与甘露醇共同喷雾干燥而制成的SLN[80],获得的球形和中空微粒的尺寸为4.1±0.1μm,可以达到高雾化效率递送[可吸入部分为(51.1±1.2)%,递送剂量为(98.0±1.2)%]。与静脉注射或肺内滴注TP5溶液相比,在肺内给予微粒和SLN分散液后,显示TP5的生物利用度和治疗功效显著改善。之前还开发了另一种DPI处方,由嵌入甘露醇中的ITZ纳米颗粒组成,用于递送到肺部深处[90]。与最初的混悬型处方相比,该处方显示出更好的流动性[后者范围为(46.2±0.5)%至(63.2±1.7)%]和改进的FPF[FPF为(23.1±0.3)%]。与原始ITZ和基于ITZ微粒的DPI(当溶解度<10ng/mL时)相比较,基于ITZ纳米粒子的DPI也显著提高了ITZ的溶解度(从58±2ng/mL到96±1ng/mL)。

显而易见的是,在肺部药物递送中使用SLN进行给药有许多优点,但是也存在与其使用相关的一些问题,包括药物可能会突然释放从而限制SLN的应用。

6.8 纳米结构脂质载体(NLC)用于肺部给药

NLC是第二代SLN,最初由Müller等使用高压均质化工艺开发[91]。该方法可以适用于产生固体含量为30%~80%的脂质颗粒分散体,所得NLC通常在100~500nm的范围内(取决于生产参数)。通过控制液体油与固体脂质的混合来制造颗粒,导致在基质内形成特殊的纳米结构[92]。该脂质基质具有无定型结构或不完美的晶体,允许药物以分子形式和聚集体在晶格缺陷处载药。由于避免了基质内的晶体结构,NLC显示出改进的药物承载策略和较不明显的药物释放[60,91]。与SLN相比,NLC具有许多优点,同时也减少了后者的潜在缺点,包括:有限的载药能力和储存期间的药物释放[93]。迄今为止,NLC的研究主要是因为它们可能用于局部或口服给药,很少关注肺部给药。最近有人提出NLC可能提供一种有效的方法,通过气道递送抗真菌剂、抗炎剂和抗癌剂以及治疗性蛋白质和肽[6,60,61,94]。ITZ加载到NLC中,处方的高包封率(约99%)在6个月内保持不变,无论在冷藏或室温下储存均未发现颗粒生长[95]。使用喷射流或超声雾化器雾化负载ITZ的NLC,对粒子基质中的ITZ的粒度或包封效率没有影响。这些观察结果形成了肺部应用剂型的先决条件。

多功能NLC已被开发用于吸入制剂,旨在将抗癌药物和siRNA直接有效地输送到肺部[96]。包含NLC的制剂包括:靶向MRP1 mRNA的siRNA作为抗泵药的抑制剂,靶向BCL2 mRNA的siRNA作为非泵细胞阻力的抑制剂,抗癌药物(多柔比星或紫杉醇)和黄体激素释放激素的改良合成类似物,作为在肺癌细胞的质膜中过表达的受体特异性的靶向部分。针对人肺癌细胞和人肺癌的小鼠正交各向异性模型测试了 NLC 制剂。在单次吸入或静脉注射后 24 小时,使用动物成像系统测定用 Cy5(Cyanine 染色)标记的非靶向 NLC 在器官内的分布。结果显示,与静脉注射相比,吸入递送显著增加了非靶向 NLC 在肺部暴露, 而同一系统在其他器官中的积累有限。大部分药物(83%)通过吸入直接输送到肺部,这比静脉注射相同纳米颗粒(23%)高 3.5 倍以上。结果还表明抑制泵和非泵阻力显著提高了化疗药物的抗癌活性,并导致有效的细胞死亡诱导、癌细胞的杀伤、肺肿瘤生长的消退或肿瘤几乎完全消失。因此,NLC 不仅可以有效抑制肿瘤生长,降低肺癌细胞的耐药性,还可以限制治疗对健康器官的副作用[96]。

Patlolla 等研究了在 Balb/c 小鼠中通过雾化将塞来昔布-NLC 用于肺部给药的可行性[78]。据报道,塞来昔布-NLC 的包封率和粒径分别为>90%和 217nm。与雾化塞来昔布溶液相比,NLC 制剂雾化后肺部的 AUC 要高四倍。塞来昔布-NLC 的全身清除率比塞来昔布溶液(20.03L/h)相比慢约 21.5 倍,时间更慢(0.93L/h),从而改善了药物的肺部生物利用度(如果结果可以延伸到人体),从而使患者减少给药间隔[78]。在另一项工作中, 研究了雾化塞来昔布负载 NLC 与静脉注射多西紫杉醇治疗非小细胞肺癌的体内抗癌活性[97]。塞来昔布-NLC 的粒径和包封率分别为 217±20nm和 90%,在 Nu/Nu 小鼠中使用转移性 A549 肿瘤模型评估颗粒的雾化性能。单独给予塞来昔布-NLC[(25±4)%]或单独注射Ⅳ多西紫杉醇[(37±5)%]后观察肿瘤大小,当两种治疗方式组合时协同性增加[(67±4)%]。使用组合治疗方案的蛋白质组学分析进一步揭示了多种促存活和促转移蛋白以及肿瘤侵袭标志物的表达显著降低。该组合还使 S100 蛋白家族(例如 S100A6 和 S100P)的表达分别降低 2.5 倍和 1.6 倍[97]。

6.9 肺部给药的纳米乳剂

纳米乳剂是水包油(o/w)乳剂,平均液滴直径为 50~1000nm。这种相对容易制备的亚微米乳液具有光学透明和热力学稳定性, 能够在不损失组分的情况下进行过滤,并提供高表面积药物释放[98]。然而,几乎没有使用纳米乳液用于肺部递送药物的报道。尽管如此,但该系统能够将蛋白质和 API 递送至肺部,实现药物的高溶解性,并为药物提供物理和化学保护。由于纳米乳液通常与溶液相似,因此当它们雾化时,与混悬剂制剂相比,这些制剂倾向于显示出更高的雾化性能[99],通过比较喷射和振动筛网雾化器的布地奈德雾化纳米乳液的体外雾化性能与市售的布地奈德混悬剂(PulmicortRespules®)的体外雾化性能证明了这一点。与乳液制剂相比,纳米乳化布地奈德显示出显著改善的雾化性能。

对两种市售脂质纳米乳剂采用涡旋分散和超声处理的方法, 制备了 AmB 的纳米乳剂 Intralipid 或 Clinoleic[100]。据报道,Intralipid®和 Clinoleic®处方中 AmB 载药率分别为 87.46%±2.21%和 80.7%±0.70%。雾化 AmB 纳米乳液气溶胶的表征表明,两种制剂均可实现约 90%的高药物递送。然而,与 Intralipid®微乳液(其中沉积物为 57%)相比,Clinoleic®在较低的撞击级段发现较高的 AmB 药物沉积(超过 80%),表明 Clinoleic®的 FPF 较高。这些结果清楚地表明,脂质纳米乳剂可用于将 AmB 递送至外周气道[100]。

Nesamony 等基于自纳米乳化混合物可生成新型水包油纳米结构雾，以期将水溶性差的布洛芬并入其中 [101]。布洛芬水包油纳米乳液雾化后得到约 20nm 的液滴,Zeta 电位为中性,雾化后具有良好的空气动力学性能。使用体外细胞毒性研究,在 NIH 3T3 细胞中进行生物相容性研究。

吸入性病原体如结核分枝杆菌的肺部免疫可诱导局部和全身免疫应答,从而保护宿主免于病原体的传播和进入。已经研究了使用阳离子亚微米乳剂作为肺部 DNA 疫苗的载体转染肺上皮细胞的可行性[102]。这种转染可能诱导抗原提呈细胞的交叉致敏,并直接激活树突细胞,从而诱导抗原特异性 T 细胞。在 DNA 和阳离子亚微米乳剂之间形成的稳定的静电复合物在肺部给药时会产生免疫反应[102]。尽管这可能表明此类系统可用于肺部免疫,但由于表面活性剂和油脂可能对肺泡功能产生不利影响(包括与肺表面活性物质可能发生不良相互作用),因此,还需要进行广泛研究可吸入纳米乳剂才能推广应用。

干乳剂是通过喷雾干燥制备的脂质粉末制剂,其可以在再水合后立即对原始的水包油乳液进行改性。通过将赤藓糖醇和含有 CsA、单油酸甘油酯和聚乙烯吡咯烷酮作为乳化剂的水包油组合乳液喷雾干燥,得到了 CsA 的可吸入粉末制剂[103],然后将产物与乳糖载体混合。与使用无定型 CsA 相比,CsA 的干乳剂在溶解性能上产生了显著的改善(约 4500 倍)。干乳剂还具有高分散性,产生的粒度分布适合于吸入疗法。抗原致敏哮喘/COPD 大鼠模型的体内试验表明，吸入的 CsA 干乳剂比使用 CsA 可吸入粉末制剂在抑制炎症反应方面更有效。CsA 干乳剂在气管内给药后(100μg CsA/大鼠),与口服 CsA(剂量 10mg/kg)相比,全身暴露率低约 50 倍。由于这种较低的全身暴露量和改善的药效学,CsA 的干乳液制剂可能为治疗肺炎等疾病提供了一种有前途的方法。

6.10　小结和观点

在过去的 20 年中,人们对通过吸入药物治疗局部和全身疾病的兴趣日益增加。由于呼吸系统特殊的生理学结构特征,作为吸收和治疗器官,纳米颗粒的吸入递送为改善这种药物疗法提供了巨大的机会。这种策略可以明显地减少全身暴露和不良反应。越来越多的治疗分子,尤其是通过肺部途径递送的蛋白质、肽、抗癌和抗生素药物,可使用脂质载体进行递送，并且许多研究已经确定可以直接递向肺部送大剂量的 API。脂质颗粒这种创新的治疗递送系统,未来几年将会进行更加详细的研究。表 6.1 总结

表 6.1 脂质载体用于通过肺部途径递送药物治疗肺病和全身疾病

应用	药物	制剂	载体	参考文献
肺癌	硝基喜树碱	雾化	脂质体	[40-42]
	紫杉醇	雾化	脂质体	[43,44]
	顺铂	雾化	脂质体	[45]
	表柔比星	雾化	SLN	[79]
	阿霉素和 siRNA	雾化	NLC	[6]
肺结核	利福平	雾化	脂质体	[49,50]
	阿米卡星	雾化	脂质体	[51]
	阿米卡星		SLN	[86]
	异烟肼	雾化	脂质体	[52]
	利福平，异烟肼，吡嗪酰胺	雾化	SLM	[71]
支气管哮喘及炎症	酮替芬	DPI	脂质体	[55]
	布地奈德	DPI	脂质体	[56,57]
	布地奈德	DPI	SLM	[62]
	布地奈德	雾化	纳米乳剂	[99]
	沙丁胺醇	DPI	SLM	[63]
	槲皮素	DPI	SLM	[64]
	塞来昔布	雾化	阳离子-NLC	[78,97]
	胸腺五肽	DPI	SLN	[80]
	布洛芬	雾化	纳米乳剂	[101]
杀真菌剂	伊曲康唑	DPI	SLN	[81]
	伊曲康唑	DPI	纳米乳剂	[90]
	伊曲康唑	雾化	NLC	[95]
	两性霉素 B	雾化	脂质体	[46-48]
	两性霉素 B	雾化	纳米乳剂	[100]
肺移植	环孢素 A	雾化	脂质体	[38,39]
	环孢素 A	DPI	纳米乳剂	[103]
糖尿病	胰岛素	DPI	脂质体	[58]
	胰岛素	雾化	SLN	[83]
基因传递	rSLPI	DPI	脂质体	[59]
	DNA	雾化	阳离子-NLC	[16]
	DNA	雾化	纳米脂质体	[102]
	HIV-1 TAT 肽	雾化	SLN	[88]

了本章讨论的脂质载体在肺部相关疾病中的应用,但这些系统还需要进行更多的毒理学研究。为了建立这种新型吸入治疗平台的安全性和有效性,这些研究是非常重要的。

参考文献

1. Al-Hallak, M.H., Sarfraz, M.K., Azarmi, S., *et al.* (2011) Pulmonary delivery of inhalable nanoparticles: dry powder inhalers. *Therapeutic Delivery*, **2**(10), 1313–1324.
2. Rahimpour, Y. and Hamishehkar, H., (2012) Niosomes as carrier in dermal drug delivery, in *Recent Advances in Novel Drug Carrier Systems*, A.D. Sezer, editor. *InTech. pp.* 141–164.
3. Fukami, T., Ishii, T., Io, T., *et al.* (2009) Nanoparticle processing in the solid state dramatically increases the cell membrane permeation of a cholesterol-lowering drug, probucol. *Molecular Pharmaceutics*, **6**(3), 1029–1035.
4. Wong, H.L., Bendayan, R., Rauth, A.M., *et al.* (2006) A mechanistic study of enhanced doxorubicin uptake and retention in multidrug resistant breast cancer cells using a polymer–lipid hybrid nanoparticle system. *Journal of Pharmacology and Experimental Therapeutics*, **317**(3), 1372–1381.
5. Edwards, D.A., Hanes, J., Caponetti, G., *et al.* (1997) Large porous particles for pulmonary drug delivery. *Science*, **276**, 1868–1871.
6. Taratula, O., Kuzmov, A., Shah, M., *et al.* (2013) Nanostructured lipid carriers as multifunctional nanomedicine platform for pulmonary co-delivery of anticancer drugs and siRNA. *Journal of Controlled Release*, **171**(3), 349–357.
7. Khan, J.A., Kainthan, R.K., Ganguli, M., *et al.* (2006) Water soluble nanoparticles from PEG-based cationic hyperbranched polymer and RNA that protect RNA from enzymatic degradation. *Biomacromolecules*, **7**(5), 1386–1388.
8. Azarmi, S., Roa, W.H., and Löbenberg, R. (2008) Targeted delivery of nanoparticles for the treatment of lung diseases. *Advanced Drug Delivery Reviews*, **60**(8), 863–875.
9. Marianecci, C., Di Marzio, L., Rinaldi, F., *et al.* (2011) Pulmonary delivery: innovative approaches and perspectives. *Journal of Biomaterials and Nanobiotechnology*, **2**(5), 567–575.
10. Fang, J.Y. and Al-Suwayeh, S.A. (2012) Nanoparticles as delivery carriers for anticancer prodrugs. *Expert Opinion on Drug Delivery*, **9**(6), 657–669.
11. Rahimpour, Y. and Hamishehkar, H. (2012) Liposomes in cosmeceutics. *Expert Opinion on Drug Delivery*, **9**(4), 443–455.
12. Souto, E.B., Müller, R.H., and Almieda, A.J. (2007) Topical delivery of oily actives using solid lipid particles. *Pharmaceutical Technology Europe 3:e117*, **19**(12), 28–32.
13. Beija, M., Salvayre, R., Lauth-de Viguerie, N., *et al.* (2012) Colloidal systems for drug delivery: from design to therapy. *Trends in Biotechnology*, **30**(9), 485–496.
14. Rytting, E., Nguyen, J., Wang, X., *et al.* (2008) Biodegradable polymeric nanocarriers for pulmonary drug delivery. *Expert Opinion on Drug Delivery*, **5**(6), 629–639.
15. Gaspar, M.M., Bakowsky, U., and Ehrhardt, C. (2008) Inhaled liposomes current strategies and future challenges. *Journal of Biomedical Nanotechnology*, **4**(3), 245–257.
16. Yu, W., Liu, C., Liu, Y., *et al.* (2010) Mannan-modified solid lipid nanoparticles for targeted gene delivery to alveolar macrophages. *Pharmaceutical Research*, **27**(8), 1584–1596.
17. Mansour, H.M., Sohn, M., Al-Ghananeem, A., *et al.* (2010) Materials for pharmaceutical dosage forms: molecular pharmaceutics and controlled release drug delivery aspects. *International Journal of Molecular Sciences*, **11**(9), 3298–3322.
18. Rahimpour, Y. and Hamishehkar, H. (2012) Lactose engineering for better performance in dry powder inhalers. *Advanced Pharmaceutical Bulletin* **2**(2), 183–187.
19. Hamishehkar, H., Rahimpour, Y., and Javadzadeh, Y. (2012) *The Role of Carrier in Dry Powder Inhaler*, in *Recent Advances in Novel Drug Carrier Systems* A.D. Sezer, editor. InTech. pp.

39–66.

20. Rahimpour, Y., Kouhsoltani, M., and Hamishehkar, H. (2014) Alternative carriers in dry powder inhaler formulations. *Drug Discovery Today*, **19**(5), 618–626.
21. Ghirardelli, R., Bonasoro, F., Porta, C., *et al.* (1999) Identification of particular epithelial areas and cells that transport polypeptide-coated nanoparticles in the nasal respiratory mucosa of the rabbit. *Biochimica et Biophysica Acta (BBA)-Biomembranes*, **1416**(1), 39–47.
22. Zhang, J., Wu, L., Chan, H.-K., *et al.* (2011) Formation, characterization, and fate of inhaled drug nanoparticles. *Advanced Drug Delivery Reviews*, **63**(6), 441–455.
23. Jacobs, C. and Müller, R.H. (2002) Production and characterization of a budesonide nanosuspension for pulmonary administration. *Pharmaceutical Research*, **19**(2), 189–194.
24. El-Gendy, N. and Berkland, C. (2009) Combination chemotherapeutic dry powder aerosols via controlled nanoparticle agglomeration. *Pharmaceutical Research*, **26**(7), 1752–1763.
25. Rogueda, P.G. and Traini, D. (2007) The nanoscale in pulmonary delivery. Part 2: formulation platforms. *Expert Opinion on Drug Delivery*, **4**(6), 607–620.
26. Daniher, D.I. and Zhu, J. (2008) Dry powder platform for pulmonary drug delivery. *Particuology*, **6**(4), 225–238.
27. Mykhaylova, V. and Urbanetz, N. (2005) New alternative techniques to produce flowable powder for dry powder inhaler. *Proceedings of Drug Delivery to the Lungs*, **XVI**, 33–36.
28. Tewesa, F., Ehrhardta, C., Healy, A.M. (2014) Superparamagnetic iron oxide nanoparticles (SPIONs)-loaded Trojan microparticles for targeted aerosol delivery to the lung. *European Journal of Pharmaceutics and Biopharmaceutics*, **86**(1) 98–104.
29. Chiang, P.-C., Alsup, J.W., Lai, Y., *et al.* (2009) Evaluation of aerosol delivery of nanosuspension for pre-clinical pulmonary drug delivery. *Nanoscale Research Letters*, **4**(3), 254–261.
30. Alhariri, M., Azghani, A., and Omri, A. (2013) Liposomal antibiotics for the treatment of infectious diseases. *Expert Opinion on Drug Delivery*, **10**(11), 1515–1532.
31. De Leeuw, J., De Vijlder, H., Bjerring, P., *et al.* (2009) Liposomes in dermatology today. *Journal of the European Academy of Dermatology and Venereology*, **23**(5), 505–516.
32. Swaminathan, J. and Ehrhardt, C. (2011) Liposomes for pulmonary drug delivery, In *Controlled Pulmonary Drug Delivery*. Springer: New York. pp. 313–334.
33. Gonzalez-Rothi, R.J. and Schreier, H. (1995) Pulmonary delivery of liposome-encapsulated drugs in asthma therapy. *Clinical Immunotherapeutics*, **4**(5), 331–337.
34. Schreier, H., Gonzalez-Rothi, R.J., and Stecenko, A.A. (1993) Pulmonary delivery of liposomes. *Journal of Controlled Release*, **24**(1), 209–223.
35. Smola, M., Vandamme, T., and Sokolowski, A. (2008) Nanocarriers as pulmonary drug delivery systems to treat and to diagnose respiratory and non respiratory diseases. *International Journal of Nanomedicine*, **3**(1), 1–19.
36. Chougule, M., Padhi, B., and Misra, A. (2008) Development of spray dried liposomal dry powder inhaler of dapsone. *AAPS PharmSciTech*, **9**(1), 47–53.
37. Hamishehkar, H., Rahimpour, Y., and Kouhsoltani, M. (2013) Niosomes as a propitious carrier for topical drug delivery. *Expert Opinion on Drug Delivery*, **10**(2), 261–272.
38. Trammer, B., Amann, A., Haltner-Ukomadu, E., *et al.* (2008) Comparative permeability and diffusion kinetics of cyclosporine A liposomes and propylene glycol solution from human lung tissue into human blood *ex vivo*. *European Journal of Pharmaceutics and Biopharmaceutics*, **70**(3), 758–764.
39. Behr, J., Zimmermann, G., Baumgartner, R., *et al.* (2009) Lung deposition of a liposomal cyclosporine A inhalation solution in patients after lung transplantation. *Journal of Aerosol Medicine and Pulmonary Drug Delivery*, **22**(2), 121–130.
40. Zhang, L.J., Xing, B., Wu, J., *et al.* (2008) Biodistribution in mice and severity of damage in rat lungs following pulmonary delivery of 9-nitrocamptothecin liposomes. *Pulmonary Pharmacology and Therapeutics*, **21**(1), 239–246.
41. Koshkina, N.V., Kleinerman, E.S., Waidrep, C., *et al.* (2000) 9-Nitrocamptothecin liposome aerosol treatment of melanoma and osteosarcoma lung metastases in mice. *Clinical Cancer*

Research, **6**(7), 2876–2880.

42. Knight, V., Koshkina, N., Waldrep, C., *et al.* (2000) Anti-cancer activity of 9-nitrocamptothecin liposome aerosol in mice. *Transactions of the American Clinical and Climatological Association*, **111**, 135–145.
43. Koshkina, N.V., Waldrep, J.C., Roberts, L.E., *et al.* (2001) Paclitaxel liposome aerosol treatment induces inhibition of pulmonary metastases in murine renal carcinoma model. *Clinical Cancer Research*, **7**(10), 3258–3262.
44. Latimer, P., Menchaca, M., Snyder, R.M., *et al.* (2009) Aerosol delivery of liposomal formulated paclitaxel and vitamin E analog reduces murine mammary tumor burden and metastases. *Experimental Biology and Medicine*, **234**(10), 1244–1252.
45. Wittgen, B.P., Kunst, P.W., van der Born, K., *et al.* (2007) Phase I study of aerosolized SLIT cisplatin in the treatment of patients with carcinoma of the lung. *Clinical Cancer Research*, **13**(8), 2414–2421.
46. Ruijgrok, E.J., Vulto, A.G., and Van Etten, E.W., (2000) Aerosol delivery of amphotericin B desoxycholate (Fungizone) and liposomal amphotericin B (AmBisome): aerosol characteristics and in-vivo amphotericin B deposition in rats. *The Journal of Pharmacy and Pharmacology*, **52**(6), 619–627.
47. Godet, C., Meurice, J.C., Roblot, F., *et al.* (2012) Efficacy of nebulised liposomal amphotericin B in the attack and maintenance treatment of ABPA. *The European Respiratory Journal*, **39**(5), 1261–1263.
48. Vyas, S.P., Quraishi, S., Gupta, S., *et al.* (2005) Aerosolized liposome-based delivery of amphotericin B to alveolar macrophages. *International Journal of Pharmaceutics*, **296**(1–2), 12–25.
49. Vyas, S.P., Kannan, M.E., Jain, S., *et al.* (2004) Design of liposomal aerosols for improved delivery of rifampicin to alveolar macrophages. *International Journal of Pharmaceutics*, **269**(1), 37–49.
50. Zaru, M., Sinico, C., De Logu, A., *et al.* (2009) Rifampicin-loaded liposomes for the passive targeting to alveolar macrophages: *in vitro* and *in vivo* evaluation. *Journal of Liposome Research*, **19**(1), 68–76.
51. Weers, J., Metzheiser, B., Taylor, G., *et al.* (2009) A gamma scintigraphy study to investigate lung deposition and clearance of inhaled amikacin-loaded liposomes in healthy male volunteers. *Journal of Aerosol Medicine and Pulmonary Drug Delivery*, **22**(2), 131–138.
52. Chimote, G. and Banerjee, R. (2010) *In vitro* evaluation of inhalable isoniazid-loaded surfactant liposomes as an adjunct therapy in pulmonary tuberculosis. *Journal of Biomedical Materials Research. Part B, Applied Biomaterials*, **94**(1), 1–10.
53. Sweeney, L.G., Wang, Z., Loebenberg, R., *et al.* (2005) Spray-freeze-dried liposomal ciprofloxacin powder for inhaled aerosol drug delivery. *International Journal of Pharmaceutics*, **305**(1–2), 180–185.
54. Misra, A., Jinturkar, K., Patel, D., *et al.* (2009) Recent advances in liposomal dry powder formulations: preparation and evaluation. *Expert Opinion on Drug Delivery*, **6**(1), 71–89.
55. Joshi, M. and Misra, A. (2001) Dry powder inhalation of liposomal Ketotifen fumarate: formulation and characterization. *International Journal of Pharmaceutics*, **223**(1–2), 15–27.
56. Joshi, M.R. and Misra, A. (2001) Liposomal budesonide for dry powder inhaler: preparation and stabilization. *AAPS PharmSciTech*, **2**(4), 25.
57. Joshi, M. and Misra, A.N. (2001) Pulmonary disposition of budesonide from liposomal dry powder inhaler. *Methods and Findings in Experimental and Clinical Pharmacology*, **23**(10), 531–536.
58. Bi, R., Shao, W., Wang, Q., *et al.* (2008) Spray-freeze-dried dry powder inhalation of insulin-loaded liposomes for enhanced pulmonary delivery. *Journal of Drug Targeting*, **16**(9), 639–648.
59. Gibbons, A., McElvaney, N.G., and Cryan, S.A. (2010) A dry powder formulation of liposome-encapsulated recombinant secretory leukocyte protease inhibitor (rSLPI) for inhalation: preparation and characterisation. *AAPS PharmSciTech*, **11**(3), 1411–1421.

60. Martins, S., Sarmento, B., Ferreira, D.C., *et al.* (2007) Lipid-based colloidal carriers for peptide and protein delivery – liposomes versus lipid nanoparticles. *International Journal of Nanomedicine*, **2**(4), 595–607.
61. Zhang, X.G., Miao, J., Dai, Y.Q., *et al.* (2008) Reversal activity of nanostructured lipid carriers loading cytotoxic drug in multi-drug resistant cancer cells. *International Journal of Pharmaceutics*, **361**(1–2), 239–244.
62. Mezzena, M., Scalia, S., Young, P.M., *et al.* (2009) Solid lipid budesonide microparticles for controlled release inhalation therapy. *The AAPS Journal*, **11**(4), 771–778.
63. Scalia, S., Salama, R., Young, P., *et al.* (2012) Preparation and *in vitro* evaluation of salbutamol-loaded lipid microparticles for sustained release pulmonary therapy. *Journal of Microencapsulation*, **29**(3), 225–233.
64. Scalia, S., Haghi, M., Losi, V., *et al*, (2013) Quercetin solid lipid microparticles: a flavonoid for inhalation lung delivery. *European Journal of Pharmaceutical Science*, **49**(2), 278–285.
65. Jaspart, S., Piel, G., Delattre, L., *et al.* (2005) Solid lipid microparticles: formulation, preparation, characterisation, drug release and applications. *Expert Opinion on Drug Delivery*, **2**(1), 75–87.
66. Cortesi, R., Esposito, E., Luca, G., *et al.* (2002) Production of lipospheres as carriers for bioactive compounds. *Biomaterials*, **23**(11), 2283–2294.
67. Müller, R.H., Mäder, K., and Gohla, S. (2000) Solid lipid nanoparticles (SLN) for controlled drug delivery – a review of the state of the art. *European Journal of Pharmaceutics and Biopharmaceutics*, **50**(1), 161–177.
68. Sebti, T. and Amighi, K. (2006) Preparation and in vitro evaluation of lipidic carriers and fillers for inhalation. *European Journal of Pharmaceutics and Biopharmaceutics*, **63**(1), 51–58.
69. Sanna, V., Kirschvink, N., Gustin, P., *et al.* (2004) Preparation and *in vivo* toxicity study of solid lipid microparticles as carrier for pulmonary administration. *AAPS PharmSciTech*, **5**(2), 17–23.
70. Jaspart, S., Bertholet, P., Piel, G., *et al.* (2007) Solid lipid microparticles as a sustained release system for pulmonary drug delivery. *European Journal of Pharmaceutics and Biopharmaceutics*, **65**(1), 47–56.
71. Pandey, R. and Khuller, G. (2005) Solid lipid particle-based inhalable sustained drug delivery system against experimental tuberculosis. *Tuberculosis*, **85**(4), 227–234.
72. Nassimi, M., Schleh, C., Lauenstein, H.D., *et al.* (2010) A toxicological evaluation of inhaled solid lipid nanoparticles used as a potential drug delivery system for the lung. *European Journal of Pharmaceutics and Biopharmaceutics*, **75**(2), 107–116.
73. Jaafar-Maalej, C., Elaissari, A., and Fessi, H. (2012) Lipid-based carriers: manufacturing and applications for pulmonary route. *Expert Opinion on Drug Delivery*, **9**(9), 1111–1127.
74. Müller, R., Radtke, M., and Wissing, S. (2002) Solid lipid nanoparticles (SLN) and nanostructured lipid carriers (NLC) in cosmetic and dermatological preparations. *Advanced Drug Delivery Reviews*, **54**, S131–S155.
75. Lauweryns, J. and Baert, J. (1977) Alveolar clearance and the role of the pulmonary lymphatics. *The American Review of Respiratory Disease*, **115**(4), 625.
76. Jaques, P.A. and Kim, C.S. (2000) Measurement of total lung deposition of inhaled ultrafine particles in healthy men and women. *Inhalation Toxicology*, **12**(8), 715–731.
77. Yoon, G., Park, J.W., and Yoon, I.-S. (2013) Solid lipid nanoparticles (SLNs) and nanostructured lipid carriers (NLCs): recent advances in drug delivery. *Journal of Pharmaceutical Investigation*, **43**(5), 353–362.
78. Patlolla, R.R., Chougule, M., Patel, A.R., *et al.* (2010) Formulation, characterization and pulmonary deposition of nebulized celecoxib encapsulated nanostructured lipid carriers. *Journal of Controlled Release*, **144**(2), 233–241.
79. Hu, L. and Jia, Y. (2010) Preparation and characterization of solid lipid nanoparticles loaded with epirubicin for pulmonary delivery. *Die Pharmazie – An International Journal of Pharmaceutical Sciences*, **65**(8), 585–587.

80. Li, Y.-Z., Sun, X., Gong, T., *et al.* (2010) Inhalable microparticles as carriers for pulmonary delivery of thymopentin-loaded solid lipid nanoparticles. *Pharmaceutical Research*, **27**(9), 1977–1986.
81. Mukherjee, S., Ray, S., and Thakur, R. (2009) Design and evaluation of itraconazole loaded solid lipid nanoparticulate system for improving the antifungal therapy. *Pakistan Journal of Pharmaceutical Science*, **22**(2), 131–138.
82. Yuan, H., Miao, J., Du, Y.-Z., *et al.* (2008) Cellular uptake of solid lipid nanoparticles and cytotoxicity of encapsulated paclitaxel in A549 cancer cells. *International Journal of Pharmaceutics*, **348**(1), 137–145.
83. Liu, J., Gong, T., Fu, H., *et al.* (2008) Solid lipid nanoparticles for pulmonary delivery of insulin. *International Journal of Pharmaceutics*, **356**(1), 333–344.
84. Li, S., Zhao, B., Wang, F., *et al.* (2010) Yak interferon-alpha loaded solid lipid nanoparticles for controlled release. *Research in Veterinary Science*, **88**(1), 148–153.
85. Lobovkina, T., Jacobson, G.B., Gonzalez-Gonzalez, E., *et al.* (2011) *In vivo* sustained release of siRNA from solid lipid nanoparticles. *ACS Nano*, **5**(12), 9977–9983.
86. Ghaffari, S., Varshosaz, J., Saadat, A., *et al.* (2011) Stability and antimicrobial effect of amikacin-loaded solid lipid nanoparticles. *International Journal of Nanomedicine*, **6**, 35–43.
87. Videira, M.A., Botelho, M.F., Santos, A.C., *et al.* (2002) Lymphatic uptake of pulmonary delivered radiolabelled solid lipid nanoparticles. *Journal of Drug Targeting*, **10**(8), 607–613.
88. Rudolph, C., Schillinger, U., Ortiz, A., *et al.* (2004) Application of novel solid lipid nanoparticle (SLN)-gene vector formulations based on a dimeric HIV-1 TAT-peptide *in vitro* and *in vivo*. *Pharmaceutical Research*, **21**(9), 1662–1669.
89. Hadinoto, K., Phanapavudhikul, P., Kewu, Z., *et al.* (2006) Novel formulation of large hollow nanoparticles aggregates as potential carriers in inhaled delivery of nanoparticulate drugs. *Industrial and Engineering Chemistry Research*, **45**(10), 3697–3706.
90. Duret, C., Wauthoz, N., Sebti, T., *et al.* (2012) New inhalation-optimized itraconazole nanoparticle-based dry powders for the treatment of invasive pulmonary aspergillosis. *International Journal of Nanomedicine*, **7**, 5475–5489.
91. Müller, R., Souto, E., and Radtke, M. (2005) Nanostructured lipid carriers: a novel generation of solid lipid drug carriers. *Pharmaceutical Technology Europe*, **17**(4), 45–50.
92. Müller, R., Radtke, M., and Wissing, S. (2002) Nanostructured lipid matrices for improved microencapsulation of drugs. *International Journal of Pharmaceutics*, **242**(1), 121–128.
93. Fang, C.-L., A Al-Suwayeh, S., and Fang, J.-Y. (2013) Nanostructured Lipid Carriers (NLCs) for drug delivery and targeting. *Recent Patents on Nanotechnology*, **7**(1), 41–55.
94. Puri, A., Loomis, K., Smith, B., *et al.* (2009) Lipid-based nanoparticles as pharmaceutical drug carriers: from concepts to clinic. *Critical Reviews™ in Therapeutic Drug Carrier Systems*, **26**(6), 523–580.
95. Pardeike, J., Weber, S., Haber, T., *et al.* (2011) Development of an itraconazole-loaded nanostructured lipid carrier (NLC) formulation for pulmonary application. *International Journal of Pharmaceutics*, **419**(1–2), 329–338.
96. Taratula, O., Kuzmov, A., Shah, M., *et al.* (2013) Nanostructured lipid carriers as multifunctional nanomedicine platform for pulmonary co-delivery of anticancer drugs and siRNA. *Journal of Controlled Release*, **71**(3), 349–357.
97. Patel, A.R., Chougule, M.B., I, T., *et al.* (2013) Efficacy of aerosolized celecoxib encapsulated nanostructured lipid carrier in non-small cell lung cancer in combination with docetaxel. *Pharmaceutical Research*, **30**(5), 1435–1446.
98. Lovelyn, C. and Attama, A.A. (2011) Current state of nanoemulsions in drug delivery. *Journal of Biomaterials and Nanobiotechnology*, **2**(5), 626–639.
99. Amani, A., York, P., Chrystyn, H., *et al.* (2010) Evaluation of a nanoemulsion-based formulation for respiratory delivery of budesonide by nebulizers. *AAPS PharmSciTech*, **11**(3), 1147–1151.

100. Nasr, M., Nawaz, S., and Elhissi, A. (2012) Amphotericin B lipid nanoemulsion aerosols for targeting peripheral respiratory airways via nebulization. *International Journal of Pharmaceutics*, **436**(1), 611–616.
101. Nesamony, J., Shah, I.S., Kalra, A., *et al.* (2013) Nebulized oil-in-water nanoemulsion mists for pulmonary delivery: development, physico-chemical characterization and *in vitro* evaluation. *Drug Development and Industrial Pharmacy*, **49**(9), 1253–1263.
102. Bivas-Benita, M., Oudshoorn, M., Romeijn, S., *et al.* (2004) Cationic submicron emulsions for pulmonary DNA immunization. *Journal of Controlled Release*, **100**(1), 145–155.
103. Onoue, S., Sato, H., Ogawa, K., *et al.* (2012) Inhalable dry-emulsion formulation of cyclosporine A with improved anti-inflammatory effects in experimental asthma/COPD-model rats. *European Journal of Pharmaceutics and Biopharmaceutics*, **80**(1), 54–60.

第 7 章

吸入粉雾剂载体乳糖的化学性质和成分特征

Rim Jawad, Gary P. Martin, Paul G. Royall

缩略语

$[\alpha]_D$	比旋度，测定波长 589nm(钠光源)
API	活性药物成分
ATR	衰减全反射
C	浓度(g/100mL)
DMSO	二甲基亚砜
DPI	吸入粉雾剂
DSC	差示量热扫描法
DTA	差热分析
DMA	动态力学分析
FPF	微细粒子比例
FT	傅里叶变换
FT-IR	傅里叶变换红外光谱
IR	红外光谱
IGC	反相气相色谱法
IMC	等温微量热法
λ	波长(nm)
L	路径长度(dm)
NIR	近红外

NMR	核磁共振
OR	旋光度
PXRD	粉末 X 线衍射
SEM	扫描电子显微镜
SoLCaL	溶液量热法

7.1 引言

乳糖是哺乳动物乳汁中特有的一种双糖，是乳清的主要(固体)成分，由于牛奶和奶制品是较为常见的，所以乳糖存在于许多食物中，尤其是糖果中[1]。相对于其他糖类，乳糖的溶解性较差，因此乳糖通常不直接添加到食物中；但是它可以直接加入到婴儿奶粉中，以增加乳糖含量，从而配制成与人类乳汁相似的乳糖含量为 7%的奶制品。

除了作为食品外，乳糖常用于制药工业中，一个多世纪以来，它作为许多药物的辅料广泛使用[2-5]。乳糖经过纯化后通常用作片剂、胶囊剂和吸入粉雾剂(DPI)的辅料[1]。由于乳糖具有安全性和稳定性，监管机构认定乳糖可应用于医药领域。并且由于其简单易得，很多供应商都可以提供高纯度的乳糖，不同供应商和不同生产批次所得乳糖的差异非常小，可以充分表征与其性能相关的质量属性[6-7]。

乳糖有多种用途：例如它被广泛用作胶囊剂中的稀释剂或填充剂、片剂中的黏合剂、DPI 中活性药物成分(API)的主要载体(稀释剂和助流剂)。在英国国家处方集中，75%以上的 DPI 含有乳糖，其中大多数乳糖为带有结晶水的乳糖(α-乳糖一水合物)，其余 25%的 DPI 使用蔗糖作为辅料或不使用载体(仅为 API)。

乳糖可以根据客户需求进行定制，以符合处方需要的规格，因此它具有独特的功能特性[8]。例如筛分乳糖可用于胶囊剂和散剂；研磨乳糖用于湿法制粒；喷雾干燥乳糖用于粉末直压；颗粒状乳糖用于直接压片、胶囊剂和散剂；无水乳糖用于干法制粒、直接压片和胶囊剂[9]。

在吸入药物方面，乳糖早期被应用于 Spinhaler®的色甘酸钠处方中，Spinhaler®是第一个进入市场的 DPI 产品，其在混合步骤中添加乳糖，以改善黏性 API 颗粒的流动性能。当原料药与乳糖结合使用时，可以改善胶囊的填充过程，并得到剂量均一性更好的产品。在 Spinhaler®以及后来的 DPI 制剂中，乳糖被证明可作为 DPI 的载体颗粒，其制剂由粒径相对较大的乳糖载体颗粒混合而成，粒子大小通常为 63~90μm[10]。有些制剂的乳糖粒径不在这一范围，其粒径低至 20μm，也有一些接近或可能超过 100μm[11]。在混合过程中，微粉化药物(API)颗粒[粒径范围为 1~5μm(空气动力学粒径)]黏附于载体表面，并通过患者吸入，在装置内产生足够的湍流气流，使原料药颗粒从载体上分离。被动吸入装置(大多数可商购的吸入器)是由患者的吸气力作为驱动力。

在DPI制剂中通常用惰性的α-乳糖一水合物作为载体,如上文所述,它有助于流动,可提高含量的均匀性和稳定性,并保证递送剂量的一致性[7]。乳糖作为稀释剂,能够利用现有的生产设备条件,使DPI填充重量达到可接受标准,并且最终递送到患者体内的剂量具有足够的重现性。乳糖作为特定的载体粒子,一些性质会影响药物的沉积,例如其大小、形状、表面粗糙度、静电和异构体比例等[12]。将乳糖用作载体的主要原因是其对药物/乳糖混合物的空气动力学特性的影响[13,14]。颗粒制备技术(如粉碎、浓缩、喷雾干燥、沉淀和结晶)会产生不同的颗粒表面性质,这些对药物与载体的相互作用有直接影响[15,16]。有报道称增加乳糖的表面粗糙度可以扩大药物颗粒与其载体之间的黏附力分布[17],还有研究表明,研磨能增加乳糖的色散表面能和表面酸度[18-20]。

尽管乳糖是一种相对简单且无毒的辅料,但它确实具有一系列复杂的物理化学性质。因此,全面了解其理化性质对于含有乳糖处方的药物性能是至关重要的。本章的目的是充分认识乳糖的理化性质并对其进行系统性综述。

7.2 乳糖的生产

牛奶是乳糖的主要来源。与脂肪、蛋白质和矿物质相比,乳糖是牛奶中除水分外含量最高的成分。牛奶的平均成分为(% w/v):水87.1,乳糖4.8,脂肪3.7,蛋白质3.4,非蛋白质氮0.19,矿物质0.7,维生素<0.001[21]。

牛奶中乳糖的浓度为4%~5%(w/v)[21]。奶牛的乳汁取出后,除非经过热处理,否则是不稳定的。古老的保存牛奶营养成分的方法是将牛奶转化为酸奶、黄油或奶酪,而乳糖就是从奶酪生产过程中的废液中分离的,因此奶酪的制造是乳糖的主要来源。在制作奶酪的最初阶段,牛奶中的一些乳糖会在细菌的作用下转化为乳酸,然后加入凝乳酶,沉淀牛奶中的酪蛋白,形成凝乳,从乳清中分离出来[22]。

酪蛋白和乳脂是凝乳阶段的主要成分,同时乳糖和乳清蛋白存在于形成乳清的水性废液中[21]。在从水相中分离乳糖的过程中,乳清首先经过高温或酸处理消毒和脱蛋白。所得到的水溶液经超滤浓缩后冷却,使其形成粗乳糖[21]。这种纯度较低的乳糖被重新溶解、过活性炭,然后重结晶形成乳糖[22]。重结晶的条件会影响乳糖异构体的比例。如果浓缩液体经过超滤后迅速干燥,则形成乳清粉,这是一种不纯的乳糖,残留的乳清蛋白仍然存在(图7.1[21])。

在早些时候,乳清粉被认为是一种廉价的商业产品,但近年来,由于生产成本的大幅上升,乳清粉的价格变得更加昂贵[23]。这种价格上涨是由市场驱动的,因为市场对牛奶衍生蛋白质的需求增加了,这种蛋白质不仅对婴儿奶粉有用,而且对健身也有好处。从乳清中通过沉淀、过滤或透析去除蛋白质后得到乳清渗透液,乳清渗透液也是食品

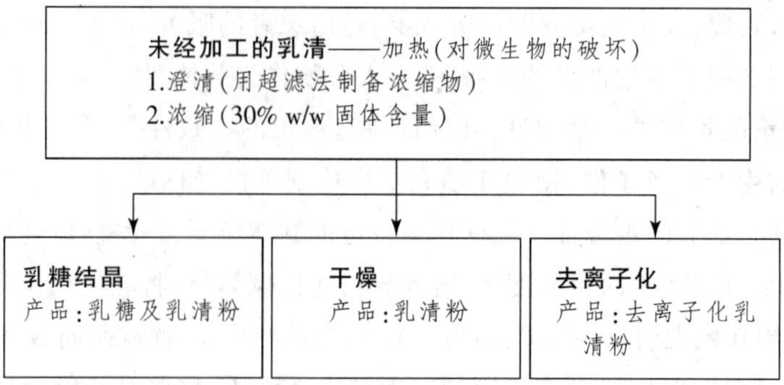

图 7.1 乳清蛋白制品的生产。生产过程包括乳糖结晶、乳清粉干燥或去离子化。

和糖果工业中的重要商业化成分。牛奶中的矿物质(乳盐)包括各种阳离子和阴离子(mg/L),如钙(1200)、钾(1450)、钠(500)、镁(130)、磷酸盐(750)、柠檬酸盐(1750)、氯化物(1200)和硫酸盐(100)[1,21,24]。这些矿物质也是乳清粉的成分;乳清的酸性越强,矿物质含量越高。这可能影响乳糖的结晶过程,可使用去离子乳清粉分离双糖[26]。

生产 α-乳糖一水合物的方法是从低于 93.5℃的水溶液中结晶[4]。α-乳糖一水合物是由一个乳糖分子与一个水分子组成,但加热到大约 140℃时开始脱水形成无水乳糖[27,28]。α-乳糖一水合物的含水量约为 5%,其中只有 0.2%的自由水。乳糖的这一特性有利于它在药物制剂中的应用,因为它可以作为一种应用于高吸湿性药物的辅料,如孟鲁司特钠[29]。

β-乳糖只存在无水晶型,它具有很高的商业价值,由于其良好的压缩性能和无水的特点,可作为直压型辅料[27]。然而,所谓的商业可用乳糖中最纯的形式只含有 87%的 β-乳糖(和 13% α-乳糖)[30],β:α 异构体比例取决于结晶过程的热力学条件。

喷雾干燥乳糖是将乳糖溶液雾化干燥制成的,产物是非晶态的[31-36]。喷雾干燥产品的 β-乳糖和 α-乳糖比例取决于所使用的干燥方法和干燥参数,如进口/出口温度、流速和进料液的停留时间,与此相关的报道很少[30,37]。

冻干也可以用于生产非晶态和半晶态乳糖[38-42]。在以前的研究中已应用了较多的分析方法确定了产品中无定型含量较高,但很少有报道称研究该制备方式成品乳糖中的异构体含量。

商业乳糖中的 β 和 α 异构物含量的差异[由于生产方法和(或)储存条件的不同]可能影响药物的性质,并对其生物利用度产生影响[43]。

7.3　乳糖：化学形态、固态成分、物理化学属性

乳糖是一种还原性双糖，由 β-D-半乳糖和 α/β-D-葡萄糖碎片通过 β-1-4 糖苷键结合(图 7.2)，分离时形成白色固体，通式为 $C_{12}H_{22}O_{11}$，分子量为 342.29g/mol。

乳糖的固体形式存在以下三种：α-乳糖一水合物、无水 α-乳糖或无水 β-乳糖，或者也可能是一种非晶态形式，其含有的异构体比例范围接近纯 α 到含约 85%的 β 形式(图 7.2)。另外，乳糖还可以不同化学计量比的不同分子化合物的形式存在(图 7.3)。由于 C1 位不同取向的氢和羟基，α 和 β 异构体乳糖表现出两种不同的分子结构。乳糖的这两种异构体表现出不同的物理化学性质，例如，α-乳糖一水合物与更易溶于水的 β-乳糖的溶解度有 7 倍的差异[1]。这两种异构体的晶体形貌也存在很大的差异。使用不同的结晶条件，α-乳糖一水合物的晶体形貌为“战斧”形，而 β-乳糖的晶体形貌为针状[44]。

α 和 β-乳糖都可以发生异构化现象，从一种形式转变为另一种形式，直至达到最终的平衡。在室温水溶液中，乳糖比例为 37% α-乳糖/63%β-乳糖[1]。由于 α-乳糖与 β-乳糖有截然不同的溶解度，β-乳糖的溶解速度比 α-乳糖的溶解速度快，因此这是两种异构体之间甜度差异的主要原因[1,26]。

通过差热分析(DSC)测定乳糖熔点可以鉴别乳糖晶型(表 7.1[45])。乳糖的异构体含量是影响物理特性的重要变量，往往导致批间生产的不可重复性，因此应该对其

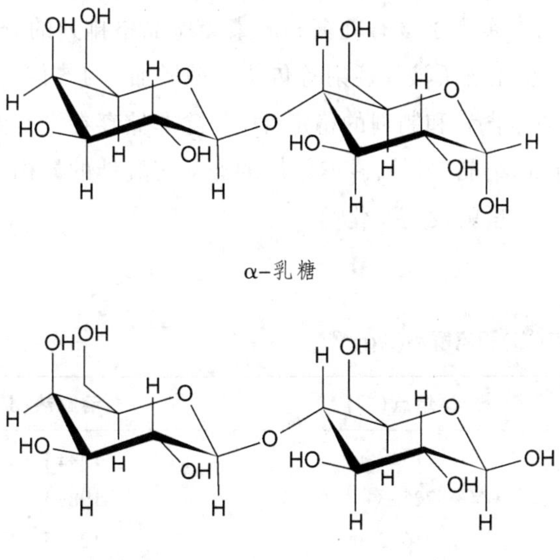

α-乳糖

β-乳糖

图 7.2　乳糖分子的异构体。

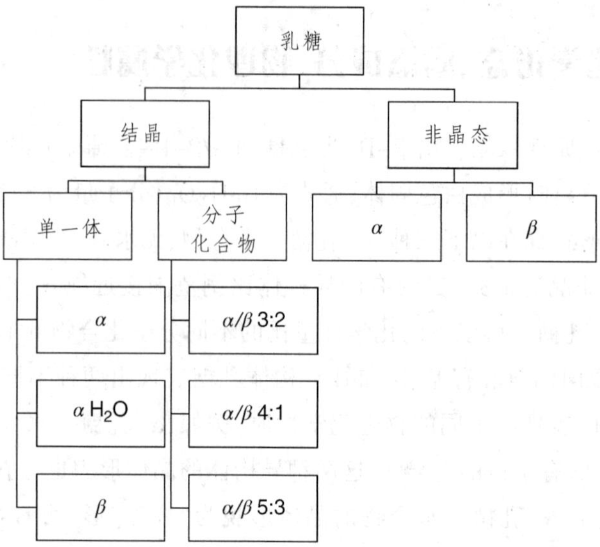

图 7.3 乳糖的固态形式。(Source: Reproduced from[45], with permission from Elsevier)

进行重点研究。本章将简要综述乳糖的固态特性和作为载体对 DPI 的影响。其他研究人员也对此进行过报道，但大多数都集中于不同晶型的乳糖对处方的影响(例如文献[12, 46])。当乳糖为无定型时，其理化性质的稳定性较差，此时转变为晶型对处方的影响较大[30]。但文献中并没有普遍报道在 DPI 制剂中有意使用非晶态乳糖的情况。一项研究描述了一种含有非晶态可吸入乳糖和低分子量肝素的制剂[47]，通过将含有两种化合物的溶液冷冻干燥实现了含有乳糖和肝素无序晶格排列的分子分散体，并发现 DPI 肝素的生物利用度比皮下液体注射等传统剂型增加了 1.5 倍。然而，作者没有研究该制剂中乳糖的异构体含量和制剂的稳定性[47]。除非储存在没有湿气的环境中，否则冷冻干燥的乳糖会快速结晶，另外，冷冻干燥的非晶态乳糖的异构体含量不稳定，甚至在结晶化之前异构体含量就发生变化[30]。

表 7.1 同乳糖的熔点(℃)和溶解热(J/g)[45]

乳糖结晶形式	熔点(℃)	溶解热(J/g)
α-乳糖一水合物	215±2	134±4
β-乳糖	225±3	198±3
α-乳糖无水物	216±2	122±5
5α-/3β-乳糖	209±1	125±4
3α-/2β-乳糖	291±2	159±3

结晶态乳糖在加工过程中容易转变为无定形态。通过气流粉碎或球磨以及随后的筛分来改变颗粒粒度时,其会给粉末带相当大的能量[48]。由于相互作用而形成的新表面是无序并且不稳定的,这种高能量非晶态组分影响药物与载体的相互作用,降低了制剂的稳定性。乳糖可以从一系列不同比例的水和醇基溶剂体系中重结晶,以控制成品晶体大小和表面粗糙度[50,51]。如果反溶剂加入速度过快,则可能形成非晶态乳糖。对于任何溶解在溶液中的乳糖,异构体之间的转化速率急剧增加,导致难以控制成品乳糖的异构体含量[30]。

一些 DPI 中使用喷雾干燥制备的无定型乳糖，研究了表面粗糙度对 API 雾化性能的影响以及细颗粒对乳糖载体性能的影响[52,53]。以喷雾干燥乳糖为主要载体时,发现其对雾化性能无明显改善作用[53]。在载体颗粒表面引入结晶性表面时,例如采用饱和溶液法,对载体颗粒表面粗糙度进行修饰可以改善递送效率[52]。

如上所述,当应用乳糖作为载体时,非晶态乳糖的存在会对 DPI 的雾化性能产生一定的影响。这说明乳糖的制备方法影响成品的理化性质[43]。因此运用不同方法制备的非晶态乳糖,其固态形式可能相同,但理化性质可能受到生产条件的影响而有所差异。

喷雾干燥和冷冻干燥是生产非晶态乳糖[1,36,54-56]最常用的技术,这两种方法都将乳糖配制为水溶液,但是很少检测成品中异构体组成。作者对过去 20 年来的药学文献进行了检索,发现在其标题中含有“非晶态乳糖”一词的 103 篇文章中,只有 4 篇明确报道了在形成的非晶态乳糖内的 β/α 异构体组成的比例。由于异构体间的物理化学特性的潜在差异,如果不测量 β/α 异构体,这些研究是不完整的[57]。

已有一些尝试研究非晶态乳糖异构体含量的报道。有文献报道了进料温度对喷雾干燥乳糖异构体组成的影响[36],当温度为室温至 40℃之间,分离物质中的 β-异构体含量低于 α-异构体。当温度升至 50℃以上时这种异构体含量关系恰好相反。从这一研究中得出的结论是,在较低的进料温度下,喷雾干燥过程会发生异构化现象。然而,在较高的进料温度下，非晶态物质的组成反映了在该贮存温度下进料水溶液中存在的异构体比例。进料溶液在储存温度下异构体比例达到平衡,在降至室温后需要 3.5~6.5 小时的平衡时间,由于没有提供平衡时间,因此不清楚在较低的进料温度下异构体是否达到平衡[36]。研究人员在后来的研究中使用了类似的参数,但生产的喷雾干燥样品中没有发现 β 乳糖,这使喷雾干燥过程异构体含量问题变得更加模糊不清[58]。

在大多数的喷雾干燥条件下均可产生无定型乳糖[59]。这些成品中 β-乳糖含量均高于 α-乳糖,并且两者的比例是受进料温度、出口温度和粉体保存温度影响的。有人认为普遍存在的 β/α 异构体比为 1.25(55% β 和 45%α),储存温度和水分含量决定了非晶态乳糖向最终异构体平衡含量的转化速率[59]。

在后来的一项研究中,使用与以前相同的溶液浓度和类似的喷雾干燥条件,生产喷雾干燥乳糖。研究结果表明，分离的非晶态乳糖样本中的 α-异构体比例是 66%，β-异构体比例是 34%，这与之前的结果不符。有报道称不论原料的同分异构体比例如何，使用相同的进料温度和保存时间，通过喷雾干燥得到的非晶态成品中异构体含量应是相同的[54]。很明显，异构体含量 β/α=1.25 的假设是没有被证实的[59]。旋光法和气相色谱法已被用于检测乳糖样品中异构体含量[54,58,59]。分析方法的复杂性影响了乳糖异构体含量的检测。如果重结晶过程不在水溶液中进行，可用重结晶原料的异构体比例反映成品中非晶态乳糖的异构体含量[35]，但这种假设往往是无法出现的。

7.4 乳糖异构化

基于溶液的乳糖颗粒工程方法是非常重要的（例如控制结晶[51]或喷雾干燥[52]），因此，详细讨论乳糖的两种异构体在溶液中的相互转变是非常重要的。在水溶液中，α 和 β-乳糖可能发生异构化[1]，并且它们之间按图 7.4 方式相互转化。这种机制是基于其他相关糖物质（主要是葡萄糖）异构化的研究结果得出的[61,62]。乳糖的异构化首先在葡萄糖单元上形成一种游离醛的形式，这种形式由 O5 的质子化开始，然后是 O1-H 键的断裂[61,62]。随着时间的推移，存在于溶液中的两种乳糖异构体达到了稳定的状态，但是两种形式之间达到平衡的确切比例和时间取决于浓度、pH 值和温度。相关研究报道平衡时间一般为 3.5~6.5 小时。人们普遍认为乳糖在水溶液中的异构化速率遵循一级动力学方程[63-65]。

乳糖的异构化是影响乳糖晶体生长的重要因素之一[66]。当温度低于 30℃时，异构化会影响乳糖晶体的生长速率；在较高的温度下，异构化的速度会显著增加，因此它对晶体生长的影响会减小。“异构体平衡”一词可用来表示结晶过程中溶液中存在 α 和 β-乳糖的百分比[66]，这个理论的基础是，如果 α-乳糖的结晶速度（下面方案中的步骤 2）比 α 异构化的速度（步骤 1）更快，那么异构化就是整个结晶过程的限速步骤。

$$\beta\text{-乳糖结晶} \rightleftharpoons \beta\text{-乳糖} \xrightleftharpoons{\text{步骤 1}} \alpha\text{-乳糖} \xrightleftharpoons{\text{步骤 2}} \alpha\text{-乳糖水合物结晶}$$

如果步骤 2 更慢，那么步骤 2 就是整个结晶过程中的限速步骤。在这种情况下 α 和 β 异构体的百分比会与文献中报道的在水中的平衡百分比相似，即 37%的 α-乳糖和 63%的 β-乳糖[66]。

也有人认为，杂质可以抑制晶种生长或促使晶种生长，这取决于所涉及的具体物质[67,68]。当结晶出 α-乳糖一水合物时，存在的任何微量的乳糖都被认为是杂质，有报道称，溶液中存在的 β-乳糖会抑制 α-乳糖晶体的生长[69,70]。很明显，这样的异构体转变会导致乳糖甜度的批间变化，因为随着 β-乳糖含量的增加，最终产品的甜度也随之增加。

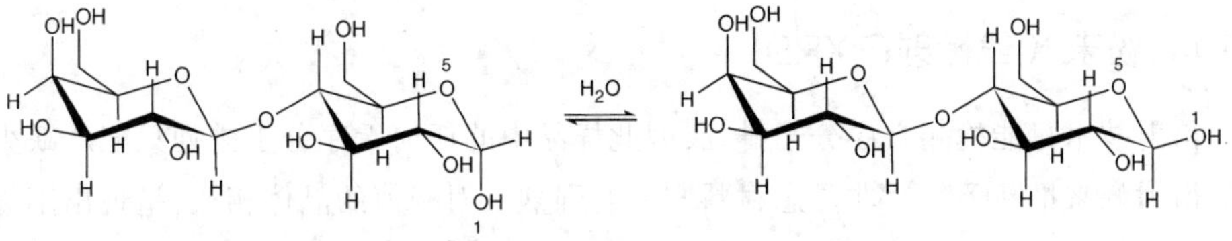

图 7.4　乳糖异构化机制的表现。

因此，从总体上看，在乳糖分离过程中重视乳糖的异构化现象(即乳糖不同型之间的平衡)是很重要的。这一点常常被忽略，直到最近才对溶液中异构化过程的机制和动力学进行了系统的研究[30]。

10%(w/v)溶液达到异构体组分平衡的半衰期为 36 分钟，而达到异构体组分稳态平衡则需要 4 小时[30]。乳糖异构化的动力学速率常数随温度的升高而升高。文献[71]报道采用旋光法测试，在 25℃溶液中，乳糖的整体异构化速率常数 k 为 $4.08\times10^{-4}\pm0.15s^{-1}$($n$=3，±SD)，正向速率常数 k_1 为 $2.51\times10^{-4}\pm0.1s^{-1}$($n$=3，±SD)，反向速率常数为 $1.45\times10^{-4}\pm0.06s^{-1}$($n$=3，±SD)。45℃和 60℃的异构化总速率常数分别为 $21.53\times10^{-4}\pm1.1s^{-1}$($n$=3，±SD)和 $35.01\times10^{-4}\pm0.9s^{-1}$($n$=3，±SD)，这表明当温度从 25℃上升到 60℃时，乳糖从 α 到 β 的表观异构化速率会急剧增加。此外，在 0℃时达到 99%的转化率大概需要 26 小时；在 25℃、45℃和 60℃时，达到 99%的转化率分别需要 3 小时、1 小时和 22 分钟[71]。

7.5　乳糖分析

目前可运用大量的分析方法检测、定量和定性药用乳糖，特别是用于 DPI 制剂中的不同晶型的乳糖。许多研究综合了多种分析手段，如粉末 X 线衍射(PXRD)，热分析技术包括差示量热扫描法(DSC)、差热分析(DTA)、溶液量热法(SoLCaL)和等温微量热法(IMC)[72-77]。除了以机械为基础的方法，例如动态机械分析(DMA)，其他光谱技术，例如核磁共振(NMR)、近红外线和傅里叶变换(FT)、拉曼光谱和旋光法也被用于乳糖的分析研究[30,55,74,78-83]。然而，目前对这些领域的研究侧重于晶体/非晶态含量的物理特性，而不是这些物理特性中的异构体成分或纯度。

值得注意的是，结晶态和非晶态乳糖特性分析技术的选择取决于许多因素，该分析方法要有高敏感性和高选择性，特别是在研究结晶态/非晶态混合物时。本节将介绍用于表征乳糖的分析技术，为 DPI 领域的研究人员提供思路，根据自己的需要选择最合适的分析方法。

7.5.1 粉末 X 线衍射(PXRD)

衍射技术只能检测有序分子排列,因此样品中的任何无序分子排列只能从缺少尖锐的衍射峰来推断[72,84,85]。非晶态材料与具有强烈衍射峰值的晶体相比,呈现出不规则的电磁辐射衍射,这是由于非晶态的分子结构的排列是无序的[72],因此 PXRD 被广泛应用于粉末的非晶态检测,其检测限为 5%~10%(w/w)[84-86]。用冷冻干燥和喷雾干燥两种方法制备的非晶态乳糖样品,可以通过测量样品的 PXRD 的峰值强度,与其晶体样品(图 7.5)区别开来[30]。与其他表征方法相比,PXRD 技术存在以下优势,它是一种非破坏性并且快速(<20 分钟)的表征技术,使用样本量少,并且数据分析也相对简单。

然而 PXRD 也有其局限性,它要求测试样品为均一的并需要和单一晶型样品作为对照。因此,不均匀的样品可能产生不准确的结果。PXRD 需要至少 0.1~0.2g 样品,并且必须将样品均匀地磨成粉末。该过程可能会破坏样品的晶型。此外,有时还会出现峰值叠加的问题,尤其是高角度的衍射峰特别明显[35,72,84-86]。

7.5.2 核磁共振(NMR)

NMR 是一种高专属性的技术,它能够提供有关物质结构以及任何外源性异物的信息[83,87]。最近发表了一种新颖、简单且重现性高的 ^{1}H-NMR 方法,用于测量喷雾干燥和冷冻干燥法制备的非晶态乳糖中的 β/α 异构体组成[30]。研究发现,^{1}H-NMR 能够通过分别显示 α-和 β-乳糖位于 6.3 ppm 和 6.6 ppm 处特征位移信号来区分这两种异构体(图 7.6~图 7.8)。在乳糖 ^{1}H-NMR 中,由于 α-和 β-位氢原子(C1 位)空间位阻最小,其位移出现在低场。当原子上的电子密度被邻近的电负性很强的基团降低时,就会发生去屏蔽作用。在 α-异构体中,在 C1 处的质子与邻近的氧原子之间的距离大于 β-异构体(图 7.7),因此相邻的氧原子对 C1 处 β-异构体的质子的影响更大,导致电子密度的降低,从而导致 C1 处 β-异构体的质子发生去屏蔽作用。这导致 β-位氢原子化学位移值比 α-位氢原子大(前者 δ=6.6ppm,后者 δ=6.3ppm)。按照(n+1)规则,C1 位氢原子与相邻的氢原子产生自旋偶合,呈现为双峰。这两处 C1 位氢原子化学位移峰面积被用来计算 α-和 β-乳糖的百分比。喷雾干燥和冷冻干燥乳糖的 ^{1}H-NMR 显示,两种不同的制备方法制备的乳糖中异构体含量比不同(表 7.2,图 7.8)。此外,^{1}H-NMR 分析表明,表 7.2 中的"结晶-α-乳糖一水合物"纯度相对较高,含 4%的 β-异构体和 96%的 α-异构体,而商业产品"乳糖"的异构体比例为 87%β:13%α。

进料溶液停留时间不同会造成 β/α 比例有很大差异。例如,冷冻干燥前溶液保存 30 分钟以内,制备的粉末异构体比例为 25%β:75%α;而进料保存 4 小时以内,冷冻比例的样品含有 60%β 和 40%α;另一方面,保存时间在 30 分钟内喷雾干燥产生的异构体比例为 52%β:48%α;而进料保存 4 小时以内,喷雾干燥的样品异构体比例为 57%β:

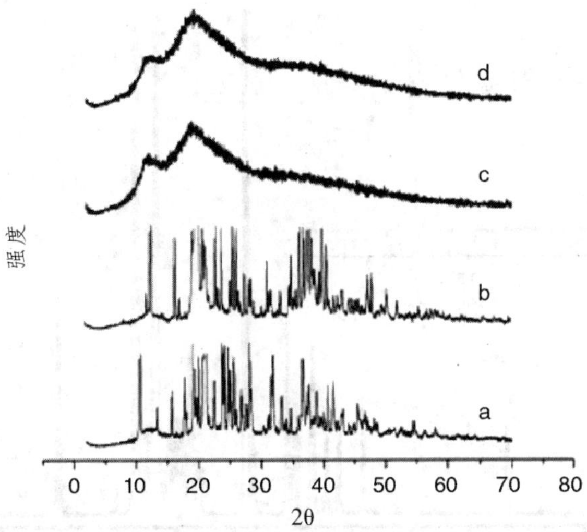

图 7.5　(a)结晶 β-乳糖(原样),(b)结晶 α-乳糖(原样),(c)冻干乳糖,(d)喷雾干燥乳糖的 PXPD 图谱(喷雾干燥和冷冻干燥样品在 t=0 的时间点检测,干燥前溶液样品保存 30 分钟);t=0 是指喷雾干燥和冷冻干燥乳糖在 P_2O_5 上二次干燥 48 小时后立即进行的分析。(Source: Reproduced from [30] with kind permission from Springer Science and Business Media)

43%α。喷雾和冷冻干燥乳糖样品的测量异构体比例的标准差均在 0.1%~1.4%之间。

固态 NMR,^{13}C-NMR,也被用来表征乳糖样品的特性[55,80,88]。可以利用峰宽来确定非晶态物质的存在[55],尽管有报道认为喷雾干燥乳糖为 100%非晶态,但作者没有确定非晶态乳糖样品中的 β/α 比例。然而,通过经过改进的 ^{13}C-NMR 方法在研磨后非晶态乳糖样品中检测出了 β-异构体成分,据报道研磨得到的乳糖接近 100%非晶态[88]。开展这一试验所花费的时间为 4~6 小时，这制约了固态 NMR 在非晶态乳糖异构体含量检测的应用。为了使 NMR 能够在非晶态乳糖的表征中得到快速和常规的应用,开发了以二甲亚砜(DMSO)为溶剂的 NMR 方法用于非晶态乳糖的表征。开发的 DMSO 方法是合理的,因为乳糖的异构化过程需要质子化,而 DMSO 是非质子溶剂,因此由 DMSO 引起的乳糖异构化是可以忽略不计的。因此,DMSO 溶液中异构体比例与粉末中异构体比例是相同的。一些研究证明了以上观点[30,80]。

关于非晶态乳糖异构体比例组成的研究很少,其结果也模棱两可。无水 α-乳糖经过 30 小时球磨产生的主要为非晶态的 α-乳糖，其在接近乳糖玻璃化温度储存时,发现固体向 β-乳糖转化[88],最终比例为 50%β:50%α,以上研究表明固态转化机制与水溶液中的转化机制不同[88]。尽管有大量研究报道喷雾干燥或冷冻干燥的非晶态乳糖的异构体比例分布宽泛,但几乎从未观察到 1:1 的异构体比例[36,58–60]。

NMR 的一个优点是可以准确地确定乳糖中每个异构体的含量[30,80,82],有必要对制

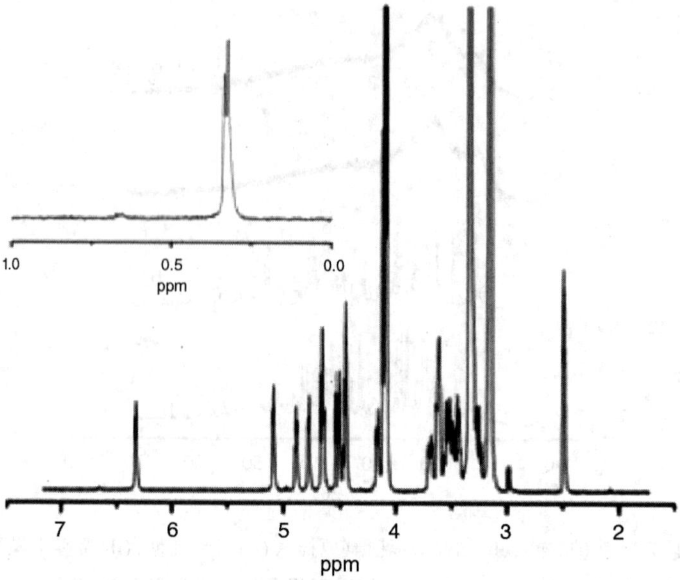

图 7.6 结晶 α-乳糖溶液的 ^{1}H-NMR 图谱(原样,0.7% w/v,DMSO),插图放大了 α-和 β-乳糖异构体区域(6~7 ppm)。(Source: Reproduced from[30] with kind permission from Springer Science and Business Media)

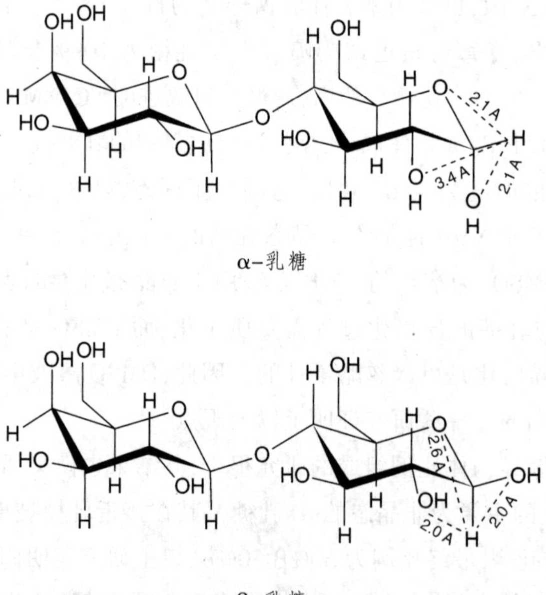

图 7.7 两个乳糖异构体中 C1 周围环境的差异。

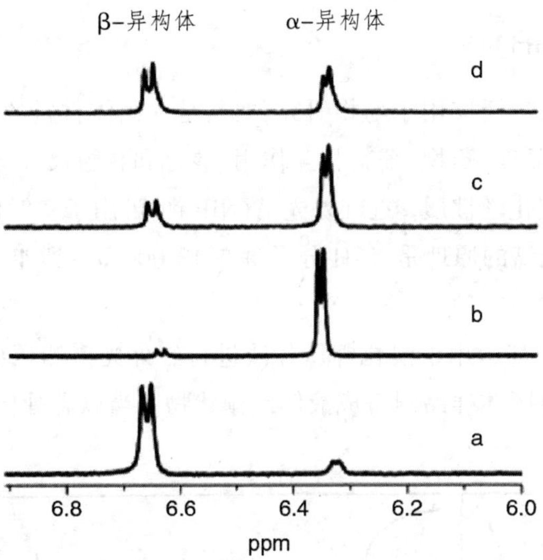

图 7.8　(a)结晶 β-乳糖(原样),(b)结晶 α-乳糖一水合物(原样),(c)冷冻干燥乳糖(乳糖溶液保存 30 分钟后冷冻干燥的 t=0 时间点分析)和(d)喷雾干燥乳糖(乳糖溶液保存 30 分钟内喷雾干燥后立即进行分析)的核磁共振谱对比;t=0 是指喷雾干燥和冷冻干燥乳糖在 P_2O_5 上二次干燥 48 小时后立即进行的分析。(Source: Reproduced from [30] with kind permission from Springer Science and Business Media)

表 7.2　α-和 β-乳糖异构体的比例通过 C1 上 α-和 β-质子的峰面积检测。t=0 是指喷雾干燥和冷冻干燥乳糖在 P_2O_5 上二次干燥 48 小时后立即进行的分析,t=56d 是指二次干燥 56 天 (β/α 的 SD 根据个体比例计算得到)[30]

乳糖	%β±SD	%α±SD	β/α±SD
α 晶体	4±1.4	96±1.4	0.04±0.02
β 晶体	87±1.2	13±1.2	6.7±0.02
冷冻干燥(t=0)30min	25±1.0	75±1.1	0.3±0.02
冷冻干燥(t=0)4h	60±0.1	40±0.1	1.5±0.01
冷冻干燥(t=56d)30min	50±0.5	50±0.5	1.0±0.02
喷雾干燥(t=0)30min	52±0.3	48±0.3	1.1±0.01
喷雾干燥(t=0)4h	57±0.1	43±0.1	1.3±0.01
喷雾干燥(t=56d)30min	60±0.3	40±0.3	1.5±0.01

注:SD 为标准差。

药工业中常用的不同类型的乳糖中异构体组成进行研究以弥补数据缺陷。此外,有必要评估不同异构体含量对制剂的稳定性或性能的影响。

7.5.3 红外光谱(IR)

红外光谱技术已广泛应用于药物研究,尤其是在固体材料的物理特性方面[82]。IR可以提供多晶型、结晶度、药物–辅料相互作用、混合和颗粒尺寸等信息[82],还可以用于控制制药成品的物理化学性质。近红外光谱(NIR)也可用于实时监测非晶态样品的结晶度变化。近红外光谱的原理是 X–H 分子键在 13 000cm^{-1} 到 4000cm^{-1} 之间对电磁辐射的特定吸收[44]。

过去的许多研究都运用了溴化钾压片法进行红外光谱测试(图 7.9),该方法的一个主要缺点是需要将固体样品制备成液体或糊状物。当以乳糖作为试验原料时,在溶

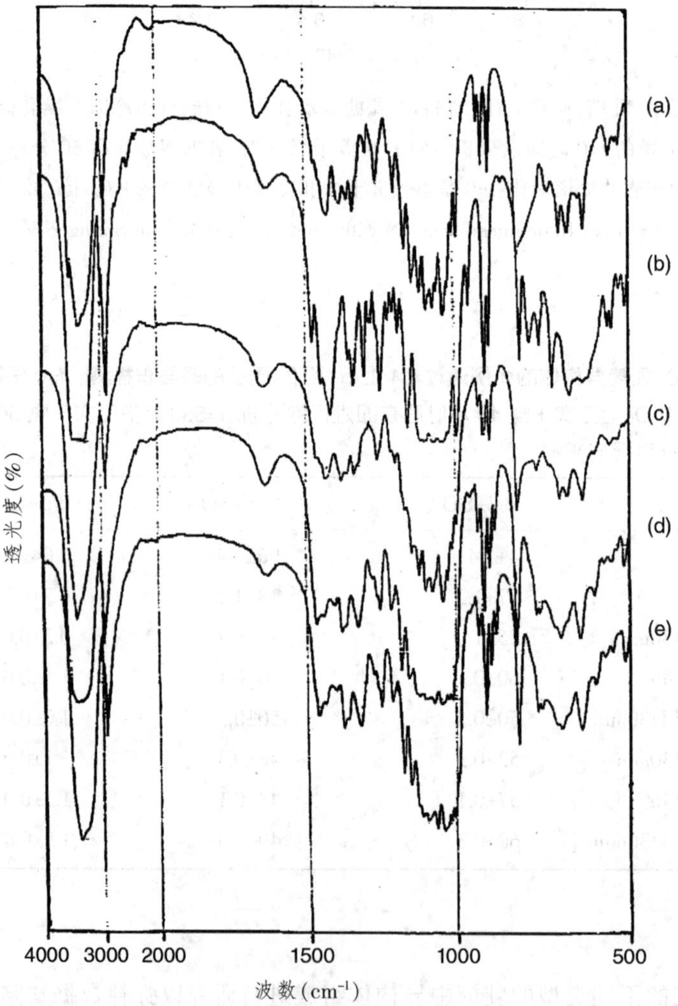

图 7.9 α–乳糖一水合物(a),β–乳糖(b),无水 α–乳糖(c)以及不同异构体比例乳糖混合物 5α–/3β–乳糖(d)和 3α–/2β–乳糖(e)的红外图谱。。(Source: Reproduced from[45], with permission from Elsevier)

解过程中乳糖可能发生异构体转变。衰减全反射技术可以解决这个问题。ATR 的基本原理为测量全反射红外光束中样品材料的分子振动变化 [89]。与传统的红外光谱法相比，其主要优点是提高了分析样品的速度和敏感性。不同晶态的乳糖 IR 光谱存在差异,特别是在指纹区域内的 1092cm^{-1} 和 987cm^{-1}[90]处的吸收峰。这两处吸收峰因与乳糖的 α 和 β-异构体羟基取向有关,研究人员对此较为关注。非晶态乳糖样品中的键吸收强度比其晶体更强,从而使吸收峰强度更高。这是由于无定型物质中缺乏刚性的远距离结构,导致与晶体相比,键可拉伸的量有所不同。

NIR 也可以用于检测结晶水乳糖和其多晶型[91]。对无定型和晶体乳糖的重结晶和转变也进行了分析，在一项喷雾干燥乳糖的研究中发现，非晶态的检测限为 5%(w/w)[92]。此外,用近红外光谱分析了含 0%~10%无定型的喷雾干燥乳糖,生成的标准曲线检测限≥1%(w/w)[93]。

综上所述,近红外技术是一种快速和非破坏性的分析方法,它不需要试剂/溶剂,制样简单并且用量少(尽管样品必须是均匀的)。此外,由于水、醇和胺键对辐射的吸收比其他键高,因此可以从光谱中分辨出来。近红外光谱的一个缺点是容易出现吸收峰的重叠,在进行定性与定量表征前需要解决这一问题[83]。

7.5.4　差示量热扫描法(DSC)

DSC 是一种热分析技术,广泛应用于制药工业,用于定性与定量表征多晶型和非晶态固体的混合物,是测定物质玻璃转变温度(T_g)的主要技术[73,75,94]。DSC 可以用来研究乳糖的物理和化学性质的变化[95–97],广泛应用于乳糖的相变特性研究,如玻璃化转变、再结晶、熔点、氧化/热稳定性和放热分解等[31,73,95,96,98–100]。

热分析技术在确定乳糖中的晶体或无定型含量方面发挥了重要作用,这对药物的稳定性有很大的影响。目前侧重于对非晶态乳糖的热力学特征的研究[28,101,102]。DSC 具备几个优点,如较少的样品量,而且在分析过程中,样品可以在密封在样品盘中,从而避免了大气等外部环境的影响,此外,样品制备并不复杂,试验过程升温速率可从 2℃/min 至 500℃/min,分析时间往往小于 1 小时[103]。

DSC 在分析晶体和非晶态乳糖方面有特殊的优点，因为在 DSC 分析中结晶性α-水乳糖含量在 140℃时会出现失水峰,而非晶态则不存在(图 7.10)。因此,这个峰可以作为一个特征参数来区分结晶性与无定型乳糖[31]。非晶态乳糖是“玻璃体”,在玻璃化转变时会产生较强梯度变化信号,此外这种乳糖在玻璃化转变后有重新结晶的趋势[31,105]。因此,这两种特征都可以用来判断喷雾干燥、冻干干燥或研磨的乳糖是否为非晶态。然而,DSC 在确定非晶态乳糖含量时的缺点是熔融峰可能夹杂了物质降解产生的热效应[106]。

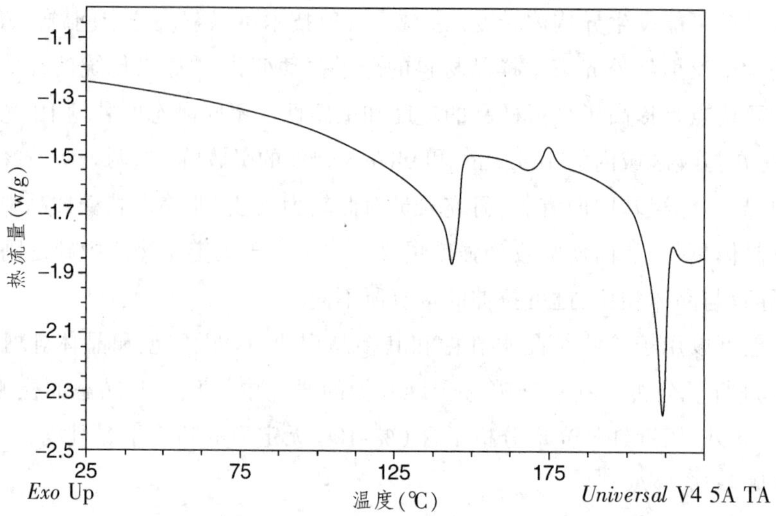

图 7.10 α-乳糖一水合物的 DCS 分析。(Source: Reproduced with permission from[23])

7.5.5 旋光法

旋光法是通过测量分子在溶液中的旋转偏振光而表征其浓度。将偏振光的平面向右(或顺时针)旋转的分子会产生一个正(+)比旋度$(\alpha)_D$,当分子将偏振光的平面向左旋转时,则会有一个负(-)比旋度$[\alpha]_D$[107-109]。

观察到的旋光受许多变量影响,如样品的性质、样品光学活性成分的浓度、流通池的路径长度、光源的波长和样品的温度。

比旋度$[\alpha]_D$可用下式计算:

$$[\alpha]_D = \frac{OR - 100}{1 \cdot C} \tag{7.1}$$

其中$[\alpha]_D$是旋光度,钠灯光源的波长为 λ=589nm 时测定的旋光度,l 是路径长度,C 是百分浓度(g/100mL)。

乳糖溶液的比旋度随时间的变化而变化,直到异构体达到平衡状态时得到一个常数(图 7.11),据文献报道平衡态乳糖异构体比例为 63% β:37% α[1]。可以由试验数据外推至时间为 0 时的比旋度。利用拟合后的数据可以确定任意时刻异构体比例[30]。

因此,核磁共振和旋光均可以用来测定包括乳糖异构体含量在内的化学纯度。

7.6 乳糖载体的化学和固态成分对 DPI 制剂雾化的影响

DPI 的雾化性能通过使用多级撞击器来表征, 例如新一代药物撞击器 (NGI)(图

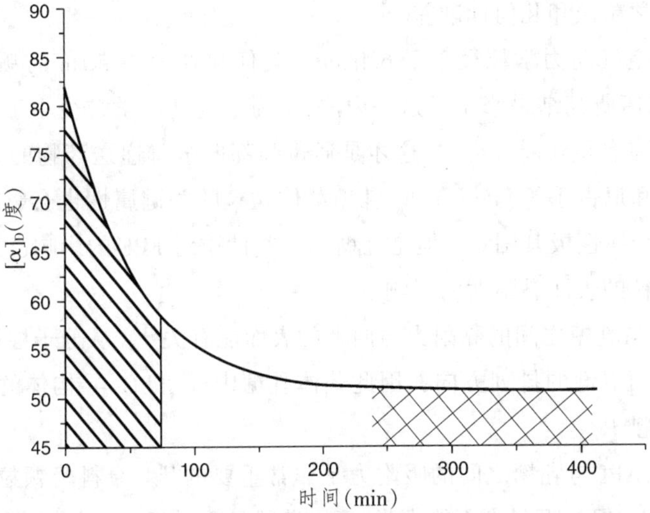

图 7.11　4% w/v α-乳糖一水合物在水中的旋光图(拟合指数衰减),试验参数为 λ=589nm、10cm 路径长度、25℃。(Source: Reproduced from[30] with kind permission from Springer Science and Business Media)

3.6)、安德森撞击器(ACI)和双级(或多级)撞击器[14,110,111]。在检测过程中,使用校准后的真空泵产生气流模拟患者的吸入过程,当驱动装置时或者驱动后,气流通过装置、穿过药粉,从吸嘴进入撞击器内部。气流在装置内产生的湍流使原料药微粒从载体颗粒上分离下来生成气溶胶,通过吸嘴进入撞击器内部。气溶胶颗粒在气流惯性的作用下根据粒度不同沉积在撞击器内部各级段, 通过检测各级段沉积的药物量来表征雾化性能。撞击器内有一组与收集盘呈直角的喷嘴,气流经过这些喷嘴与收集盘接触后会引起气流方向的突然变化。颗粒较大的气溶胶惯性较大,可以继续沿着轨迹运动,沉积在收集盘表面;颗粒较小的气溶胶颗粒会继续跟随气流进入撞击器的下一级。这些喷嘴的孔径从大到小以降序顺序排列,可以将气溶胶粒径依次分开。液体撞击器的工作原理与此类似,但消除了颗粒在收集盘上反弹的潜在缺点。在收集到的数据中,FPF(微细粒子比例)是最常用的参数之一,用于描述 DPI 体外沉积率,从而表征疗效[12,53,112]。

FPF 的计算方法取决于采用撞击器的类型[113]。例如,在某种撞击器中,FPF 被定义为撞击器 1~8 级段收集的药物量与吸入装置、撞击器喉部和全部 8 个级段药物总量比值[12]。粒子的空气动力学粒径与撞击器内各级的孔径和喷嘴尺寸直接相关。粒子的空气动力学粒径被定义为沉降速度与被研究颗粒相同的单位密度球形颗粒的直径[114]。因此,对于简单的双级撞击器,FPF 的截止粒径通常为 6.4μm(60L/min 流速下),在此截止粒径下收集的 API 药物量就代表了可吸入剂量。级联撞击器和 NGI 由于具有多级结构可以测定颗粒粒径分布,其中最大的颗粒先分离,然后是较小的颗粒。如果粒径是正态分布的,那么就可以利用撞击器各级测量的质量累计分布图,确定气溶胶粒子的质量中值空气动力学粒径和几何标准差[113]。

通常认为空气动力学粒径小于 6.4μm 或几何粒径为 1~5μm 的颗粒更为适合吸入制剂[12,49]。临床研究结果修正了这一说法，认为空气动力学粒径小于 2μm 的粒子才有可能沉积在肺泡和外周气道中，这才是通过肺部向全身递送药物的理想粒径，并且应用于胰岛素和尼古丁等药物[115,116]。乳糖载体颗粒的关键属性也会影响 FPF，这使得孤立地研究每个属性极其困难。但是乳糖的一些性质对 FPF 的影响已经较为明确，例如它对 API 颗粒的表面黏附性的影响[12]。

通常，API 与乳糖之间的黏附力与两者的表面能有关[43]。从分子层面分析，这可以归因为乳糖表面氢键的排列方向，因此载体乳糖中 α-和 β-异构体的含量可能影响 DPI 的雾化性能[8,13]。

由此可见，API 与乳糖之间的吸附力是非常重要的[14]。原料药颗粒必须被吸附并“黏”在载体表面，但是吸附力不能太强，否则药粉被吸入后，原料药不会与载体乳糖分离。因此，载体颗粒大小是一个需要考虑的关键属性，因为表面积的变化将影响 API 黏附的可用位点数量。例如，有报道称随着乳糖颗粒尺寸的增大，一些 DPI 处方的 FPF 会下降[117]。因此，提高 DPI 雾化效率的一种方法是研磨乳糖载体，以减小其尺寸，从而提高 FPF。但是，这也存在引入无定型乳糖的可能性[49]，异构体比例也可能受到破坏[88]。乳糖载体颗粒的尺寸通常采用更传统的技术表征，例如扫描电子显微镜（SEM）、光学显微镜、激光衍射和飞行时间谱[118]。这些技术无法检测出无定型含量的任何变化，甚至无法确定乳糖的其他特性变化。因此，需要对加工过的乳糖进行全面检测。

粉末在 DPI 装置中的雾化过程是极为复杂的[119]。在一篇文章中作者讨论了载体的物理特性对不同分散机制的 DPI 装置性能的影响。最新的研究将体外气溶胶性能和计算流体力学（CFD）相结合，综合考虑了载体颗粒在吸入装置内的湍流和碰撞。结果表明，DPI 装置类型对乳糖性能的影响较大，与载体粒径无关。例如使用布地奈德作为测试药物，Aerolizer®产生的碰撞次数随乳糖粒径的增加而增加，从而获得更好的雾化性能。与此不同的是，Handihaler®产生较少的碰撞，其雾化性能并没有随乳糖载体大小而发生变化[119]。因此，在表征 DPI 性能时必须考虑载体的物理特性和吸入装置的几何形状，这一领域还需要进行更多的研究工作。

不应该仅考虑粒度正态分布的乳糖对 DPI 雾化性能的影响，因为粒度的多分散性是 DPI 的一个重要特性[120]。乳糖中的细乳糖在获得较好的 FPF 上起到了作用，商业级乳糖的粒度分布不均匀反而在 DPI 中起到了积极的作用[121]。在一项研究中，使用压缩空气从较大的乳糖载体颗粒表面去除一些细小的乳糖颗粒[122]，将该乳糖与硫酸沙丁胺醇（沙丁胺醇）混合后，灌装到传统的 DPI 吸入装置中进行测试，与含有细乳糖（指粒径小于 10μm 的乳糖颗粒）的商业乳糖混合的样品相比，FPF 明显降低，这个研究说明了细乳糖的重要性。细乳糖有两个来源：一个是在处理乳糖（研磨或者筛分等）的副产品;另一个是为了改善DPI性能而添加到粗乳糖颗粒中[122,123]。SEM可以观测到商业乳糖表面有一定量的细乳糖黏附于大乳糖表面[124]。在DPI处方中应用的乳糖,例如,Aeroflo®95和Aeroflo®65,通过成像和激光衍射技术[12,124],可观察到其中有一定量直径小于5μm的颗粒。气流粉碎通常可以降低乳糖颗粒,例如,一项研究将较大粒径的乳糖通过Fryma粉碎机研磨了9次,制备体积中值直径为5μm、几何标准差为1.8μm的微细乳糖,用于研究与细粉相关的改变处方性能的机制。例如,与含有细颗粒的乳糖相比,使用湿法脱除细粉的乳糖使昔奈酸沙美特罗的FPF降低了4倍。将细乳糖重新加入这种粗乳糖后,昔奈酸沙美特罗的FPF得到恢复[124]。

细乳糖的作用效果可以用两种机制加以解释。第一种机制是载体表面活性位点模型[122],此机制认为在添加API之前,微细乳糖的作用是占据载体表面的高能位点,API只能被动地附着于载体能量较低的位点,从而降低API与载体的黏附力,增加呼吸过程中药物的解离。但是其他研究表明API与细小乳糖相互作用更大,而不是加载于较大的载体粒子表面的高能位点。文献[112]提出了一种基于API在粗乳糖和细乳糖表面竞争黏附的模型。这一模型认为细小乳糖与原料药通过混合而团聚,团聚后的颗粒容易从载体表面分离。也有文献证据表明这两种机制都存在,但是还不清楚以上两种模型哪个占主导[12,49]。也有可能这两种模型都不完整,因为两个模型中均未对乳糖异构体进行充分研究。

乳糖的表面能与异构体含量有关[43]。反相气相色谱法(IGC)是最常见的用于测定乳糖表面能的方法[125]。在这种方法中,用待测乳糖体作为修饰柱的固定相,用具有已知的吸收特性的气体作为探针分子,测量探针气体的保留信息。通常测量极性(氯仿和乙酸乙酯)和色散探针(烷烃,例如,壬烷、辛烷和己烷)的保留时间,固定相的总表面能是根据两组探针的表面能之和得到[125-127]。

有文献使用IGC研究并报道了常用粒度范围乳糖的表面能[18,128],例如,研究了粒度分布为63~90μm的筛分乳糖体,并发现α-乳糖一水合物和β-乳糖样品的总表面能差为60mJ/m^2,乳糖异构体含量影响与API的黏附力[43]。使用硫酸沙丁胺醇(沙丁胺醇)作为探针API[43],验证了异构体成分对附着力有较大影响,并进而影响到FPF、α-乳糖一水合物和β-乳糖分别作为载体粒子时,其FPF值分别为20%和8%。表面能与FPF呈负相关关系,载体表面能增加使载体和API的黏附性增加,从而导致FPF的降低[12,43]。这些研究表明研究乳糖的基本属性对于将其用作DPI载体是较为关键的,其中的不足在于对细颗粒乳糖的表面能研究还不够。目前仍没有关于细乳糖的IGC检测的报道,其原因为细乳糖粒径小于10μm,其颗粒黏附性强、流动性差,很难被装入IGC柱中。如前所述,研磨与喷雾干燥乳糖通常用作粉雾剂载体,这两种乳糖颗粒的表面能较高并且不稳定,需要相当长的异构体和结晶态转变的时间[88]。对商业乳糖进行选择时应该注意细乳糖的稳定性和异构体含量,并且应考虑乳糖的加工工艺和储存条件。

7.7 小结

细乳糖与粗乳糖在物理和化学性质上存在差异。需要更多的研究来确定粉雾剂配方中细乳糖的性质，以证明细乳糖载体提高粉雾剂 FPF 的机制。

乳糖的表面能决定 API 与乳糖的黏附力，并且影响药物雾化过程中与乳糖的分离。乳糖颗粒的粒径、粗细乳糖比例、表面粗糙度、形状和电荷均影响黏附力和雾化效率[12]。此外，这些属性也影响 API 的性质，因此需要对乳糖的以上属性进行研究并考察其对 DPI 性能的影响[49,129]。该项研究已在其他章节中讨论[12,129]。本章的目的是介绍乳糖复杂的理化性质，讨论乳糖影响的 DPI 处方特性，这些内容是在相关文献中没有被提及的。此外本章还综述了乳糖异构体成分稳定性相关的研究。

参考文献

1. Fox, P.F., McSweeney, P.L.H., *Dairy chemistry and biochemistry*, First edition. Berlin: Springer; 1998.
2. Pifferi, G., Santoro, P., Pedrani, M. Quality and functionality of excipients II. *Farmaco* 1999; **54**: 1–14.
3. Khankari, R.K., Grant, D.J.W. Pharmaceutical hydrates. *Thermochimica Acta* 1995; **248**: 61–79.
4. Wade, A., Weller, P. *Handbook of Pharmaceutical Excipients*, Second edition, Washington, DC: American Pharmaceutical Association; 1994.
5. Timsina, M.P., Martin, G.P., Marriott, C., *et al.* Drug delivery to the respiratory tract using dry powder inhalers. *International Journal of Pharmaceutics* 1994; **l0l**: 1–13.
6. de Boer, A.H., Chan, H.K., Price, R. A critical view on lactose-based drug formulation and device studies for dry powder inhalation: which are relevant and what interactions to expect? *Advanced Drug Delivery Reviews* 2012; **64**: 257–274.
7. Kærger, J.S., Price, R., Young, P.M., *et al.* Carriers for DPIs: formulation and regulatory challenges. *Pharmaceutical Technology Europe* 2006; **18**: 10.
8. Kaialy,W.,Ticehurst, M., Nokhodchi, A. Dry powder inhalers: mechanistic evaluation of lactose formulations containing salbutamol sulphate. *International Journal of Pharmaceutics* 2012; **423**: 184–194.
9. Edge, S., Kibbe, A., Kussendrager, K. Handbook of Pharmaceutical Excipients, London: Pharmaceutical Press; 2006:385–395.
10. Ganderton, D., Kassem, N.M. Dry powder inhalers. *Advances in Pharmaceutical Sciences* 1992; **6**: 165–191.
11. Byron, P.R., Jashnani, R. Efficiency of aerosolization from dry powder blends of terbutaline sulphate and lactose NF with different particle size distributions. *Pharmaceutical Research* 1990; **7**(S81): 724–741.
12. Kou, X., Chan, L.W., Steckel, H., Heng, P.W.S. Physico-chemical aspects of lactose for inhalation. *Advanced Drug Delivery Reviews* 2012; **64**: 220–232.
13. Larhrib, H., Zeng, X.M., Martin, G.P., *et al.* The use of different grades of lactose as a carrier for aerosolised salbutamol sulphate. *International Journal of Pharmceutics* 1999; **191**: 1–14.
14. Podczeck, F. The relationship between physical properties of lactose monohydrate and the aerodynamic behaviour of adhered drug particles. *International Journal of Pharmaceutics* 1998; **160**: 119–130.

15. Hickey, A.J., Concessio, N.M., van Oort, M.M., Platz, R.M. Factors influencing the dispersion of dry powders as aerosols. *Pharmaceutical Technology* 1994;**18**(8): 58–82.
16. Stewart, P.J. Particle interaction in pharmaceutical systems. *Pharmaceutical International.* 1986;**7**: 146–149.
17. Tsukada, M., Irie, R., Yonemochi, Y., *et al.* Adhesion force measurement of a DPI size pharmaceutical particle by colloid probe atomic force microscopy. *Powder Technology* 2004; **141**: 262–269.
18. Thielmann, F., Burnett, D.J., Heng, J.Y.Y. Determination of the surface energy distributions of different processed lactose. *Drug Development and Industrial Pharmacy* 2007; **33**: 1240–1253.
19. Feeley, J.C., York, P., Sumby, B.S., Dicks, H. Processing effects on the surface properties of α-lactose monohydrate assessed by inverse gas chromatography (IGC). *Journal of Material Science* 2002; **37**: 217–222.
20. Newell,H.E.,Buckton, G., Butler, D.A., *et al.*The use of inverse phase gas chromatography to measure the surface energy of crystalline, amorphous, and recently milled lactose. *Pharmaceutical Research* 2001; **18**: 662–666.
21. Varnam, A.H., Sutherland, J.P. Milk and milk products: technology, chemistry and microbiology, London: Chapman & Hall; 1994.
22. Nickerson, T.A. Lactose chemistry. *Journal of Agricultural Food Chemistry* 1979; **27**: 672–677.
23. Jawad, R. A study of the phase transitions of sugars found in chocolate, A thesis submitted to King's College London; 2012.
24. Rodriguez, E.M.R., Alaejos, M.S., Romero, C.D. Mineral concentrations in cow's in milk from the Canary Island. *Journal of Food Composition and Analysis* 2001; **14**(4): 419–430.
25. Nijdam, J., Ibach, A., Eichhornc, K., Kind, M. An X-ray diffraction analysis of crystallised whey and whey-permeate powders. *Carbohydrate Research* 2007; **342**: 2354–2364.
26. Beckett, S.T. *The Science of Chocolate*, Cambridge, UK: The Royal Society of Chemistry, 2000.
27. Quinn, M.E. R.R., Shesky, P.J. *Handbook of Pharmaceutical Excipients,* Sixth edition. Quinn, M.E.R.R., Shesky, P.J., editors. London: Pharmaceutical Press; 2009.
28. Lerk, C.F., Andreae, A.C., de Boer, A.H., *et al.* Alterations of α-lactose during differential scanning calorimetry. *Journal of Pharmaceutical Science* 1984; **73**(6): 856–7.
29. Jivraj, M., Martini, L.G., Thomson, C.M. An overview of the different excipients useful for the direct compression of tablets. *Pharmaceutical Science & Technology Today* 2000; **3**(2): 58–63.
30. Jawad, R., Elleman, C., Vermeer, L., *et al.* The measurement of the β/α anomer composition within amorphous lactose prepared by spray- and freeze-drying using a simple ^{1}H-NMR method. *Pharmaceutical Research* 2012; **29**(2): 511–524.
31. Islam, M.I.U., Langrish, T.A.G. An investigation into lactose crystallization under high temperature conditions during spray drying. *Food Research International* 2010; **43**: 46–56.
32. Langrish, T.A.G. Assessing the relative tendency of different materials to crystallize in spray drying: a comparison between sodium chloride and lactose. *Journal of Food Engineering* 2009; **91**(4): 521–25.
33. Whiteside, P.T., Luk, S.Y., Madden-Smith, C.E., *et al.* Detection of low levels of amorphous lactose using H/D exchange and FT-Raman spectroscopy. *Pharmaceutical Research* 2008; **25**(11): 2650–2656.
34. Ibach, A., Kind, M. Crystallization kinetics of amorphous lactose, whey-permeate and whey powders. *Carbohydrate Research* 2007; **342**: 1357–1365.
35. Haque, Md, Roos, Y.H. Crystallization and X-ray diffraction of spray-dried and freeze-dried amorphous lactose. *Carbohydrate Research* 2005; **340**(2): 293–301.
36. Buckton, G., Chidavaenzi, O.C., Koosha, F. The effect of spray-drying feed temperature and subsequent crystallization conditions on the physical form of lactose. *AAPS PharmSciTech 3(4)* Technical Note 1 (2002) 1–6.
37. Sebhatu, T., Elamin, A.A., Ahlneck, C. Effect of moisture sorption on tabletting characteristics of spray dried (15% amorphous) lactose. *Pharmaceutical Research* 1994; **11**(9): 1233–1238.
38. Haque, M.K., Roos, Y.H. Differences in the physical state and thermal behavior of spray-dried

and freeze-dried lactose and lactose/protein mixtures. *Innovative Food Science and Emerging Technologies* 2006; **7**: 62–73.
39. Thomsen, M.K., Jespersen, L., Sjostrom, K., *et al.* Water activity-temperature state diagram of amorphous lactose. *Journal of Agricultural Food Chemistry* 2005; **53**: 9182–9185.
40. Ottenhof, M-A., MacNaughtan, W., Farhat, I.A. FTIR study of state and phase transitions of low moisture sucrose and lactose. *Carbohydrate Research* 2003; **338**: 2195–2202.
41. Mazzobre, M.F., Buera, M.P. Combined effects of trehalose and cations on thermal resistance of B-galactosidase in freeze-dried systems. *Biochimicaet Biophysica Acta* 1999; **1473**: 337–344.
42. Roos, Y.H. Frozen state transitions in relation to freeze drying. *Journal of Thermal Analysis* 1997; **48**(3): 535–544.
43. Traini, D., Young, P.M., Thielmann, F., Acharya, M. The influence of lactose pseudopolymorphic form on salbutamol sulfate-lactose interactions in DPI formulations. *Drug Development and Industrial Pharmacy* 2008; **34**: 992–1001.
44. Brittain, H.G. *Physical Characterisation of Pharmaceutical Solids*, New York: Marcel Dekker, Inc.; 1995.
45. Drapier-Beche, N., Fanni, J., Parmentier, M. Physical and chemical properties of molecular compounds of lactose. *Journal of Dairy Science* 1999; **82**(12): 2558–2563.
46. Rahimpour, Y., Hamishehkar, H. Lactose engineering for better performance in dry powder inhalers. *Advanced Pharmaceutical Bulletin* 2012; **2**(2): 183–187.
47. Bai, S., Gupta, V., Ahsan, F. Inhalable lactose-based dry powder formulations of low molecular weight heparin. *Journal of Aerosol Medicine and Pulmonary Drug Delivery* 2010; **23**(2): 97–104.
48. Teng, S.L., Wang, P., Zhu, L., *et al.* Experimental and numerical analysis of a lab-scale fluid energy mill. *Powder Technology* 2009; **195**: 31–39.
49. Royall, P.G., Woodhead, B., Tang, S.W.J., *et al.* Formation and measurement of process induced disorder during the manufacture of inhalation medicines. *Journal of Drug Delivery Science and Technology* 2011; **21**(01): 311–318.
50. Zeng, X.M., Martin, G.P., Marriott, C., Pritchard, J. The use of lactose re-crystallised from carbopol gels as a carrier for aerosolized salbutamol sulphate. *European Journal of Pharmaceutics and Biopharmceutics* 2001; **51**:55–62.
51. Kaialy, W., Martin, G.P., Ticehurst, M.D., *et al.* Characterisation and deposition studies of recrystallised lactose from binary mixtures of ethanol/butanol for improved drug delivery from dry powder inhalers. *The AAPS Journal* 2010; **13(1) 11**: 30–43.
52. Lahrib, H., Martin, G.P., Marriott, C., Prime, D. The influence of carrier and drug morphology on drug delivery from dry powder formulations. *International Journal of Pharmaceutics* 2003; **257**: 283–296.
53. Harjunen, P., Lehto, V.P., Martimo, K., *et al.* Lactose modifications enhance its drug performance in the novel multiple dose Taifun DPI. *European Journal of Pharmaceutical Sciences* 2002; **16**: 313–321.
54. Ramos, R., Gaisford, S., Buckton, G. Calorimetric determination of amorphous content in lactose: a note on the preparation of calibration curves. *International Journal of Pharmaceutics* 2005; **300**: 13–21.
55. Gustafsson, C., Lennholm, H., Iversen, T., Nyström, C. Comparison of solid-state NMR and isothermal microcalorimetry in the assessment of the amorphous component of lactose. *International Journal of Pharmaceutics* 1998; **174**(1–2): 243–52.
56. Hill, V.L., Craig, D.Q.M., Feely, L.C. Characterisation of spray-dried lactose using modulated differential scanning calorimetry. *International Journal of Pharmaceutics* 1998; **161**(1): 95–107.
57. McSweeney, P.L.H., Fox, P.F. *Advanced Dairy Chemistry: Lactose, Water, Salts and Minor Constituents,* Volume 3. Berlin: Springer; 2009.
58. Chidavaenzi, O.C., Buckton, G., Koosha, F., Pathak, R. The use of thermal techniques to assess the impact of feed concentration on the amorphous content and polymorphic forms present in

spray dried lactose. *International Journal of Pharmaceutics* 1997; **159**: 67–74.
59. Roetman, K., Schaik, M.V. The β/α ratio of lactose in the amorphous state. *Netherlands Milk Dairy Journal* 1975; **29**: 225–237.
60. Listiohadi, Y., Hourigan, J.A., Sleigh R.W., Steele, R.J. Thermal analysis of amorphous lactose and α-lactose monohydrate. *Dairy Science Technology* 2009; **89**: 43–67.
61. Silva, A.M., Da Silva, E.C., Da Silva, C.O. A theoretical study of glucose mutarotation in aqueous solution. *Carbohydrate Research* 2006; **341**: 1029–1040.
62. McMurry, J. Organic Chemistry, Sixth edition. Belmont, CA: Brooks/Cole; 2004.
63. Haase, G., Nickerson, T.A. Kinetic reactions of alpha and beta lactose. *I. Mutarotation. Journal of Dairy Science* 1966; **49**(2): 127–132.
64. Patel, K.N., Nickerson, T.A. Influence of sucrose on the mutarotation velocity of lactose. *Journal of Dairy Science* 1970; **53**(1): 1654–1658.
65. Raghava, S.L., Ristic, R.I., Sheen, D.B., *et al.* Morphology of crystals of α-lactose hydrate grown from aqueous solution. *Journal of Physical Chemistry B* 2000; **104**: 12256–12262.
66. Twieg, W.C., Nickerson, T.A. Kinetics of lactose crystallization. *Journal of Dairy Science* 1968; **51**(11): 1720–1724.
67. Ouiazzane, S., Messnaoui, B., Abderafi, S., *et al.* Modeling of sucrose crystallization kinetics: the influence of glucose and fructose. *Journal of Crystal Growth* 2008; **310**: 3498–3503.
68. Belhamri, R., Mathlouthi, M. Effect of impurities on sucrose crystal shape and growth. *Current Topics in Crystal Growth Research* 2004; **7**: 63–70.
69. Eliasson, A.C. *Mono and Disaccharides Selected Physicochemical and Functional Aspects in Carbohydrates in Food*, Second edition. Jouppila, K., editor. Boca Raton, FL: CRC Press; 2006: 41–88.
70. Hunziker, O.F., Nissen, B.H. Lactose solubility and lactose crystal formation: II lactose crystal formation. *Journal of Dairy Science* 1927; **10**(2): 139–154.
71. Jawad,R.,Drake, A.F.,Elleman,C.,*et al.* The stability of sugar solutions: a novel study of the epimerisation kinetics of lactose in water. *Molecular Pharmaceutics* 2014.
72. Shah, B., Kakumanu, V.K., Bansal A.K. Analytical techniques for quantification of amorphous/crystalline phases in pharmaceutical solids. *Journal of Pharmaceutical Sciences* 2006; **95**(8): 1641–1665.
73. Lehto, V.P., Tenho, M., Vähä-Heikkilä, K., *et al.* The comparison of seven different methods to quantify the amorphous content of spray dried lactose. *Powder Technology* 2006; **167**(2): 85–93.
74. Katainen, E., Niemela, P., Harjunen, P., *et al.* Evaluation of the amorphous content of lactose by solution calorimetry and Raman spectroscopy. *Talanta* 2005; **68**(1): 1–5.
of Dairy Science 1977; **60**(8): 1230–1235.
78. Shrestha, A.K., Howes, T., Adhikarl, B., Bhandari, B.R. Water sorption and glass transition properties of spray dried lactose hydrolysed skim milk powder. *LWT-Food Science and Technology* 2007; **40**(9): 1593–1600.
79. Royall, P.G., Huang, C-Y., Tang, S-W.J., *et al.* The development of DMA for the detection of amorphous content in pharmaceutical powdered materials. *International Journal of Pharmaceutics* 2005; **301**(1–2): 181–191.
80. Willart, J.F., Caron, V., Lefort, R., *et al.* Athermal character of the solid state amorphization of lactose induced by ball milling. *Solid State Communications* 2004; **132**: 693–696.
81. Mathlouthi, M., Reiser, P. *Sucrose: Properties and Applications*, First edition, Berlin: Springer; 1995.
82. David, E.B. Characterization of the solid-state: spectroscopic techniques. *Advanced Drug Delivery Review* 2001; **48**(1): 43–65.
83. Bugay, D.E. Solid-state nuclear magnetic resonance spectroscopy: theory and pharmaceutical applications. *Pharmaceutical Research* 1993; **10**(3): 317–327.
84. Saleki-Gerhardt, A., Ahlneck, C., Zografi, G. Assessment of disorder in crystalline solids. *International Journal of Pharmaceutics* 1994; **101**: 237–247.

85. Sebhatu, T., Angberg, M., Ahlneck, C. Assessment of the degree of disorder in crystalline solids by isothermal microcalorimetry. *International Journal of Pharmaceutics* 1994; **104**(2): 135–144.
86. Yu, L. Amorphous pharmaceutical solids: preparation, characterization and stabilization. *Advanced Drug Delivery Reviews* 2001; **48**(1): 27–42.
87. Tishmack, P.A., Bugay, D.E., Byrn, S.R. Solid-state nuclear magnetic resonance spectroscopy – pharmaceutical applications. *Journal of Pharmaceutical Sciences* 2003; **92**(3): 441–474.
88. Lefort, R., Caron, V., Willart, J.F., Descamps, M. Mutarotational kinetics and glass transition of lactose. *Solid State Communications* 2006; **140**: 329–334.
89. Kassis, A., Bhawtankar, V.M., Sowa, J.R., Jr., Attenuated total reflection infrared spectroscopy (ATR-IR) as an in situ technique for dissolution studies. *Journal of Pharmaceutical and Biomedical Analysis*. 2010; **53**(3): 269–273.
90. Kirk, J.H., Dann, S.E., Blatchford, C.G. Lactose: a definitive guide to polymorph determination. *International Journal of Pharmaceutics* 2007; **334**(1–2): 103–114.
91. Stephenson, G.A., Forbes, R.A., Reutzel-Edens, S.M. Characterization of the solid state: quantitative issues. *Advanced Drug Delivery Reviews* 2001; **48**: 67–90.
92. Gombas, A., Antal, I., Szabo-Revesz, P., *et al.* Quantitative determination of crystallinity of alpha-lactose monohydrate by near infrared spectroscopy (NIRS). *International Journal of Pharmaceutics* 2003; **256**: 25–32.
93. Hogan, S.E., Buckton, G. The application of near infrared spectroscopy to quantify low amorphous content of crystalline lactose. *Pharmaceutical Research* 2001; **18**: 112–116.
94. Kerc, J., Srcic, S. Thermal-analysis of glassy pharmaceuticals. *Thermochimica Acta* 1995; **248**: 81–95.
95. GombÁs, Á., Szabó-Révész, P., Kata, M., *et al.* Quantitative determination of crystallinity of α-lactose monohydrate by DSC. *Journal of Thermal Analysis and Calorimetry* 2002; **68**(2): 503–510.
96. Haines, P. *Principles of Thermal Analysis and Calorimetry*, Cambridge, UK: Royal Society of Chemistry; 2002.
97. Giron, D. Applications of thermal-analysis in the pharmaceutical-industry. *Journal of Pharmaceutical and Biomedical Analysis* 1986; **4**(6): 755–770.
98. Liu, Y., Bhandari, B., Zhou, W. Study of glass transition and enthalpy relaxation of mixtures of amorphous sucrose and amorphous tapioca starch syrup solid by differential scanning calorimetry (DSC). *Journal of Food Engineering* 2007; **81**: 599–661.
99. Foubert, I., Vanrolleghem, P.A., Dewettinck, K. A differential scanning calorimetry method to determine the isothermal crystallization kinetics of cocoa butter. *Thermochimica Acta* 2003; **400**: 131–142.
100. Roos, Y., Karel, M. Phase transitions of mixtures of amorphous polysaccharides and sugars. *Biotechnology Progress* 1991b; **7**: 49–53.
101. Kedward, C.J., MacNaughtan, W., Mitchell, J.R. Crystallization kinetics of amorphous lactose as a function of moisture content using isothermal differential scanning calorimetry. *Journal of Food Science* 2000; **65**(2): 324–8.
102. Angberg, M. Lactose and thermal analysis with special emphasis on microcalorimetry. *Thermochimica Acta*. 1995; **248**(0): 161–76.
103. McGregor, C., Saunders, M.H., Buckton, G., Saklatvala, R.D. The use of high-speed differential scanning calorimetry (hyper-DSCTM) to study the thermal properties of carbamazepine polymorphs. *Thermochimica Acta* 2004; **417**(2): 231–237.
104. Simperler, A., Kornherr, A., Chopra, R., *et al.* Glass transition temperature of glucose, sucrose, and trehalose: an experimental and in Silico Study. *Journal of Physical Chemistry B* 2006; **110**: 19678–19684.
105. Gloria, H., Sievert, D. Changes in the physical state of sucrose during dark chocolate processing. *Journal of Agricultural and Food Chemistry* 2001; **49**(5): 2433–2436.

106. Lee, J.W., Thomas, L.C., Schmidt, S.J. Investigation of the heating rate dependency associated with the loss of crystalline structure in sucrose, glucose, and fructose using a thermal analysis approach (Part I). *Journal of Agricultural and Food Chemistry* 2011; **59**: 684–701.
107. Kar, A. *Pharmaceutical Drug Analysis*, Second edition. India: New Age International Publishers; 2007.
108. Anslyn, E.V., Dougherty, D.A. *Modern Physical Organic Chemistry*, Sausalito, CA: University Science Books; 2006.
109. Gergely, A. A review of the application of chiroptical methods to analytical chemistry. *Journal of Pharmaceutical and Biomedical Analysis* 1989; **7**(5): 523–541.
110. Sakagami, M. *In vivo*, *in vitro* and *ex vivo* models to assess pulmonary absorption and disposition of inhaled therapeutics for systemic delivery. *Advanced Drug Delivery Reviews* 2006; **58**(9): 1030–1060.
111. Mitchell, J.P., Nagel, M.W., Wiersema, K.J., Doyle, C.C. Aerodynamic particle size analysis of aerosols from pressurized metered-dose inhalers: comparison of Andersen 8-stage cascade impactor, next generation pharmaceutical impactor, and model 3321 aerodynamic particle sizer aerosol spectrometer. *AAPS PharmSciTech;* 2003; **4**(4): E54.
112. Louey, M.D., Stewart, P.J. Particle interactions involved in aerosol dispersion of ternary interactive mixtures. *Pharmaceutical Research* 2002; **19**: 1524–1531.
113. Hickey, A.J., Martonen, T.B., Yang, Y. Theoretical relationship of lung deposition to the fine particle fraction of inhalation aerosols. *Pharmaceutica Acta Helvetiae* 1996; **71**(3): 185–190.
114. Hutchison, K., Ferdinando, J. The Science of Dosage Form Design, *Chapter 30, Second edition. Aulton, M.E., editor*. London: Churchill Livingstone; 2002.
115. Patton, J.S., Bukar, J., Nagarajan, S. Inhaled insulin advanced. *Drug Delivery Reviews*1999; **35**(2–3): 235–247.
116. Rose,J.E.,Behm, F., Turner, J. Dry powder delivery system. *US Patent 95-477562 5687746.* (1997) 19950607.
117. Guenette, E., Barrett, A., Kraus, D., *et al.* Understanding the effect of lactose particle size on the properties of DPI formulations using experimental design. *International Journal of Pharmaceutics* 2009; **380**: 80–88.
118. Bosquillon, C., Lombry, C., Préat, V., Vanbever, R. Comparison of particle sizing techniques in the case of inhalation dry powders. *Journal of Pharmaceutical Sciences* 2001b; **90**: 2032–2041.
119. Donovan, M.J., Kim, S.H., Raman, V., Smyth, H.D. Dry powder inhaler device influence on carrier particle performance. *Journal of Pharmaceutical Sciences* 2012; **101**(3): 1097–1107.
120. Handoko, A., Ian, L., Peter, S.J. Influence of the polydispersity of the added fine lactose on the dispersion of salmeterolxinafoate from mixtures for inhalation. *European Journal of Pharmaceutical Sciences* 2009; **36**: 265–274.
121. Ticehurst, M.D., York, P., Rowe, R.C., Dwivedi, S.K. Characterization of the surface properties of [alpha]-lactose monohydrate with inverse gas chromatography, used to detect batch variation. *International Journal of Pharmaceutics* 1996; **141**: 93–99.
122. Zeng, X.M., Martin, G.P., Tee, S.K., Marriott, C. The role of fine particle lactose on the dispersion and deaggregation of salbutamol sulphate in the air stream *in vitro. International Journal of Pharmaceutics* 1998; **176**: 99–110.
123. Mackin, L.A., Rowley, G., Fletcher, E.J. An investigation of carrier particle type, electrostatic charge and relative humidity on in-vitro drug deposition from dry powder inhaler formulations. *Pharmacy and Pharmacology Communications* 1997; **3**: 583–586.
124. Islam, N., Stewart, P., Larson, I., Hartley, P. Lactose surface modification by decantation: are drug-fine lactose ratios the key to better dispersion of Salmeterol Xinafoate from lactose-interactive mixtures? *Pharmaceutical Research* 2004; **21**(3): 429–499.
125. Thielmann, F. Introduction into the characterisation of porous materials. *Journal of Chromatography A* 2004; **1037**(1–2): 115–120.
126. van Oss, C. J. *Interfacial Forces in Aqueous Media*, New York: Marcel Dekker; 1994.
127. Das, S.C., Larson, I., Morton, D.A.V., Stewart, P.J. Determination of the polar and total surface energy distributions of particulates by inverse gas chromatography. *Langmuir* 2011; **27**(2):

521–523.
128. Tong, H.H., Shekunov, B.Y., York, P., Chow, A.H. Predicting the aerosol performance of dry powder inhalation formulations by interparticulate interaction analysis using inverse gas chromatography. *Journal of Pharmaceutical Sciences* 2006; **95**: 228–233.
129. Xu, Z., Mansour, H.M., Hickey, A.J. Particle interactions in dry powder inhaler unit processes: a review. *Journal of Adhesion Science and Technology* 2011; **25**: 451–482.

第 8 章

通过颗粒工程提高吸入粉雾剂的肺部药物递送

Waseem KaiaLy ,Ali Nokhodchi

缩略语

α	休止角
ρ_{true} 或 D_{true}	真密度
API	活性药物成分
AFM	原子力显微镜
CI	卡尔系数
CCM	冷却的晶态甘露醇
$d_{50\%}$	中位直径
D_{ae}	空气动力学粒径
D_b	堆密度
D_g 或 D_e	几何直径
D_t	振实密度
DPI	吸入粉雾剂
EM	发射
ED	递送剂量
ER	长径比
FPD	细微粒子剂量
FPF	微细粒子比例
GAS	气体反溶剂

GSD	几何标准偏差
HR	豪斯纳比率
IGC	反气相色谱法
IL	撞击损失
LPP	大孔颗粒
MMAD	质量中值空气动力学粒径
PGSS	气体饱和溶液的沉淀
pMDI	压力定量吸入粉雾剂
PSD	粒度分布
PSG	变压造粒
RD	回收量
RESS	超临界流体溶液的快速膨胀
SCF	超临界流体
SEDS	溶液通过 SCF 增强分散

8.1 引言

口服给药是最常用的药物递送途径，因为它具有易于给药、患者可接受性高等优点。当然，这种药物递送途径也存在许多缺点，例如吸收速率不可预测[1]、胃酸和酶对药物的降解、药物在肝脏中失活及器官选择性差(相比于包括肺部给药在内的针对靶器官给药的途径)。吸入给药已经常规地用于治疗局部疾病(例如哮喘和其他肺部疾病)，也可以用于治疗或调理全身性疾病(例如糖尿病)[2,3]。重组人类脱氧核糖核酸酶(rhDNase，dornase alpha)是第一个被批准用于吸入给药治疗途径的重组蛋白[4]。因此，这种药物递送途径是重要的，但吸入产品的性能仍然很差，这也是通过颗粒工程改造药物或载体颗粒的一个主要原因，以增强制剂在体内的性能和在体外的评估。

8.2 吸入粉雾剂

吸入粉雾剂(DPI)越来越受到患者欢迎，它是一种无抛射剂的药物递送方式，这种制剂在世界范围内迅速被开发应用。一些最常用的 DPI 吸入装置如图 8.1 所示。有关吸入装置的更多讨论和详细信息可在其他章节获得(参见第 3 章)。

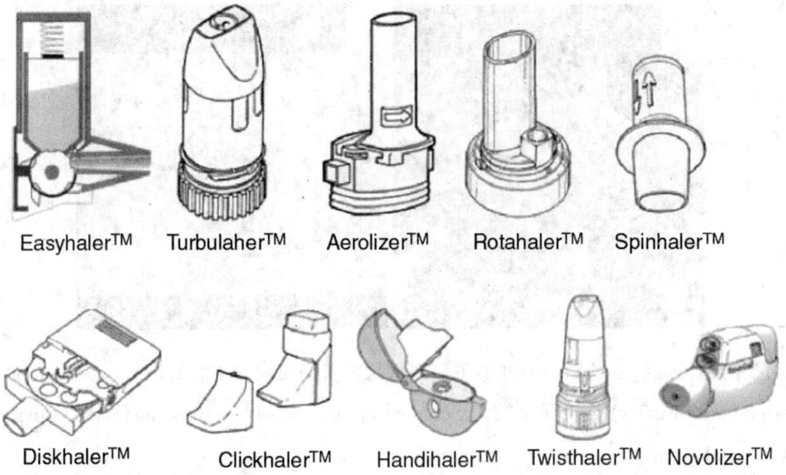

图 8.1　一些常见的 DPI 装置。

8.3　粒子工程改善 DPI 的性能

为了提高 DPI 的递送效率，可在一定条件下使用一些技术来制备活性药物成分(API)和载体(例如乳糖或甘露醇)颗粒。这些技术包括喷雾干燥、冷冻干燥、超临界流体(SCF)技术和反溶剂技术等，本章将会依次进行介绍。

8.3.1　结晶

结晶过程涉及过饱和度的形成、成核、晶体生长以及二次过程。二次过程又包括聚集、团聚、破裂、再溶解和老化[5]。结晶过程常会带来一些挑战，包括混晶和晶体破碎/团聚[6]。从根本上说，过饱和溶液和固态晶面之间的化学势差异是结晶的驱动力。通常，可以通过冷却、蒸发溶剂和(或)添加反溶剂的方式在结晶介质中产生过饱和度。

间歇冷却结晶是一种广泛用于生产高价值化学品的技术[7]。结晶速率慢是冷却结晶技术的主要缺点[8]。这是由于冷却结晶的介稳区相对较宽，需要高的过饱和度来诱导结晶[9]。当然，缓慢冷却有利于获得最大产量、最小团聚[10]、较少晶格缺陷[11]和高纯度的产品[12]。

反溶剂结晶是一种通过添加反溶剂从溶液中得到有机产物的过程，通过加入反溶剂降低溶质的溶解度[13]。反溶剂必须与母液混溶但不溶解溶质。在这样的条件下，溶质的溶解度降低但也并非完全不溶。使用醇类作为反溶剂结晶存在缺点，如难以回收溶剂和使用可燃溶剂的风险[14]。Crisp 等[15]报道，随着反溶剂比例的减少，晶体粒径增大。反溶剂结晶技术已被证明是一种制备颗粒的潜在技术，如反溶剂结晶得到硫酸沙丁胺醇[16]和布地奈德[17]均可改善雾化性能(图 8.2)。

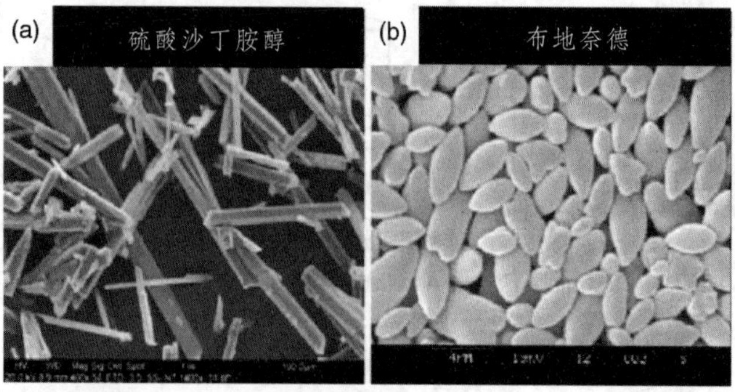

图 8.2 通过反溶剂结晶制备的用于 DPI 的工程药物颗粒：(a)硫酸沙丁胺醇。(Source: Reproduced from[16], with permission from Elsevier)(b)布地奈德。(Source: Reproduced with permission from[17] Copyright ⓒ 2008, American Chemical Society)

反溶剂结晶产物的性质取决于一些过程参数，如反溶剂的类型[18]、溶液浓度[19]、搅拌强度[20]、反溶剂添加速率[21]和混合条件[22]。结晶过程中，机械搅拌会在溶液中引入随机能量波动，导致局部浓度的不均匀分布，进而得到非均相晶体[23]。另一方面，通过将晶体悬浮在凝胶中可以制备出具有粒径分布窄、形状规则的颗粒[24]，这样二次成核(非均相成核)发生的程度要小很多[25]。

8.3.2 喷雾干燥

喷雾干燥是一种干燥技术，药物溶液雾化后与干燥的热气体混合，在这个过程中溶剂蒸发，得到干粉。在 DPI 中，喷雾干燥技术不仅可用于生产药物颗粒[26-29]，还可用于生产载体颗粒[26,30,31]，一些实例如图 8.3 所示。

喷雾干燥的药物颗粒可以产生比微粉化颗粒更高的可吸入微粉，这是因为球状导致药物-载体接触面积减少，进而药物-载体附着力减小[23](图 8.4)。此外，喷雾干燥的颗粒具有更均匀的粒度分布(PSD)[33]。

喷雾干燥技术最重要的一个优点是可产生具有特定特征的颗粒，如粒径、形态、形状和密度，得到的粉体特性更优(如堆积密度、流动性和分散性)[34]。可以通过调整参数来控制喷雾干燥颗粒的特性，包括溶剂组成[35]和辅料(例如亮氨酸)涂覆颗粒。此外，其他参数如浓度、溶液进料速率、气体进料速率、干燥速率、液体进料黏度和相对湿度等都能够改变所得喷雾干燥颗粒的特性[36]。

可以采用多种方法来确定气溶胶粒度分布，这取决于所测量的粉末的几何特征和物理化学性质。其中，D_{ae} 是表达气溶胶粒径的最常用和最相关的参数[37]，该参数也与粒子形状有关。此外，D_{ae} 与颗粒沉积的主要机制有关，定义为具有相同体积和单位密度的球体的直径。这种机制认为，这种“假设”粒子在雾化过程中与被测量的

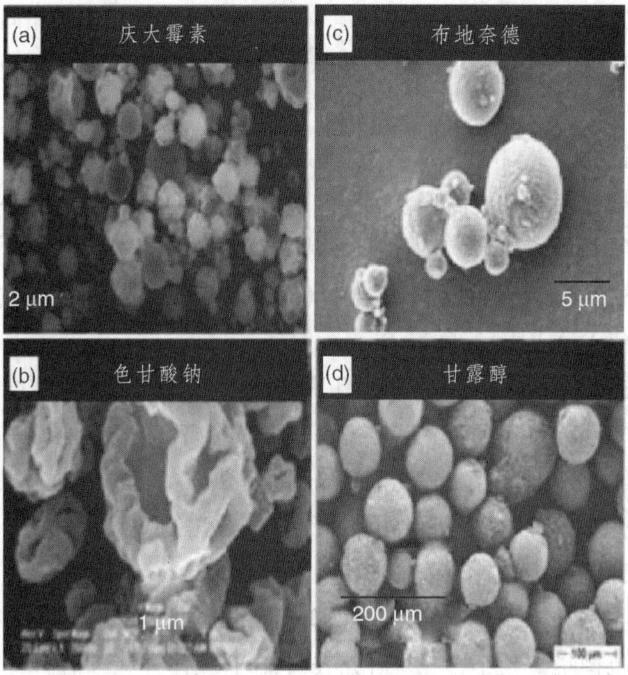

图 8.3 用于 DPI 系统的不同颗粒的 SEM 照片：(a)庆大霉素；(Source: Repro-duced from[27], with permission from Elsevier)(b)色甘酸钠；(Source: Reproduced with permission from[28]. Copyright ⓒ 2007 Wiley-Liss, Inc.)(c)布地奈德；(Source: Reproduced from[29] with kind permis-sion from Springer Science and Business Media)和辅料(d)甘露醇。(Source: Reproduced from[31], with permission from Elsevier)

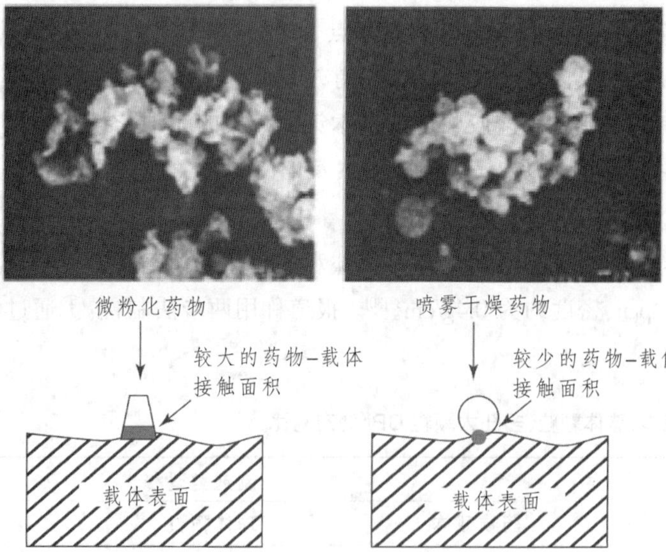

图 8.4 微粉化药物和喷雾干燥药物的药物-载体相互作用的示意图（来自 Louey 等的 SEM 图像）。(Source: Reproduced from[32] with kind permission from Springer Science and Business Media)

真实粒子沉积在撞击器的相同级数段(或具有与被测量的真实粒子相同的沉积特性)[38]。理论上的颗粒 D_{ae}[$D_{ae}=D_g\times(\rho_{true}/X)^{0.5}$]可由颗粒真密度($\rho_{true}$ 或 D_{true})和几何直径(D_g)进行计算[39]。

D_{ae} 有三个影响因素:粒径、粒子密度和粒子形状因子(X)。例如,为了降低 D_{ae} 粒径,可以降低粒子密度并且提高形状因子。根据定义,颗粒的 D_{ae} 等于密度为 1g/cm^3 的水滴的物理直径。颗粒密度大于 1g/cm^3 的药物颗粒的 D_{ae} 高于其 D_g。在实践中,D_{ae} 通常通过惯性撞击的技术来测量。实际上,气溶胶 PSD 可通过两种方式表达:基于颗粒的数量(计数中值 D_{ae})或质量(质量 D_{ae})。

喷雾干燥技术的优点是能够生产大孔颗粒(LPP)。LPP 是质量密度明显小于 1g/cm^3 的颗粒,因此可以实现低(可吸入)空气动力学粒径(D_{ae}),但颗粒具有的平均几何直径(D_g 或 D_e)大于 10μm[40],甚至高达 20μm[41](表 8.1)。LPP 可通过使用"公认安全"(GRAS)的辅料,采用标准的一步药物喷雾干燥的方法制备[42]。

LPP 的优点总结如下:

(1)由于较小的粉末聚集导致雾化效率提高,其原因在于较大颗粒之间的接触面积较小,导致总范德华力较小。一些研究表明,LPP 在体外[43,44]和体内[3,45]都会增加可吸入颗粒量。

(2)含有 LPP 的处方可以延长药物递送的时间,因为它们可以逃脱气道中存在的自然清除机制,如黏液纤毛清除机制(第 1 章)和肺泡巨噬细胞的吞噬作用[41]。

(3)处方含有低水溶性 API 的 LPP 制剂(即相对亲脂性的 LPP),可从吸入产品中持续释放[42]。

尽管有这些优点,但 LPP 技术也有缺点。例如,由于这种颗粒的密度低,LPP 技术只能负载少量的药物,因此它们只能递送有效且低剂量药物[46]。

通常,只有两种制备气溶胶颗粒的基本策略。策略 1:制备接近单位密度(g/cm^3)、几何粒径为 1~5μm 的可吸入气溶胶颗粒;策略 2:颗粒的密度可为 0.04~0.6g/cm^3,但是颗粒的平均 D_g 可为 3~15μm。

目前有研究报道制备出具有海绵状外观的可生物降解的微球,其平均 D_g 约为 5μm,D_{ae} 约为 7μm,密度约为 0.4g/cm^3 [30]。报道称用两步法制备:①通过添加磷脂酰胆

表 8.1 药物载体、球体颗粒、多孔大颗粒 DPI 处方对比

	制剂类型		
	药物载体	球体颗粒	多孔大颗粒
密度(g/cm^3)	1±0.5	≈0.4	0.1~0.5
平均动力学直径(μm)	<5	≈5	>10

碱作为表面活性剂并使用高压均质进行分散来制备水包碳氟化合物乳液。然后将乳液与由 API 和其他结晶材料(例如辅助表面活性剂、糖、盐等)组成的另一溶液混合。②将所得水分散体喷雾干燥[30]。可生物降解微球处方在 DPI 中的优点如下[47]:

(1)由于中空多孔颗粒的设计使其具有良好空气动力学性质,可吸入比例较高;

(2)可生物降解,非免疫原性和无毒性;

(3)可以通过工艺改变颗粒特征(例如形态、密度和尺寸)。

8.3.3 喷雾冷冻干燥

喷雾冷冻干燥最早报道于 1994 年[48]。将含 API 的溶液喷入含有低温液态气体(如氮气、氧气或氩气)的容器中。这会使产生的液滴快速冷冻,然后冻干产生适于吸入的多孔球形颗粒。尽管该技术已成功应用于生产蛋白质颗粒,但它仍然具有许多缺点,包括成本高、处理时间长、安全性问题以及蛋白质可能发生变性(因冷冻和干燥相关的应力)[49]。

8.3.4 超临界流体技术

SCF 可认为是介于气体和液体之间的材料。它既具有气体性质(渗透性方面),也具有液体性质(溶解能力)。这种技术的目的是获得具有受控物理性质的颗粒,它可以提高吸入疗法中的气溶胶性能[50]。例如,与微粉化药物颗粒相比,使用 SCF 技术获得的工程颗粒的表面自由能很低[51]。通过控制温度、压力、喷嘴流速和溶液浓度等工艺参数,可以精确控制粒径、形状和形态[52]。SCF 可分类如下[53]。

8.3.4.1 超临界流体溶液的快速膨胀(RESS)

该方法将 API 溶解在 SCF 中,然后 SCF 通过加热快速膨胀而产生较高的过饱和度,溶解能力降低,药物析出[54]。

8.3.4.2 气体反溶剂(GAS)重结晶

SCF 起到反溶剂的作用,使 API 溶液产生沉淀。这种技术具有许多优点,例如能够控制所得颗粒的粒度和产生无孔隙的晶体[55]。

8.3.4.3 溶液通过 SCF 增强分散(SEDS)

SEDS 方法与溶液结晶过程中使用反溶剂的原理相同[49,53]。SCF 与高浓度的 API 溶液快速混合,这导致体积膨胀、溶剂密度降低,并产生高过饱和度[36]。该技术已被证明具有控制粒子物理性质的能力[56]。

8.3.4.4 气体饱和溶液的沉淀(PGSS)

这种技术类似于 RESS 技术,SCF 起着溶剂的作用而不是反溶剂作用[49]。在该技术中,SCF 首先作为溶剂溶解药物,然后再快速膨胀[57]。该法已应用于药物研究,如昔萘酸沙美特罗[52]、硫酸沙丁胺醇[58]、布地奈德[59]和辅料(如乳糖)[60]。

在 DPI 中,SCF 技术可以用于颗粒工程以增强吸入疗法中气溶胶的性能。例如,SCF-硫酸沙丁胺醇[58]和 SCF-乳糖载体[59]颗粒可改善 DPI 中药物的肺部递送。一些例子如图 8.5 所示。

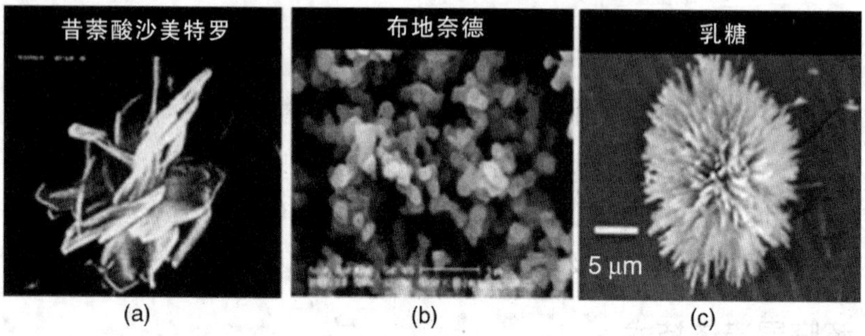

图 8.5 通过 SCF 技术制备的(a)昔萘酸沙美特罗。(Source: Reproduced with permission from[52]. Copyright ©1999, American Chemical Society)(b)布地奈德。(Source: Reproduced from[59], with permission from Elsevier)(c)乳糖工程颗粒。(Source: Reproduced from[60], with permission from Elsevier)

8.3.5 变压造粒(PSG)技术

由于 DPI 制剂中的药物颗粒非常小,因此控制其内聚力是决定 DPI 性能的关键因素。减少 DPI 系统中颗粒之间的这种内聚力的最有效方法之一是将粒子变为“软”颗粒,使其在吸入期间易于分解成气溶胶。为了制造这种“软”颗粒,可以应用 PSG 技术[61]。该技术包括两个连续交替的过程:压实和造粒-流化。因此,PSG 过程可以被认为是通过循环交替的向上和向下气流进行流化和压实的过程[62]。

PSG 技术得到的颗粒具有优异的特性,这些特性包括理想的粒度分布、微细粒子比例(FPF)高、吸入过程中易于分解成气溶胶、优异的颗粒分散性和吸入过程中良好的分散性[即产生高比例的递送剂量(ED)][61]。

8.4 工程载体颗粒改善吸入粉雾剂的肺部药物递送

将药物雾化效率最大化仍然是 DPI 制剂开发中的主要挑战。颗粒物理化学性质的微小变化可能对药物雾化行为产生很大的影响。因此,适当的工程颗粒的使用可能是改善 DPI 性能的重要因素。已经报道了几种技术来实现这样的目的,包括反溶剂结晶[63]、间歇冷却结晶[64]和冷冻干燥[65]。这些方法已经用于修饰两种常见的载体——乳糖和甘露醇颗粒,以改善 DPI 制剂中 API 的雾化。

例如，使用二元溶剂（包括乙醇–丁醇、乙醇–丙酮和丙酮–丁醇）为反溶剂的结晶技术制备乳糖颗粒，然后将其加入硫酸沙丁胺醇的 DPI 制剂中来改善雾化性能[66-68]。与商业乳糖相比，此工艺得到的乳糖颗粒不那么细长，形状较不规则，表面较粗糙。此外，得到的乳糖的细颗粒含量和孔隙率都较高。根据结晶过程中使用的反溶剂的类型，这些颗粒表现出由不同粒径和形态的较小“初级”亚单元聚集在一起的“二级”颗粒。此外，商业乳糖为 α–乳糖一水合物（第 7 章），而此工艺得到的乳糖颗粒是 α–和 β–乳糖的混合物[67]。

当改变结晶过程中使用反溶剂的体积比时，会改变乳糖的非晶态及 α–和 β–异构体含量，这种方法可用于优化硫酸沙丁胺醇 DPI 制剂的雾化性能[66]。

进一步的研究表明，气溶胶递送的效率不仅取决于所用的反溶剂类型，而且还取决于结晶过程中使用的乳糖溶液的过饱和度[63]。

这种技术可以从乳糖扩展到甘露醇。甘露醇颗粒的形态取决于所采用的生产技术（图 8.6）。含有结晶甘露醇药物的分散效率受结晶过程中使用的水溶液中丙酮或乙醇反溶剂比例的影响[69,70]。但是，无论重结晶过程中使用的丙酮–水或乙醇–水的比例如何，当加入 DPI 制剂中时，所有结晶的甘露醇载体都显示出比商业甘露醇更好的

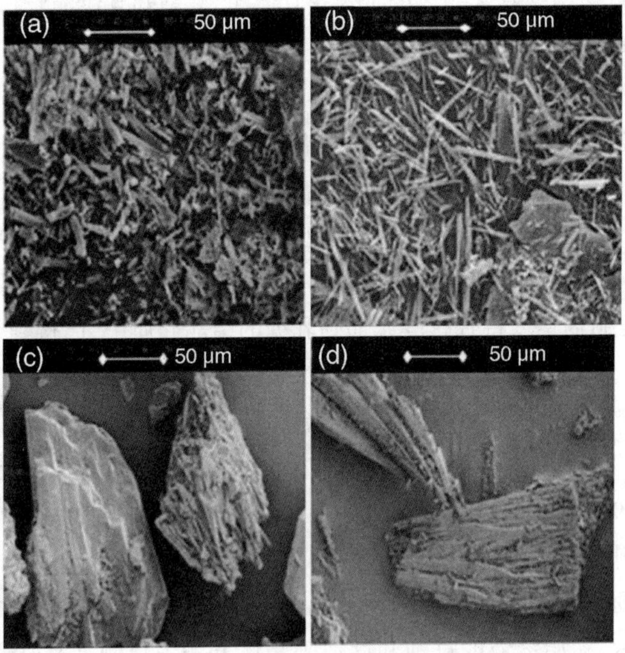

图 8.6　(a)从丙酮中结晶的甘露醇，(b)从乙醇中结晶甘露醇，(c)冷却结晶甘露醇(CCM)的 SEM 照片(Source:Reproduced with permission from[64]. Copyright © 2012, American Chemical Society)和(d)冻干甘露醇(未发表的 SEM)。

性能[69,70]。

晶型分析表明，所有甘露醇样品都是结晶态的，未检测到无定型。丙酮–水或乙醇–水的比例变化使得到的甘露醇晶型含量不同[69,70]。

从较低过饱和度（20%，w/v）的溶液中得到的甘露醇颗粒制备的制剂，与从较高过饱和度（50%，w/v）的溶液中得到的甘露醇颗粒制备的制剂相比，前者会产生更高FPF（31.6%±2.3%对14.2%±4.4%）。这归因于前一种处方中甘露醇具有细长的晶习、更光滑的表面和更高的“内在”细颗粒比例。

虽然冷冻干燥的甘露醇比商业化的甘露醇几何粒径更大，但表面形态更光滑（图8.6）。使用冷冻干燥的甘露醇在DPI中可产生最弱的硫酸沙丁胺醇–甘露醇黏附力，而商业化甘露醇会产生最高的硫酸沙丁胺醇–甘露醇黏附力。结果表明，甘露醇表面越平滑，硫酸沙丁胺醇–甘露醇黏附力越弱[64]。研究结果表明，含有较高孔隙率的甘露醇和较弱的硫酸沙丁胺醇–甘露醇黏附力的制剂会产生较高的硫酸沙丁胺醇FPF。冷冻干燥得到的甘露醇更加适合作为DPI的辅料。这种方法可以增强DPI的肺部递送。由于不使用有机溶剂，因此该方法简单、成本合理且安全风险低。

除了“工程乳糖”和“工程甘露醇”之外，“工程甘露醇–乳糖”复合物能够获得更好的雾化性能[71]。反溶剂结晶法制备的工程化甘露醇、乳糖和甘露醇–乳糖混合物能够改善DPI的雾化性能（图8.7）。

与商业载体相比，所有结晶的甘露醇–乳糖颗粒都显示出更规则的形状、更高的细颗粒含量和更高的比表面积（图8.7）。使用结晶方法得到的甘露醇–乳糖载体具有较高长径比，较不规则形状和较低真密度的颗粒。甘露醇从球形变为针形，晶型从β–型变为α–型。类似地，乳糖已经从商业乳糖中存在的α–异构体变为β–异构体。甘露醇–乳糖混合物没有表现出比单独使用工程甘露醇和（或）工程乳糖产生更好的雾化性能。但是制剂学家将甘露醇添加到乳糖的结晶介质中，已得到合适的粒径分布和形态的载体[71]。

Kaialy等[64,65]以硫酸沙丁胺醇为原型药物进行的不同载体的研究中，商业化甘露醇（15.4%±1.1%）和冷却结晶的甘露醇（14.2%±4.4%）得到的FPF最低；而冷冻干燥的甘露醇FPF（46.9±3.6%）最高。

使用反溶剂沉淀技术从丙酮或乙醇中结晶甘露醇的工艺中，水的存在对所得工程甘露醇颗粒的物理性质具有相当大的影响。使用间歇冷却结晶方法进行甘露醇结晶研究结果显示，初始溶液的过饱和度似乎是该方法中控制结晶甘露醇的物理化学和雾化性质的关键因素。例如，从较低过饱和度的溶液结晶出的甘露醇用于制剂后改善吸入性能，原因在于硫酸沙丁胺醇–甘露醇的黏附力的降低。此外，较低饱和度的溶液中结晶的乳糖颗粒用在DPI制剂中，能够得到含量均一性更好的制剂，能够将

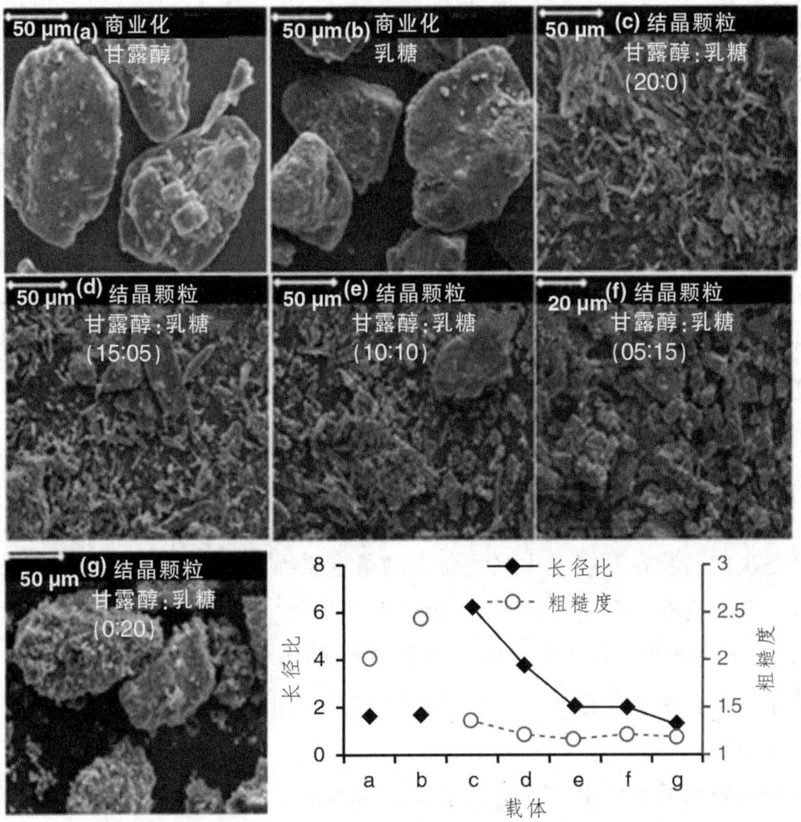

图 8.7　(a)CM(商业化甘露醇)，(b)CL(商业化乳糖)和不同比例甘露醇-乳糖颗粒：(c)20:0，(d)15:05，(e)10:10，(f)05:15 和(g)0:20 的 SEM 图像，长径比(ER)、粗糙度(平均值±SE，n≥3000)。(Source: Reproduced from[71] with kind permission from Springer Science and Business Media)。

药物递送到呼吸道更深的区域。对于甘露醇-乳糖混合物而言取决于结晶过程使用的甘露醇-乳糖比率。

一般来说，使用具有更高的细粉含量、更高的比表面积、更小的平均直径、更高的孔隙率、更高的伸长率(最多 5)和更小的药物-载体黏附性等物理性质的载体颗粒(乳糖或甘露醇)硫酸沙丁胺醇的 FPF 较高。颗粒工程通过改善载体物理化学性质能够提高 DPI 的雾化性能。所以，可以通过控制结晶载体的关键雾化性质来提高 DPI 的雾化性能。

8.5　工程颗粒物理性质与吸入粉雾剂性能的关系

为了使雾化性能较差的化合物分子成为可以发挥药效的药物，制剂的开发是很有挑战性的[64]。分子的药理活性是化合物发挥药效的主要障碍[72]。粒子(药物-

药物、药物-载体和载体-载体)间作用力是影响DPI性能的关键因素,这些粒子的物化性质决定了它们之间的作用力大小。任何小的改变都可能导致物化性质的巨大变化。因此,在开发高质量的DPI制剂前,充分了解药物和辅料的物理化学特性是至关重要的。对分子、颗粒和整体物理化学性质进行评估是全面表征气溶胶制剂的必要条件。如果未能研究其中一个领域,可能导致对颗粒形成过程、性能预测、批间变化、颗粒相互作用和总体DPI性能等方面的理解严重不足。处方设计和辅料理化性质对DPI的呼吸沉积模式有显著影响。粒子特性的微小变化有可能导致雾化性能发生巨大变化。往往多种因素共同起作用,因此,对任何单个因素的控制可能不足以优化DPI的药物递送。所以需要考虑颗粒大小、粉末流动特性、颗粒形状、颗粒表面粗糙度、细颗粒含量(和添加量)和颗粒表面积。本书详细介绍了这些因素。

8.5.1 粒径

粒径是决定药物在呼吸道中沉积位点的最重要因素[74],而且它还影响口服和鼻腔吸入药物产品的安全性和有效性[75,76]。理论上,颗粒粒径越大,颗粒间作用力越强。但是,细颗粒粉末的性能不仅由颗粒间作用力决定,还由作用在这种颗粒上的重力决定。虽然范德华力与粒径成正比,但重力与粒径的立方成正比,因此,颗粒具有强内聚性并且流动性差[73]。

气溶胶颗粒的质量中值空气动力学粒径(MMAD)非常重要,因为它决定了药物颗粒在气道内的沉积位置。但是,仅通过MMAD和几何标准偏差(GSD)无法预测吸入气溶胶的总沉积质量[77]。通过撞击法测定的MMAD与几何粒径<5μm的药物颗粒百分比之间存在线性关系[78]。

颗粒粒径的分布范围在气溶胶质量和效率方面很重要。气溶胶PSD通常用对数正态分布描述,分散程度最好由GSD表示。较低的GSD值表示较窄的PSD。气溶胶PSD可以是单分散或多分散。如果是单分散的,则所有气溶胶颗粒的大小几乎相同,这时GSD<1.2μm。另一方面,多分散或异分散的特征在于粒径不均匀,并且气溶胶粒径大小批次不同,这时GSD≥1.2μm[79]。通常,添加辅料作为处方组分的气溶胶GSD值约为2。气溶胶GSD的值严重影响其雾化性能。例如,如果比较两种相同MMAD为2μm的气溶胶,将GSD从1增加到3.5将导致肺沉积率从60%减少到30%[80]。一般来说,如果想让气溶胶沉积在特定气道区域,具有窄粒径分布的气溶胶颗粒是优选的。

FPF是指细颗粒物占比(通常<5μm)[81]。理论上,FPF是指应该等同于“可吸入API比例”[82]。但是,体外测量的“可吸入部分”可能高估实际的体内“可吸入部分”[83]。

在混合过程中,载体颗粒越大,惯性和摩擦力(推进力)就越大,这有可能增加混合物中的黏附力,这取决于载体有效载荷[84]。

研究结果已经证明气溶胶分散受气溶胶粒径的影响[32]。通常，增加气溶胶颗粒的中位粒径($d_{50\%}$)会降低 FPF[85-87]。例如，在患有严重气流阻塞的患者的治疗上，小颗粒气溶胶(1.8μm)比大颗粒气溶胶(4.6μm 和 10.3μm)更有效[88]。

相同的药物采用不同的吸入装置可能会产生不同的气溶胶 PSD 并导致最终产品治疗效果的变化[88]。对于 β_2-激动剂，由于肾上腺素受体主要存在于小气道中[89]，所以这些药物的气溶胶颗粒更小(MMAD<2μm)[88]。其他研究表明，在严重呼吸道气道阻塞的患者中，硫酸沙丁胺醇和异丙托溴铵气雾剂的最佳粒径约为 3μm[90,91]。但是最近的一项研究表明，不止有一种最佳 β_2-激动剂粒径，在使用相同药物的情况下与 1.5μm 的物相比，3μm 和 6μm 的粒子作为支气管扩张剂更有效[92]。

尽管气溶胶粒径是决定健康成人肺部沉积药物量的最重要因素，但在气道阻塞的情况下，气溶胶粒径与疗效之间的关系并不明显[93]。通常，在气流阻塞的情况下，总的肺沉积增加[94]。但是当肺气道较窄时，颗粒沉积在中央气道的趋势增加[95]。

已经开发出半经验方法，将气溶胶粒径与肺中药物颗粒的沉积相关联，这些方法可用作评估颗粒大小对肺部颗粒沉积的影响的一般指导[96]。小于 0.5μm 的气溶胶颗粒具有两个限制。首先，它们在肺部以布朗运动而移动，因此，它们沉降非常缓慢，并且这些粒子在肺部稳定性较高可能根本不沉积[97]。其次，0.5μm 球形颗粒的质量只占据5μm 球体质量的 0.1%。因此，小至 0.5μm 的 API 颗粒不是气道递送药物的主要粒径范围。

有人提出只有 D_{ae} 为 1~5μm 的气溶胶颗粒才能到达下呼吸道[98]。这种 D_{ae} 也被认为是将 API 递送至气道的最佳粒度范围，而与患者肺功能的差异无关。气溶胶颗粒的最佳粒径范围取决于所使用的药物和该药物在肺中的靶点，尽管肺部受体位置仍然没有完全明确[99]。

事实上，DPI 中使用的 API、吸入装置的类型和载体粒径范围均影响 DPI 的雾化性能。例如，有报道称含有较小粒径颗粒的载体仅在使用湍流剪切装置(例如 Diskus®、Rotahaler®、Aerolizer®、Handihaler®、Turbuhaler®、Turbulizer®)时可改善雾化性能，而在使用惯性力装置(例如 Airmax™、Twisthaler™ 和 Novolizer™)[100]不能起到作用。

通常载体粉末在与药物混合之前会过筛以获得 63~90μm 的部分[101,102]。从理论上讲，颗粒筛分对于 75μm 以上的颗粒尺寸是理想的，但是不太适合于 38μm 以下的颗粒(由于内聚力较大)。对于非黏性粉末优选机械筛分，而对于黏性粉末优选使用空气喷射筛[103]。颗粒的筛分一般与颗粒的宽度有关，尤其是细长的颗粒会通过其最短直径通过筛孔，因此筛分通常会产出大于筛孔的颗粒[73]。在所有情况下，优选使用具有粒度分布较窄的载体颗粒，因为这些颗粒每单位质量含有相似量的吸附能力。在吸入后，大的载体颗粒将沉积在口腔和口咽中并被清除，而小的药物颗粒将根据颗粒的大小分布在呼吸道的不同区域。

最近，报道了乳糖粒径对 DPI 中布地奈德雾化的影响。通常，乳糖粒度越小，回收剂量越高，递送剂量越高，MMAD 越小，布地奈德的 FPF 越高，这表明 DPI 雾化性能增强。但是，具有较小粒度的乳糖颗粒在体外检测时发现有较高剂量的布地奈德沉积在 USP 喉上，如果同样的沉积模式发生在体内，则在喉部产生副作用的可能性增加。并且乳糖粒度越小，DPI 制剂中布地奈德含量均匀性越差，这会影响患者的安全性[102]（图 8.8）。

8.5.2 流动特性

载体流动性对于 DPI 装置的递送剂量（ED）具有显著影响，并且影响向肺部的药物递送[104,105]。

卡尔系数（CI）[106,107]和豪斯纳比（HR）[108]是用于表达颗粒间相互作用的重要指标。CI 和 HR 是直接相关的参数，因为它们都取决于测量堆积密度（D_b 或 ρ_b）和振实密度（D_t 或 ρ_t）。CI 定义为由于振动导致的恒定质量粉末的体积百分比变化。CI 可以根据下式计算：$CI=(1-D_b/D_t)$，其中 D_b 是堆密度，D_t 是振实密度。粉末的堆密度和振实密度之间差异越大，粉末流动性越差。另外，CI 可以用粉末体积表示如下：$CI=100\times(V_b-V_t)/V_b$，其中，$V_b$ 是堆体积，V_t 是相同质量粉末的振实体积。振实体积取决于若干因素，例如粉末 PSD、D_{true}（真密度）和内聚力。当 CI 大于 25%时，粉末流动性是比较差的，当 CI 低于 15%时具有良好的流动性。

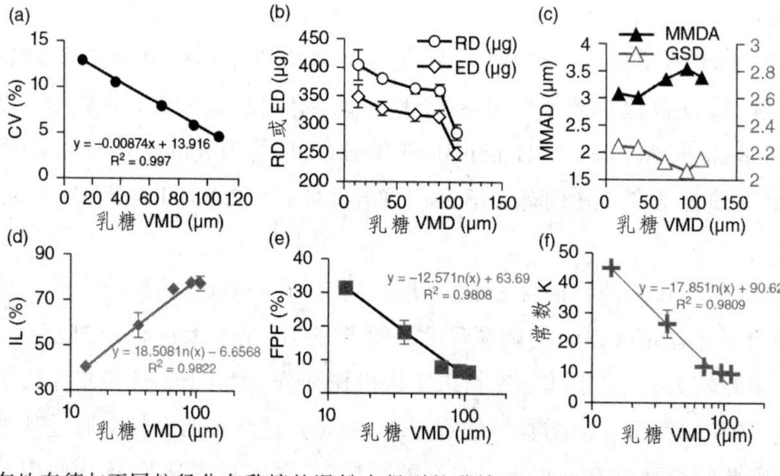

图 8.8 布地奈德与不同粒径分布乳糖的混粉中得到的乳糖 VMD 与（●,%CV）(a)，(○,RD)，(◇,ED)(b)，(▲,MMAD)，(Δ,GSD)(c)，(◆,IL)(d)，(□,FPF)(e)和(+)常数 K(f)间的关系（平均值±SD，n≥3）[102]。(Source: Reproduced from[102], with kind permission from Elsevier)

CI 具有成本低的优点，并且是 USP 规定的一种方法，易于应用。然而，CI 不是物质的绝对属性，是一种经验技术，没有完善的理论基础。因此，CI 测量可能根据使用的方法的精确度而有所差异。

休止角(α)是描述粉末流动性的另一种常用方法。如果将粉末倒在平坦表面上，它将始终具有圆锥形的形状。在稳定的坡锥表面与水平表面之间的内部三维角为休止角，其与粉末的若干特性有关，例如颗粒形状、密度、表面积和摩擦系数[109]。休止角越高，粉末流动性越差。然而，由于孔隙堵塞，这种方法对于黏性粉末通常不太准确，因此它只能精确地应用于具有低到中等内聚力的粉末[110]。通常，具有<25°、35°~45°、45°~60°和>60°的粉末分别具有非常好的流动、自由流动、一般流动和黏性较大。据报道，该法与其他流动性检测结果之间的一致性很差[73]，因此休止角只能和其他方法一起来评估粉末流动性。

在 DPI 中，粉末分散与两个过程有关：粉末流化和粉末解聚[82]，流动性差和内聚力过大的粉末在吸入时会导致分散性能差[111]。

8.5.3 颗粒形状

颗粒形状是控制粉末技术中最具挑战性的因素之一。使用不同的制备方法可以导致相同物质的不同颗粒形状，甚至对于一种物质的类似结晶方法也可以产生不同颗粒形状的样品。颗粒形状的变化会影响颗粒的吸附力。有报道称，具有不规则形状的颗粒具有高黏附性，但是，相反的趋势也有报道[112]。这种明显的差异可能是由于相互作用的粒子的相对位置不同[112]。

计算粒子间的作用力的所有方程都是以粒子具有光滑表面的完美球形作为假设的，但是大多数药物固体颗粒偏离球形[113]，因此，任何具有“真实”形状的“真实”颗粒之间的颗粒间作用力的计算都是不切实际的假设。

在 DPI 系统中，颗粒形状对 MMAD 的理论值和试验值具有显著影响。因此，颗粒形状会影响气道内的颗粒沉积分布。MMAD 的理论和试验值 D_{ae} 对于球形颗粒来说是相似的，但是如果颗粒是不规则的或聚集的，则差距很大[39]。动态形状因子是在该粒子上经历的实际拖曳力(阻力)与在具有相同体积但是球形的另一粒子上经历的拖曳力的比率[114]。增加粒子动态形状因子会减少粒子 MMAD。根据定义，ER 是颗粒长度和宽度的比值，具有较高 ER 的颗粒更加细长和(或)形状更不规则。在 DPI 配方中使用针状晶体具有缺点，例如其流动性差和结晶过程的局限性，包括过滤器承载量少和包夹溶剂[115]。然而，与具有相同几何平均直径的等体积粒子相比，针状晶体具有更大的空气流动能力[116,117]。

由于晶面与溶剂分子之间的相互作用，晶体形状可以通过从不同溶剂中重结晶来改变[118]。晶面的生长速率与其附着能量有关[119]，而该附着能量与温度和过饱和度无关。晶体的极性面吸收极性溶剂，非极性面吸收非极性溶剂[120]。通过了解预期分子的结构，可以预测晶体将在哪个轴上生长。例如，已知药物中的亲水基团可与极性氢键基团（亲水分子）建立氢键，因此，改变溶剂极性可导致晶体形态的变化。例如，通过增加溶剂极性，与极性基团建立氢键的晶体生长将得到增强，使其在一个方向上加速生长[118]。

载体颗粒（主要是乳糖和甘露醇）的形状也对雾化性能有影响，研究结果表明具有较高 ER 的载体可将较高量的药物递送至下呼吸道区域。然而，事实证明载体 ER 越高，流动性越差，药物损失量越高，体外检测中 USP 喉的药物沉积量越高，在 DPI 给药中是不利的[121]（图 8.9）。

总之，粒子间作用力与粒子之间的距离成反比，而粒子之间的距离又部分地取决于粒子形状。通常，由颗粒形状的变化引起的颗粒间距离的增加将减少颗粒间的作用力，从而引起更好的药物-载体分离效果，因此改善雾化性能。

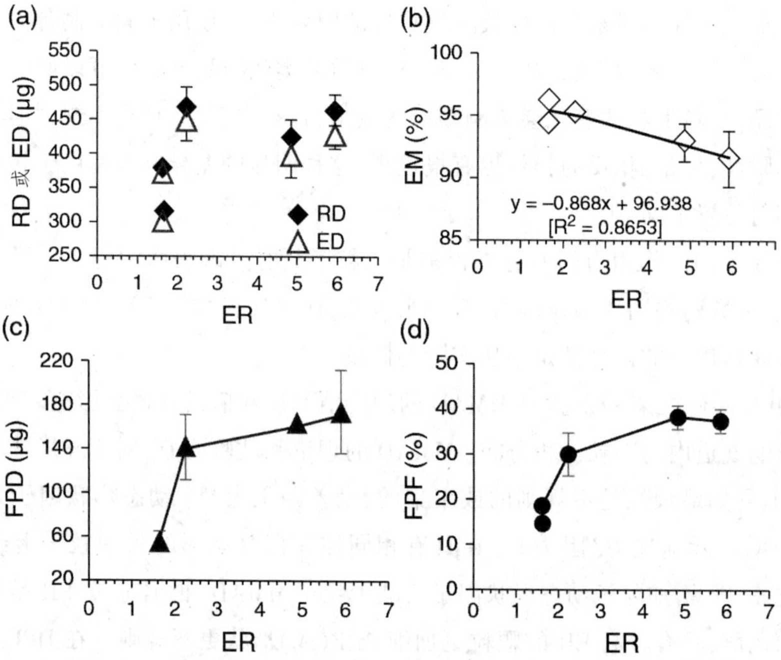

图 8.9 载体的长径比（ER）与硫酸沙丁胺醇回收剂量以及递送剂量（a）、释放剂量（EM）（b）、微细粒子剂量（FPD）（c）、微细粒子比例（FPF）（d）之间的关系（平均值±SD，n=3）[121]。(Source: Reproduced from[121], with kind permission from Elsevier)

8.5.4　颗粒表面结构

颗粒的附着是表面现象，因此，载体颗粒和药物颗粒的表面形态严重影响药物-载体的黏附[122]，颗粒表面形态也影响粉末的分散[123]。

可以应用几种方法以增加颗粒表面光滑度，例如用一系列饱和脂肪酸处理药物[116]，从羧乙烯聚合物凝胶中结晶[112]和控制温度蚀刻[124]。此外，可以用合适的辅料涂覆颗粒表面来进行[125]药物颗粒表面改性。这种改性颗粒通常表现出更好的流动性和分散性，这可能是无载体 DPI 处方的理想选择[126]。例如，已有研究证明，使用粉末混合和(或)喷雾干燥方法可以将氨基酸(如亮氨酸)加入 DPI 制剂中以包覆载体/药物颗粒[127,128]。未经处理的硫酸沙丁胺醇颗粒经过表面处理后，颗粒之间的黏附力降低[128]。此外，用亮氨酸或苯丙氨酸涂覆药物颗粒能够降低药物颗粒的表面能[129]。使用高剪切混合器经连续的乳糖表面湿润和干燥步骤对颗粒进行湿法平滑也可以增加载体表面光滑度。该工艺导致颗粒具有平坦的表面和圆形边缘，增加了气溶胶的流动性和填充性能[130]。

据报道，通常使用具有光滑表面形态的颗粒会降低药物-载体中位分离能量，从而增加雾化后的气溶胶药物 FPF。例如，增加乳糖载体颗粒的表面光滑度增加了 Rotahaler®硫酸沙丁胺醇的流动性和分散性[86]，原因在于颗粒之间的接触点减少了，在吸入过程 API 更容易分离。

另一方面，相互矛盾的结果也有报道，因为当载体颗粒分别具有平滑的[131]和粗糙的[132]表面结构时，均得到了低的 FPF。这可以通过最佳颗粒粗糙度来解释，最佳颗粒粗糙度可提供最佳的体外气溶胶颗粒沉积[133]。小的波纹(几纳米的粗糙度)足以降低颗粒之间黏附力，从而实现 FPF 的增加[134]。因此，载体表面的不规则性只会降低药物-载体黏附力，从而降低药物-载体的总接触面积(图 8.10)。这种最佳的粗糙度取决于相对于药物/载体颗粒粒径的粗糙度[135]。这将在第 9 章中详细讨论。

在比较不同的药物颗粒时，优选的颗粒可能是含有小粗糙度的曲面颗粒[136]。

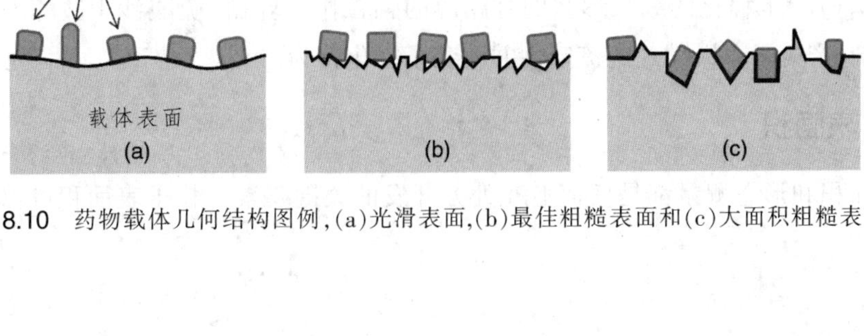

图 8.10　药物载体几何结构图例，(a)光滑表面，(b)最佳粗糙表面和(c)大面积粗糙表面。

8.5.5　细颗粒添加剂

与表面粗糙度相似,载体表面上存在的细颗粒可以减少药物–载体接触面积并增加药物–载体距离,从而导致黏附力降低,进而改善 DPI 吸入性能[112]。该技术是改善 DPI 制剂中药物雾化的策略之一,不需要降低载体平均粒径[137]。例如,细载体颗粒与粗载体粉末的混合改善了昔萘酸沙美特罗[138]、硫酸沙丁胺醇[139]和二丙酸倍氯米松[140]在相应 DPI 中的空气动力学性质。这些细颗粒的类型可以与粗载体颗粒的化合物不同,例如,向含有乳糖粗颗粒载体的 DPI 制剂中添加细甘露醇(4.3μm)、山梨糖醇(6.3μm)[141]或葡萄糖(4.4μm)[139]都可改善 DPI 雾化性质。此外,含三元组分的 DPI 中,(如 L–亮氨酸和硬脂酸镁)[142], 可通过降低药物–载体相互作用力来增强药物载体分离,其机制与细颗粒类似。

通过添加细载体颗粒来增加药物沉积的另一种理论,是在粗载体颗粒上作为高黏附位点[143]的"活性位点"或"热点"被细颗粒添加剂或三元组分饱和,降低了对药物微粒的黏附力。载体表面上的这种"活性"位点是因为载体表面形态不同,这导致不同的物理化学性质,包括载体表面的不同黏附性。"活性"位点理论认为活性分子基团由于晶格的位移或分子序列的排列错误而呈现在外面,这导致晶体表面上的区域具有比在正常晶体表面上更多的表面相互作用。由于药物颗粒黏附在这些位点,增大了药物–载体之间的黏附性,降低了 DPI 的"可吸入"药物部分。当细颗粒添加剂占据载体表面上的活性位点时,只有被动或低黏附位点可用于药物黏附[144],导致药物载体黏附性降低,从而增加药物–载体分离。

另外还有一种基于细颗粒之间团聚的三元处方的理论,认为这会在吸入时降低药物从载体上的脱离力[145],更细粒度的团聚体可以进入更深的肺部。但是,这两种机制仍然是假设。实际上向 DPI 制剂中添加细颗粒添加剂具有一些局限性,例如微粉化乳糖中存在无定型物, 因此向 DPI 制剂中加入细乳糖颗粒将增加粉末中的无定型含量(第 7 章)。这种无定型物不是 DPI 配方中的优选粉末结构,因为它是不稳定的[146]并且可能影响粉末分散性和流动性以及效期[140]。

细颗粒的工程化提供了一种更好的方法来增强 DPI 的性能。例如,商业化载体(甘露醇和乳糖)可能表现出良好的流动性但雾化性能差,而相比之下,细颗粒工程颗粒(甘露醇和乳糖)尽管表现出较差的流动性,但改善了雾化性能[147]。有研究证明,使用 5%(w/w)工程化的细长形状的甘露醇的颗粒作为乳糖–硫酸沙丁胺醇 DPI 的三元添加剂,产生了令人满意的流动性并改善了雾化行为。

8.5.6　表面积

表面积和形态测量都是任何 DPI 处方开发的关键要素。粒子表面积可以被认为是粒子表面几何测量的一个组成部分[148]。任何导致气溶胶粒子表面积增加的表面改性都需要仔细考虑,因为任何增加都可能与整体反应密切相关[149]。

通常,包含在 DPI 内的 API 的总气溶胶表面积非常大,这是由于固有的气溶胶颗粒粒径需要很小以实现治疗效果。这种大表面积的后果是制剂稳定性有降低的趋势,因为这种小颗粒比粗颗粒更容易吸收水分且更容易获得电荷[150]。高吸湿性会增加颗粒之间的毛细管力,这反过来又可能阻碍流动。此外,气溶胶颗粒表面积的增加会增加颗粒间作用力,从而导致气溶胶颗粒聚集[46]。许多技术可用于测量气溶胶颗粒表面积,包括反气相色谱(IGC)、原子力显微镜(AFM)[46]和氮气吸附,后一种方法是最常用的技术[148]。

粗糙颗粒具有比相同直径的光滑颗粒更高的表面积,也有报道称载体表面积和载体表面能之间有直接线性关系[148]。更高的气溶胶颗粒表面积也可归因于更宽的 PSD,载体表面上细颗粒含量更高或颗粒表面粗糙度更高[151]。

8.6　小结

在 DPI 中,物理化学性质的整体结合是决定 DPI 雾化性能的主要因素。显然,可以改变 DPI 中的许多物理化学性质以实现雾化性能的改善。然而,研究一种物理化学性质对 DPI 性能的影响实际上是不可能的,因为一种性质的变化同时会改变其他性质。因此,虽然许多研究声称只关注一个参数,但与特定属性一起变化的其他参数的影响往往被忽视或忽略。

在改善 API 的雾化效率方面使用具有较小粒径或更细长形状的载体颗粒带来的优势必须与所产生的缺点相平衡,例如流动性和含量均一性较差,制剂稳定性的降低和副作用的增加。当角形、球形或细长的甘露醇颗粒都能够选择时,制剂学家可以预测在细长形状的情况下会有更好的药物剂量递送到肺部。控制或调节载体颗粒的孔隙率也可以优化 DPI 产品的雾化效率。在载体颗粒具有更好的流动性和更窄的粒度分布的情况下能够得到更好的药物含量均一性。与韧性乳糖颗粒(<45μm)相比,刚性乳糖颗粒(>45μm)粒径的变化对布地奈德沉积特性的影响更小。

需要进一步了解 DPI 颗粒物理化学性质与其吸入性能之间的关系,从而设计更"有效"物理-化学性质的 DPI 产品是实现最佳性能的可行策略。

参考文献

1. Jain, K. K. (2008). Drug delivery systems – An overview. *Drug Delivery Systems*. Springer, Berlin; 1–50.
2. Amidi, M., Pellikaan, H. C., de Boer, A. H., *et al.* (2008). Preparation and physicochemical characterization of supercritically dried insulin-loaded microparticles for pulmonary delivery. *European Journal of Pharmaceutics and Biopharmaceutics, 2008;* **68**(2), 191–200.
3. Wang, J., Ben-Jebria, A., & Edwards, D. A. (1999). Inhalation of estradiol for sustained systemic delivery. *Journal of Aerosol Medicine*, **12**(1), 27–36.
4. Gonda, I. (1996). Inhalation therapy with recombinant human deoxyribonuclease I. *Advanced Drug Delivery Reviews*, **19**(1), 37–46.
5. Mullin, J. W. (2001). *Crystallization*. Butterworth-Heinemann, New York.
6. Braatz, R. D. (2002). Advanced control of crystallization processes. *Annual Reviews in Control*, **26**(1), 87–99.
7. Tavare, N. *Industrial Crystallization: Process Simulation, Analysis and Design*, Plenum Publishing, New York, 1995, pp. 1–564.
8. Kapil, V., Dodeja, A., & Sarma, S. (1991). Manufacture of lactose: Effect of processing parameters on yield and purity. *Journal of Food Science and Technology*, **28**(3), 167–170.
9. Raghavan, S., Ristic, R., Sheen, D., & Sherwood, J. (2001). The bulk crystallization of α-lactose monohydrate from aqueous solution. *Journal of Pharmaceutical Sciences*, **90**(7), 823–832.
10. Brito, A., & Giulietti, M. (2007). Study of lactose crystallization in water-acetone solutions. *Crystal Research and Technology*, **42**(6), 583–588.
11. Heinz, K. H. (1988). Crystals in Gels and Liesegang Rings, Cambridge University Press, Cambridge, UK.
12. Ulrich, J., & Strege, C. (2002). Some aspects of the importance of metastable zone width and nucleation in industrial crystallizers. *Journal of Crystal Growth*, **237**, 2130–2135.
13. Garside, J. (1985). Industrial crystallization from solution. *Chemical Engineering Science*, **40**(1), 3–26.
14. Vu, L. T., Huynh, L., & Hourigan, J. A. (2009). Effects of solvents on characteristics of crystalline lactose extracted in ternary and quaternary systems. *Advanced Powder Technology*, **20**(3), 251–256.
15. Crisp, J., Dann, S., & Blatchford, C. (2011). Antisolvent crystallization of pharmaceutical excipients from aqueous solutions and the use of preferred orientation in phase identification by powder X-ray diffraction. *European Journal of Pharmaceutical Sciences*, **42**(5), 568–577.
16. Shariare, M., de Matas, M., & York, P. (2011). Effect of crystallisation conditions and feedstock morphology on the aerosolization performance of micronised salbutamol sulphate. *International Journal of Pharmaceutics*, **415**(1), 62–72.
17. Hu T. T., Zhao H., Jiang L. C., *et al.* (2008). Engineering pharmaceutical fine particles of budesonide for dry powder inhalation (DPI). *Industrial and Engineering Chemical Research*, **47**(23), 9623–9627.
18. Takiyama, H., Otsuhata, T., & Matsuoka, M. (1998). Morphology of NaCl crystals in drowning-out precipitation operation. *Chemical Engineering Research and Design*, **76**(7), 809–814.
19. Kitamura, M., & Sugimoto, M. (2003). Anti-solvent crystallization and transformation of thiazole-derivative polymorphs – I: Effect of addition rate and initial concentrations. *Journal of Crystal Growth*, **257**(1), 177–184.
20. Yu, Z., Tan, R., & Chow, P. (2005). Effects of operating conditions on agglomeration and habit of paracetamol crystals in anti-solvent crystallization. *Journal of Crystal Growth*, **279**(3), 477–488.
21. Beckmann, W. (1999). Nucleation phenomena during the crystallisation and precipitation of abecarnil. *Journal of Crystal Growth*, **198**, 1307–1314.
22. Torbacke, M., & Rasmuson, Å. C. (2004). Mesomixing in semi-batch reaction crystallization

and influence of reactor size. *AIChE Journal*, **50**(12), 3107–3119.
23. Valle-Vega, P., & NIckerson, T. (1977). Measurement of lactose crystal growth by image analyzer. *Journal of Food Science*, **42**(4), 1069–1072.
24. Mullin, J. (1993). *Crystallisation Techniques and Equipment*. Butterworth-Heinemann Ltd, Oxford.
25. Hartel, R. W., & Shastry, A. V. (1991). Sugar crystallization in food products. *Critical Reviews in Food Science and Nutrition*, **30**(1), 49–112.
26. Dellamary, L. A., Tarara, T. E., Smith, D. J., *et al.* (2000). Hollow porous particles in metered dose inhalers. *Pharmaceutical Research*, **17**(2), 168–174.
27. Aquino, R., Prota, L., Auriemma, G., *et al.* (2012). Dry powder inhalers of gentamicin and leucine: Formulation parameters, aerosol performance and *in vitro* toxicity on CuFi1 cells. *International Journal of Pharmaceutics*, **426**(1), 100–107.
28. Lechuga-Ballesteros, D., Charan, C., Stults, C. L., *et al.* (2008). Trileucine improves aerosol performance and stability of spray-dried powders for inhalation. *Journal of Pharmaceutical Sciences*, **97**(1), 287–302.
29. Mezzena, M., Scalia, S., Young, P. M., & Traini, D. (2009). Solid lipid budesonide microparticles for controlled release inhalation therapy. *The AAPS Journal*, **11**(4), 771–778.
30. Vehring, R. (2008). Pharmaceutical particle engineering via spray drying. *Pharmaceutical Research*, **25**(5), 999–1022.
31. Littringer, E. M., Mescher, A., Schroettner, H., *et al.* (2012). Spray dried mannitol carrier particles with tailored surface properties – The influence of carrier surface roughness and shape. *European Journal of Pharmaceutics and Biopharmaceutics*, **82**(1), 194–204.
32. Louey, M. D., Van Oort, M., & Hickey, A. J. (2004). Aerosol dispersion of respirable particles in narrow size distributions produced by jet-milling and spray-drying techniques. *Pharmaceutical Research*, **21**(7), 1200–1206.
33. Steckel, H., & Brandes, H. G. (2004). A novel spray-drying technique to produce low density particles for pulmonary delivery. *International Journal of Pharmaceutics*, **278**(1), 187–195.
34. Hickey, A. J., Martonen, T. B., & Yang, Y. (1996). Theoretical relationship of lung deposition to the fine particle fraction of inhalation aerosols. *Pharmaceutica Acta Helvetiae*, **71**(3), 185–190.
35. Murtomaa, M., Mellin, V., Harjunen, P., *et al.* (2004). Effect of particle morphology on the triboelectrification in dry powder inhalers. *International Journal of Pharmaceutics*, **282**(1), 107–114.
36. Johnson, K. A. (1997). Preparation of peptide and protein powders for inhalation. *Advanced Drug Delivery Reviews*, **26**(1), 3–15.
37. Hinds, W. C. (1982). *Aerosol Technology: Properties, Behavior, and Measurement of Airborne Particles*. Wiley-Interscience, New York, pp. 1–504.
38. de Boer, A., Gjaltema, D., Hagedoorn, P., & Frijlink, H. (2002). Characterization of inhalation aerosols: A critical evaluation of cascade impactor analysis and laser diffraction technique. *International Journal of Pharmaceutics*, **249**(1), 219–231.
39. Velaga, S. P., Bergh, S., & Carlfors, J. (2004). Stability and aerodynamic behaviour of glucocorticoid particles prepared by a supercritical fluids process. *European Journal of Pharmaceutical Sciences*, **21**(4), 501–509.
40. Musante, C. J., Schroeter, J. D., Rosati, J. A., *et al.* (2002). Factors affecting the deposition of inhaled porous drug particles. *Journal of Pharmaceutical Sciences*, **91**(7), 1590–1600.
41. Edwards, D. A., Ben-Jebria, A., & Langer, R. (1998). Recent advances in pulmonary drug delivery using large, porous inhaled particles. *Journal of Applied Physiology (Bethesda, MD.: 1985)*, **85**(2), 379–385.
42. Vanbever, R., Mintzes, J. D., Wang, J., *et al.* (1999). Formulation and physical characterization of large porous particles for inhalation. *Pharmaceutical Research*, **16**(11), 1735–1742.
43. Tarara, T., Weers, J., & Dellamary, L. (2000). Engineered powders for inhalation. *Paper presented at the Respiratory Drug Delivery VII*, **2**(1), 413.
44. Edwards, D. A., & Dunbar, C. (2002). Bioengineering of therapeutic aerosols. *Annual Review*

of Biomedical Engineering, **4**(1), 93–107.

45. Ben-Jebria, A., Chen, D., Eskew, M. L., *et al.* (1999). Large porous particles for sustained protection from carbachol-induced bronchoconstriction in guinea pigs. *Pharmaceutical Research*, **16**(4), 555–561.
46. Telko, M. J., & Hickey, A. J. (2005). Dry powder inhaler formulation. *Respiratory Care*, **50**(9), 1209–1227.
47. Newhouse, M. T., Hirst, P. H., Duddu, S. P., *et al.* (2003). Inhalation of a dry powder tobramycin PulmoSphere formulation in healthy volunteers. *Chest Journal*, **124**(1), 360–366.
48. Gombotz, W. R., Healy, M. S., Brown, L. R., & Auer, H. E. (2003). *Process for Producing Small Particles of Biologically Active Molecules, US Patent* **6569458**.
49. Shoyele, S. A., & Cawthorne, S. (2006). Particle engineering techniques for inhaled biopharmaceuticals. *Advanced Drug Delivery Reviews*, **58**(9), 1009–1029.
50. Jung, J., & Perrut, M. (2001). Particle design using supercritical fluids: Literature and patent survey. *The Journal of Supercritical Fluids*, **20**(3), 179–219.
51. Lobo, J. M., Schiavone, H., Palakodaty, S., *et al.* (2005). SCF-engineered powders for delivery of budesonide from passive DPI devices. *Journal of Pharmaceutical Sciences*, **94**(10), 2276–2288.
52. Beach, S., Latham, D., Sidgwick, C., *et al.* (1999). Control of the physical form of salmeterol xinafoate. *Organic Process Research & Development*, **3**(5), 370–376.
53. York, P. (1999). Strategies for particle design using supercritical fluid technologies. *Pharmaceutical Science and Technology Today*, **2**(11), 430–440.
54. Pasquali, I., Bettini, R., & Giordano, F. (2006). Solid-state chemistry and particle engineering with supercritical fluids in pharmaceutics. *European Journal of Pharmaceutical Sciences*, **27**(4), 299–310.
55. Foster, N. R., Dehghani, F., Charoenchaitrakool, K. M., & Warwick, B. (2003). Application of dense gas techniques for the production of fine particles. *AAPS PharmSciTech*, **5**(2), 32–38.
56. Palakodaty, S., York, P., & Pritchard, J. (1998). Supercritical fluid processing of materials from aqueous solutions: The application of SEDS to lactose as a model substance. *Pharmaceutical Research*, **15**(12), 1835–1843.
57. Tandya, A., Dehghani, F., & Foster, N. R. (2006). Micronization of cyclosporine using dense gas techniques. *The Journal of Supercritical Fluids*, **37**(3), 272–278.
58. Hira, D., Okuda, T., Ichihashi, M., *et al.* (2012). Development of dry salbutamol sulfate powder with high inhalation performance independent of inhalation patterns. *Chemical and Pharmaceutical Bulletin*, **60**(3), 334–340.
59. Schiavone, H., Palakodaty, S., Clark, A., *et al.* (2004). Evaluation of SCF-engineered particle-based lactose blends in passive dry powder inhalers. *International Journal of Pharmaceutics*, **281**(1), 55–66.
60. Mizuno, T., Mohri, K., Nasu, S., *et al.* (2009). Dual imaging of pulmonary delivery and gene expression of dry powder inhalant by fluorescence and bioluminescence. *Journal of Controlled Release*, **134**(2), 149–154.
61. Takano, K., Nishii, K., & Horio, M. (2003). Binderless granulation of pharmaceutical fine powders with coarse lactose for dry powder inhalation. *Powder Technology*, **131**(2), 129–138.
62. Watanabe, M., Ozeki, T., Shibata, T., *et al.* (2003). Effect of shape of sodium salicylate particles on physical property and in vitro aerosol performance of granules prepared by pressure swing granulation method. *Aaps Pharmscitech*, **4**(4), 506–513.
63. Kaialy, W., & Nokhodchi, A. (2012). Antisolvent crystallisation is a potential technique to prepare engineered lactose with promising aerosolisation properties: Effect of saturation degree. *International Journal of Pharmaceutics*, **437**(1), 57–69.
64. Kaialy, W., Larhrib, H., Ticehurst, M., & Nokhodchi, A. (2012). Influence of batch cooling crystallization on mannitol physical properties and drug dispersion from dry powder inhalers. *Crystal Growth & Design*, **12**(6), 3006–3017.
65. Kaialy, W., & Nokhodchi, A. (2013). Freeze-dried mannitol for superior pulmonary drug deliv-

ery via dry powder inhaler. *Pharmaceutical Research*, **30**(2), 458–477.

66. Kaialy, W., Martin, G. P., Ticehurst, M. D., *et al.* (2011). Characterisation and deposition studies of recrystallised lactose from binary mixtures of ethanol/butanol for improved drug delivery from dry powder inhalers. *The AAPS Journal*, **13**(1), 30–43.
67. Kaialy, W., Ticehurst, M. D., Murphy, J., & Nokhodchi, A. (2011). Improved aerosolization performance of salbutamol sulfate formulated with lactose crystallized from binary mixtures of ethanol–acetone. *Journal of Pharmaceutical Sciences*, **100**(7), 2665–2684.
68. Kaialy, W., Martin, G. P., Larhrib, H., *et al.* (2012). The influence of physical properties and morphology of crystallised lactose on delivery of salbutamol sulphate from dry powder inhalers. *Colloids and Surfaces B: Biointerfaces*, **89**, 29–39.
69. Kaialy, W., Martin, G. P., Ticehurst, M. D., *et al.* (2010). The enhanced aerosol performance of salbutamol from dry powders containing engineered mannitol as excipient. *International Journal of Pharmaceutics*, **392**(1), 178–188.
70. Kaialy, W., Momin, M. N., Ticehurst, M. D., *et al.* (2010). Engineered mannitol as an alternative carrier to enhance deep lung penetration of salbutamol sulphate from dry powder inhaler. *Colloids and Surfaces B: Biointerfaces*, **79**(2), 345–356.
71. Kaialy, W., Larhrib, H., Martin, G. P., & Nokhodchi, A. (2012). The effect of engineered mannitol–lactose mixture on dry powder inhaler performance. *Pharmaceutical Research*, **29**(8), 2139–2156.
72. Pell, M., Dunson, J. B., & Knowlton, T. M. (2008). Gas–solid Operations Equipment. McGraw-Hill, New York.
73. Zeng, X. M. (2001). Particulate Interactions in Dry Powder Formulations for Inhalation. CRC Press, Boca Raton, FL.
74. Brain, J. D., & Blanchard, J. D. (1993). Mechanisms of particle deposition and clearance. *Aerosols in Medicine*. Elsevier, New York, NY, 117–156.
75. Adams, W. P., Christopher, D., Lee, D. S., *et al.* (2007). Product quality research institute evaluation of cascade impactor profiles of pharmaceutical aerosols, part 1: Background for a statistical method. *AAPS PharmSciTech*, **8**(1), E32–E37.
76. French, D. L., Edwards, D. A., & Niven, R. W. (1996). The influence of formulation on emission, deaggregation and deposition of dry powders for inhalation. *Journal of Aerosol Science*, **27**(5), 769–783.
77. Martonen, T. B., & Katz, I. M. (1993). Deposition patterns of aerosolized drugs within human lungs: Effects of ventilatory parameters. *Pharmaceutical Research*, **10**(6), 871–878.
78. Pilcer, G., Vanderbist, F., & Amighi, K. (2008). Correlations between cascade impactor analysis and laser diffraction techniques for the determination of the particle size of aerosolised powder formulations. *International Journal of Pharmaceutics*, **358**(1), 75–81.
79. Suarez, S., & Hickey, A. J. (2000). Drug properties affecting aerosol behavior. *Respiratory Care*, **45**(6), 652–666.
80. Gonda, I. (1981). Study of the effects of polydispersity of aerosols on regional deposition in the respiratory tract. *Journal of Pharmacy and Pharmacology*, **33**(S1), 52P–52P.
81. Hickey, A. J., & Martonen, T. B. (1993). Behavior of hygroscopic pharmaceutical aerosols and the influence of hydrophobic additives. *Pharmaceutical Research*, **10**(1), 1–7.
82. Dunbar, C., Hickey, A., & Holzner, P. (1998). Dispersion and characterization of pharmaceutical dry powder aerosols. *Kona*, **16**, 7–45.
83. Vidgren, P., Silvasti, M., Vidgren, M., *et al.* (1991). *In vitro* inhalation behaviour and therapeutical response of salbutamol particles administered from two metered dose aerosols. *Die Pharmazie*, **46**(1), 41–43.
84. Dickhoff, B., de Boer, A., Lambregts, D., & Frijlink, H. (2003). The effect of carrier surface and bulk properties on drug particle detachment from crystalline lactose carrier particles during inhalation, as function of carrier payload and mixing time. *European Journal of Pharmaceutics and Biopharmaceutics*, **56**(2), 291–302.
85. Steckel, H., & Müller, B. W. (1997). *In vitro* evaluation of dry powder inhalers: II. Influence of

carrier particle size and concentration on *in vitro* deposition. *International Journal of Pharmaceutics*, **154**(1), 31–37.
86. Ganderton, D. (1992). The generation of respirable clouds from coarse powder aggregates. *Journal of Biopharmaceutical Science*, **3**(1/2), 101–105.
87. Chew, N. Y., & Chan, H. (1999). Influence of particle size, air flow, and inhaler device on the dispersion of mannitol powders as aerosols. *Pharmaceutical Research*, **16**(7), 1098–1103.
88. Clay, M. M., Pavia, D., & Clarke, S. W. (1986). Effect of aerosol particle size on bronchodilatation with nebulised terbutaline in asthmatic subjects. *Thorax*, **41**(5), 364–368.
89. Labiris, N., & Dolovich, M. (2003). Pulmonary drug delivery. Part I: Physiological factors affecting therapeutic effectiveness of aerosolized medications. *British Journal of Clinical Pharmacology*, **56**(6), 588–599.
90. Zanen, P., Go, L., & Lammers, J. (1996). Optimal particle size for beta 2 agonist and anticholinergic aerosols in patients with severe airflow obstruction. *Thorax*, **51**(10), 977–980.
91. Rees, P. J., Clark, T. J., & Moren, F. (1982). The importance of particle size in response to inhaled bronchodilators. *European Journal of Respiratory Diseases. Supplement*, **119**, 73–78.
92. Usmani, O. S., Biddiscombe, M. F., Nightingale, J. A., *et al.* (2003). Effects of bronchodilator particle size in asthmatic patients using monodisperse aerosols. *Journal of Applied Physiology*, **95**(5), 2106–2112.
93. Mitchell, D., Solomon, M., Tolfree, S., *et al.* (1987). Effect of particle size of bronchodilator aerosols on lung distribution and pulmonary function in patients with chronic asthma. *Thorax*, **42**(6), 457–461.
94. Chan, T. L., & Lippmann, M. (1980). Experimental measurements and empirical modelling of the regional deposition of inhaled particles in humans. *The American Industrial Hygiene Association Journal*, **41**(6), 399–409.
95. Lippmann, M., Yeates, D., & Albert, R. (1980). Deposition, retention, and clearance of inhaled particles. *British Journal of Industrial Medicine*, **37**(4), 337–362.
96. Mitchell, J. P., & Nagel, M. W. (2003). Cascade impactors for the size characterization of aerosols from medical inhalers: Their uses and limitations. *Journal of Aerosol Medicine*, **16**(4), 341–377.
97. Agnew, J. (1984). Physical properties and mechanisms of deposition of aerosols. *Aerosols and the Lung*. Butterworths, London, UK, 44–70.
98. Elversson, J., Millqvist-Fureby, A., Alderborn, G., & Elofsson, U. (2003). Droplet and particle size relationship and shell thickness of inhalable lactose particles during spray drying. *Journal of Pharmaceutical Sciences*, **92**(4), 900–910.
99. de Boer, A., Hagedoorn, P., Kussendrager, K., *et al.* (2002). *Investigating the relevant parameters for the performance of adhesive mixtures in an air classifier during inhalation.* Drug Delivery to the Lungs XIII. The Aerosol Society, London.
100. Malcolmson, R. J., & Embleton, J. K. (1998). Dry powder formulations for pulmonary delivery. *Pharmaceutical Science and Technology Today*, **1**(9), 394–398.
101. Bell, J., Hartley, P., & Cox, J. (1971). Dry powder aerosols I: A new powder inhalation device. *Journal of Pharmaceutical Sciences*, **60**(10), 1559–1564.
102. Kaialy, W., Alhalaweh, A., Velaga, S. P., & Nokhodchi, A. (2012). Influence of lactose carrier particle size on the aerosol performance of budesonide from a dry powder inhaler. *Powder Technology*, **227**, 74–85.
103. Flament, M., Leterme, P., & Gayot, A. (2004). The influence of carrier roughness on adhesion, content uniformity and the *in vitro* deposition of terbutaline sulphate from dry powder inhalers. *International Journal of Pharmaceutics*, **275**(1), 201–209.
104. Nakate, T., Yoshida, H., Ohike, A., *et al.* (2004). Formulation development of inhalation powders for FK888 with carrier lactose using spinhaler® and its absorption in healthy volunteers. *Journal of Controlled Release*, **97**(1), 19–29.
105. Murakoshi, H., Saotome, T., Fujii, Y., *et al.* (2005). Effect of physical properties of carrier particles on drug emission from a dry powder inhaler device. *Journal of Drug Delivery Science*

and Technology, **15**(3), 223–226.
106. Carr, R. L. (1965). Evaluating flow properties of solids. *Chemical Engineering*, **72**(2), 163–168.
107. Carr, R. L. (1965). Classifying flow properties of solids. *Chemical Engineering*, **72**(3), 69–72.
108. Hausner, H. (1967). Friction conditions in a mass of metal powder. *International Journal of Powder Metallurgy*, **3**, 7–13.
109. Ridgway, K., & Rupp, R. (1969). The effect of particle shape on powder properties. *Journal of Pharmacy and Pharmacology*, **21**(S1), 30S–39S.
110. Thalberg, K., Lindholm, D., & Axelsson, A. (2004). Comparison of different flowability tests for powders for inhalation. *Powder Technology*, **146**(3), 206–213.
111. Begat, P., Morton, D. A., Staniforth, J. N., & Price, R. (2004). The cohesive-adhesive balances in dry powder inhaler formulations I: Direct quantification by atomic force microscopy. *Pharmaceutical Research*, **21**(9), 1591–1597.
112. Ming Zeng, X., Martin, G. P., Marriott, C., & Pritchard, J. (2001). The use of lactose recrystallised from carbopol gels as a carrier for aerosolised salbutamol sulphate. *European Journal of Pharmaceutics and Biopharmaceutics*, **51**(1), 55–62.
113. Hickey, A. J., & Concessio, N. M. (1997). Descriptors of irregular particle morphology and powder properties. *Advanced Drug Delivery Reviews*, **26**(1), 29–40.
114. Baron, P. A., & Willeke, K. (2001). Gas and particle motion. *Aerosol Measurement: Principles, Techniques, and Applications*, **2**, 61–82.
115. Taulelle, P., Astier, J. P., Hoff, C., *et al.* (2006). Pharmaceutical compound crystallization: Growth mechanism of needle-like crystals. *Chemical Engineering and Technology*, **29**(2), 239–246.
116. Fults, K. A., Miller, I. F., & Hickey, A. J. (1997). Effect of particle morphology on emitted dose of fatty acid-treated disodium cromoglycate powder aerosols. *Pharmaceutical Development and Technology*, **2**(1), 67–79.
117. Hickey, A., Fults, K., & Pillai, R. (1992). Use of particle morphology to influence the delivery of drugs from dry powder aerosols. *Journal of Biopharmaceutical Science*, **3**(1), 2.
118. Di Martino, P., Censi, R., Malaj, L., *et al.* (2007). Influence of solvent and crystallization method on the crystal habit of metronidazole. *Crystal Research and Technology*, **42**(8), 800–806.
119. Meekes, H., Boerrigter, S. X., Hollander, F. F., & Bennema, P. (2003). Needle crystal morphology explained. *Chemical Engineering and Technology*, **26**(3), 256–261.
120. Berkovitch-Yellin, Z. (1985). Toward an ab initio derivation of crystal morphology. *Journal of the American Chemical Society*, **107**(26), 8239–8253.
121. Kaialy, W., Alhalaweh, A., Velaga, S. P., & Nokhodchi, A. (2011). Effect of carrier particle shape on dry powder inhaler performance. *International Journal of Pharmaceutics*, **421**(1), 12–23.
122. Ganderton, D., & Kassem, N. (1992). Dry powder inhaler. Ganderton, D. (Ed.). *Advances in Pharmaceutical Sciences*. Academic Press, London, pp. 165–191.
123. Shekunov, B. Y., Feeley, J. C., Chow, A. H., *et al.* (2003). Aerosolisation behaviour of micronised and supercritically processed powders. *Journal of Aerosol Science*, **34**(5), 553–568.
124. El-Sabawi, D., Price, R., Edge, S., & Young, P. M. (2006). Novel temperature controlled surface dissolution of excipient particles for carrier based dry powder inhaler formulations. *Drug Development and Industrial Pharmacy*, **32**(2), 243–251.
125. Bechtold-Peters, K., Nguyen, H., & Rowley, G. (2002). Surface modification of powders with fatty acid or fatty alcohol derivatives or poloxamer for inhalation. *PCT International Application*, **1017**, 2002.
126. Eerikäinen, H., Watanabe, W., Kauppinen, E. I., & Ahonen, P. (2003). Aerosol flow reactor method for synthesis of drug nanoparticles. *European Journal of Pharmaceutics and Biopharmaceutics*, **55**(3), 357–360.
127. Begat, P., Price, R., Harris, H., *et al.* (2005). The influence of force control agents on the cohesive-adhesive balance in dry powder inhaler formulations. *Kona*, **23**, 109–121.

128. Paajanen, M., Katainen, J., Raula, J., *et al.* (2009). Direct evidence on reduced adhesion of salbutamol sulphate particles due to L-leucine coating. *Powder Technology*, **192**(1), 6–11.
129. Chew, N. Y., Shekunov, B. Y., Tong, H. H., *et al.* (2005). Effect of amino acids on the dispersion of disodium cromoglycate powders. *Journal of Pharmaceutical Sciences*, **94**(10), 2289–2300.
130. Ferrari, F., Cocconi, D., Bettini, R., *et al.* (2004). The surface roughness of lactose particles can be modulated by wet-smoothing using a high-shear mixer. *AAPS PharmSciTech*, **5**(4), 69–74.
131. Chew, N. Y., & Chan, H. (2001). Use of solid corrugated particles to enhance powder aerosol performance. *Pharmaceutical Research*, **18**(11), 1570–1577.
132. Kawashima, Y., Serigano, T., Hino, T., *et al.* (1998). Effect of surface morphology of carrier lactose on dry powder inhalation property of pranlukast hydrate. *International Journal of Pharmaceutics*, **172**(1), 179–188.
133. Vanderbist, F., Baudier, P., & Maes, P. (2006). *Dry Power Inhaler Excipient, Process for its Preparation and Pharmaceutical Compositions Containing it.* PCT Patent Application WO/1998/050015.
134. Chew, N. Y., Tang, P., Chan, H., & Raper, J. A. (2005). How much particle surface corrugation is sufficient to improve aerosol performance of powders? *Pharmaceutical Research*, **22**(1), 148–152.
135. Smyth, H. D., & Hickey, A. J. (2005). Carriers in drug powder delivery. *American Journal of Drug Delivery*, **3**(2), 117–132.
136. Li, Q., Rudolph, V., & Peukert, W. (2006). London-van der Waals adhesiveness of rough particles. *Powder Technology*, **161**(3), 248–255.
137. Lucas, P., Anderson, K., & Staniforth, J. N. (1998). Protein deposition from dry powder inhalers: Fine particle multiplets as performance modifiers. *Pharmaceutical Research*, **15**(4), 562–569.
138. Podczeck, F. (1999). The influence of particle size distribution and surface roughness of carrier particles on the in vitro properties of dry powder inhalations. *Aerosol Science & Technology*, **31**(4), 301–321.
139. Louey, M. D., & Stewart, P. J. (2002). Particle interactions involved in aerosol dispersion of ternary interactive mixtures. *Pharmaceutical Research*, **19**(10), 1524–1531.
140. Zeng, X. M., Pandhal, K. H., & Martin, G. P. (2000). The influence of lactose carrier on the content homogeneity and dispersibility of beclomethasone dipropionate from dry powder aerosols. *International Journal of Pharmaceutics*, **197**(1), 41–52.
141. Tee, S., Marriott, C., Zeng, X., & Martin, G. (2000). The use of different sugars as fine and coarse carriers for aerosolised salbutamol sulphate. *International Journal of Pharmaceutics*, **208**(1), 111–123.
142. Colombo, P., Catellani, P., Massimo, G., *et al.* (2000). Surface smoothing of lactose particles for dry powder inhalers. Respiratory Drug Delivery VII. *Raleigh*, Serentec Press, NC; 629–632.
143. Hersey, J. A. (1975). Ordered mixing: A new concept in powder mixing practice. *Powder Technology*, **11**(1), 41–44.
144. Zeng, X. M., Martin, G. P., Tee, S., *et al.* (1999). Effects of particle size and adding sequence of fine lactose on the deposition of salbutamol sulphate from a dry powder formulation. *International Journal of Pharmaceutics*, **182**(2), 133–144.
145. Louey, M. D., Razia, S., & Stewart, P. J. (2003). Influence of physico-chemical carrier properties on the in vitro aerosol deposition from interactive mixtures. *International Journal of Pharmaceutics*, **252**(1), 87–98.
146. Saleki-Gerhardt, A., Ahlneck, C., & Zografi, G. (1994). Assessment of disorder in crystalline solids. *International Journal of Pharmaceutics*, **101**(3), 237–247.
147. Kaialy, W., & Nokhodchi, A. (2013). Engineered mannitol ternary additives improve dispersion of lactose–salbutamol sulphate dry powder inhalations. *The AAPS Journal*, **15**(3), 728–743.
148. Sethuraman, V. V., & Hickey, A. J. (2002). Powder properties and their influence on dry powder inhaler delivery of an antitubercular drug. *AAPS PharmSciTech*, **3**(4), 7–16.
149. Maynard, A. D., & Maynard, R. L. (2002). A derived association between ambient aerosol surface area and excess mortality using historic time series data. *Atmospheric Environment*, **36**(36), 5561–5567.

150. Van Campen, L., Amidon, G., & Zografi, G. (1983). Moisture sorption kinetics for water-soluble substances I: Theoretical considerations of heat transport control. *Journal of Pharmaceutical Sciences*, **72**(12), 1381–1388.
151. Dickhoff, B., de Boer, A., Lambregts, D., & Frijlink, H. (2003). The effect of carrier surface and bulk properties on drug particle detachment from crystalline lactose carrier particles during inhalation, as function of carrier payload and mixing time. *European Journal of Pharmaceutics and Biopharmaceutics*, **56**(2), 291–302.

第 9 章

颗粒表面粗糙度:特性和对吸入粉雾剂性能的影响

Bernice Mei Jin Tan,Celine Valeria Liew,
Lai Wah Chan,Paul Wan Sia Heng

缩略语

2D	二维
3D	三维
AFM	原子力显微镜
ASME	美国机械工程协会
DIN	德国标准化协会
DPI	吸入粉雾剂
D_s	表面几何特征
$F_{表面}$	表面因素
FPF	微细粒子比例
ISO	国际标准化组织
P_a	算术平均剖面高度
R_a	算术平均粗糙度
RH	相对湿度
R_O	灰度变化
R_q	均方根粗糙度
R_t	最大峰谷高度
R_z	十点平均高度

SEM	扫描电子显微镜
W_a	算术平均波纹度

9.1 引言

吸入粉雾剂(DPI)可以用来向肺部递送药物，用于局部(如治疗肺部疾病)和全身疾病的治疗。每吸的药物递送剂量为几十或几百微克[1]；与其他吸入装置[2]相比，DPI 可以向气道提供高剂量的药物。在呼吸系统的靶部位沉积的药物颗粒称为微细颗粒或可吸入颗粒。4~6μm 的粒子主要沉积在中央气道，而 2~4μm 的粒子可以沉积在外周气道[3,4]。小于 0.5μm 的药物颗粒可以进入到更深的肺泡区域，但是它们是悬浮状态的，主要是被呼出[5,6]。大于 10μm 的药物颗粒不能进入下呼吸道，它们主要沉积在口腔、咽部和支气管区域[5,7,8]。衡量 DPI 体外雾化性能的一个常用指标是微细颗粒比例(FPF)[9]，其定义是微细粒子占标示剂量的百分比。迄今为止，许多 DPI 的 FPF 值都较低，一般为 10%~30%[10-13]，并且药物沉积量[14]变化很大。这促进了药物处方和吸入装置设计领域的持续研究工作，以提高递送效率。

由于微细颗粒粒径小、表面能高，导致其容易团聚并且分散性差[9]。微细颗粒间的内聚力主要由范德华力、毛细管力和静电力[15]引起。在吸入过程中必须要克服这些力，使药物团聚体分散成为一级颗粒。仅仅由微粉化药物组成的 DPI 的分散问题严重，可以通过改进装置的分散功能来解决，例如色甘酸钠（Spincaps™）[16]、特布他林(Turbohaler)和普米克(Turbohaler)[17,18]。大多数 DPI 产品通常使用 40~200μm 的惰性乳糖作为载体，并且与药物以 67.5:1 的比例作为处方[5,19-21]。在这些处方中，药物颗粒通过不同形式的颗粒作用力吸附在乳糖载体表面，形成一定程度的有序排列[22,23]。这样减少了药物团聚的程度，提升了粉末流动性并有助于更精确的剂量定量[24]。

DPI 载体的理化特性，如粒径、形态、表面积、静电电荷和晶型等对 DPI 性能的影响，在文献中得到了广泛的论述[25]。从根本上说，粒子表面性质的研究对于理解两个表面(药物和载体)之间的相互作用是必要的[26]。载体的表面性质在很大程度上决定了气溶胶过程中药物和载体颗粒的行为[10,27]。但是，将载体的表面形貌与功能特性联系起来仍然是一个重大的挑战，主要原因在于难以开发出一致的表面特性和表面粗糙度的评估方法。

9.2 什么是表面粗糙度

表面可以被认为是一个表面不规则的水平面(例如有波峰和波谷)，可以用横断面线剖面以二维(2D)表示,也可以用表面形貌以三维(3D)表示。为了便于对表面进行数字表征,首先必须根据不同的空间频率将获取的表面形态图筛分成其组成的粗糙度属性、波纹度和形状剖面[28,29]。低频和中频分量构成表面形状和波状,高频分量构成表面粗糙度。国际标准化组织(ISO)、美国机械工程协会(ASME)和德国标准化协会(DIN)提出了多种筛分技术用于将颗粒表面粗糙度从波状和形状中分离出来[29]。粗糙度剖面截止频率的选择也取决于所使用的光学仪器的横向分辨率。由于在测量和图像处理技术选择上的主观性,粗糙度成为表面尺度的相关属性[30]。因此,任何关注于药物与载体表面粗糙度相互作用的研究,只在有适当的测量和图像处理标准时才有意义[31,32]。

从以往情况来看,表面测量学在许多工程学科中都是必不可少的,特别是那些表面处理后能够决定其性能的领域。人们普遍认为的不同空间频率的表面特征以不同的方式影响其性能[29]。对于DPI中的载体颗粒,表面特征的空间频率对于药物吸附和解吸附的影响尚未明确。但是,已经提出了通过载体表面模型的立体图像来描述影响药物分散的粗糙度概念,包括长度和大小两个方面因素,这些因素通常与药物的颗粒大小有关[6,33,34]。图9.1说明了不同长度下表面粗糙度的概念。一般来说,载药表面上的大型裂缝和间断点的宽度要大于微粉化药物的直径,药物陷入其中,这被称为宏观表面粗糙度[35]。药物颗粒的滞留通常会对药物的分散产生不利影响,因为需要更大的吸气力量才能将滞留在表面缝隙中的颗粒分散出来。另一方面,纳米表面构成了比药物颗粒小得多的纳米级表面粗糙度。纳米级表面凸出体在黏附药物颗粒和载体表面之间建立一个可控的接触点数量,并且可以知道真实的接触面积和间离[26]。纳米粗糙度的增加通常对药物的分散有积极的影响。

表面粗糙度通常是由表面高度参数来定量表示的,这些参数仅基于粗糙度高度的大小,而没有提供所研究的粗糙度的长度的其他信息。此外,粗糙度值(通常在1000nm或更少)比药物颗粒(1~5μm)更小,不同批次载体之间的粗糙度值通常会相差200nm以内。目前还不清楚试验中得到的粗糙度值的微小差异是否真的像不同载体表面模型中时常提出的那样,可以表示从微观粗糙表面到纳米级光滑表面的转变。载体

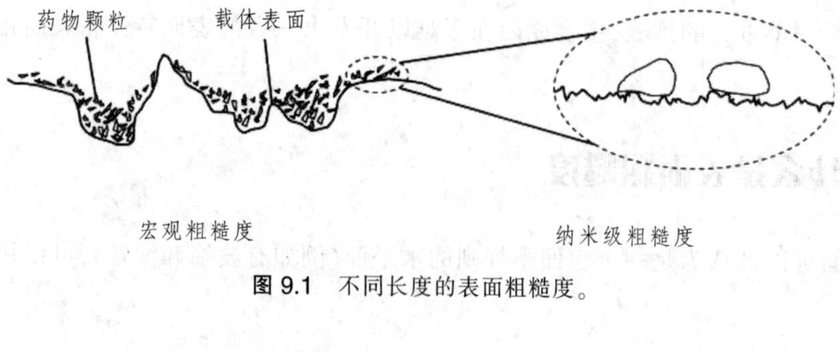

图9.1 不同长度的表面粗糙度。

的尺寸、粒度分布、形状、晶型、流动性和填装性质等其他颗粒性质的差异也可能改变载体性能，因此尚未确定载体的最优粗糙度值[6,19,36]。尽管如此，这种表面模型仍然为载体表面的分类提供了有用的模式，可以用来解释 DPI 性能与载体表面粗糙度之间的差异。

9.3 颗粒表面粗糙度的测量

9.3.1 测量过程中通常考虑的因素

9.3.1.1 颗粒粒径

确定载体粒子的表面粗糙度的一个重大挑战是颗粒粒径通常为 40~200μm，粒径相对较小。在测量过程中，粒子的方向总是在变化，导致其形状也是不确定的，很难找到足够多合适的表面进行粗糙度测量，并获得在统计上可接受的平均值。非常粗糙的倾斜或弯曲表面的特征超出了大多数基于触针的仪器可以测量的垂直距离范围（约为几微米）。因此，采样区域的大小会受到限制，这就妨碍了在更大的尺度上准确地描述特征。对于微米级的药物颗粒来讲，还会遇到高表面曲率和表面细节分辨率不足等其他的挑战。传统的方法是测定小于 20μm 不规则颗粒的粗糙度[37]，由于它们主要以碎块形式存在，所以具有大量的断裂面和颗粒形状的突变，一般认为这种检测结果是可靠的。在 DPI 研究中，很少有对微细粒子表面粗糙度的研究，仅有的两项研究是关于牛血清蛋白颗粒的[38,39]。使用原子力显微镜（AFM）和共焦激光扫描显微镜等精密仪器是解决纳米级表面特征的必要手段[15,38,40]，这是因为与载体表面接触的表面粗糙度要比整个粒子小得多。由于对精细成像[41]的要求更高，因此在成像过程对探针的几何形状和磨损情况会更为敏感。

9.3.1.2 测试条件

粗糙度的测试条件对粗糙度值的长度和大小有较大影响，为了获得有效的粗糙度参数，在图像捕获和分析中需要考虑 3 个主要因素：仪器的扫描尺寸[42,43]、图像处理过程[42]和探针尖端几何形状[27,41]。

较小的扫描区域可以得到更大的表面细节分辨率和更小的倾斜角度。对于高精度粗糙度测量来讲，在一个表面上的斜率不应超过 7°[44]，因此需要大量的图像来呈现这个区域[45]。在二维线形分析中，任意给定的表面都存在一个特征长度[42]，该特征长度是由具有代表性的粗糙度测量的最小长度得出的，代表性测量要求的最小采样长度至少是特征长度的四到五倍。随着检测数据的增多，粗糙度测量置信水平也会增加。对于给定的表面，随着采样长度或采样面积的增加，由于检测到颗粒表面存在高度变化更加明显的表面特征，粗糙度的大小会随着增加[46]。在一项研究中，当使用的扫描区域从 1μm² 到 2500μm² 时，乳糖表面的均方根粗糙度从 7.7nm 到 53.7nm[43]。在另一项研究中，较小的扫描区域使算术平均粗糙度的标准差(R_a；表 9.1)和均方根粗糙度(R_q；表 9.1)的标准差增加到各自均值的 50%左右[44]。预先优化采样长度和测量变量(如图像扫描的深度和速度)是采用扫描探针显微镜精确测量乳糖颗粒粗糙度的重要因素[33]。

为了使用基于探针摸式的仪器来实现对表面细节的最高分辨，探针-表面的相互作用应该发生在探针尖端与表面垂直的情况下[47]。当探针尖端的几何形状不如高度不规则表面上的峰和谷那么尖锐时[42]，探针尖端所受的横向力会引起表面特征的失真[48]。在扫描过程中探头经常会接触到表面[49]，所以也经常发生探头尖端磨损或断裂的问题。任何比探针尖端更尖锐的表面粗糙度都不能在表面形貌上精确地再现，因此会出现探针尖端的镜像形状[43]。为了精确地呈现表面，样品表面光滑度需要与探针尖端曲率半径相当[41]。

表 9.1 可吸入颗粒物粗糙度参数概述

粗糙度参数(符号)	文献引用	应用与备注
算术平均粗糙度(R_a)	[15,36,40,44,46,56,57]	粗糙度轮廓相对于中心参考线的算术平均高度偏差。最常用的粗糙度参数
均方根粗糙度(R_q)	[15,38,57,46,58]	平均高度偏差平方和的平方根。表示高度偏差的变异性，对峰值和谷值更为敏感。这一比率 R_a/R_q 表示表面高度的变异性，该值>1 表示表面高度的不规则
最大峰谷高度(R_t)	[33,46]	最高峰和最低谷高度偏差之和
十点平均高度(R_z)	[33,46]	五个最高峰和五个最低谷的平均高度偏差之和
灰度变化(R_0)	[59,60]	灰度在表面图像上沿任意线变化。平面是避免倾斜角度阴影效果的关键。表示表面不规则程度，并与原子力显微镜测量的平均高度偏差相关
球形	[19,61]	定义为周长 Perimeter²/(4×π×面积)。其是几何形状和表面粗糙度的综合测量
表面因素($F_{表面}$)	[62,63]	由颗粒形状因子及其长径比得到。对不同形状和长径比的立方颗粒进行更准确的粗糙度测量。完全光滑的立方粒子的值等于 1，值越低表示表面越粗糙
粗糙因素	[61]	无因次指数等于粒子的周长与具有相等面积的理想形状(球体或正方形)的周长之比。仅当图像放大倍数相同时才适用于比较

9.3.1.3　图像处理

由于粒子表面图像很少是完全平坦的,因此需要应用算法来消除样本倾斜和表面曲率。然后,在得到表面纹理参数之前,对表面轮廓进行滤波[50]。滤波包括抑制选定空间频率的表面分量,从而获得所需长度范围内的表面轮廓。单独使用标准粗糙度参数不能对不同测量仪器获得的数据进行有意义的比较,除非提取出具有相同空间频率的表面轮廓[29]。在确定特定表面组分与载体性能之间的函数关系之前,在进行表面分析时,不能忽略颗粒的形状、波纹度和粗糙度[28]。载体颗粒表面粗糙度缺乏正确的定义,这可能是导致表面粗糙度和 DPI 性能相矛盾的原因之一。虽然过滤技术的标准化是必要的,但也有人担心,后处理图像可能是对实际平均表面的误读[42]。因此,目前仍在开发针对具有不同特性的表面以及在表面分析中日益复杂的过滤技术[29]。

9.3.1.4　粗糙度参数选择

表面形貌包含一系列数据点,每个点由相对于平均表面的 x、y 和 z 坐标定义。线廓由 x(或 y)和 z 轴上的点定义。在白光干涉仪等三维表面纹理仪器出现之前,表面分析主要是基于二维线轮廓测量。二维表面参数由反映的表面成分来表示[50-54]。例如,P_a、W_a、R_a 分别表示形状、波纹度、粗糙度的算术平均表面高度。目前,人们认识到三维测量所得到的表面空间分布更加全面。除了高度参数外,还导出了许多只与三维曲面相关的空间和混合参数。所有的三维参数都以前缀 S 开头,通过过滤过程来区分参数[54]。然而,由于 R_a 和 R_q 的物理解释简单且使用历史悠久,它们仍然是药物研究中使用最广泛的粗糙度参数[28,52]。分形描述符是由粒子图像的二维像素测量得到的,在没有表面轮廓仪的情况下也可以使用分形描述符。然而,由于图像分辨率[37]不够高,用它们来精确表征微米级和纳米级的粗糙度是不可靠的。表 9.1 总结了可吸入颗粒物常用的粗糙度参数。

使用单一高度参数来表示表面粗糙度使统计变得简单,但它们不包含关于表面的任何空间信息[30,42]。载体表面特征与药物颗粒大小之间的比值可能决定药物被包埋的可能性。在不指定粗糙度的长度范围下,数值较大的高度参数可以描述具有不同质量的表面。对于较大长度范围下的较高粗糙度,表面可能包含较宽和较深的表面裂缝。另一方面,高但紧密间隔的边缘导致高的纳米级粗糙度。因此,高度和空间参数的组合是必要的,可以提供关于一个表面的具体质量的补充信息[44,53]。

9.3.2　直接测量表面粗糙度的方法

9.3.2.1　原子力显微镜表面形貌分析

AFM 除了测量探针尖端与表面之间的附着力外,还可以记录高达亚纳米级分辨率的表面形貌[31,42,64]。这使得药物吸附强度与个体形状的直接关系可以被确定[43]。AFM 可以表征各种数量级(从 μm 到 nm 范围)的表面粗糙度长度尺度。在扫描过程中,安装在悬臂弹簧上的尖锐探针会在表面移动,探头抬离表面所需的力也可以测量[43,65,66]。通过反射到位置敏感光电二极管探测器上的激光束来监测每个扫描点高度的探头偏差。鉴于探头与表面的实际接触及其良好的图像分辨率,所以 AFM 常被用作粗糙度测量的参考方法[67]。

AFM 通过对表面非常小的区域进行长时间的扫描,能够解析纳米级的表面特征[67]。扫描 5μm×5μm 的面积需要 15 分钟,但光学分析器扫描 45μm×59μm 区域只需要 30 秒[68]。AFM 探针偏转范围有限,高度偏差较大的表面往往根本无法成像[59,69]。在一项研究中,使用 AFM 在 300~600nm 的范围内成功测量了相对光滑的无水乳糖颗粒表面粗糙度的特征[70]。相反,却无法精确测量同样大小的粗糙的流化床制粒乳糖。在另一项研究中,由于探头移动受限,特别是对于表面非常粗糙的部分[58],几种吸入级别的乳糖颗粒的粗糙度也无法准确测量。因此,AFM 似乎对光滑或中等粗糙的表面测试结果是理想的,对非常粗糙的表面测试结果是不理想的,特别是当扫描面积增加时。

9.3.2.2 非触式光学微区形貌测试系统

光学轮廓仪利用白光干涉法可以测量非常粗糙的表面(R_a 按照 μm 计),尤其是那些由于探测器偏转受限而导致 AFM 不能成像的[71]。然而,大多数光学轮廓仪仅能显示出约 0.3μm 的有限横向分辨率[52],其更适合评估宏观粗糙度的表面。在光学轮廓仪中,有一个干涉仪和物镜[52],光源发出的光被分成两束相干光,参照光束在干涉仪中遵循固定的光路,而样品光束则是直接的并从样品中反射[71]。当物镜定位在精确聚焦的平面上时,利用电荷耦合器件相机检测了两束光的组合产生的最大结构干涉,通过对物镜的垂直扫描,检测出物体表面各点的焦点平面。有文献报道了用光学轮廓仪来测定微米大小的蛋白质颗粒和粗乳糖载体颗粒的粗糙度的适用性[68]。用扫描电镜(SEM)、光学轮廓仪和原子力显微镜(AFM)三种方法对颗粒进行成像,所有表面剖面的结果表明,三种方法具有较好的一致性。光学轮廓仪测定的均方根粗糙度值略高,但与 AFM 测量值有较好的相关性。但只有报道称在表面坡度超过 30°的情况下,光学轮廓仪无法对球面区域成像[52]。由于图像分辨率有限,亚微米的粗糙度可能会被平滑化[67]。对于具有极端梯度的表面特征,光学设备也会导致粗糙度值的显著偏差。光学轮廓仪对振动的敏感性非常强,这也可能导致粗糙度测量的高变异性[68]。

共聚焦激光扫描显微镜是另一种用于产生高分辨率三维表面图像的光学技术[71]。在光电探测器前端有一个空间针孔,以消除未聚焦的光,以便于能让来自焦点平面的光形成图像。图像是通过对表面点对点扫描形成的。这种技术可以用来量化平均粒径在 13~14μm 的球形甘露醇颗粒表面粗糙度[40]。据称横向分辨率为 120nm,最小可检测

10nm 的粗糙度。此方法得到的数据需要进行傅里叶变换来区分小尺寸和大尺寸的粗糙度,这也是粒子形状的一个组成部分。由于此方法获得的粗糙度值与扫描电镜下的颗粒的内侧结果吻合得很好,因此可作为简单的球形颗粒粗糙度定量测量方法。

利用光散射技术获得了作为表面粗糙度参数的颗粒表面集合特征[39]。由于表面不规则,悬浮颗粒受到入射光束的照射后会以不同的反射角散射,散射光的强度和角度可以通过位于不同角度的探测器测量, 通过得到散射曲线的区域分布并计算表面结构,可得到表面几何特征,进而得到粗糙度参数。在一项研究中,马尔文 S 激光衍射仪(英国 Worcs,马尔文)用来量化喷雾干燥得到的 2μm 牛血清白蛋白颗粒的粗糙度[39]。由于其粒径小,所得到的粗糙度值其实并不准确,但对于趋势分析是有用的,所得的粗糙度趋势与扫描电镜下观测的结果一致。

9.3.2.3　表面扫描电镜成像

扫描电子显微镜由于具有较高的放大倍数和分辨率而被广泛用于粗糙度的定性分析。通常用于研究粉末混合物的颗粒形态和有序排列[71],并可以在定量粗糙度分析中获得碎片信息[60]。但是与 AFM 相比,其受限于图像分辨率,所以只能在宏观角度上对粗糙度进行评估[60]。在一项研究中,乳糖颗粒表面在 SEM 图像下显得非常光滑,但是当使用 AFM 测量时,其表面确是明显粗糙的,有着变化超过 0.5μm 的峰谷差距[58]。即使扫描电镜图像能够提供三维结构, 但由于其所采用的数学方法的复杂性和误差,所以其提取的三维信息对于精确量化粗糙度是有限的[64]。已经有报道使用三维重建软件创建 80μm 甘露醇颗粒的表面线性剖面图[34],通过对分析表面上不同线形的几个 R_a 值进行平均得到了 R_a 值。与 AFM 类似,为了精确地量化粗糙度,通常需要花费大量的时间来获得具有代表性的图像[35]。

除了表面分析的定性研究,SEM 还会用来研究 DPI 混合物中药物和载体颗粒的团聚状态。对布地奈德药粉微粒的研究图像显示, 其中大部分粒子的光学直径是 1~5μm 的团聚物[72]。用 Turbula®混合器与载药乳糖长时间混合后,药物团聚体仍然存在,但主要集中在乳糖颗粒的表面缝隙中。这说明表面粗糙区域是药物的强结合位点,证实了布地奈德粉末的高内聚力,这与药物载体吸附试验的结果一致[15]。

9.3.3　表面粗糙度的间接测量

9.3.3.1　表面积的确定

颗粒的比表面积可用于间接表征表面粗糙度。颗粒大小、形状和孔隙度是影响表面积的附加因素[44]。已有研究表明,颗粒表面粗糙度与比表面积呈正相关。用单点氮气吸附法[70]或多点 BET 法[60]或通过空气渗透法[6]测定表面积。氮气吸附法比空气渗透法更准确，特别是当大颗粒被吸附时。在不同的氮气吸附技术中，静态容积法对载体粗糙度的变化更为敏感，与 SEM 图像和 AFM 测量值具有较好的相关性。在普仑司特水合物的体外研究中，不同批次商业级乳糖再结晶、流化床制粒乳糖和喷雾干燥乳糖的比表面积与递送剂量和 FPF 呈正相关[73]。这是由于粗糙度大的乳糖颗粒具有较大的载药能力。然而，仅凭表面积测量无法区分不同长度下的粗糙度，表面成像仍然是有意义的粗糙度表征技术。

9.4 表面粗糙度对载体性能的影响

9.4.1 混合稳定性

在 DPI 处方中有序（或交互）混合是两步过程，包括使药物微细颗粒团聚体解聚，并将这些药物微粒吸附到大颗粒的载体表面[74]。药物微粒与载体颗粒之间的吸附力使混粉形成有序排列[75]，并使混粉达到一定程度的混合均匀性。在混合过程中，颗粒间会有惯性力、摩擦力和剪切力不断地相互作用[76]。惯性力的作用是导致药物颗粒从载体表面脱离，而摩擦力和剪切力（也被称为推进力）增加了药物与载体表面的黏附。由于存在表面粗糙度，药物颗粒与载体表面的真实接触面积估计会小于理论接触面积的10%~15%[77]。粗糙度更大的载体颗粒的表面性质可能会限制药物和载体之间紧密接触的机会，并减少药物与载体表面的吸附力[69,78,79]，这使药物更容易从载体表面脱离。位于粗糙表面凹槽内的药物颗粒也受到惯性力和剪切力的作用，这一过程对进一步解聚药物微粒团聚体并将微粒重新分布到其他载体表面至关重要[76]。这在混合过程中可能对混合均匀性产生不利影响。惯性力随混合速度的增加而增大，而剪切力随混合时间的增加呈二次方增长[80]。因此，为了达到混合均匀性和 DPI 药粉中颗粒间作用力的最佳平衡，混合参数可能受到载体表面性质的影响。

有序混合物的稳定性取决于其分离趋势的强弱。重力促进分离，颗粒间的吸附促进混合物的稳定性[81]。载体表面粗糙度[61,74]或孔隙率[82]的增加均可降低分离趋势，这是由于表面粗糙度越大，高能结合位越多，结合力越大[83]。更粗糙的载体表面也降低了药物被研磨力重新分配的趋势，并降低了药物颗粒在胶囊或泡罩灌装过程中从表面分离的可能性[84]。虽然强的吸附作用力对于形成稳定药物混合物是有好处的[72]，但这个力也应该适当减弱，以便药物在雾化过程中可以与载体表面分离[85]。

9.4.2 载体的载药量

载体的表面粗糙度影响着载药量，常用递送剂量来衡量。载药能力受高能位点数量和药物-载体吸附强度的影响。有报道称，递送剂量与不同粗糙度颗粒的比表面积成正比[6,86]。虽然粗糙的乳糖表面具有更高的载药量,并倾向于表现出更高的递送剂量[33],但药物颗粒也被更牢固地吸附在载体表面[36,37,38]。当采用硬脂酸镁使载体乳糖颗粒表面平滑后,递送的沙丁胺醇剂量从 94%下降到 87%,而相应的 FPF 从 15%上升到 26%[86]。在另一项研究中,发现花粉状载体颗粒具有较低的表面粗糙度,可增加载药能力和递送剂量,但会导致流动性变差[88]。由于药物的解聚作用是为了释放可吸入的微粒, 较高的递送剂量加上较低的 FPF 值表明可能有更多的药物微粒沉积在了口咽部位,这可能导致更多的局部副作用[89]。

9.4.3　药物吸附

药物颗粒与载体表面的黏附性受粗糙度、界面能、静电和接触点处颗粒表面性质的影响[90]。粗糙度的增加对药物黏附的影响可以通过不同的机制来解释,这取决于粗糙度的长度尺度。宏观粗糙度的增加意味着更多的表面裂缝和药物结合位点的存在。在特布他林与乳糖的二元混合物中,发现载体粗糙度与 FPF 呈良好的负相关(R^2=0.91)[59]。相反,增加纳米级粗糙度也会增加小尺寸表面粗糙度。当药物颗粒的粒径大于算术平均粗糙度时,大多数药物颗粒会沉积在纳米褶皱表面以上[91],增加了药物颗粒与载体表面的距离,减少了它们之间的范德华力,在气溶胶过程中更容易解聚和分散[36,92]。

有研究尝试建立粗糙度对颗粒吸附影响的模型[93,94]。当 R_a 值>0.5μm,吸附力能够根据大颗粒(代表药物颗粒)与小颗粒(代表表面粗糙性)之间的范德华力来模拟黏附力[95]。当粗糙度超过 1μm 时,颗粒间的距离非常大,他们之间的范德华力几乎降到零[96]。但是在大多数模型中,表面粗糙度被认为是有规则形状的,并且分布在整个表面上,但实际上它们是随机分布的[97],并且经常忽略毛细管力和静电力对总吸附力的影响[98]。药物与载体表面的分离距离不仅取决于其大小,还取决于粗糙度的变异性。粗糙度高度变化较大的表面包含若干个高粗糙度,阻止较低的粗糙度与吸附颗粒之间的接触,从而使真实接触面积减小[99]。如果载体变异率较低,高粗糙度的表面微凸体变异使低微凸体可以与药物微粒接触,特别是在施加微小力的情况下。在 DPI 处方中,粗糙度很难确定,但假设是低的,因为药物载体的黏附力通常在纳牛顿范围内[43]。这就提高了表面形貌及其对药物吸附影响的重要性。

随着 AFM 的出现, 能够同时绘制表面形貌图并测量探针和颗粒表面之间的吸附力,这就可以测量单个表面特征与药物吸附强度的关系。研究发现,吸附力的测量值随表面粗糙度的增大而增大[58]。乳糖载体在吸附力测量中表现出较大的变异性,当进行体外研究时,也容易产生较大的 FPF 标准偏差[100],研究表明可以用对数正态分布曲线和吸附的中值来描述药物载体的吸附强度[57,101]。不同的表面也根据黏附程度进行了排序,基于特定药物的相对吸附力大小[32,102]。

9.4.4 药物分离

对于药物和载体的二元混合物来说，药物的分散受到吸入气流动能转移的影响，从而将药物颗粒从吸附位置递送出去。三组力(即牵引力和提升力、剪切力和摩擦力以及惯性力)有助于药物脱离(图 9.2)[103]，每组力的相对贡献取决于载体表面粗糙度。当载体表面相对光滑时，牵引力和提升力更明显，因为药物颗粒在脱离[37]之前可以沿表面滑动或滚动。当粗糙度的长度尺度与药物颗粒直径相当或大于其直径时，位于表面缝隙中的颗粒会被保护起来不受牵引力和提升力的影响[103]。当载体与装置或其他粒子表面碰撞时，动量传递所产生的惯性力成为分离的主要力量[103]。此外，当表面非常粗糙时，会在裂缝出现多个接触点以及药物与载体之间可能产生机械互锁[69]。

载体表面粗糙度对 FPF 的影响可能与药物分散的主要机制有关，与吸入装置的设计有关。尽管一些研究人员提出了不同的建议，但降低载体粗糙度是减少药物载体吸附的首要策略[44,76,96]。据报道，该发现适用于一系列商用吸入装置，包括 Diskhaler®、Spinhaler®、Rotahaler®和 Pulvinal®[69]。一个例外是 Miat®单剂量吸入装置，当产生湍流气流时，它主要利用惯性冲击力来分散药物，载体粗糙度的增加也没有对 FPF 产生不利影响[76]，这是因为较粗糙的载体颗粒减缓了药物和载体颗粒之间的再次团聚[104]。药物颗粒表面粗糙度对 FPF 的影响也有类似的趋势。以仅含有小于 5μm 牛血清白蛋白颗粒为模型药物进行了研究，在多级液体撞击器中对不同粗糙度的均方根进行了检测[38]，在试验中采用不同拐角或角度的直角喉模型，对雾化颗粒间的碰撞程度进行了修正。R_q 为 67.2nm 的粗糙颗粒，随着撞击程度的增加，其 FPF 增加。然而，R_q 为 14.5nm 的光滑颗粒的 FPF 不受撞击程度的影响。

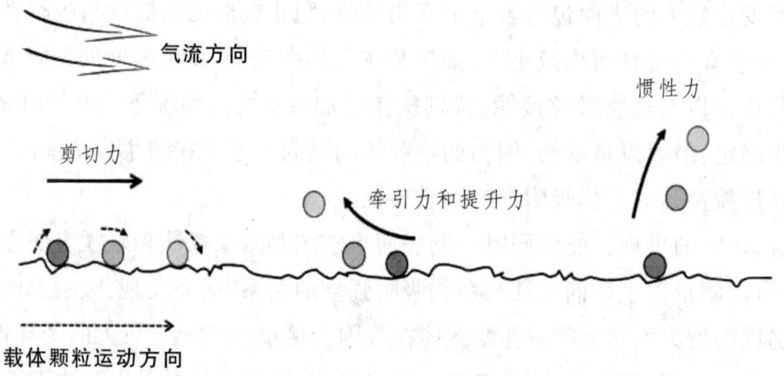

图 9.2 药物从载体表面脱离的机制。

9.4.5　加入微细辅料后,在有序混合物中的颗粒排列

与常用的只有乳糖和微粉化药物的处方相比(例如沙丁胺醇、丙酸倍氯米松[10,72]和牛血清白蛋白[107]),还存在一种加入微细颗粒辅料的三元组分(最常见的是乳糖),这种方法已被证明能进一步改善 FPF[11,105-107]。微细辅料粒度通常为 5~10μm,可用于处方中,并且可以与粗载体联合使用[108]。目前有两种理论来解释微细辅料对药物分离的影响。根据"活性位点"假说,微细辅料沉积在较粗颗粒的表面,并使"高能"结合位点饱和。这些活性位点通常是表面裂缝和无定型区域,在这些区域药物颗粒通常会被强烈黏附[83,96,109]。通过在较大的裂缝中填充微细辅料来降低宏观粗糙度,从而使表面粗糙度趋于均匀。微细辅料的加入增加了纳米级的粗糙度,这是由于细小颗粒之间的距离较近,形成了纳米级表面粗糙度。当粗颗粒和微细颗粒的混合物随后与药物混合时,药物被吸附的程度降低,从而改善 FPF[56,105]。但是,二次结构粗糙载体表面的形成也可能增加分散过程中的摩擦力,阻止药物颗粒在雾化力的作用下在载体表面滑动[37]。

根据"活性位点"假说,在添加微粉化药物之前,必须先混合粗辅料和微细辅料,这样才能进行表面涂层。然而很多研究报道也称 DPI 的体外性能与粗载体、微细辅料和药物的混合顺序并无关系[110]。因此,提出了一种新的理论,该理论涉及微粉化药物对载体表面涂层的再分布和位移。除表面涂层外[1],还形成药物和微细辅料的混合团聚体。粗糙的载体表面有利于混合团聚体的形成,这是因为粗糙载体与微细辅料之间的接触面积减小,黏结力减弱[37]。相比之下,表面涂层主要是为了使载体表面更光滑,并使药物颗粒嵌入这些宏观结构中。其他研究后来也证实,只有当药物浓度高于 0.9%~1.5%(w/w)的临界范围时,FPF 才与混合顺序无关[111]。这表明,随着药物浓度的增加,混合团聚体的形成占主导地位。当处方中包含微细载体时,1.3μm 的表面粗糙度的性能最优[37]。

9.5　颗粒表面改性

通过表面改性改变吸附性能的技术已经在微电子领域[65]、医药、半导体和碳粉等行业得到了广泛的应用[27]。对于 DPI 的研究,我们尝试了对药物微粉和粗颗粒载体进行粗糙度修饰。表面改性可能影响药物颗粒间的内聚力及其雾化性能,也可能调节药物-载体的吸附力[21]。但是,粗糙度与载体性能之间仍然缺乏明确的关系,因为在各种体外研究中,载体颗粒的光滑或者粗糙都可能引起 FPF 的增加[37,56,59,83,96]。表面改性可以在粒子形成过程中进行,也可以通过各种方式对现有的颗粒表面进行物理改性。在表面改性过程中,颗粒的尺寸、粒度分布、形态、比表面积、晶型和表面能等其他性质也发生了变化[21,112]。

9.5.1 喷雾干燥法

喷雾干燥是目前研究较多的一种表面改性方法，因为喷雾干燥可以制备出表面均匀的高度球形颗粒。均匀的表面提供了相似的吸附条件，而研磨则相反，由于机械的破坏会使晶型表面形成无定型区域，导致颗粒具有可变的表面亲和性[71]。喷雾干燥法可以通过改变参数制备不同颗粒，有报道称可以得到 R_q 分别为 15nm 和 67nm 的平滑或波纹牛血清白蛋白颗粒[38,39]。较低的进料浓度、空气雾化速率、入口和出口温度会产生较粗糙的颗粒，但其中位粒径不会有明显变化。当蛋白质的外壳在干燥过程中因内部空虚而塌陷时，表面上产生凹痕，形成粗糙的表面。在另一项研究中，采用表面几何特征(D_s)对喷雾干燥牛血清白蛋白颗粒的粗糙度进行了定量[39]，D_s 值为 2 时表示表面非常光滑，为 3 时表示表面非常粗糙。通过装置 Rotahaler®对处方进行测试，结果表明，表面粗糙度值从 2.06 到 2.18，就足以提高 FPF 值；当粗糙度值进一步从 2.18 增加到 2.41 时，FPF 没有改善。人们认为，较粗糙的颗粒附着在吸入装置壁上较少，更容易分散。然而，粗糙的表面可能会使颗粒在空气中受到更大的阻力，这就解释了为什么表面粗糙度进一步增加时，FPF 仍然保持不变。

喷雾干燥器出口温度对表面粗糙度的影响随喷雾干燥器的大小而变化。采用实验室型喷雾干燥器，当出口温度为 60℃时，粒径约 13μm 甘露醇颗粒 R_a 为 120nm，当温度升为 120℃时变成 240nm[40]。出口温度越低，干燥速度越慢，导致颗粒表面甘露醇溶液层过饱和，在干燥后，形成了微小的表面晶体，这导致更光滑的表面。采用中试规模喷雾干燥器(直径 2.7m；高度 3.7m)，体积明显大于实验室规模喷雾干燥器，发现出口温度对粗糙度的影响恰好相反[34]。出口温度 67℃时制备粗糙表面(R_a 140nm)的粒子，粗糙的表面下是约 3μm 杆状晶体。当温度增加到 84℃，形成了更加平滑粒子(R_a 89nm)，粒子是由单个的和较小的表面晶体组成的。这两项研究产生差异的确切原因尚不清楚，但似乎与喷雾干燥器的规模和喷雾后颗粒在飞行中的停留时间有关。实验室规模喷雾干燥器产生的粗糙颗粒的 FPF 值最高[40]，同时实验室规模喷雾干燥器产生的粗糙颗粒的 FPF 值也是最低的[34]。这两种不同的趋势原因在于两种喷雾干燥器产生的颗粒表面粗糙度不同。实验室规模喷雾干燥器产生了长的裂痕粗糙度的颗粒，这有利于药物颗粒涂层。另一方面，中试模型喷雾干燥器产生了具有短的裂痕粗糙度的颗粒，这就增加了 FPF 值[34]。

喷雾干燥工艺也可用于采用聚合物对乳糖颗粒的表面涂层，从而使表面光滑[57]。有研究采用乙基纤维素和聚乙烯吡咯烷酮作为涂层材料对 63~90μm 乳糖颗粒进行涂层。喷雾干燥的进料液是由粗乳糖悬浮在含有溶解聚合物的饱和乳糖-乙醇溶液组成的。虽然 AFM 测定的表面粗糙度参数没有显著差异，但在 SEM 下，涂层乳糖的表面明显比未涂层乳糖的表面光滑。当涂层颗粒表面的化学性质与聚合物相似时，表明表面覆盖成功。因此,造成涂层乳糖样品不同 FPF 值的主要原因是涂层聚合物的化学属性不同,而不是由于载体表面特性。

9.5.2 溶液相的处理

溶液处理技术是指将载体颗粒暴露于液体介质中，使细小颗粒局部表面溶解,而不会使平均粒径和形状发生明显变化的技术[112]。假设载体颗粒上的吸附细粒与添加的微细辅料具有相同的作用[10]。

9.5.2.1 温度控制溶解和湿法洗涤

在 25℃条件下,将干燥的乳糖载体颗粒加入乳糖饱和溶液中,控制温度上升速率 0.5℃/min，到最后设定的 30℃~50℃的温度范围,会产生不同表面粗糙度的乳糖颗粒。SEM 下观察时,更高的溶解温度会产生更光滑的颗粒表面和更少的吸附细粒[112]。该方法对乳糖的流动性、比表面积和晶型无明显影响。由于乳糖表面平滑减少了活性位点的数量,FPF 得到了改善,特别是在药物与载体比例低于 1:100 的情况下[83]。

湿法洗涤是将乳糖和甘露醇颗粒浸泡在无水乙醇中,经过几个重复的循环以除去吸附的细粒,最后浸泡在二氯甲烷中以淬灭固桥的形成[35]。另外,乳糖颗粒还可以在乳糖预饱和溶液中分散[58],反复洗涤并添加新的饱和乙醇溶液使载体表面光滑。在另一项研究中是将湿法洗涤与湿法筛分相结合,该过程共重复 8 次,得到均匀光滑表面的结晶乳糖,用于粗糙度分析[68]。在所有与溶解有关的方法中,表面光滑是以减少表面微细颗粒和某些表面微凸体来实现的。当使用这种类型的光滑颗粒时,与未处理的颗粒相比,药物吸附力会增加,FPF 值降低[35,113]。

9.5.2.2 相对湿度控制

通过比表面积测定和扫描电镜成像,验证了研磨乳糖在吸附水分和溶解除去微粉后增加颗粒表面的光滑性[114]。乳糖表面的变化受三个主要变量控制：储藏期间的相对湿度、吸附粉末浓度和储藏时间。将乳糖在室温和 32%的相对湿度下储藏 10 天,结果比表面积下降 40%,表面粗糙度无明显变化。这一现象的产生的原因:根据开尔文效应,亚微米表面形貌优先溶解[114,115],在低湿度水平,微米大小(或更大)的粒子特征不受吸附水分影响。当相对湿度增加到 75%时,SEM 图像中光滑的表面清晰可见。在另一项研究中,平滑的 α-乳糖一水合物(R_q=0.250nm)，增加相对湿度条件(15%~75% RH)或 75% RH 持续 12 小时,对结晶颗粒的形貌和均方根粗糙度均无影响[116]。

两个干燥粒子之间的引力主要是范德华力和静电力,但是,在一定相对湿度以上,载体表面吸附水分后产生的毛细管力会成为主要的吸引力[115]。通过 AFM 观察,在增加相对湿度条件下,α-乳糖一水合物与两种药物(硫酸沙丁胺醇和布地奈德)之间的总吸引力主要是毛细管力[116],两种药物的吸附力均随湿度的增加而增加,其中布地奈德/乳糖组合在相对湿度范围为 15% ~ 60%的吸附力增加最显著，而沙丁胺醇/乳糖组合在相对湿度值范围 60%以上的吸附力增加最显著。这表明,一般情况下认为的在相对湿度 65%以下毛细管力对颗粒黏附的作用力较低的观点并不总是适用[116]。载体颗粒对水分的吸收通常是导致颗粒团聚和表面变化的原因,为了防止水分的吸收可以通过添加硬脂酸镁来阻止[117]。研究表明,含有硬脂酸镁的处方可以在 30%~40% RH 条件下保存 90 天,FPF 值没有下降,而不含硬脂酸镁的处方 FPF 值下降了 8%。

9.5.2.3 高剪切混合后颗粒平滑化

在高剪切混合机中,将 5:3 的乙醇-水混合物喷淋到乳糖颗粒上[32],每次雾化后均采用真空干燥，循环 10 次。这个过程也可以将硬脂酸镁分散在溶剂中进行喷雾[32,60]。此工艺得到的乳糖颗粒的形状和大小没有变化,但边缘是圆形的,表面更光滑。通过测量 SEM 图像的灰度变化、AFM 的 R_a 值和比表面积三个粗糙度参数,也证实了这一点。R_a 值显著降低,从 110nm 的未处理乳糖降至 25nm 的光滑乳糖。颗粒表面的润湿、颗粒间的滚动运动和混合机内壁的共同作用导致表面微凸体溶解,并且溶解细粉沉积到表面裂缝中。这些颗粒表现出更好的流动性和填充性能。

9.5.3 晶型

有报道称采用了温控微结晶技术修饰纳米粗糙度的 α-乳糖一水合物[116]。将小体积的饱和乳糖溶液制备的晶种浸入含有过饱和乳糖溶液的结晶器中。通过改变溶液的温度和过饱和度,可以控制得到亚纳米级表面粗糙度的乳糖颗粒。有报道采用此工艺制备 R_q 值为 0.250nm 高度光滑的乳糖晶体并将其作为 AFM 研究的底物,测定了不同相对湿度条件下药物探针的吸附力。在另一项研究中，在中性卡波姆 934 凝胶中结晶出的 α-乳糖一水合物,从光学显微镜下观察,其表面光滑,无明显粗糙度[63]。当卡波姆浓度足够高时,生长的晶体被固定在凝胶框架内,其表面形貌与凝胶中的温度、时间和乳糖浓度无关。除了表面光滑特性外,所得的结晶乳糖还具有理想的特性,其符合 DPI 要求的具有尺寸分布窄、形状均匀、流动性好等特点[118]。当用沙丁胺醇对光滑载体进行测试时,与乳糖水溶液结晶的乳糖载体相比,FPF 从 14.7%提高到 21.5%。

9.5.4 筛分

机械或气流筛分通常可以产生粒径分布较窄的载体颗粒,并且可以去除表面微细粉末。由于微细粉末对粗颗粒的吸附力较强,两种筛分方法虽然都能使微细粉末有所减少,但并不能完全去除,不能达到有效表面光滑的要求[56,112]。由于用于表面涂层的实际微细粉末(百分比)通常较少,因此使用激光衍射法进行粒度分析还不够灵敏,无法评估剩余细粉的水平。气流筛分输入的能量不能去除<4.8μm的表面微粉,并且经过一定时间的筛分后,微细乳糖的浓度(<20μm)会达到恒定水平[105]。试验结果表明,乳糖颗粒的去除效率不仅与晶体形态有关,而且与颗粒细粉的初始量有关[19]。无水乳糖晶体脆碎度弱于α-乳糖一水合物,更倾向于破碎[119]。

9.5.5 流化床包衣

通过乳糖和羟丙基甲基纤维素水溶液将乳糖喷雾到流化床内[56],可以降低载体表面粗糙度。随着表面涂层时间的增加,乳糖的表面粗糙度降低。最优颗粒 R_a 值为610nm时,体外FPF最高达到34.9%;R_a 值高于或低于610nm时,体外FPF较低。通过乳糖表面光滑处理不仅减少了药物的包埋和吸附,而且降低了载药量和递送剂量。因此当 R_a 值为480nm时,FPF值从34.9%下降到31.7%。在另一项研究中,使用了一种精密包衣机,该设备利用涂层区域的旋转气流对乳糖颗粒进行表面粗糙化[36]。采用不同比例的异丙醇/水作为溶剂,将含有微细乳糖的混悬剂喷入粗乳糖颗粒中。使用75%(w/w)的异丙醇,得到的乳糖颗粒 R_a 值最高,为216nm,而未包覆的乳糖的 R_a 值为159nm。本研究结果表明,FPF随载体粗糙度线性增加,但释放剂量相对不变。

9.5.6 干粉包衣

为了改善粗颗粒的表面性能,可采用微细粉对粗颗粒进行涂层包衣,本工艺可以通过剧烈的混合或机械挤压来实现[120]。微细乳糖和硬脂酸镁是目前最常用的涂层辅料,硬脂酸镁以其良好的抗黏着力和抗摩擦性能而著称。据报道硬脂酸镁还可以降低乳糖颗粒之间的静电荷[61]和毛细管力[32],从而促进微细乳糖和粗粒乳糖载体之间更大的相互作用[117]。其他糖类,如葡萄糖、甘露醇、山梨醇、麦芽糖醇、木糖醇和海藻糖,也用于研究作为粉末涂层辅料[108,121-123]。微细辅料是利于各种研磨机微粉化得到的,如超速离心机[108]、气流喷射[105]和球磨机[105]。

9.5.6.1 剧烈混合

通过物理搅拌粉末涂层包衣,需要有足够的剪切力来分解黏性团聚体,将微细颗粒填充到粗载体的表面凹陷内,从而使表面光滑[87]。各种混合设备,如涡旋混合器[6,36,56,108]、Turbula®混合器[59,121,124]、振荡混合器[108]和高剪切混合器[11]已被使用。当微细辅料(如乳糖、甘露醇或山梨醇)比例大于4.4%(w/w)时,其性能不会对FPF带来影响[121]。在一项研究中,富马酸福莫特罗的FPF值随着微细乳糖比例的增加呈线性增加,当达到约为5%(w/w)之后开始下降[117]。FPF值的增加归结于药物滞留的减少以及混合团聚体的形成。在另一项研究中,乳糖载体与10%(w/w)的蔗糖三硬脂酸酯在高速椭圆混合机中混合后,硫酸沙丁胺醇的FPF值从17.4%提高到46.8%。除了微细辅料的特性和比例外，混合过程的变量还包括混合设备的类型、混合速度[78]、混合顺序[111]和混合时间[79,86,111,124]，均可单独影响 FPF 值。这些变量影响了混合过程中剪切力的大小，并影响了表面涂层程度、药物–载体黏附、团聚结构和最终的共混物[125]。

9.5.6.2 机械挤压

粗颗粒和微细颗粒在机械挤压系统（Hosokawa Micron Corporation，Japan）中会受到强剪切和压缩力的作用[126,127]，它们会反复受到容器壁和内部旋转元件之间的细小间隙的挤压[128]。高的能量输入会导致固体黏结而引起表面的机械融合。机械挤出对载体颗粒表面能的影响取决于载体颗粒的大小和微细辅料的性质[129]。相比于粗颗粒载体（Pharmatose®325M，60μm），硬脂酸镁和蔗糖三硬脂酸酯对微细乳糖的表面特性和吸入特性影响较小（Sorbolac®400，10μm）。粗乳糖载体与硬脂酸镁或蔗糖三硬脂酸酯共同作用，可使药物在多种 DPI 制剂中具有较高的分散性。据推测，机械挤压降低了表面的宏观粗糙度，增加了微观粗糙度[129]，但并不影响颗粒大小[9]。

有报道研究了微细辅料颗粒和微粉化药物机械挤压机制。假设该过程为：①克服颗粒间强的内聚力，降低药物团聚的程度；②提高气流中粉末流动的速度；③在气溶胶过程中增加药物去团聚的程度[120, 127]。预计药物会发生有限的粒度缩小，最可能的物理变化是塑性形变，产生更圆的药物颗粒[128]。微细辅料在药物颗粒表面可能发生形变、涂层和融合。将 5%（w/w）比例的硬脂酸镁与微粉化硫酸沙丁胺醇、辛那非酸沙丁胺醇、曲安奈德和布地奈德颗粒分别进行了机械挤压[120,127]。在所有情况下，修饰后的药物颗粒在体外试验中均表现出较高的 FPF 值。在扫描电镜下观察时，未改性粒子出现了超过 10μm 的团聚体而改性粒子形成的团聚体更小。剪切盒检测结果也进一步证实了粉末内聚力显著降低，这一结果的原因可能是在纳米级上对药物颗粒进行高度的表面修饰可能导致颗粒内聚力的降低，但由于扫描电镜的分辨率有限，这一假设还未能得到证实。

9.6 小结

颗粒表面粗糙度是 DPI 处方中载体的一个重要特征。粗糙度测量面临的挑战与吸入颗粒的不规则性、测量仪器和条件的多样性有关。粗糙度参数的推导是对表面形貌数据进行复杂数学处理的结果，因此，对粗糙度的正确定义仍然存在主观性。在解释粗糙度对载体性能的影响时，一定不能忽视粗糙度相对于药物粒径的依赖性。较大的粗糙度有表面峰和裂缝，增加药物的携带能力，但可能不利于药物分离。小尺寸的粗糙度降低了药物与载体之间的真实接触面积，并提高了随后药物在气溶胶中的分散性。表面粗糙度的改变可以调节药物与载体间的相互作用，改善药物的分散特性。表面光滑度可以通过溶剂对表面粗糙度的局部溶解、去除吸附微粒和通过表面涂层来实现。在喷雾干燥过程中,通过改变溶剂蒸发速率可以改变颗粒的粒度。在载体上进行干湿表面涂覆微辅料可产生纳米级的粗糙度。然而,改变粗糙度对 DPI 性能的影响并不是完全可以预测的,因为仍然缺乏对理论概念和试验粗糙度数据之间联系的理解。由于载体表面性质对药物的分散具有重要的影响,因此在这一领域的持续研究可能会弥补表面粗糙度的 DPI 影响的认识。

参考文献

1. Young PM, Wood O, Ooi J, Traini D. The influence of drug loading on formulation structure and aerosol performance in carrier based dry powder inhalers. *International Journal of Pharmaceutics*. 2011, **416**(1), 129–35.
2. Cipolla DC, Gonda I. Formulation technology to repurpose drugs for inhalation delivery. *Drug Discovery Today: Therapeutic Strategies*. 2011, **8**(3–4), 123–30.
3. Stephenson PL, Thiel WJ. The effect of humidity on the production of ordered mixtures. *Powder Technology*. 1980, **25**(1), 115–9.
4. Mitchell JP, Nagel MW. Particle size analysis of aerosols from medicinal inhalers. *KONA*. 2004 **22**, 32–65.
5. Timsina MP, Martin GP, Marriott C, *et al.* Drug delivery to the respiratory tract using dry powder inhalers. *International Journal of Pharmaceutics*. 1994, **101**(1–2), 1–13.
6. Kawashima Y, Serigano T, Hino T, *et al.* Effect of surface morphology of carrier lactose on dry powder inhalation property of pranlukast hydrate. *International Journal of Pharmaceutics*. 1998, **172**(1–2), 179–88.
7. Emmett PC, Aitken RJ, Hannan WJ. Measurements of the total and regional deposition of inhaled particles in the human respiratory tract. *Journal of Aerosol Science*. 1982, **13**(6), 549–60.
8. Stahlhofen W, Gebhart J, Heyder J. Experimental determination of the regional deposition of aerosol particles in the human respiratory tract. *American Industrial Hygiene Association Journal*. 1980, **41**(6), 385–98+98a.
9. Kumon M, Machida S, Suzuki M, *et al.* Application and mechanism of inhalation profile improvement of DPI formulations by mechanofusion with magnesium stearate. *Chemical and Pharmaceutical Bulletin*. 2008, **56**(5), 617–25.
10. Thalberg K, Berg E, Fransson M. Modeling dispersion of dry powders for inhalation. The concepts of total fines, cohesive energy and interaction parameters. *International Journal of Pharmaceutics*. 2012, **427**(2), 224–33.
11. Guenette E, Barrett A, Kraus D, *et al.* Understanding the effect of lactose particle size on the properties of DPI formulations using experimental design. *International Journal of Pharmaceutics*. 2009, **380**(1–2), 80–8.
12. Steckel H, Müller BW. *In vitro* evaluation of dry powder inhalers I: Drug deposition of commonly used devices. *International Journal of Pharmaceutics*. 1997, **154**(1), 19–29.
13. Islam N, Cleary MJ. Developing an efficient and reliable dry powder inhaler for pulmonary drug delivery – A review for multidisciplinary researchers. *Medical Engineering and Physics*. 2012, **34**(4), 409–27.
14. Borgström L, Olsson B, Thorsson L. Degree of throat deposition can explain the variability in lung deposition of inhaled drugs. *Journal of Aerosol Medicine: Deposition, Clearance, and Effects in the Lung*. 2006, **19**(4), 473–83.
15. Begat P, Morton DAV, Staniforth JN, Price R. The cohesive–adhesive balances in dry powder inhaler formulations I: Direct quantification by atomic force microscopy. *Pharmaceutical*

Research. 2004, **21**(9), 1591–7.

16. Aulton ME. Pulmonary drug delivery. In: Aulton ME, editor. Aulton's Pharmaceutics: The Design and Manufacture of Medicines. Edinburgh: Churchill Livingstone; 2007. pp. 546–7.
17. Summary of Product Characteristics – Pulmicort Turbohaler 100 [database on the Internet]. Datapharm Communications Limited. 2002 [cited 12 August 2012]. Available at: http://www.medicines.org.uk/EMC/medicine/10006/SPC/Pulmicort+Turbohaler+100/
18. Summary of Product Characteristics – Bricanyl Turbohaler, 0.5 mg/dose, inhalation powder [database on the Internet]. Datapharm Communications Limited. 2002 [cited 12 August 2012]. Available at: http://www.medicines.org.uk/EMC/medicine/160/SPC/Bricanyl+Turbohaler%2c+0.5mg+dose%2c+inhalation+powder/
19. Larhrib H, Zeng XM, Martin GP, *et al* The use of different grades of lactose as a carrier for aerosolised salbutamol sulphate. *International Journal of Pharmaceutics*. 1999, **191**(1), 1–14.
20. El-Gendy N, Selvam P, Soni P, Berkland C. Development of budesonide nanocluster dry powder aerosols: Preformulation. *Journal of Pharmaceutical Sciences*. 2012, **101**(9), 3434–44.
21. Zhou QT, Morton DAV. Drug–lactose binding aspects in adhesive mixtures: Controlling performance in dry powder inhaler formulations by altering lactose carrier surfaces. *Advanced Drug Delivery Reviews*. 2012, **64**(3), 275–84.
22. Aulton ME. Mixing. In: Aulton ME, editor. Aulton's Pharmaceutics: The Design and Manufacture of Medicines. Edinburgh: Churchill Livingstone; 2007. pp. 161–2.
23. Hersey JA. Ordered mixing: A new concept in powder mixing practice. *Powder Technology*. 1975, **11**(1), 41–4.
24. Podczeck F. Adhesion forces in interactive powder mixtures of a micronized drug and carrier particles of various particle size distributions. *Journal of Adhesion Science and Technology*. 1998, **12**(12), 1323–39.
25. Kou X, Chan LW, Steckel H, Heng PWS. Physico-chemical aspects of lactose for inhalation. *Advanced Drug Delivery Reviews*. 2012, **64**(3), 220–32.
26. Whitehouse DJ, Archard JF. The properties of random surfaces of significance in their contact. *Proceedings of the Royal Society of London A Mathematical and Physical Sciences*. 1970, **316**(1524), 97–121.
27. Dos Santos Ferreira O, Gelinck E, de Graaf D, Fischer H. Adhesion experiments using an AFM – Parameters of influence. *Applied Surface Science*. 2010, **257**(1), 48–55.
28. Boryczko A. Distribution of roughness and waviness components of turned surface profiles. *Metrology and Measurement Systems*. 2010, **17**(4), 611–20.
29. Raja J, Muralikrishnan B, Fu S. Recent advances in separation of roughness, waviness and form. *Precision Engineering*. 2002, **26**(2), 222–35.
30. Crawford RJ, Webb HK, Truong VK, *et al*. Surface topographical factors influencing bacterial attachment. *Advances in Colloid and Interface Science*. 2012, **179–182**(0), 142–9.
31. Bunker M, Davies M, Roberts C. Towards screening of inhalation formulations: Measuring interactions with atomic force microscopy. *Expert Opinion on Drug Delivery*. 2005, **2**(4), 613–24.
32. Young PM, Cocconi D, Colombo P, *et al*. Characterization of a surface modified dry powder inhalation carrier prepared by 'particle smoothing'. *Journal of Pharmacy and Pharmacology*. 2002, **54**(10), 1339–44.
33. Heng PWS, Chan LW, Lim LT. Quantification of the surface morphologies of lactose carriers and their effect on the *in vitro* deposition of salbutamol sulphate. *Chemical and Pharmaceutical Bulletin*. 2000, **48**(3), 393–8.
34. Littringer EM, Mescher A, Schroettner H, *et al*. Spray dried mannitol carrier particles with tailored surface properties – The influence of carrier surface roughness and shape. *European Journal of Pharmaceutics and Biopharmaceutics*. 2012, **82**(1), 194–204.
35. Boshhiha AM, Urbanetz NA. Influence of carrier surface fines on dry powder inhalation formulations. *Drug Development and Industrial Pharmacy*. 2009, **35**(8), 904–16.
36. Chan LW, Lim LT, Heng PWS. Immobilization of fine particles on lactose carrier by precision

coating and its effect on the performance of dry powder formulations. *Journal of Pharmaceutical Sciences*. 2003, **92**(5), 975–84.

37. Podczeck F. The influence of particle size distribution and surface roughness of carrier particles on the *in vitro* properties of dry powder inhalations. *Aerosol Science and Technology*. 1999, **31**(4), 301–21.
38. Adi S, Adi H, Chan HK, *et al* Effects of mechanical impaction on aerosol performance of particles with different surface roughness. *Powder Technology*. 2013, **236**, 164–170.
39. Chew NYK, Tang P, Chan HK, Raper JA. How much particle surface corrugation is sufficient to improve aerosol performance of powders? *Pharmaceutical Research*. 2005, **22**(1), 148–52.
40. Maas SG, Schaldach G, Littringer EM, *et al*. The impact of spray drying outlet temperature on the particle morphology of mannitol. *Powder Technology*. 2011, **213**(1), 27–35.
41. Butt HJ, Cappella B, Kappl M. Force measurements with the atomic force microscope: Technique, interpretation and applications. *Surface Science Reports*. 2005, **59**(1–6), 1–152.
42. Kiely JD, Bonnell DA. Quantification of topographic structure by scanning probe microscopy. *Journal of Vacuum Science and Technology B: Microelectronics and Nanometer Structures*. 1997, **15**(4), 1483–93.
43. Sindel U, Zimmermann I. Measurement of interaction forces between individual powder particles using an atomic force microscope. *Powder Technology*. 2001, **117**(3), 247–54.
44. Podczeck F. The relationship between particulate properties of carrier materials and the adhesion force of drug particles in interactive powder mixtures. *Journal of Adhesion Science and Technology*. 1997, **11**(8), 1089–104.
45. Dong WP, Mainsah E, Stout KJ. Determination of appropriate sampling conditions for three-dimensional microtopography measurement. *International Journal of Machine Tools and Manufacture*. 1996, **36**(12), 1347–62.
46. Karande AD, Zhou Q, Chan LW, *et al*. Scanning probe microscopy for surface roughness characterization of lactose carriers used in dry powder inhalation therapy. *Journal of Scanning Probe Microscopy*. 2007, **2**(1–1), 5–9.
47. Marinello F, Savio E, Bariani P, Carmignato S. Coordinate metrology using scanning probe microscopes. *Measurement Science and Technology*. 2009, **20**(8), 1–6.
48. Digital Instruments VMG. *Scanning Probe Microscopy Training Notebook*. 3rd edn. Santa Barbara, CA: Digital Instruments; 1998. p. 11.
49. Samyn P, Van Erps J, Thienpont H, Schoukens G. Paper coatings with multi-scale roughness evaluated at different sampling sizes. *Applied Surface Science*. 2011, **257**(13), 5613–25.
50. ISO-4287. ISO 4287:1997 – Geometrical Product Specifications (GPS) – Surface texture: Profile method – Terms, definitions and surface texture parameters. *Geneva: International Organization for Standardization*; 1997.
51. Carneiro K, Jensen CP, Jørgensen JF, *et al*. Roughness parameters of surfaces by atomic force microscopy. *CIRP Annals – Manufacturing Technology*. 1995, **44**(1), 517–22.
52. Seah M, Chiffre LD. Quantification of Surface Texture. In: Czichos H, Saito T, Smith L, editors. Springer *Handbook of Metrology and Testing*. Berlin, Heidelberg: Springer; 2011. pp. 281–335.
53. Amaral MM, Raele MP, Caly JP, et al editors. Roughness measurement methodology according to DIN 4768 using optical coherence tomography (OCT). *Proc. SPIE 7390, Modeling Aspects in Optical Metrology II*, 2009.
54. Blateyron F. *New 3D parameters and filtration techniques for surface metrology*. Japanese Society of Precision Engineering Annual Congress. Tokyo: Japanese Society of Precision; 2006.
55. ISO-25178. ISO 25178-2:2012 – Geometrical product specifications (GPS) – Surface texture: Areal – Part 2: Terms, definitions and surface texture parameters. Geneva: International Organization for Standardization; 2012.
56. Iida K, Todo H, Okamoto H, *et al*. Preparation of dry powder inhalation with lactose carrier particles surface-coated using a Wurster fluidized bed. *Chemical and Pharmaceutical Bulletin*. 2005, **53**(4), 431–4.
57. Traini D, Scalia S, Adi H, *et al*. Polymer coating of carrier excipients modify aerosol performance of adhered drugs used in dry powder inhalation therapy. *International Journal of*

Pharmaceutics. 2012, **438**(1–2), 150–9.

58. Islam N, Stewart P, Larson I, Hartley P. Surface roughness contribution to the adhesion force distribution of salmeterol xinafoate on lactose carriers by atomic force microscopy. *Journal of Pharmaceutical Sciences*. 2005, **94**(7), 1500–11.
59. Flament MP, Leterme P, Gayot A. The influence of carrier roughness on adhesion, content uniformity and the *in vitro* deposition of terbutaline sulphate from dry powder inhalers. *International Journal of Pharmaceutics*. 2004, **275**(1–2), 201–9.
60. Ferrari F, Cocconi D, Bettini R, *et al*. The surface roughness of lactose particles can be modulated by wet-smoothing using a high-shear mixer. *AAPS PharmSciTech [electronic resource]*. 2004, **5**(4).
61. Swaminathan V, Kildsig DO. The effect of particle morphology on the physical stability of pharmaceutical powder mixtures: The effect of surface roughness of the carrier on the stability of ordered mixtures. *Drug Development and Industrial Pharmacy*. 2000, **26**(4), 365–73.
62. Zeng XM, Martin GP, Marriott C, Pritchard J. The influence of carrier morphology on drug delivery by dry powder inhalers. *International Journal of Pharmaceutics*. 2000, **200**(1), 93–106.
63. Zeng XM, Martin GP, Marriott C, Pritchard J. Crystallization of lactose from carbopol gels. *Pharmaceutical Research*. 2000, **17**(7), 879–86.
64. Paluszyński J, Slówko W. Measurements of the surface microroughness with the scanning electron microscope. *Journal of Microscopy*. 2009, **233**(1), 10–7.
65. Dejeu Jrm, Bechelany M, Philippe L, *et al*. Reducing the adhesion between surfaces using surface structuring with PS latex particle. *ACS Applied Materials and Interfaces*. 2010, **2**(6), 1630–6.
66. Fischer HR, Gelinck ERM. Determination of adhesion forces between smooth and structured solids. *Applied Surface Science*. 2012, **258**(22), 9011–7.
67. Spencer A, Dobryden I, Almqvist N, *et al*. The influence of AFM and VSI techniques on the accurate calculation of tribological surface roughness parameters. *Tribology International*. 2013, **57**(0), 242–50.
68. Adi S, Adi H, Chan HK, *et al*. Scanning white-light interferometry as a novel technique to quantify the surface roughness of micron-sized particles for inhalation. *Langmuir*. 2008, **24**(19), 11307–12.
69. De Boer AH, Chan HK, Price R. A critical view on lactose-based drug formulation and device studies for dry powder inhalation: Which are relevant and what interactions to expect? *Advanced Drug Delivery Reviews*. 2012, **64**(3), 257–74.
70. Donovan MJ, Smyth HDC. Influence of size and surface roughness of large lactose carrier particles in dry powder inhaler formulations. *International Journal of Pharmaceutics*. 2010, **402**(1–2), 1–9.
71. Shur J, Price R. Advanced microscopy techniques to assess solid-state properties of inhalation medicines. *Advanced Drug Delivery Reviews*. 2012, **64**(4), 369–82.
72. Zeng XM, Pandhal KH, Martin GP. The influence of lactose carrier on the content homogeneity and dispersibility of beclomethasone dipropionate from dry powder aerosols. *International Journal of Pharmaceutics*. 2000, **197**(1–2), 41–52.
73. Hino T, Serigano T, Yamamoto H, *et al*. Particle design of Wogon extract dry powder for inhalation aerosols with granulation method. *International Journal of Pharmaceutics*. 1998, **168**(1), 59–68.
74. Vikas Anand Saharan VK, Mahesh Kataria, Vandana Kharb, Pratim Kumar Choudhury. Ordered mixing: Mechanism, process and applications in pharmaceutical formulations. *American Journal of Plant Sciences*. 2008, **3**(6), 240–59.
75. Yip CW, Hersey JA. Ordered powder mixing. *Nature*. 1976, **262**(5565), 202–3.
76. Dickhoff BHJ, de Boer AH, Lambregts D, Frijlink HW. The interaction between carrier rugosity and carrier payload, and its effect on drug particle redispersion from adhesive mixtures during inhalation. *European Journal of Pharmaceutics and Biopharmaceutics*. 2005, **59**(1), 197–205.

77. Podczeck F, Newton JM, James MB. The estimation of the true area of contact between microscopic particles and a flat surface in adhesion contact. *Journal of Applied Physics*. 1996, **79**(3), 1458–63.
78. Dickhoff BHJ, de Boer AH, Lambregts D, Frijlink HW. The effect of carrier surface and bulk properties on drug particle detachment from crystalline lactose carrier particles during inhalation, as function of carrier payload and mixing time. *European Journal of Pharmaceutics and Biopharmaceutics*. 2003, **56**(2), 291–302.
79. Selvam P, Marek S, Truman CR, *et al*. Micronized drug adhesion and detachment from surfaces: Effect of loading conditions. *Aerosol Science and Technology*. 2011, **45**(1), 81–7.
80. Selvam P, Smyth HDC. Effect of press-on forces on drug adhesion in dry powder inhaler formulations. *Journal of Adhesion Science and Technology*. 2011, **25**(14), 1659–70.
81. Barra J, Lescure F, Falson-Rieg F, Doelker E. Can the organization of a binary mix be predicted from the surface energy, cohesion parameter and particle size of its components? *Pharmaceutical Research*. 1998, **15**(11), 1727–36.
82. Staniforth JN, Rees JE, Lai FK, Hersey JA. Interparticle forces in binary and ternary ordered powder mixes. *Journal of Pharmacy and Pharmacology*. 1982, **34**(3), 141–5.
83. El-Sabawi D, Edge S, Price R, Young PM. Continued investigation into the influence of loaded dose on the performance of dry powder inhalers: Surface smoothing effects. *Drug Development and Industrial Pharmacy*. 2006, **32**(10), 1135–8.
84. Staniforth JN. British Pharmaceutical Conference Science Award Lecture 1986: Order out of chaos. *Journal of Pharmacy and Pharmacology*. 1987, **39**(5), 329–34.
85. Hooton JC, Jones MD, Price R. Predicting the behavior of novel sugar carriers for dry powder inhaler formulations via the use of a cohesive–adhesive force balance approach. *Journal of Pharmaceutical Sciences*. 2006, **95**(6), 1288–97.
86. Iida K, Hayakawa Y, Okamoto H, *et al*. Effect of surface layering time of lactose carrier particles on dry powder inhalation properties of salbutamol sulfate. *Chemical and Pharmaceutical Bulletin*. 2004, **52**(3), 350–3.
87. Iida K, Hayakawa Y, Okamoto H, *et al*. Effect of surface covering of lactose carrier particles on dry powder inhalation properties of salbutamol sulfate. *Chemical and Pharmaceutical Bulletin*. 2003, **51**(12), 1455–7.
88. Hassan MS, Lau R. Inhalation performance of pollen-shape carrier in dry powder formulation: Effect of size and surface morphology. *International Journal of Pharmaceutics*. 2011, **413**(1–2), 93–102.
89. Kaialy W, Alhalaweh A, Velaga SP, Nokhodchi A. Influence of lactose carrier particle size on the aerosol performance of budesonide from a dry powder inhaler. *Powder Technology*. 2012, **227**(0), 74–85.
90. Li Q, Rudolph V, Peukert W. London-van der Waals adhesiveness of rough particles. *Powder Technology*. 2006, **161**(3), 248–55.
91. Lam KK, Newton JM. Investigation of applied compression on the adhesion of powders to a substrate surface. *Powder Technology*. 1991, **65**(1–3), 167–75.
92. French DL, Edwards DA, Niven RW. The influence of formulation on emission, deaggregation and deposition of dry powders for inhalation. *Journal of Aerosol Science*. 1996, **27**(5), 769–83.
93. Weiler C, Egen M, Trunk M, Langguth P. Force control and powder dispersibility of spray dried particles for inhalation. *Journal of Pharmaceutical Sciences*. 2010, **99**(1), 303–16.
94. Xu Z, Mansour HM, Hickey AJ. Particle interactions in dry powder inhaler unit processes: A review. *Journal of Adhesion Science and Technology*. 2011, **25**(4–5), 451–82.
95. Iida K, Otsuka A, Danjo K, Sunada H. Measurement of the adhesive force between particles and a substrate by means of the impact separation method. *Effect of the surface roughness and type of material of the substrate. Chemical and Pharmaceutical Bulletin*. 1993, **41**(9), 1621–5.
96. Pilcer G, Wauthoz N, Amighi K. Lactose characteristics and the generation of the aerosol. *Advanced Drug Delivery Reviews*. 2012, **64**(3), 233–56.
97. Prokopovich P, Starov V. Adhesion models: From single to multiple asperity contacts.

Advances in Colloid and Interface Science. 2011, **168**(1–2), 210–22.
98. Padmadisastra Y, Kennedy RA, Stewart PJ. Influence of carrier moisture adsorption capacity on the degree of adhesion of interactive mixtures. *International Journal of Pharmaceutics*. 1994, **104**(1), R1–R4.
99. Tabor D. Surface forces and surface interactions. *Journal of Colloid and Interface Science*. 1977, **58**(1), 2–13.
100. Young PM, Kwok P, Adi H, *et al*. Lactose composite carriers for respiratory delivery. *Pharmaceutical Research*. 2009, **26**(4), 802–10.
101. Young PM, Price R, Tobyn MJ, *et al*. Investigation into the effect of humidity on drug-drug interactions using the atomic force microscope. *Journal of Pharmaceutical Sciences*. 2003, **92**(4), 815–22.
102. Eve JK, Patel N, Luk SY, *et al*. A study of single drug particle adhesion interactions using atomic force microscopy. *International Journal of Pharmaceutics*. 2002, **238**(1–2), 17–27.
103. De Boer AH, Hagedoorn P, Gjaltema D, *et al*. Air classifier technology (ACT) in dry powder inhalation: Part 1. Introduction of a novel force distribution concept (FDC) explaining the performance of a basic air classifier on adhesive mixtures. *International Journal of Pharmaceutics*. 2003, **260**(2), 187–200.
104. Ball DJ, Hirst PH, Newman SP, *et al*. Deposition and pharmacokinetics of budesonide from the Miat Monodose inhaler, a simple dry powder device. *International Journal of Pharmaceutics*. 2002, **245**(1–2), 123–32.
105. Zeng XM, Martin GP, Tee S-K, Marriott C. The role of fine particle lactose on the dispersion and deaggregation of salbutamol sulphate in an air stream *in vitro*. *International Journal of Pharmaceutics*. 1998, **176**(1), 99–110.
106. Louey MD, Razia S, Stewart PJ. Influence of physico-chemical carrier properties on the *in vitro* aerosol deposition from interactive mixtures. *International Journal of Pharmaceutics*. 2003, **252**(1–2), 87–98.
107. Lucas P, Anderson K, Staniforth JN. Protein deposition from dry powder inhalers: Fine particle multiplets as performance modifiers. *Pharmaceutical Research*. 1998, **15**(4), 562–9.
108. Jones MD, Hooton JC, Dawson ML, *et al*. An investigation into the dispersion mechanisms of ternary dry powder inhaler formulations by the quantification of interparticulate forces. *Pharmaceutical Research*. 2008, **25**(2), 337–48.
109. Kulvanich P, Stewart PJ. The effect of blending time on particle adhesion in a model interactive system. *Journal of Pharmacy and Pharmacology*. 1987, **39**(9), 732–3.
110. Louey MD, Stewart PJ. Particle interactions involved in aerosol dispersion of ternary interactive mixtures. *Pharmaceutical Research*. 2002, **19**(10), 1524–31.
111. Jones MD, Santo JGF, Yakub B, *et al*. The relationship between drug concentration, mixing time, blending order and ternary dry powder inhalation performance. *International Journal of Pharmaceutics*. 2010, **391**(1–2), 137–47.
112. El-Sabawi D, Price R, Edge S, Young PM. Novel temperature controlled surface dissolution of excipient particles for carrier based dry powder inhaler formulations. *Drug Development and Industrial Pharmacy*. 2006, **32**(2), 243–51.
113. Islam N, Stewart P, Larson I, Hartley P. Lactose surface modification by decantation: Are drug-fine lactose ratios the key to better dispersion of salmeterol xinafoate from lactose-interactive mixtures? *Pharmaceutical Research*. 2004, **21**(3), 492–9.
114. Watling CP, Elliott JA, Scruton C, Cameron RE. Surface modification of lactose inhalation blends by moisture. *International Journal of Pharmaceutics*. 2010, **391**(1–2), 29–37.
115. Bérard V, Lesniewska E, Andrès C, *et al*. Dry powder inhaler: Influence of humidity on topology and adhesion studied by AFM. *International Journal of Pharmaceutics*. 2002, **232**(1–2), 213–24.
116. Price R, Young PM, Edge S, Staniforth JN. The influence of relative humidity on particulate interactions in carrier-based dry powder inhaler formulations. *International Journal of Pharmaceutics*. 2002, **246**(1–2), 47–59.
117. Guchardi R, Frei M, John E, Kaerger JS. Influence of fine lactose and magnesium stearate

on low dose dry powder inhaler formulations. *International Journal of Pharmaceutics*. 2008, **348**(1–2), 10–7.

118. Zeng XM, Martin GP, Marriott C, Pritchard J. The use of lactose recrystallised from carbopol gels as a carrier for aerosolised salbutamol sulphate. *European Journal of Pharmaceutics and Biopharmaceutics*. 2001, **51**(1), 55–62.
119. Wong DYT, Wright P, Aulton ME. The derformation of alpha-lactose monohydrate and anhydrous alpha-lactose monocrystals. *Drug Development and Industrial Pharmacy*. 1988, **14**(15–17), 2109–26.
120. Zhou QT, Qu L, Larson I, *et al*. Improving aerosolization of drug powders by reducing powder intrinsic cohesion via a mechanical dry coating approach. *International Journal of Pharmaceutics*. 2010, **394**(1–2), 50–9.
121. Tee SK, Marriott C, Zeng XM, Martin GP. The use of different sugars as fine and coarse carriers for aerosolised salbutamol sulphate. *International Journal of Pharmaceutics*. 2000, **208**(1–2), 111–23.
122. Steckel H, Bolzen N. Alternative sugars as potential carriers for dry powder inhalations. *International Journal of Pharmaceutics*. 2004, **270**(1–2), 297–306.
123. Saint-Lorant G, Leterme P, Gayot A, Flament MP. Influence of carrier on the performance of dry powder inhalers. *International Journal of Pharmaceutics*. 2007, **334**(1–2), 85–91.
124. Le VNP, Thi THH, Robins E, Flament MP. Dry powder inhalers: Study of the parameters influencing adhesion and dispersion of fluticasone propionate. *AAPS PharmSciTech*. 2012, **13**(2), 477–84.
125. Das S, Larson I, Young P, Stewart P. Agglomerate properties and dispersibility changes of salmeterol xinafoate from powders for inhalation after storage at high relative humidity. *European Journal of Pharmaceutical Sciences*. 2009, **37**(3–4), 442–50.
126. Pfeffer R, Dave RN, Wei D, Ramlakhan M. Synthesis of engineered particulates with tailored properties using dry particle coating. *Powder Technology*. 2001, **117**(1–2), 40–67.
127. Begat P, Morton DAV, Shur J, *et al*. The role of force control agents in high-dose dry powder inhaler formulations. *Journal of Pharmaceutical Sciences*. 2009, **98**(8), 2770–83.
128. Morton D, Staniforth J, inventors; Vectura Limited, assignee. Dry powder composition comprising co-jet milled particles for pulmonary inhalation. U.S. Patent No. 8182838. 2012.
129. Kumon M, Suzuki M, Kusai A, *et al*. Novel approach to DPI carrier lactose with mechanofusion process with additives and evaluation by IGC. *Chemical and Pharmaceutical Bulletin*. 2006, **54**(11), 1508–14.

第10章 溶出度:影响吸入产品特性的关键性能

Ben Forbes, Nathalie Hauet Richer, Francesca Buttini

缩略语

ACI	安德森撞击器
API	药物活性成分
BD	布地奈德
BDP	二磷酸倍氯米松
DPI	吸入粉雾剂
DPPC	二棕榈酰磷酸胆碱
FSI	快速筛分撞击器
pMDI	压力定量吸入气雾剂
NGI	新一代药物撞击器
PBS	磷酸盐缓冲液
SX	昔萘酸沙美特罗
TSI	双级撞击器

10.1 引言

片剂和胶囊剂型的体外溶出度与体内药物释放之间的关系已得到很好的建立,药典中也规定了几种溶出度方法来定量固体口服剂型的药物释放量,特别是速释或缓释片剂和胶囊。这些方法已被应用于其他剂型的研究,包括散剂、口腔和舌下片、咀嚼片、软胶囊、栓剂、透皮贴剂和半固体制剂。对于这些产品,溶出度决定了药物的生物利用度,与药物作用的程度/持续时间密切相关。

溶出速率取决于药物的理化性质、剂型以及剂型释放其药物量的生理环境。吸入产品会产生气溶胶,从而将微粒送入肺部,并沉积在空气界面的肺内膜液上。沉积后,溶解会与黏膜纤毛运动和巨噬细胞摄取相互竞争,这些是清除吸入颗粒物的主要机制。药物吸收和局部生物利用度取决于药物在肺部溶解的比例。

目前,对吸入产品溶出度检测的意义尚未得到证实[1]。这可能因为目前的吸入产品释放的粒子会迅速溶解,尽管也有一些难溶解的吸入药物,例如氟替卡松,但是目前还没有标准化的药典溶出度来测试气溶胶药物,也没有对此类数据的监管要求。吸入类产品的体外测试主要关注递送剂量和肺部沉积量,因为这些是对吸入类产品有效性、安全性和质量关系最密切的预测因素。最近发表了几种不同的关于气溶胶产品的溶出技术,溶出度作为一种补充的体外试验和产品质量或等效性的衡量手段,越来越受到人们的关注。还有研究者使用溶出度作为协助设计与开发吸入类药物的工具并且促进对药物在肺部的溶出理解。

10.2　吸入产品溶解度

10.2.1　溶出速率

溶出度的药学定义为:在液体或固体界面、温度和溶剂组成的标准化条件下,固体表面向溶出介质或溶剂的传质速率。它是一个随时间变化的动力学参数,解释了固体在溶剂中分布的过程。这种现象要求把复合固体分解成单个的离子、原子或分子,并把它们输送到溶剂中。

溶出速率与溶出的表面积、药物的扩散率、药物的平衡溶解度与溶解度在溶剂中的差值呈正相关(公式 5.1),与固体表面溶质边界层厚度呈反比关系,这与搅拌速率和温度有关。对于吸入产品的应用,必须将公认的影响溶解速率的因素转换到与肺中颗粒沉积有关的场景中。例如,较小的气溶胶颗粒比同等较大的颗粒溶解得更快。

10.2.2　肺部溶解

肺部区域(肺泡和呼吸性细支气管)包括由肺循环供血部分和由支气管循环供血的传导气道。这两个区域都能将在呼吸道黏膜液上溶解的药物(药物释放)吸收入血。在导气管中,黏液呈复杂的黏弹性层,在呼吸道内形成保护屏障。糖皮质激素等难溶性药物的溶出在吸收时受到控制,溶出速率决定的药物释放量为控制吸入药物的释放提供了依据。

对于缓慢溶解的颗粒,肺的黏液纤毛清除系统是非常重要的。微粒被困在黏液中,黏液层的纤毛推动微粒并将其排出肺部。黏液纤毛清除与中央呼吸道的吸收相互竞争。在该种情况下,当溶解比清除机制更加缓慢时就会降低生物利用度(对于局部作用的产品,可以使用吸收量作为替代测量来量化)。药物在肺部区域的沉积是非常重要的,更多的外周气道沉积引起清除率降低、血浆半衰期延长,例如二丙酸倍氯米松(BDP)暴露在呼吸道的时间加长[2]。对于更多外周气道沉积的气溶胶,巨噬细胞的清除作用变得比黏液纤毛更重要,并可影响药物沉积[3]。

10.2.3 溶出度试验测试

溶出度测试广泛应用于制药工业中,用来优化处方和质量控制。它可以帮助制药企业在产品生产过程中制订基于性能的质量控制规范。该方法对于鉴别关键的生产变量很有帮助,并可能是在吸入产品开发过程中比较和筛选处方的有用工具。生物相关溶出度试验的设计可能寻求预测产品的体内行为,以建立体内外的相关性。然而,尝试在体外真实地再现肺内环境是非常困难的。

为了推动溶解度较差或缓释吸入制剂进一步的进展,开发出用于评估气溶胶的溶出系统是必须的。近年来,为了延长或控制药物在肺中的释放,人们开发了微米和纳米聚合物结构[4-7],用于构建这种创新的给药系统的辅料和佐剂应始终如一地释放药物。难溶性药物受溶出度的影响较大,用于吸入的几种高剂量不溶性药物(克拉霉素和环丙沙星)目前正在开发中。

对于吸入粉雾剂和混悬型压力定量吸入气雾剂,沉积在肺黏膜表面的气溶胶颗粒与吸入剂处方的固体结构相同,对这些固体颗粒进行溶出度测试的情况是不言而喻的。对于药物在抛射剂中溶解的制剂,在装置的驱动下非挥发性组分沉淀后产生新的固相。在这种情况下,新形成的固体颗粒的溶出度测试也具有很高的相关性。例如,最近有研究表明甘油作为非挥发性溶剂可以显著降低BDP体外溶出速率。这一观察结果与Freiwald团队的半体内研究结果一致[9]。

溶出度试验对于评价复方产品溶出度也是具有辨识度的。目前,最常用的复方产品含有皮质类固醇和长效 β_2 受体激动剂,用于治疗哮喘和慢性阻塞性肺病。新的处方也在开发中,用于治疗肺部炎症性肺病的三联治疗,用于协同抗菌作用的抗生素组合等。根据处方开发策略,溶出度测试可以解决诸如在产品存储期间,两种或两种以上药物是否会发生相互作用等问题。此类试验可确定在复合颗粒中存在第二种药物(在驱动时由溶液型定量吸入剂产生,或作为干粉或悬浮液制造用于雾化)时,是否对溶解有影响[10]。与喷雾干燥过程相似,当溶液形成颗粒时,在溶剂中溶解度较低的MDI产品在溶剂蒸发完全后,药物往往会留在液-气界面,形成最终干燥颗粒的外层,这可能会影响颗粒的溶解度。同样,高溶性共晶的体外行为,是近年来为改善难溶性药物的溶解度和生物利用度而设计的一种新方法,可通过溶出度试验加以有效表征[11]。这种共晶提供的一类药物材料越来越重要,它可以通过形成具有特定化学计量组合的药物和异构体来增强溶解度与溶出度。

10.2.4　溶出测试系统设计

一般认为,可吸入颗粒在肺部的溶解速度足够快,因此溶解过程对生物利用度的限制不会明显影响产品性能。这一点最近饱受争议,尤其当产生改性释放的粒子时,这种机制并不适用。在第 10.3 和 10.4 部分更详细地描述使用的系统类型之前,下面介绍溶出试验设计的原则。

开发一种适用于肺部的标准化溶解方法并不是件容易的事情,因为肺部具有在体外难以复制的特征,包括极少量的稳定水溶液和肺部表面活性剂。还需要一种方法来收集从吸入装置中释放出来的气溶胶剂量的相关可吸入部分(空气动力学粒径为 1~5μm 范围内的颗粒)进行溶出度测试。一些含有辅料的产品,尤其是吸入粉雾剂的处方中含有微粉化的活性药物成分(API)(1~5μm)与较大粒径的乳糖混合(通常>60μm),而乳糖不会到达肺部,应在进行体外溶出度试验前将其从 API 中移除。溶出度测试样品制备遇到的其他挑战是由微细粒子和粉末的静电特性所导致的试验困难。对于压力定量吸入气雾剂(pMDI),因为药物是在混悬剂或抛射剂中,所以不会存在这种问题,在 pMDI 中,困难在于液滴雾化和成型后微粒的收集。该产品必须被放到一个装置中,通常是一个改良的撞击器,粒子在沉淀到收集系统之前可以完成干燥。

颗粒所处在的流体介质的特性也会影响溶解速度。目前还没有关于人工肺液的法规或药典标准。这是不现实的,因为对于大多数应用软件来说,并没有必要完全模拟肺部的情况,但是最好使用合适的液体,这使得通过简单、经济的测试在体内建立相关性和基准性成为可能。在标准溶解试验中,已被证明性能对包括药物溶解度在内的因素敏感(包括多晶型的影响、晶态与非晶态态的影响),以及与介质有关的影响药物溶解度的因素敏感,例如温度、盐或表面活性剂的存在[12]。其他值得考虑的因素包括:质量过载对溶解速率的影响[13-15],颗粒大小、形状和表面的影响[13,15],以及处方的影响(如 pMDI 与 DPI)[15]。

10.3　颗粒测试和溶解介质

10.3.1　颗粒收集

在测定相关颗粒的溶解度之前,从非可吸入颗粒中分离出可吸入颗粒(颗粒粒度<5μm)的操作是必要的。根据气溶胶空气动力学粒径对气溶胶进行分类的设备包括颗粒沉积在干燥表面的撞击器和颗粒沉积在液体表面的撞击器。进入撞击器的剂量是由处方的标示剂量、可吸入的 API 剂量和回收率决定的。建议从不同的处方中获取相同数量的药物,特别是比较它们的体外释放药代动力学时,因为在收集表面(通常含有某种类型的薄膜)上的载药量可能会显著影响药物的释放速度,特别是疏水性原料药。

在理想情况下,由单次驱动吸入装置而产生的沉积应该导致均匀分布的微细颗粒沉积在收集薄膜上(这可以用显微镜来证实)。当剂量被反复递送时,通常会形成粉末床,粉末床的厚度取决于每次递送的药物沉积量。粉末床的形成和厚度(与溶出试验中的载药量相对应)可能影响粉末润湿,从而使分子的释放速度受药物层的厚度、液体的渗透和颗粒表面的局部浓度梯度控制。在多级撞击器中,粉末可能聚集在喷嘴下方,而不是均匀地沉积在收集盘表面,这可能影响前面所提到的溶解测试。

多级级联撞击器,如新一代药物撞击器(NGI)和安德森级联冲击器(ACI),可以根据颗粒的空气动力学粒度将释放的药物剂量分成几部分(另见第 3 章)。撞击器由一系列紧密密封的各级组成,通过改变气溶胶所经过的喷嘴(或喷嘴组)的几何形状、喷嘴与收集盘之间的距离,可以依次收集更小的颗粒[16]。在不影响仪器内部气流条件的情况下,将收集膜加入撞击器内部是有问题的。已经设计了各种各样的策略来收集多级撞击器中的气溶胶颗粒。例如,可以在 ACI 的进气口末端安装玻璃纤维滤膜,以便在撞击器的其他标准操作期间能够捕获药物剂量。本方法用于收集和区分用于治疗肺疾病的糖皮质激素的溶解度;单剂量布地奈德(BD)、曲安奈德或丙酸氟替卡松以 60L/min 的速度释放到撞击器[17]。将含有 API 的玻璃滤膜移除并插入两个 0.45μm 的醋酸酯滤膜之间,放置在流动式细胞溶解装置中。这项简单的研究表明,尽管该技术有局限性,但仍有可能区分原料药的溶解速度。整个递送剂量被收集并进行测试,包括可能影响结果的载体乳糖。随着溶出介质流量的增加,BD 的溶出速率也随之增加。

为了便于评估递送剂量的空气动力学粒径分布的溶出曲线,专门设计了一个膜架,将其并入 NGI 中进行 API 剂量收集。例如,将万托林 HFA(硫酸沙丁胺醇)吸入制剂与普米克 Flexhaler(布地奈德)吸入制剂的颗粒溶出度进行比较,每个装置分别触发 5 次,保证药物可以定量。在流速为 30L/min 的条件下测试万托林 HFA,在流速为 60L/min 的条件下测试普米克 Flexhaler。采用聚碳酸酯膜收集 NGI 中的颗粒,并将其转移到 USP 要求下的装置 2 中进行溶出度研究。从不同级中收集的布地奈德颗粒,其溶出曲线受颗粒尺寸大小的影响,这是由于更小的颗粒表面积较大而具有较好的润湿性和更快的溶出速度。相比之下,由于物料的亲水性,在 5 分钟内硫酸沙丁胺醇能达到 90% 的溶解。

在多级液体撞击器中,收集盘要保持湿润(通常用溶剂回收用于定量的药物)。每一级加入 20mL 液体,可以防止颗粒在气流中再聚集,模拟真实的颗粒对肺部液体的撞击过程。由于要控制溶解试验,这种撞击器不会收集“干”颗粒,而且在不显著改变收集方式的情况下,这种撞击器对收集气溶胶颗粒的作用较小。

更简单的装置已被用来收集从吸入装置器中释放的粒子。双级撞击器(TSI)和快速筛选撞击器(FSI)可以根据空气动力学粒径将气溶胶分离成两部分,这对于捕捉全部可吸入的剂量是非常有用的。TSI 由两个玻璃管连接的圆形玻璃烧瓶和一个锥形烧瓶组成。装置设计成在 60L/min 或 30L/min 的条件下操作运行,由截止粒径为 6.4μm 的级段组成。例如,TSI 已被用于收集从溶液型定量吸入气雾剂[8]释放的固体丙酸倍氯米松(BDP)颗粒。在此应用下,移除了欧洲药典 7.0 中描述的 TSI 下部喷嘴组件,并将收集膜放置在定制设计的玻璃支架上,垂直于耦合管下方,相距 1cm(图 10.1),颗粒收集的效果需要通过调节收集膜与耦合管之间的距离来控制。在一个示例性应用中[10],将 BDP 颗粒收集在 0.4μm 聚碳酸酯膜上,并使用内部容积为 4.2mL 的 Franz 池测量溶出速率。处方组成的微小变化,例如挥发性助溶剂的量、第二种药物的加入或少量非挥发性溶剂影响了颗粒的溶解速度,这与颗粒的形貌和理化性质有关。当 BDP 单独溶解于乙醇和 HFA 134a 时,与含有非挥发性成分(如富马酸福莫特罗或甘油)的处方相比,BDP 的溶解速度更快(图 10.2)。

FSI 是近年来发展起来的一种快速确定体外可吸入比例的方法。该撞击器具有与 NGI 相同的进气口,它采用两级分离工艺,首先不可吸入的较大的粗糙颗粒被截获并

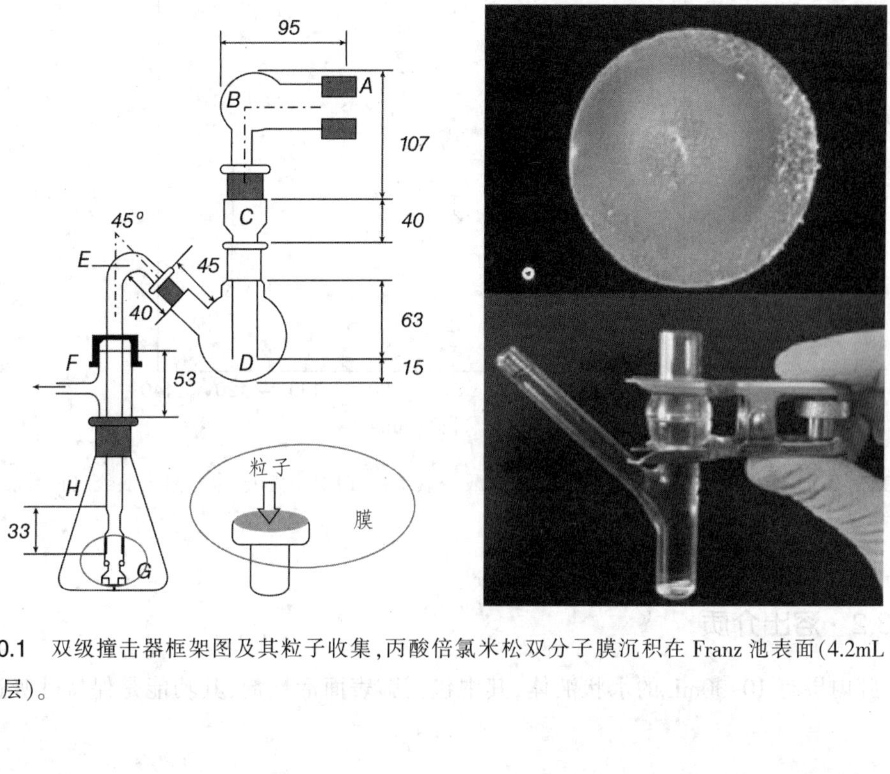

图 10.1　双级撞击器框架图及其粒子收集,丙酸倍氯米松双分子膜沉积在 Franz 池表面(4.2mL 接收器隔层)。

进入装有液体的槽内，第二级是截止粒径为 5μm 的级段。该系统会在玻璃纤维滤膜上收集可吸入的部分颗粒，对于捕获气溶胶颗粒可能比 TSI 更有用，因为在 TSI 中干燥的颗粒更容易从收集膜上“反弹”。

已有研究使用该系统考虑在高剪切混合设备中得到的沙美特罗/乳糖混合物的溶解特性，对比了不同能量输入对雾化前后沙美特罗溶出速率的影响[19]。前后在高剪切混合机中，昔萘酸沙美特罗(SX)与乳糖的溶解速率。混合后的 SX 采用 Aerolizer 雾化装置，小于 5μm 的粒子收集在 FSI 中玻璃纤维滤膜的中心部分，位于 Franz 池之间的隔间处。

结果表明，在最高能量输入(4000rpm)的混合条件下得到的混合物，几乎 80%的药物在 30 分钟后溶解(图 10.3)。当药物以较低的速度混合时(即 1000rpm)，混合物中会含有药物团聚体，这些团聚体溶解得更慢。与气溶胶化之前的结果不同，气溶胶化之后(<5μm)SX 微粒溶解的都很快(20 分钟达到 95%)，说明与混合能量无关。在后一种情况下，在气溶胶化中空气流穿透粉末床，打破药物的团聚体，确保低于 5μm 的 SX 粒子单独暴露于溶解液中。

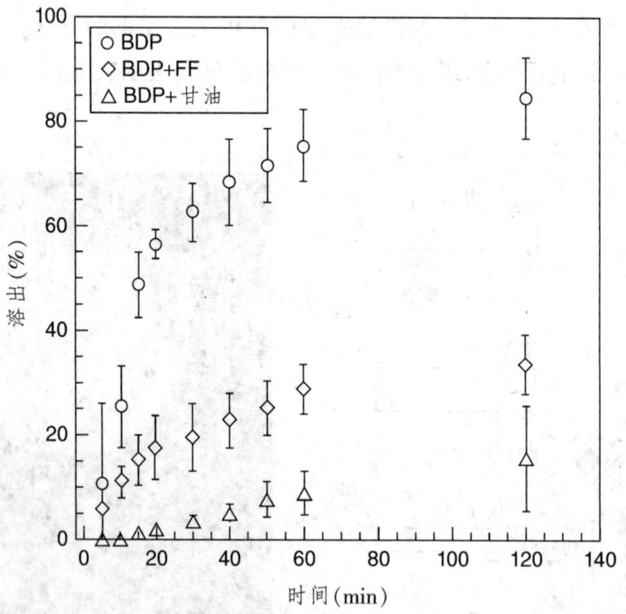

图 10.2　不同组成的 MDI 产品释放出的二丙酸倍氯米松(BDP)微粒子体外溶出曲线(FF 为富马酸福莫特罗)。

10.3.2　溶出介质

肺内层有 10~30mL 的水状液体，其中包括肺表面活性剂，其功能是保持呼吸道的

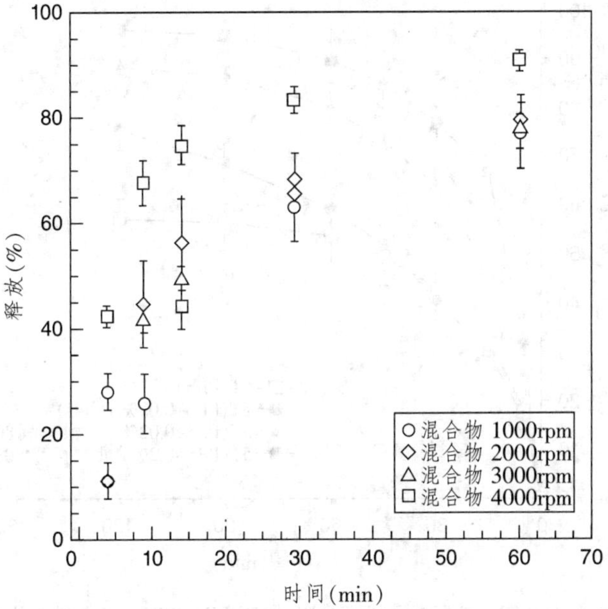

图 10.3　不同能量输入(rpm)下高剪切混合设备制备的干粉混合物中昔萘酸沙美特罗(SX)释放速率。(adapted from Ref.[19])

通畅。肺液的确切成分和 pH 值一直是众多研究的主题,已经发现健康人群与患有肺疾病的人的肺的不同区域存在差异。简单的水介质[如水或磷酸盐缓冲盐水(PBS)]和基于生理电解质水平的处方以及一些含有或不含有磷脂的蛋白质的溶出介质已被用于溶解研究。通常在介质中添加一些成分以达到增溶能力,例如表面活性剂(如十二烷基硫酸钠和聚山梨醇酯 80),磷脂[如二棕榈酰磷脂酰胆碱(DPPC)]或助溶剂(如乙醇)。由于原料药的溶解度增加,其会对溶出速率有显著影响,试图复制肺表面活性剂在体内的作用,而这通常是合理的。

经批准用于治疗呼吸疾病的肺表面活性剂产品,例如 Curosurf 和 Survanta[21],尽管这些产品价格昂贵,可能会干扰分析技术,但也被用作溶出介质。研究人员倾向于将溶出介质称为“模拟肺液”,但这没有固定的规范标准,需要在个案的基础上进行定义。

受介质组成影响的非典型例子是在测试难溶性化合物时,溶解是通过在 PBS 中添加两种不同的表面活性剂(聚山梨酸酯 80 和 DPPC),从而改变布地奈德粒子的润湿性,并帮助它们增溶[13]。对于布地奈德粉体来讲,聚山梨醇酯 80 比 DPPC 的增溶效果更好,如图 10.4 所示。虽然 DPPC 可能有助于粉末润湿,但其效果并不显著。DPPC 是肺表面活性物质的主要成分,能降低肺内空气–水界面的表面张力。含 0.02% DPPC 的溶出介质已被广泛用于预测水溶性极低的吸入制剂的溶解度和增溶过程。然而,DPPC 在含水介质中会形成脂质体聚集体,这可能限制表面活性剂通过聚碳酸酯膜孔

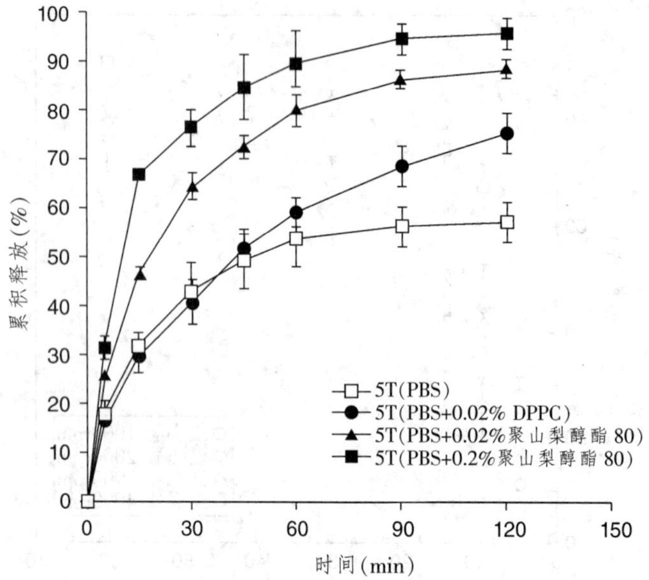

图 10.4 布地奈德在含有 0.02%二棕榈酰磷脂酰胆碱(DPPC)、0.02%聚山梨酸盐和 0.2%聚山梨醇酯 80 的 PBS 培养基中的释放情况。T 是驱动次数。(adapted from Ref.[13])

进入药物颗粒。

10.4 溶解试验装置

药典(美国、英国或欧洲药典)中描述了几种溶出仪,这些仪器规定了必须执行溶出度测试的标准。目前在 USP 的溶出度[22]和药物释放[23]章节中列出了 7 种方法。溶解方法包括:装置 1(篮法)、装置 2(桨法)、装置 3(往复筒法),装置 4(流通池法),装置 5(桨碟法),装置 6(筒法)和设备 7(往复架法)。根据剂型选择合适的装置。在 USP 中,旋转式篮法和桨叶装置通常用于固体剂型(如片剂和胶囊),而往复筒法和流通池法用于改良性释放剂型(软性和颗粒状产品)更有效。通常采用筒法和往复架法对透皮制剂的溶出度进行评价。

目前正在评价替代或改进的设备以用于新的剂型的溶出研究,例如咀嚼片、粉末剂型、固体分散体、植入剂和带状薄膜剂。来自 FIP/AAPS 的报告可以为这些非传统剂型[24]的释药测试提供指导。例如,作者建议使用垂直扩散池(Franz 池)对半固态 API 处方进行药物释放评估,USP 建议使用该溶出仪评估局部和透皮药物[25]的产品性能。指南中没有包括吸入产品溶出度测试,但注意到可以使用扩散设备(包括 Franz 池或流通池)评估吸入药物的溶出度[24]。

虽然对经口吸入药物的溶出度检测没有法规要求,也没有建议或指导,但已经有几种方法进行了此项研究。这些方法包括篮法、桨法、桨碟法和流通池法(图 10.5)。此外,扩散控制池系统已被考虑用于吸入药物和透析系统的溶出度测试。下面几节将介绍这些方法。

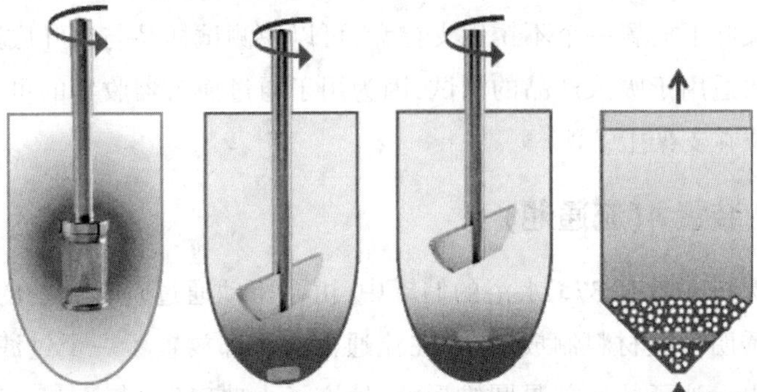

图 10.5　用于检测粉末制剂的溶出度装置。

10.4.1　USP 装置 1(篮法)

旋转吊篮(装置 1,图 10.5)是描述的第一种方法,并经过了溶出度评估验证。在透明玻璃容器中心的垂直轴位置上,由转子轴驱动一个圆柱形网格篮,可以直观地观察溶解过程。容器中加入溶解介质,温度保持恒定在 37℃。测试的产品被放置在一个已知尺寸的篮子中,在此处进行溶解。该溶出方法以及装置 2 的使用,为固体口服剂型的检测提供了最常用的方法。转速可根据不同的剂型调整至 50rpm 或 100rpm,以避免网篮堵塞。

但是,USP 装置 1 并不适合检测吸入产品。很少有报道使用这种类型的溶出仪进行吸入粉末或纳米颗粒溶解试验,这种研究也不能对处方进行区分[26,27]。有报道对溶出篮进行了改进,当篮筐浸入容器时可直接与介质混合,这样就避免了粉末在检测过程中离开篮筐的可能,可用于吸入粉末的溶出试验[28,29]。即使如此,溶出试验中的搅拌也可能导致方法的失效,有可能在篮网中形成团聚体,而溶解现象也可能由于粉末漂浮在介质表面而发生混淆。

10.4.2　USP 装置 2(桨法)和 USP 装置 5(桨碟法)

USP 装置 2 与 USP 装置 1 相似,只是吊篮被一个桨叶所取代,桨叶的转速通常为 50rpm 或 75rpm。在这个装置中,药物应在容器底部,有必要的话,需要使用“助沉物”[30]。试验过程中的观察药物的圆锥形成是很重要的,也就是说,由于桨叶的搅拌,颗粒在容器底部堆积成圆锥形。如果粉末沉淀在容器底部，可以直接将其倒入媒介中，如果没有，则需要使用“沉降篮”，如篮子[31]或含膜的盒子[14](包含通过撞击器收集的吸入剂量的膜)。

USP 装置 5 是桨碟法[23]，是 USP 装置 2 的一种改型，适用于乳剂、软膏或凝胶等半固态制剂。在桨叶下放置一个不锈钢支撑盘，可以使测试样品与桨叶底边保持精确的距离。这种方法适用于吸入产品的测试，因为用于通过撞击器收集的可吸入组分的滤膜可以直接定位在支架上[32,33]。

10.4.3 USP 装置 4(流通池)

溶出介质保持在带有 37℃水浴的储罐中，由泵驱动通过垂直放置的恒温流通池。所述流通池由透明惰性材料制成，并且在流通池的顶部放置了一个过滤器，以防止未溶解的产品逸出。池子的底部是圆锥形的，填充了小玻璃珠(直径 1mm)，用于在池子内诱导层流，锥体中还有更大的圆珠(5~6mm)，用于形成湍流。测试用的产品(从撞击器中收集的粉末或膜)置于珠子上方或其中[12,27,32]。该系统可以是打开的，也可以是关闭的，分别提供微分或累积溶出曲线。药物浓度是通过直接测量在流动的溶液中或通过收集池出口的样品来得到的。该仪器已被证明适用于难溶性药物，因为它提供了漏槽条件[27]。

10.4.4 扩散控制池系统(Franz 池、Transwell 培养器、透析)

扩散控制池系统，如 Franz 池(图 10.1)或 Transwell 培养器(图 10.6)，其特征为分子在由半透性屏障分隔的两个隔膜之间扩散。通常，产品从供体室转移到受体室是通过对受体室中药物进行周期性测量来检测到的。与受体腔相比，供体腔的体积通常较小，这提供了容易产生漏槽条件的潜能。扩散控制池系统的主要限制是物理屏障对扩散的限制以及药物在膜内的滞留。低容量供体室提供了模拟有限的肺内膜体积和提供流体限制溶解条件的机会。

Franz 池通常用于研究皮肤对药物的渗透性，使用分离的皮肤组织或人工替代物作为供药室和受药室之间的物理屏障。吸入产品可以使用半透膜，将试验药粉添加到供体室中，在溶解过程中搅拌接收液并加热到 37℃，通过位于受体室侧膜下的取样臂收集样本。沉积的气溶胶颗粒膜可以放置在两个腔室[34]之间，也可以直接放置在受体腔室的顶部[32,35]。

在 Transwell 装置中，可以将从 NGI 收集的、沉积有药物的滤膜放置在 Transwell 插入物的顶部，或者将使用 TSI 收集的可吸入部分直接放置在插入膜上[8,15]。在某些情况下，培养的上皮细胞层可用于 Transwell 的插入膜，其目的是为沉积颗粒溶解提供黏膜样条件，并提供肺上皮细胞通透性屏障，药物必须穿透该屏障才能到达受体腔并

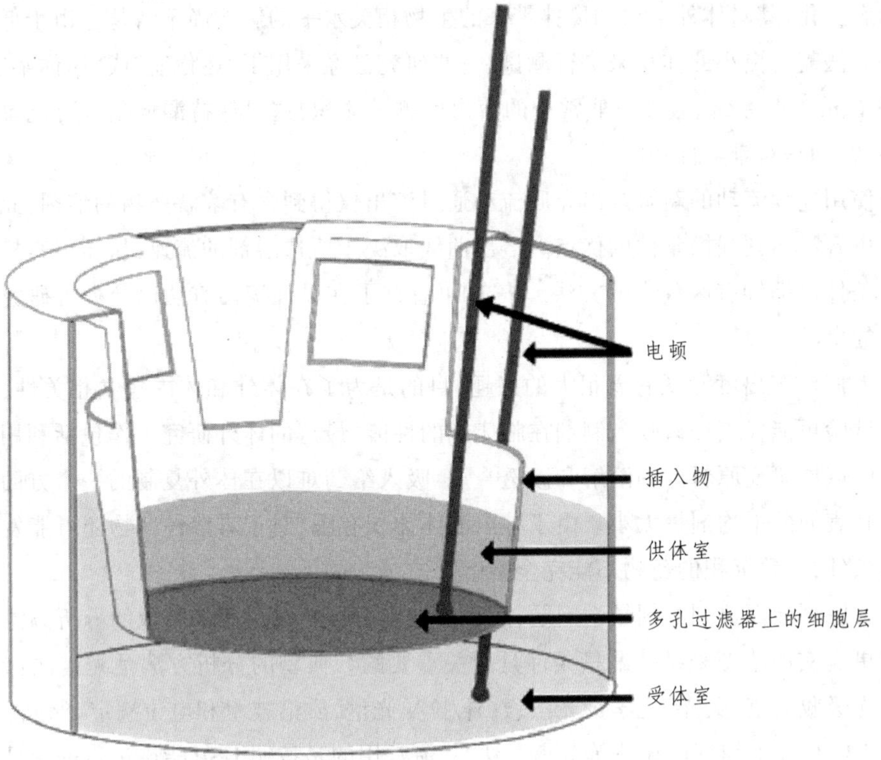

图 10.6　用于溶出试验的 Transwell 装置。

进行定量[34-36]。

透析膜本身是一种扩散控制装置,尽管它在吸入制剂的研究中不太常用。少数研究使用透析袋对吸入产品进行溶出度检测[26,37,38]。已有研究表明,即使是高分子量截止,通过膜的扩散,也会对因溶解过程而固有的限制起到屏障作用。

10.4.5　方法学思考

很少有人对溶出方法进行系统性比较,这些比较可能会得出不同的结论。尽管相比于篮法或桨法,流通池法被认为更适合进行纳米颗粒的溶出研究[26],与桨法和流通池法[39]获得更快的溶出速度相比,Franz 池法更适合于从聚合物微粒中分离释放药物。但是在对可吸入性药物颗粒进行评价时,与流通池法和 Franz 池法相比,带膜支架的桨法装置具有更好的重现性和区分力[32]。使用气溶胶分级制备样品进行溶出度测试,与对整个呼吸部分进行采样相比,也可能影响结果并影响该方法的辨别能力[14,15,40]。

前面所描述的大多数方法都是带有搅拌装置的系统。对带有搅拌系统的装置需要注意,因为溶出速率的增加可能是由增加流通池的流速[12,17],或者是篮子在对应装置中随着搅拌速度的增加而引起的。在肺系统中,肺液不会受到搅动,而是在呼吸过程中发生动态变化，其对体外溶出和搅拌带来的生物相关水平的影响尚不清楚。由于低剂量溶解方法需要更小的体积来进行测试，一些研究已经采用了“迷你篮”或“迷你桨”。尤其是 Transwell 系统，会涉及非常小的溶出度测试体积，这对保持漏槽条件可能具有挑战性，特别是对难溶性颗粒。

使用连续流动的新鲜溶出介质流动通过溶出仪得到含有溶解药物的溶剂，此方法具有更容易达到漏槽条件的优点。溶出曲线取决于所选溶剂的流速，从而很容易调整分析条件以提供有区分力的方法。表 10.1 总结了在设计溶出方法以及处方研究时应考虑的事项。

人们对溶出度测试有着很大的兴趣，目的是为了在体外和体内建立相关性，以使体外试验更能代表经口吸入制剂在临床上的性能。最近的体外研究工作包括利用空气界面区域层研究原料药的溶解和渗透[35,42]。吸入给药难以在体外复制的一个方面是沉积在肺表面的平均剂量太小。由于肺内液体体积有限，对于难溶性药物还可能发生非漏槽条件，导致沉积的药物不能完全溶解。

考虑到前面提到的剂量学问题，用于在溶出分析中定量药物释放的分析方法对于使用更真实的浓度来维持漏槽条件是至关重要的。典型的分析方法是光谱法：紫外-可见光吸收光谱、荧光、化学荧光法、红外/拉曼光谱、质谱技术和电位滴定。此外，还采用了 HPLC 和毛细管电泳法等分离方法[43]。最常用的是按照 USP 指南进行的紫外分光光度检测器[30]。方法适用性是根据待分析药物的化学性质所固有的，但也取决于其与溶出介质的相容性（避免或尽量减少分析的干扰）。分析方法验证过程中需要研究的要素有：准确度、精密度、重现性、专属性、线性关系、范围和耐受性。

在许多溶出度测定方法的设计中，分析方法的灵敏度是一个限制因素。HPLC-UV

表 10.1 作为产品质量指标在设计溶出度方法时的考虑事项

气溶胶颗粒	由于粒径对溶出速率的潜在影响[14,15]，溶出试验应针对可吸入组分进行考察，而非释放的所有气溶胶[14,15]
颗粒负载	颗粒负载量对溶出速率[41]有影响，而溶出速率与溶出度[15]有关。产品之间的比较应基于相同剂量的药物
搅拌	搅拌很可能影响溶解速度。虽然非搅拌系统可以模拟肺部环境，但搅拌可以提供更多的试验控制条件
膜限制	在扩散控制池系统中，膜扩散不应该是药物从供体室转移到受体室的限制步骤
区分力	溶出速率不能太快，以便于能够产生差异性，需要适应不同的药物，因为 API 的溶解度会影响溶解速度
漏槽条件	除非特别研究浓度梯度/饱和度的影响，否则应维持漏槽条件

检测方法适用于微粒药物沉积量的测定(表 10.2)。当这种检测手段无法达到需要的敏感度时,可能需要使用更敏感的技术手段,例如质谱检测或 UPLC。

由于一次的溶出试验所产生的样品数量是很大的 (USP 建议使用 12 例样品来提供溶出度数据横向比较,最少 3 个时间点),因此分析方法应快速、可靠、经济,如果可以的话,最好实现自动化。

表 10.2　可吸入制剂可吸入颗粒溶出度测定分析方法

产品	沉积量	方法	参考文献
二丙酸倍氯米松	1.6μg	HPLC-MS/MS	[15]
二丙酸倍氯米松	–	HPLC-UV	[34]
布地奈德	29~220μg	HPLC-UV	[13]
布地奈德	0.8~2.9μg	HPLC-UV	[15]
布地奈德	–	HPLC-UV	[17]
布地奈德	–	HPLC-UV	[32]
非诺特罗	–	HPLC-UV	[32]
氟尼索林	2.3~18.8μg	HPLC-UV	[15]
丙酸氟替卡松	2.4~19.8μg	HPLC-MS/MS	[15]
丙酸氟替卡松		LC-MS/MS	[17]
氢化可的松	0.05~6mg	HPLC-UV	[14]
沙丁胺醇	259~320μg	HPLC-UV	[13]
硫酸沙丁胺醇	–	HPLC-UV	[35]
曲安奈德	0.4~4.7μg	HPLC-UV	[15]
曲安奈德	–	HPLC-UV	[17]

10.5　数据分析与阐述

溶解过程包括一系列连续发生的步骤。主要的物理事件需要较好地进行描述[44],包括:①药物颗粒表面的润湿;②固态键的分解;③溶解;④溶解的分子从粒子扩散到溶剂系统,通过表面浓度高的层级,最后扩散到溶剂系统;⑤溶剂系统中的对流。虽然这些过程中的任何一种都可能是溶出过程的限制步骤,但扩散阶段通常是药物溶出速率的决定因素。为了建立批次间的质量控制或评价吸入产品的性能,可以使用以下三种统计方法的一种来比较溶出度曲线:①方差分析法;②模型依赖法;③模型非依赖法[45]。前两种方法更具有区分性,但最后一种方法的优点是更容易做出决定。

10.5.1 模型

预测药物溶出度的数学模型是基于机械模型或经验模型建立的。溶解动力学是由系统中的质量转运现象驱动的，可以用数学上著名的力学模型来建模。此类模型通常使用 Noyes Whitney 方程，Nernst Brunner 方程或推导(Hixson–Crowell)方程来描述扩散过程。然而，在实际应用中，药物颗粒的溶解并不遵循由理想扩散现象和完美的漏槽条件决定的简单机制。因此，半经验或经验模型可以更好地描述溶出曲线，即使它们与已知的影响溶解过程的任何物理参数均无关。描述溶解过程的最有用的模型是以下零阶模型，($Q=Q_0+K\cdot t$)[46]：

$$\text{Higuchi}: Q = Q_0 + K \cdot t^{0.5} \tag{10.1}$$

$$\text{Korsmeyer Peppas}: Q = K \cdot t^n \tag{10.2}$$

$$\text{Weibull}: \log[-\ln(1-Q)] = b \cdot \log(t - T_i) - \log a \tag{10.3}$$

在这些模型中，Q 是药物溶解的比例，Q_0 是溶液中药物的初始量(大多数情况下，$Q_0=0$)。时间由 t 和 K 表示，a 和 b 是常数。在 Weibull 模型中，T_i 表示溶解或释放过程开始前的滞后时间，在大多数情况下为 0。用于选择最佳模型的准则通常是确定值系数(R^2)，尽管可以使用其他准则，如相关系数(R)、平方和残差(SSR)、均方差(MSE)或 Akaike 信息准则(AIC)[46,47]。

KinetDS 软件[47]和程序添加 DD 解算器[48]是用拟合模型的有价值的工具。它们是专门用来根据试验数据推导选择的数学模型的。一旦选择了合适的模型，就可以比较不同产品的溶出参数，例如计算 pMDI 和 DPI 之间的平均溶出时间(MDT)；速释或缓释系统；非晶态或晶态产物[32]。

10.5.2 溶出曲线对比(非模型依赖方法比较)

根据参比(R)产品和自研(T)产品[46]之间的差异或相似度，可以用 $f1$(差异性)和 $f2$(相似度)因子来比较溶出曲线。差异性因子($f1$)决定了 R 和 T 在所有时间点上的误差百分比(10.4)，值越接近 0 表示溶出曲线相似度越高，高于 15 表示溶出曲线区别大：

$$f1 = \frac{\sum_{t=1}^{n}|R_t - T_t|}{\sum_{t=1}^{n} R_t} \times 100 \tag{10.4}$$

其中 n 为时间点的个数，R_t 和 T_t 分别表示在 t 时刻 API 在参比产品和自研产品中溶解的百分比。

将两种制剂 R 和 T 进行比较，如果 15 分钟前两种制剂的溶出量均大于 85%，则认为两种制剂的溶出曲线相似；若溶出速度较慢，且未达到 85%的溶出度，则可以使用$f2$因子[49]，也称为相似因子，对溶出曲线进行比较（10.5）：

$$f2 = 50\log\left\{\left[1 + \frac{1}{n}\sum_{t=1}^{n}(R_t - T_t)^2\right]^{-0.5}100\right\} \tag{10.5}$$

其中 n 为时间点的个数，R_t 和 T_t 分别表示在参比产品和自研产品中溶解药物的百分比。当$f2$因子大于或等于 50 时，两个溶出曲线被认为是相似的。FDA 建议在至少 12 例溶出度测定的平均数据基础上才能使用$f2$因子，以供参比和自研产品使用。

10.6 小结

目前，还没有被普遍接受的方法来评估经口吸入产品的溶出度，也没有形成溶出度是目前产品关键质量属性的共识。目前已开发出多种体外溶出体系，但没有一种是首选的技术。由于呼吸道的特征难以在体外复制，设计并实现一种与肺部沉积药物相关的方法是复杂的。由于溶出技术的限制，特别是对于气溶胶样品采集、加样和溶出介质的选择等方面难度较大，目前的产品没有必要实施溶出度法规监管。

为了给已建立的体外方法增加有用的价值，应该能够区分不同处方的产品。这种方法不一定要复制体内环境，但必须简单、可复制、易于验证，并能够根据明确定义的性能指标对产品进行区分。如果能够满足这些标准，就需要有标准化统一、协调的测试方法。目前在开发改性释放产品和组合产品（特别是复合粒子）方面的举措可能促使溶出度测试在未来成为一项性能指标。

参考文献

1. Riley, T., C. David, A. Jan, *et al.*, Challenges with developing *in vitro* dissolution tests for orally inhaled products (OIPs). *American Association of Pharmaceutical Scientists*, 2012. **13**(3):978–89.
2. Byron, P.R.S., M. Sakagami, F. Rypacek, New pulmonary biopharmaceutics: rate-determining absorption and macromolecular transporters. *Respiratory Drug Delivery VII* 2000. **1**: pp. 41–48 ISBN:1-930114-14-1
3. Geiser, M., M. Baumann, L.M. Cruz-Orive, *et al.*, The effect of particle inhalation on macrophage number and phagocytic activity in the intrapulmonary conducting airways of hamsters. *American Journal of Respiratory Cell and Molecular Biology*, 1994. **10**(6):594–603.
4. El-Sherbiny, I.M. and H.D. Smyth, Biodegradable nano-micro carrier systems for sustained pulmonary drug delivery: (I). self-assembled nanoparticles encapsulated in respirable/swellable semi-IPN microspheres. *International Journal of Pharmaceutics*, 2010. **395**(1–2):132–41.
5. Ahmad Khanbeigi, R., A. Kumar, F. Sadouki, *et al.*, The delivered dose: Applying particokinetics to *in vitro* investigations of nanoparticle internalization by macrophages. *Journal of Controlled Release*, 2012. **162**(2):259–66.
6. Buttini, F.C., P. Colombo, F. Sonvico, Nanostructures for overcoming the pulmonary barrier: drug delivery strategies, in *Nanostructured Biomaterials for Overcoming Biological Barriers*, Chapter 5.2. Alonso, M.J. and Csaba, N.S. eds, RSC Publishing, 2012.

7. Sung, J.C., D.J. Padilla, L. Garcia-Contreras, *et al.*, Formulation and pharmacokinetics of self-assembled rifampicin nanoparticle systems for pulmonary delivery. *Pharmaceutical Research*, 2009. **26**(8):1847–55.
8. Grainger, C.I., M. Saunders, F. Buttini, *et al.*, Critical characteristics for corticosteroid solution metered dose inhaler bioequivalence. *Molecular Pharmacy*, 2012. **9**(3):563–9.
9. Freiwald, M., A. Valotis, A. Kirschbaum, *et al.*, Monitoring the initial pulmonary absorption of two different beclomethasone dipropionate aerosols employing a human lung reperfusion model. *Respiratory Research*, 2005. **6**:21.
10. Buttini, F., M. Miozzi, A.G. Balducci, *et al.*, Differences in physical chemistry and dissolution rate of solid particle aerosols from solution pressurised inhalers. *International Journal of Pharmaceutics*, 2014. **465**(1–2):42–51.
11. Thakuria, R., A. Delori, W. Jones, *et al.*, Pharmaceutical cocrystals and poorly soluble drugs. *International Journal of Pharmaceutics*, 2013. **453**(1):101–25.
12. Bhattachar, S.N., J.A. Wesley, A. Fioritto, *et al.*, Dissolution testing of a poorly soluble compound using the flow-through cell dissolution apparatus. *International Journal of Pharmaceutics*, 2002. **236**(1–2):135–43.
13. Son, Y.J., M. Horng, M. Copley, *et al.*, Optimization of an *in vitro* dissolution test method for inhalation formulations. *Dissolution Technologies*, 2010. **17**(2):6–13.
14. Son, Y.J., and J.T., McConville, Development of a standardized dissolution test method for inhaled pharmaceutical formulations. *International Journal of Pharmaceutics*, 2009. **382**(1–2):15–22.
15. Arora, D., K.A. Shah, M.S. Halquist, *et al.*, *In vitro* aqueous fluid-capacity-limited dissolution testing of respirable aerosol drug particles generated from inhaler products. *Pharmaceutical Research*, 2010. **27**(5):786–95.
16. Buttini, F.C., G. Colombo, P.C.L. Kwok, T.W. Wong, Aerodynamic assessment for inhalation products: fundamentals and current pharmacopoeial methods. *Inhalation Drug Delivery: Techniques and Products*, 1st ed., Colombo, P., Traini, D., Buttini, F. eds, pp. 91–119.
17. Davies, N.M., M.R. Feddah, A novel method for assessing dissolution of aerosol inhaler products. *International Journal of Pharmaceutics*, 2003. **255**(1–2):175–87.
18. Mitchell, J.P., M.W Nagel, V. Avvakoumova, *et al.*, The abbreviated impactor measurement (AIM) concept: Part II. Influence of evaporation of a volatile component-evaluation with a "droplet-producing" pressurized metered dose inhaler (pMDI)-based formulation containing ethanol as cosolvent. *American Association of Pharmaceutical Scientists*, 2009. **10**(1):252–7.
19. Buttini, F.C., P., Balducci, A.G., Cordts, E., and H. Steckel, H., Energy input during dry powder blending influences dynamic flow properties, powder aerosolization and dissolution of dry powders for inhalation. *Respiratory Drug Delivery* 2014. **3**:697–702.
20. Shelley, S.A., J.U. Balis, J.E. Paciga, *et al.*, Biochemical composition of adult human lung surfactant. *Lung*, 1982. **160**(4):195–206.
21. Zuo, Y.Y., R.A.W. Veldhuizen, A. Wilhelm Neumann, *et al.*, Current perspectives in pulmonary surfactant–inhibition, enhancement and evaluation. *Biochimica et Biophysica Acta*, 2008. **1778**(10):1947–77.
22. The United States Pharmacopeial Convention, I.R., MD, *⟨711⟩ Dissolution*. United States Pharmacopeia and National Formulary, 2011. **USP 34–NF 29**.
23. The United States Pharmacopeial Convention, I.R., MD, *(724) Drug Release*. United States Pharmacopeia and National Formulary 2011. **USP 34–NF 29**.
24. Brown, C.K., H. Dieter Friedel, A.R. Barker, *et al.*, FIP/AAPS joint workshop report: dissolution/*in vitro* release testing of novel/special dosage forms. *American Association of Pharmaceutical Scientists*, 2011. **12**(2):782–94.
25. The United States Pharmacopeial Convention, I.R., MD, (725) Topical and transdermal drug products: product performance tests. *Pharmacopeial Forum*, 2009. 35(3).
26. Heng, D., D.J. Cutler, H.-K. Chan, *et al.*, What is a suitable dissolution method for drug nanoparticles? *Pharmaceutical Research*, 2008. **25**(7):1696–701.
27. Sievens-Figueroa, L., N. Pandya, A. Bhakay, *et al.*, Using USP I and USP IV for discriminat-

ing dissolution rates of nano- and microparticle-loaded pharmaceutical strip-films. *American Association of Pharmaceutical Scientists*, 2012. **13**(4):1473–82.

28. Shaw, L.R., W.J. Irwin, T.J. Grattan, *et al.*, The development of a modified dissolution method suitable for investigating powder mixtures. *Drug Development and Industrial Pharmacy*, 2002. **28**(9):1147–53.
29. Jaspart, S., P. Bertholet, G. Piel, *et al.*, Solid lipid microparticles as a sustained release system for pulmonary drug delivery. *European Journal of Pharmaceutics and Biopharmaceutics*, 2007. **65**(1):47–56.
30. The United States Pharmacopeial Convention, I.R., MD. *(1092) The Dissolution Procedure: Development and Validation*. United States Pharmacopeia and National Formulary 2011. **USP 34–NF 29**.
31. Alhusban, F.A. and P.C. Seville, Carbomer-modified spray-dried respirable powders for pulmonary delivery of salbutamol sulphate. *Journal of Microencapsulation*, 2009. **26**(5):444–55.
32. May, S., B. Jensen, M. Wolkenhauer, *et al.*, Dissolution techniques for *in vitro* testing of dry powders for inhalation. *Pharmacy Research*, 2012. **29**(8):2157–66.
33. Duret, C., N. Wauthoz, T. Sebti, *et al.*, Solid dispersions of itraconazole for inhalation with enhanced dissolution, solubility and dispersion properties. *International Journal of Pharmacy*, 2012. **428**(1–2):103–13.
34. Lewis, D.A., P.M. Young, F. Buttini, *et al.*, Towards the bioequivalence of pressurised metered dose inhalers 1: design and characterisation of aerodynamically equivalent beclomethasone dipropionate inhalers with and without glycerol as a non-volatile excipient. *European Journal of Pharmaceutics and Biopharmaceutics*, 2013. **3486**(1):31–37.
35. Haghi, M., D. Traini, M. Bebawy, *et al.*, Deposition, diffusion and transport mechanism of dry powder microparticulate salbutamol, at the respiratory epithelia. *Molecular Pharmacy*, 2012. **9**(6):1717–26.
36. Sagakami, M., and D. Arora Lakhani, Understanding dissolution in the presence of competing cellular uptake and absorption in the airways. *Respiratory Drug Delivery*, 2012. **1**:185–192.
37. Mishra, M., and B. Mishra, Formulation optimization and characterization of spray dried microparticles for inhalation delivery of doxycycline hyclate. *Yakugaku Zasshi*, 2011. **131**(12):1813–25.
38. El-Gendy, N., E.M. Gorman, E.J. Munson, *et al.*, Budesonide nanoparticle agglomerates as dry powder aerosols with rapid dissolution. *Journal of Pharmaceutical Sciences*, 2009. **98**(8):2731–46.
39. Salama, R.O., D. Traini, H.-K. Chan, *et al.*, Preparation and characterisation of controlled release co-spray dried drug-polymer microparticles for inhalation 2: evaluation of *in vitro* release profiling methodologies for controlled release respiratory aerosols. *European Journal of Pharmaceutics and Biopharmaceutics*, 2008. **70**(1):145–52.
40. Reiners, M.J., B., Wolkenhauer, M., Ritzheim, P., and Egen, M., *Dissolution Testing for Inhaled Products*. Poster.&&
41. Copley, M., Yoen-Ju Son, and J. McConville, Dissolution testing for inhaled drugs. *Pharmaceutical Technology Europe*, 2010. 22(11).
42. Haghi, M., M. Bebawy, P. Colombo, *et al.*, Towards the bioequivalence of pressurised metered dose inhalers 2. Aerodynamically equivalent particles (with and without glycerol) exhibit different biopharmaceutical profiles *in vitro*. *European Journal of Pharmaceutics and Biopharmaceutics*, 2014. **86**(1):38–45.
43. Wang, Q., D. Ma, and J.P. Higgins, Analytical method selection for drug product dissolution testing. *Dissolution Technologies*, 2006: pp. 6–13.
44. Siepmann, J. and F., Siepmann, Mathematical modeling of drug dissolution. *International Journal of Pharmaceutics*, 2013. **453**(1):12–24.
45. Yuksel, N., A.E. Kanik, and T. Baykara, Comparison of *in vitro* dissolution profiles by ANOVA-based, model-dependent and -independent methods. *International Journal of Pharmaceutics*, 2000. **209**(1–2):57–67.
46. Costa, P. and J.M. Sousa Lobo, Modeling and comparison of dissolution profiles. *European Jour-*

nal of Pharmaceutical Sciences, 2001. **13**(2):123–33.

47. Mendyk, A., R. Jachowicz, K. Fijore, *et al.*, *KinetDS*: *An Open Source Software for Dissolution Test Data Analysis*. Dissolution Technologies, 2012(February).
48. Zhang, Y., M. Huo, J. Zhou, *et al.*, DDSolver: an add-in program for modeling and comparison of drug dissolution profiles. *American Association of Pharmaceutical Sciences* 2010. **12**(3):263–71.
49. Moore, J.W. and H.H. Flanner, Mathematical comparison of dissolution profiles. *Pharmaceutical Technology*, 1996. **20**(6):64–74.

第11章

抗生素肺部给药策略

Anna Giulia Balducci, Ruggero Bettini, Paolo Colombo,
Francesca Buttini

缩略语

API	活性药物成分
BE	支气管扩张
CF	囊性纤维症
CFTR	囊性纤维化跨膜电导调节剂
CFU	菌落形成单位
COPD	慢性阻塞性肺病
DPI	吸入粉雾剂
FPD	微细粒子剂量
FPF	微细粒子比例
GSD	几何标准偏差
HCAI	医疗相关感染
MDR-TB	耐多药结核病
MDI	定量吸入气雾剂
MIU	百万国际单位
MMAD	质量中值空气动力学粒径
NGI	新一代药物撞击器
TB	结核病

11.1 引言

肺部感染的主要治疗方法包括使用通过口服和(或)经胃肠外途径给药抗生素。肺部的细菌、病毒或真菌感染会导致组织发炎,这种病症被称为肺炎。由于需要高剂量的抗生素来保护肺部感染区域,因此通过这些途径给药后会出现一些副作用。

除了口服和胃肠外途径外,肺部途径也可以用于抗生素给药,特别是在慢性囊性纤维症(CF)感染的治疗中。由于这种方法可以让药物直接作用于感染部位,因此可以减少患者给药量,并减少副作用[1]。

通常肺部感染的细菌有:肺炎链球菌(革兰阳性菌)、肺炎支原体、铜绿假单胞菌(革兰阴性球菌)、嗜肺军团菌(革兰阴性)、流感嗜血杆菌(革兰阴性)、金黄色葡萄球菌(革兰阳性菌)、沙眼衣原体(革兰阴性)和克雷伯氏菌(革兰阴性)。所有细菌都是肺炎的病原体。

由冠状病毒、A 型或 B 型流感病毒引起的严重急性呼吸综合征,也可能诱发肺炎。肺炎患者的慢性肺部感染会使肺部受到各种真菌感染,如曲霉病或肺囊虫[2]。此外,其他遗传或慢性疾病,特别是 CF 和支气管扩张(BE),会增加肺炎、结核病(TB)和区域性获得性感染的患病风险。

CF 是高加索人群中常见的致死性遗传疾病[3],其源于控制上皮细胞中的氯离子转运[4]的跨膜调节蛋白(CFTR)缺陷。异常的氯离子转运导致肺内黏液脱水和黏膜纤毛清除异物失败。铜绿假单胞菌是 CF 患者黏液中最常见的分离病原菌,慢性肺部感染铜绿假单胞菌会降低患者的生存时间和生活质量[5]。

BE 是支气管不可逆转的异常扩张。BE 导致支气管壁的破坏和扩张,形成额外的黏液和细菌生物膜。这通常与黏液停滞和感染等不良事件有关,持续性咳嗽是主要的临床表现[6,7]。

细菌生物膜对抗生素的耐受性限制了当前抗生素治疗的有效性,从而降低了疾病完全治愈的可能性。BE 的抗生素治疗主要是为了缓解临床症状和尽量减少病情恶化[8]。感染铜绿假单胞菌的非 CF、BE 患者肺功能下降更快,这可能导致频繁住院和死亡的风险增加。迄今为止,尚未批准吸入抗生素用于治疗非 CF、BE 患者的肺部感染。

另一种广泛使用抗生素治疗的疾病是结核病。这是一种慢性感染疾病,是全球第二大病原体,由结核分枝杆菌引起。结核感染开始于分枝杆菌到达肺泡,侵入肺泡巨噬细胞并进行复制。当结核病影响肺部时,病原体通过受感染者的咳嗽、打喷嚏或唾液中的空气传播。导致现代结核病发病率上升的主要因素是人类免疫缺陷病毒(HIV)感染和人口迁移[9,10]。不适当的药物治疗方案和随之而来的治疗失败导致耐多药结核病(MDR-TB)的蔓延,因此,许多患者通常对异烟肼和利福平(两种最有效的抗结核药物）无反应[10]。

包括吸入抗生素[11]和抗结核药物在内的新的药物递送方法可以为耐药性疾病和潜在感染提供更有效的治疗方案[12]。尽管有大量研究报道了吸入抗结核药物，但到目前为止市场上还没有可吸入产品[13–15]。

肺炎通常是一类与医疗相关的感染（HCAI）（也被称为医院感染）。患者可能在住院 48~72 小时被许多不同的病原体感染；金黄色葡萄球菌是世界上主要的医院感染性病原体。特别是重症监护病房患者的肺炎发生率特别高，常常导致患者死亡[16]。

全球公共卫生关注的主要问题是抗菌药物耐药性的发展[17,18]与死亡率、发病率、住院时间和再住院频率的增加的关系。

本章将回顾目前市场上可用的抗生素产品，以及针对疾病部位设计的治疗肺部感染的药物递送创新策略。

11.2　用于治疗肺炎的抗生素

用于治疗肺部感染的抗生素可根据其化学结构进行归类。

β–内酰胺类抗生素通过灭活细菌细胞膜来抑制敏感细菌的生长；该类药物的实例包括青霉素、头孢素、头孢霉素和碳青霉烯。这些抗生素的分子结构中的共同点是称为 β–内酰胺的四原子环，它们可以口服或肠胃外给药。

氨基糖苷类药物，例如布拉霉素、阿米卡星和庆大霉素等，是一类通过抑制细菌蛋白质合成而起杀菌作用的抗生素。它们的化学结构中含有部分氨基修饰糖，口服时不易吸收。因此，它们需要静脉注射用以治疗全身感染或通过吸入来治疗肺部感染。

多黏菌素是一类碱性的环状多肽抗生素，通过与膜磷脂结合并破坏细菌细胞质膜起作用[19]。这类抗生素包括五种不同的化合物（多黏菌素 A、B、C、D 和 E），其中多黏菌素 B 和 E（黏菌素或磺黏菌素）是吸入治疗呼吸道感染时使用的两种化合物。

红霉素、阿奇霉素和克拉霉素属于大环内酯类抗生素，其特征是存在一个大环。大环内酯通过与微生物的 50S 核糖体亚基结合来抑制核糖核酸（RNA）依赖性蛋白质的合成。阿奇霉素和克拉霉素具有比红霉素更广泛的抗菌谱，可用于治疗轻度至中度社区获得性肺炎[20]。

喹诺酮类药物是合成的广谱抗菌药物，包括左氧氟沙星和环丙沙星，后者也被称为氟喹诺酮类药物，因为氟原子连接在中心环系统上。已知左氧氟沙星对多种呼吸道细菌病原体有效，可以口服或胃肠外给药（同环丙沙星）。

对于结核病的治疗，经常将异烟肼与利福平、吡嗪酰胺或乙胺丁醇联合使用。特别是利福平抑制细菌 RNA 聚合酶，这种酶负责 DNA 转录。利福平和异烟肼（Rifinah®片，Sanofi）的组合已经用于通过口服途径治疗结核病。

11.3 经市场批准的吸入抗生素产品

达到治疗效果所需的肺抗生素剂量相对较高(75~300mg),并非所有吸入产品都适合使用这种剂量的药物。定量吸入气雾剂(MDI)从未被用于递送抗生素,因为计量阀的体积很小,只能喷出少量(50~75μL)的产品。相反,抗生素可以配制成雾化溶液、雾化溶液用粉末或吸入粉雾剂。这些给药形式可能足以用于递送这样的剂量,并且市场上有许多例子,每一种药物的吸入量都是合适的。

妥布霉素是第一种用于吸入治疗的抗生素溶液,目前市场上有三种用于雾化的妥布霉素抗生素溶液:Bramitob®、Tobi®和 Tymbrineb®(表 11.1)。这些用于雾化的溶液已经使用了大约 15 年,但它们并不代表最佳的医学治疗方案。这些制剂是即用型溶液,药物与氯化钠溶解在无菌注射用水中并且不含防腐剂。在使用前需要加入硫酸和氢氧化钠,将 pH 值调节至 6.0。

这种治疗的缺点是雾化所需的时间长,给药时间超过 10 分钟。雾化器的大小和便

表 11.1 市面上可供吸入的抗生素产品一览表

	产品	药物	剂量
雾化吸入溶液	Bramitob® (Chiesi Farmaceutici)	妥布霉素	300mg/4mL
	Tobi® (Novartis)	妥布霉素	300mg/5mL
	Tymbrineb® (TEVA)	妥布霉素	300mg/5mL
雾化溶液用粉末	Promixin® (ProfiLe Pharma)	磺黏菌素	1 MIU (=80mg)/1mL
	CoLiFin® (PARI Pharma GmbH)	磺黏菌素	1 MIU (=80mg)/3mL 2 MIU (=160mg/4mL)
	Cayston® (GiLead Sciences)	氨曲南赖氨酸	75mg/1mL
吸入粉雾剂	Tobi PodHaLer® (Novartis)	妥布霉素	200mg/112mg
	CoLobreathe® (Forest Laboratories)	磺黏菌素	125mg(1.6 MIU)

携性差,其雾化的药物在肺部浓度较低,影响治疗效果。此外,当需要在使用抗生素之前通过雾化递送其他的产品时(例如 DNA、水解剂或高渗盐水),治疗时间加倍。

另一种产品是用于雾化溶液的粉末。这种药物为冻干粉,其必须在雾化之前溶解在少量水或无菌稀释剂(等渗氯化钠)中。磺黏菌素(Promixin®和 Colifin®)和氨曲南赖氨酸(Cayston®)常被制成冻干粉的形式,以避免液体形式的药物化学不稳定性,这种剂型已经上市。Promixin®采用一种先进的商业化振动筛网设备 I-neb(Respironics/Philips)进行药物递送,该设备能够引导患者以最佳方式吸气,并配备一个监测治疗依从性的系统[21]。Cayston®通过 Altera®雾化器手持设备(PARI Pharma GmbH,Germany)专用给药。

另一类经批准用于肺炎治疗的抗生素产品包括吸入粉雾剂。这种制剂的主要优点包括小巧和便携,使得能够在任何地点快速和容易地服用药物。Tobi PodHaler®(Novartis Pharmaceuticals,Switzerland)最近已经商业化,旨在简化妥布霉素的给药方法,并且克服了与雾化相关的一些缺点。然而,由于该制剂含有大量辅料,因此抗生素的给药剂量分成 4 次亚剂量连续吸入。

Colobreathe®(Forest,USA)吸入粉雾剂(含有 125mg 磺黏菌素作为给药剂量)于 2012 年获得监管机构的批准[22]。同样必须通过连续吸入操作完成给药。

据报道,这两种粉雾剂产品都会引起一些副作用,例如咳嗽、喉咙刺激、呼吸困难、发音困难和产生令人不舒服的味道。但是,与雾化器类似,这些装置不需要药物递送和呼吸作用之间的协调。患者通过该装置吸气并保持屏气约 10 秒,或者只要感觉舒适就可以。这个动作必须重复两次或直到胶囊被清空。为了验证胶囊是否排空,必须将胶囊从装置中取出,并检查吸入的内容物。吸入后建议用清水漱口,以减少药物的口服吸收,减少口腔异味。

已上市产品都可以满足 1 个月的使用期,一般情况下包装包括吸入装置以及适当数量的预定量胶囊。

建议成人和儿童服用妥布霉素和磺黏菌素每次一个剂量,每日 2 次,共 28 天。完成 28 天治疗后,患者应在接下来的 28 天内停止使用抗生素。

对于成人和 7 岁以上儿童患者,氨曲南赖氨酸(Cayston®)推荐剂量是一次使用一小瓶(75mg 氨曲南),由 1mL 稀释剂溶解,每天给药 3 次。Cayston®必须使用与药物同一包装的 Altera®雾化器手持设备进行吸入给药。与妥布霉素和磺黏菌素相似,氨曲南的疗程为 28 天,随后 28 天停止治疗。

由于目前正在进行的大量研究,注册产品的简要清单(表 11.1)势必会迅速增长。在这方面,现在至少有两种已经处于临床试验末期中的雾化吸入脂质体产品:Arikace®(Insmed,NJ,USA),一种含有阿米卡星的脂质体制剂和 Pulmaquin™ (Aradigm Corp.,CA,USA),其中包括包埋在脂质体中的是环丙沙星,两者都能治疗各种肺部感染。脂质体(平均直径 250~300nm)具有较长的肺半衰期(数小时),由二棕榈酰磷脂酰胆碱和胆固醇组成,质量比为 2:1。Arikace(70、140、280 和 560mg),每日一次给药,对伴有铜绿假单胞菌感染的 CF 患者显示出耐受性、安全性和有效性[23]。同样,Pulmaquin®(150mg,3mL)通过 PARILC Sprint 进行雾化,在具有非 CF、BE 和对环丙沙星敏感的铜绿假单胞菌的成人中显示出有效的抗假单胞菌微生物功效[24]。

左氧氟沙星的新处方(MP-376,Aeroquin;Mpex PharmaceuticaLs,Inc.,San Diego,CA,USA)也在开发中。该产品含有高浓度的左氧氟沙星和氯化镁,通过定制的 eFlow® 雾化器系统(PARI Pharma,Germany)给药。Ⅱb 期临床研究的结果显示,所有剂量的 MP-376(规格包括 120mg/d、240mg/d 和每天两次,240mg/次)用药 28 天后耐受良好,痰中假单胞菌密度降低[25]。

最后,Savara PharmaceuticaLs(San Francisco,CA,USA)目前正在进行一项盐酸万古霉素吸入粉雾剂(Aero Vanc)的Ⅱ期临床研究,该药物由胶囊型装置递送,用于治疗耐甲氧西林金黄色葡萄球菌(MRSA)。本研究的目的是评估与安慰剂相比,Aero Vanc 在 CF 和慢性 MRSA 肺部感染患者治疗中的有效性、安全性和药代动力学特征[26]。

11.4 雾化吸入

雾化器是实现吸入药物递送的主要手段之一,许多人员都熟悉这些方法,包括患者、儿童患者的父母和医务工作者。多年来,这些系统的性能在应用时间、效率和使用便利性方面不断改进。

雾化器将液体转化为气溶胶,使其可用于吸入。该定义包括并强调了装置的接口部分(适配器、面罩、管道和吸嘴)对于雾化器使用效果的重要性。雾化器为使用抗生素提供了一种选择方法,因为要递送的药物量大约为毫克级而不是用于治疗哮喘或 COPD 所需的微克级。但是雾化器通常由医疗设备公司制造但由制药公司选用,这种二分法经常在雾化器的适当性和(或)优化治疗方面产生问题。过去,抗生素吸入给药常常使用不同厂家生产的不同雾化器。如今,制药公司注册吸入用抗生素溶液时包括了专为吸入而设计的雾化器系统,该系统将与在对照临床试验中测试的雾化器系统相对应。

呼吸治疗设备包括雾化系统及其组件,这些系统及其组件经过严格控制,以验证其在药物递送量和气溶胶粒度分布方面的性能。欧洲标准 EN 13544-1 规定了通过雾化装置产生用于向人体递送药物的气溶胶的雾化系统的要求[27]。级联撞击器已被用于检测雾化颗粒的空气动力学粒径,粒径高于 5μm 的气溶胶雾滴将主要在上呼吸道中沉积,粒径为 2~5μm 的雾滴将在气管支气管沉积,而粒径为 0.5~2μm 的雾滴将在肺泡沉积并且部分将被呼出。质量中值空气动力学粒径(MMAD)和几何标准偏差(GSD)是定义气溶胶粒径分布的两个主要参数,并且能够计算低于固定颗粒尺寸的比例,例如低于 5μm[28]。

如前所述，药物的雾化已经使用多年，如 19 世纪后期蒸汽雾化器的出现所证明的那样(图 11.2)[29]。目前，用于雾化抗生素溶液的雾化器一般遵循以下三种原理之一：空气喷射、超声波或振动筛。

空气喷射雾化器(图 11.2)是最常用的系统。它利用了压缩空气产生气溶胶的文丘里效应[30]，用于为患者产生雾化液滴。Eisenbery 等在 1997 年的报道中指出，在使用两种空气喷射式雾化器（Sidestream 和 Pari LC）雾化的 300mg/5mL 妥布霉素制剂后，85%的患者的痰液中发现了高浓度的妥布霉素[31]。此外，对于用喷雾器给药后的患者，血清妥布霉素浓度很低(0.4~0.6μg/mL)。空气喷射雾化器的便携性较差，从而间接地推动了雾化器技术的发展，使得超声被认为是气溶胶产生的替代方式，这导致了超声雾化器的发展。

超声波雾化器在抗生素溶液中表现良好，但在混悬剂中表现较差，原因是在雾化过程中混悬剂的颗粒浓度会发生变化。值得注意的是，雾化液在空气喷射雾化器中是被降温的，而在超声雾化器中是被加热的。

更新型的电子雾化器利用筛孔或具有多孔的板子在药物溶液界面处高频振动，通过筛孔挤压溶液，改善了气溶胶的输出速率和粒度分布。该机制的结果是产生了一种缓慢移动、易于吸入和有效沉积的抗生素溶液的软雾。eFlow®fast 是最著名的振动筛雾化装置之一(图 11.2)。市场上也可以找到其他类似的装置，并且旨在优化雾化疗法的研究正在进行中。近年来，具有高递送效率的雾化器系统可以使用含有高药物浓度的

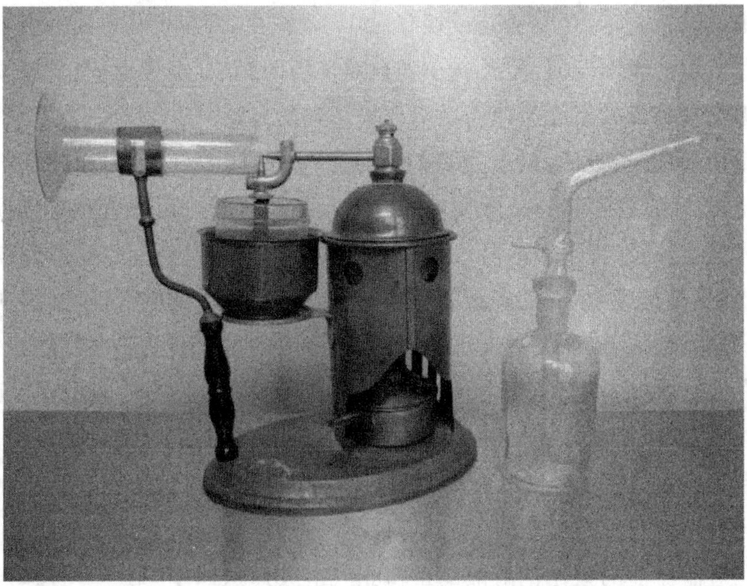

图 11.1 两种早期的用于药品雾化的蒸汽雾化器。

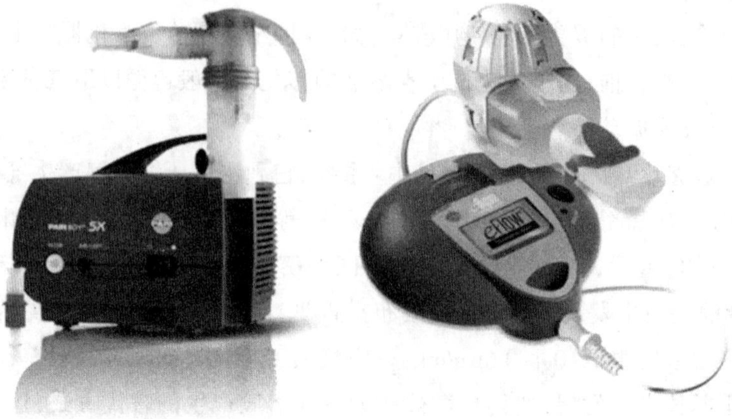

图 11.2 PARI BOY SX(空气喷射雾化器,左)和 eFlow®振动筛雾化器系统。(Source: Kindly supplied by PARI GmbH, Starnberg, Germany)

低液量,从而提高药物递送速率,并减少有效药物递送至肺部的治疗时间。

用于从雾化器中喷射气溶胶的技术可能会带来挑战,因为与注入装置的药量相比,其很难控制沉积在肺中的药物量。在吸入抗生素治疗中,确定肺剂量(即患者实际吸入的气溶胶剂量)是至关重要的。但是实际上,吸入剂量对于使用者而言通常是一个模糊的值。标志的剂量表示待填充到雾化器药仓中的安瓿或小瓶中的液体体积中存在的药物量,该量构成药物的处方参考。在雾化过程中,这一数量的很大一部分由于被分散在环境中、被捕获在雾化器药仓或接口管中、沉积在口腔/咽喉中或由患者呼出而损失。特别是使用抗生素方面,需要减小颗粒对环境的影响,事实上,有一项欧洲标准提出了减少雾化系统及其组件生命周期对环境影响的建议[27]。

肺剂量的评估是待确定的最重要的参数之一,并且如前所述,只有空气动力学粒径低于 5μm 的气溶胶的部分是可吸入的。因此,对于雾化器,肺剂量不仅取决于气溶胶的可吸入尺寸,还取决于吸入阶段使用者呼吸周期的持续时间。这方面需要仔细控制和验证,特别是抗生素产品,需要同时认识到“吸入产品”包括药物制剂和雾化器系统的组合。这就意味着,如果更换雾化器装置,吸入的抗生素的量会发生变化。

为了在体外验证装置,将待测雾化器系统连接到模拟呼吸流量的正弦泵,产生每分钟吸入/呼气 15 次,体积为 500mL 的循环。测试装置配备有截留气溶胶的过滤器,插入雾化器和正弦泵之间。根据欧洲雾化器标准(EN 13544-1:2009),安瓿瓶中装有 1%(w/v)氟化钠溶液作为药物溶液的替代品,并在已知时间内运行[27]。根据测试的前 60 秒中沉积在过滤器上的氟化钠溶液的量得到气溶胶递送速率(第一分钟递送体积)。对于递送总量测定,操作填充有氟化钠溶液的雾化器直到雾化停止(也就是说,当气动喷雾器发生“溅射”时)。如果在测试完成之前过滤器已经饱和,则可能需要中断测试并更新过滤器。递送总量值可以表示为载药量的一部分。欧洲药典[32]描述了一种用相关雾化器系统测试药物溶液的类似装置。在过滤器上洗脱收集药物并用适当的方法进行分析,例如一个经过验证的 HPLC 方法。

可以使用级联撞击器测量气溶胶中的液滴粒径分布,例如 MSLI、ACI 或 NGI。为了测试雾化器,雾化杯中加入 2.5%(w/v)的氟化钠溶液(EN 13544-1:2009),使用空气喷射雾化器,以规定的流速供应压缩空气。从雾化器释放的气溶胶通过连续流动抽气系统沿短连接管抽出,从中将其取样到级联撞击器中。在雾化气溶胶取样后,除去来自撞击器的收集基质并测定氟化钠的量。使用 NGI(另见第 3 章)对于雾化药物溶液的体外表征是必须的[27]。

显然,执行这些测试是为了正确评估雾化器的性能特征并优化的气溶胶递送。但是,必须使用抗生素溶液再现这些测试,目的是为每种吸入产品设定用于治疗的雾化器的适当参数,雾化器参数必须在产品的说明书中注明。用于估算肺剂量的公式为:

$$\text{安瓿剂量}=\frac{\text{肺剂量}}{\text{可吸入百分数}\cdot\text{递送百分数}}$$

其中安瓿剂量是加入雾化器储液器的药物溶液量,肺剂量是递送到肺部的理想剂量;可吸入百分数是低于 5μm 的气溶胶部分;递送百分数是在过滤器上收集的量除以加入储液器的量×100%。

为了评估雾化器的性能,我们收集了一系列样品数据,用于验证三个不同流速下雾化器的性能(使用正弦泵施加)(表 11.2)。从物质平衡的角度考虑,可以确定可在患者的呼吸道中沉积的产品的量。

已经有研究报道了 CF 患者使用吸入药物和装置的性能、行为和比较数据的综合描述[33]。这些患者通过改进吸入治疗方式,尤其是妥布霉素的给药,获得了积极结果。这篇由 Heijrmann 等撰写的论文是对这些患者吸入抗生素和其他药物治疗的开创性研究。

表 11.2　使用 2mL 氟化钠的三个试验喷气雾化器的 MMAD、可吸入剂量、可吸入百分数、递送总量、递送速率

雾化器	MMAD (μm)	可吸入剂量(mL)	递送总量 (mL)	递送速率 (mL/min)	可吸入百分数(%)	储药仓残留 (mL)	丢失量 (%)
喷气 18L/min	4.48	0.17	0.310	0.093	55.5	1.08(54%)	30.7
喷气 19L/min	3.86	0.18	0.281	0.125	62.5	0.997(49.8%)	36.1
喷气 20L/min	3.27	0.21	0.298	0.114	71.0	1.108(55.4%)	29.7

11.5 抗生素干粉吸入器

近年来,人们已经研究了雾化的可能替代方案,由于可能使用足够量的含有治疗剂量的粉末,DPI被认为是一种可能的替代策略。此外,通过开发更有效的DPI吸入系统可以缩短给药时间,从而也可以提高患者的用药顺应性。DPI具有在单次快速吸入行为中分散大剂量药物的能力(在几秒钟内20mg),但如果需要更高的剂量,则需要连续性吸入。

DPI包括处方和一种被动吸入装置(目前市场上比较普遍),其在被患者吸入激活时必须控制剂量,保存并有效地雾化粉末。粉末处方和用于吸入的装置必须同时开发,目的是实现雾化药物的适当粒度分布和剂量在目标肺区域中的沉积。

治疗肺部疾病的几种常用药物,如β-受体激动剂、皮质类固醇和毒蕈碱受体拮抗剂,在极低剂量(2~600μg)下可以发挥其活性作用,并且处方中需要加入辅料以更加适应生产操作。因此,干粉制剂通过将一种或多种活性药物成分(API)与乳糖混合而成,后者用作填充剂。由于抗生素需要给予非常高的剂量(高达100mg),因此在这种情况下的处方策略应该包括限制使用任何类型的辅料。因此,应避免添加载体,并且药物含量必须保持尽可能高,以尽量减少粉末吸入量。特别是肺活量受损并且慢性治疗时,大量吸入粉末使患者感到不适。

通常,与用于雾化的液体溶液相比,使用干粉处方可进一步减少剂量,因为DPI呼出的药物和损失在环境中的药物减少[34]。表11.3显示了妥布霉素作为溶液(Tobi,Novartis)通过雾化器给药和作为DPI(Tobi PodHaler,Novartis)给药后的体内结果的比较。

所有吸入粉雾剂的开发涉及相互矛盾两个方面,API必须够小以便到达肺部,但同时它必须显示出有利的物理性质(流动性、包装、再分散)以得到正确剂量的药物并雾化。当API的剂量高时,如吸入抗生素的情况,这种考虑变得更加重要。这种粉末的工艺性能通常较差,因为它们可能反映了构成粉末的微粒的技术性能。已经开发出颗粒工程策略来控制药物的形式并优化抗生素微粒的大小、形态和结构,以便最大限度地提高可吸入部分和改善流动性实现DPI的最佳性能[36-39]。

对于妥布霉素,其处方存在更多困难,因为该药物具有很强的吸湿性,并且有从环境吸收湿气的高倾向。可使用亲脂性辅料保护药物粉末以解决该问题。

11.5.1 妥布霉素

这是2012年上市的第一种粉末形式的抗生素(Tobi PodHaler®,Novartis,图11.3)。

表 11.3 健康志愿者吸入妥布霉素吸入粉雾剂(Tobi PodHaler®)和妥布霉素雾化溶液(Tobi®)后体内药物沉积(data taken from Ref.[35])

	Tobi PodHaler®(DPI)(mg)	Tobi®(PARI LC PLus)(mg)
标称剂量	80	300
沉积		
装置	17	131
呼出	0	85
口咽部	35	48
肺部	27	27

PulmoSphere™ 技术被用于开发妥布霉素干粉制剂,用于治疗 CF 患者的慢性肺铜绿假单胞菌感染[35]。这些工程微粒具有非常低的密度和泡沫状形态,呈现了极大的雾化效率。PulmoSphere™ 妥布霉素颗粒是由亚微米油滴(全氟辛基溴化铵,PFOB)分散在含有妥布霉素的连续水相中的乳液中通过喷雾干燥而成。油滴通过单层磷脂(二硬脂酰磷脂酰胆碱)和氯化钙来保持稳定。在干燥过程中,分散相比连续相蒸发更慢,产生具有海绵状外观、几何直径为约 4μm 和空气动力学粒径约为 1.7μm 的微粒(参见图 11.3b)。妥布霉素(112mg)的剂量包含在 200mg 粉末中并使用 T-326 吸入装置递送(参见图 11.3a)。该产品不需要像雾化溶液那样在冰箱中储存,增加了处方的便利性并能够更快地给药。

Parlati 等提出了一种不同的制备策略,通过使用少量亲脂性辅料(≥2% w/w)喷雾干燥一系列妥布霉素微粒制备出的药物,具有较高的雾化效率和环境湿度耐受性[40,41]。更准确地说,通过将 30℃的药物水溶液(1.5% w/v)与 30℃的硬脂酸钠(0.07% w/v)的醇溶液混合来制备待喷雾干燥的妥布霉素溶液。制备几种含硬脂酸钠比例递增(基于妥布霉素重量计算)的溶液,分别为 0%(纯妥布霉素),0.25%、0.5%、1%、1.5%和 2%(w/w)。

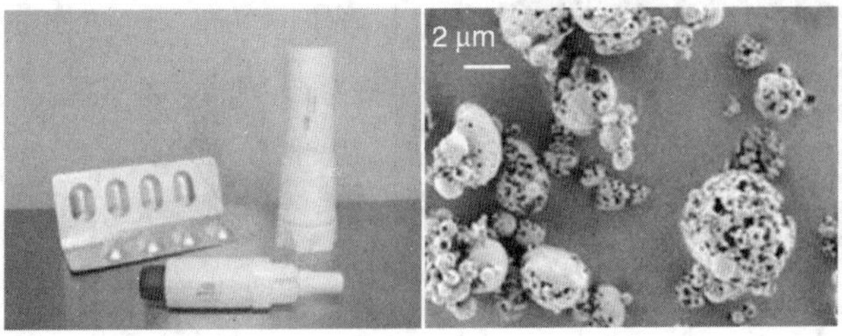

(a) (b)

图 11.3 左侧为 Tobi PodHaler® (诺华)(a), 右侧为 PulmoSphere™ 妥布霉素颗粒的扫描电镜图像(b)。

硬脂酸钠对妥布霉素喷雾干燥粉末的雾化性能有直接影响（图 11.4a）。含有 1%(w/w)硬脂酸钠的粉末产生 84.3%的微细粒子比例(FPF)，而不含辅料的粉末的 FPF 仅为 27.1%(图 11.4b)。这是由于在干燥过程中硬脂酸钠的单分子层在颗粒表面积聚所致。硬脂酸钠浓度高于 1%(w/w)时，FPF 也出现了降低的趋势，但是溶出速率较高(图 11.4b)。假设增加的硬脂酸钠导致在喷雾溶液中形成胶束，从而减少该辅料在颗粒表面上的数量。

在其他研究中，依次采用高压均质化和喷雾干燥技术，制备了由脂微粒和纳米颗粒[42]组成的妥布霉素吸入粉雾剂。将妥布霉素粉末混悬在含有表面活性剂的异丙醇中，使用高速均质器降低粒度。然后，在 10℃下低压和高压均质化的循环制备妥布霉素纳米混悬剂，最后使用两种方法喷雾干燥：原样或在加入微粉化妥布霉素混悬剂后。

在一种工艺中，使用纳米颗粒包覆微细粒子以改变其表面性质并降低其团聚倾向。在喷雾干燥之前，将不同比例(5%~50%)的纳米颗粒添加到微粉化妥布霉素的混悬剂中[42]。

在进一步的工艺中，制备了具有低密度、高孔隙率、易于分散的微团聚体形式的纳米颗粒粉末。为了回收干粉态的纳米颗粒，将不同浓度的甘氨胆酸钠作为赋形剂加入混悬剂中喷雾干燥。这些妥布霉素纳米颗粒的辅料含量较低，并且在体外具有良好的沉积性能[42]。

采用相同的工艺制备妥布霉素和克拉霉素的组合粉末[43]。将妥布霉素和克拉霉素以 10:1 的比例的混合物加入含有不同表面活性剂浓度的异丙醇中，喷雾干燥得到纳米混悬液，制备出由无定型克拉霉素基质包裹的妥布霉素纳米颗粒。两种抗生素的体外药物沉积曲线相似，妥布霉素和克拉霉素的 FPF 分别为 63%和 62%。这种策略可

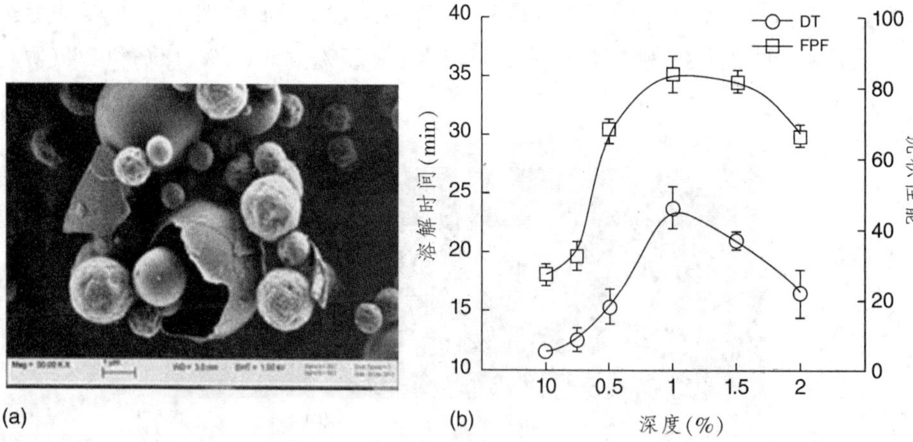

(a) (b)

图 11.4 含有 1%(w/w)硬脂酸钠的妥布霉素喷雾干燥微粒(a)以及硬脂酸钠浓度、溶解时间(○)和沉积性能(□)之间的关系(b)。

以使两种药物同时沉积在靶标上。溶出度曲线显示妥布霉素和克拉霉素在体外极易溶解。

11.5.2　卷曲霉素

卷曲霉素是一种无环五肽类抗生素，适用于与 MDR-TB 相关的肺部感染，并与亮氨酸一起喷雾干燥，形成干粉气溶胶[44]。扫描电子显微镜显示，随着喷雾干燥粉末中卷曲霉素含量的增加，气溶胶颗粒越来越小，并且越来越类似球形(图 11.5)。

该研究在不同的储存条件下评估所得颗粒的化学成分和物理性质。在豚鼠肺部给予卷曲霉素给药的血浆浓度以三个剂量进行评估，并与相应的卷曲霉素溶液的肌内注射(IM)或静脉注射(IV)给药进行比较[44]。

结果发现卷曲霉素的肺部给药由于减少了剂量，减轻了副作用。此外，这些处方在室温条件下储存时表现出良好的稳定性。

近年来，一种喷雾干燥方法用于生产卷曲霉素疏水性离子对，其目的是用于生产低溶性可吸入粉末[45]。特别是使用小型和纳米喷雾干燥器成功制备了卷曲霉素油酸酯，研究也证明小型喷雾干燥器对于卷曲霉素亚油酸酯和亚麻酸盐是最合适的设备。这三种颗粒显示出一种可能适合吸入的形态和粒径。此外，卷曲霉素油酸酯对结核分枝杆菌具有与硫酸卷曲霉素相同的治疗效果，并且使用鸡胚绒毛尿囊膜试验中进行的

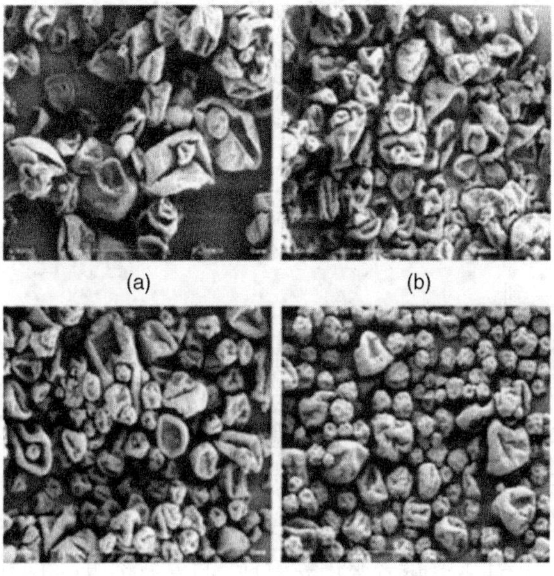

图 11.5　卷曲霉素干粉的扫描电镜图像。卷曲霉素和亮氨酸比例为：(a)50:50，(b)60:40，(c)70:30，(d)80:20。

体内急性毒性试验表明该制剂的毒性非常低。

11.5.3 庆大霉素

庆大霉素是另一种有效对抗呼吸道病原体的抗生素。该药物已经商业化生产超过50年，它最初是唯一可用于治疗革兰阳性和革兰阴性感染的抗生素。由于庆大霉素对内耳具有破坏性作用，会导致听力永久性损害，因此现在避免用于长期治疗的处方。肺部给药制剂的开发可以是保持药物有效性的一种策略，同时限制药物的全身暴露。

Labiris 等[46]研究了庆大霉素干粉与吸入雾化溶液或通过静脉途径给药相比，是否具有微生物活性和安全性，同时观察庆大霉素对慢性感染铜绿假单胞菌感染稳定型CF或非CF支气管扩张患者的全身和口咽安全性、痰药物浓度和递送效率。10名患者接受庆大霉素DPI(ClickHaler®InnovataBiomed，Ltd，UK)或雾化器的单剂量160mg，或通过静脉输液5mg/kg。吸入粉雾剂包括32次揿/吸入，每揿提供10mg粉末制剂，产生160mg的标示剂量庆大霉素，每揿含有5mg微粉化庆大霉素和5mg乳糖，以促进有效的气溶胶排出。使用PARI LC喷射雾化器(PARI GmbH，Germany)在静息潮气量下雾化庆大霉素硫酸盐溶液。由DPI和雾化给予的庆大霉素显著降低了痰中的铜绿假单胞菌浓度，降幅近一个数量级。相反，静脉滴注庆大霉素后没有测量到细菌计数的显著降低。当吸入庆大霉素时，其血药浓度极低，低于已知可引起全身毒性的浓度。对于庆大霉素敏感的铜绿假单胞菌感染的治疗，DPI的给药似乎与雾化器一样有效，尽管事实上在痰中发现药物浓度比雾化器低7倍。

另外Russo等观察到，将亮氨酸加入喷雾干燥法制备的庆大霉素粉末中，可通过具有类似于CF黏液的流变性质的黏液模型提高气溶胶性能和渗透性[47]。此外，庆大霉素-亮氨酸颗粒保留了它们对铜绿假单胞菌的抗菌活性。

11.5.4 环丙沙星

环丙沙星是一种用于下呼吸道感染的抗菌剂，属于广谱氟喹诺酮类药物，静脉注射和口服制剂均可买到。

诺华公司的PulmoSphere™技术开发的环丙沙星DPI(Bayer Pharma AG，WuppertaL，Germany)能够递送高剂量的API到肺部[48]。Bayer目前正在开发的使用T326给药的环丙沙星DPI，现正处于非CF性BE患者的Ⅲ期临床开发阶段。一项Ⅱ期随机、双盲、多中心临床研究显示，与安慰剂相比，每天给药两次50mg粉末(相当于32.5mg环丙沙星)，持续28天，耐受性良好，可显著降低总细菌载量。在该研究中，60名受试者服用环丙沙星DPI 32.5mg，64名受试者服用安慰剂。与安慰剂组($-0.27\log_{10}$CFU/g)相比，使用环丙沙星DPI的受试者在治疗结束时的痰中总细菌载量($-3.62\log_{10}$CFU/g)显著降低。然而，此后细菌计数增加，尽管在环丙沙星DPI组中，40名受试者中有14名在治疗结束时报告病原体根除，而在安慰剂组中 49 名中也有 4 名报告病原体根除[49]。

另一种生产环丙沙星微粒的方法是使用少量亲脂性辅料来改善粉末的可吸入性和稳定性。使用两种饱和脂肪酸[硬脂酸和肉豆蔻酸，例如相当于 1%(w/w)环丙沙星的量]通过喷雾干燥技术制备环丙沙星吸入粉雾剂[50]，由水或含醇溶液(CPX-w，CPX-w-Et) 制备的环丙沙星粉末具有团聚倾向，流动性较差。在这些情况下，RS01®装置(Plastiape，IT)释放出的剂量不满足 USP31 要求(>75%的标示剂量)，FPF 值为 31%~36%。当加入亲脂性辅料后，与不含辅料的前几个批次相比，环丙沙星粉末具有较低的团聚倾向并且流动性更好。空气动力学行为表明，含有辅料的环丙沙星喷雾干燥微粒的 FPF 值高于 49%(表 11.4)。

SEM 形态分析显示，当将产物与原料晶体进行比较时，喷雾干燥工艺在改变环丙沙星微粒形态方面(图 11.6)。当药物从水溶液中喷雾干燥时，获得的颗粒是球形的，其表面具有特征性的凹坑(图 11.6，中)。向喷雾溶液中加入脂质辅料和乙醇进一步改变了颗粒的形态：颗粒呈现出更加膨胀的球形，内部具有许多空腔(图 11.6，右)。

Adi 等通过喷雾干燥生产了含有环丙沙星和甘露醇的复合干粉。目的是生产出一种产品，使抗生素与渗透剂同时使用，以促进黏膜清除[51]。含有 50%(w/w)甘露醇的处方显示出最佳的气溶胶性能。药敏试验表明，甘露醇的存在并未降低环丙沙星对金黄色葡萄球菌、铜绿假单胞菌或化脓性链球菌的抗菌活性。

表 11.4 喷雾干燥法制备的环丙沙星粉体制剂的雾化性能(the data taken from[50])

批号	喷雾干燥工艺				空气动力学评估	
	水(v/v%)	乙醇(v/v%)	环丙沙星(w/w%)	辅料(w/w%)	递送剂量(%)	FPF(%)
CPX-w	100	0	100	——	68.1	36.1±1.8
CPX-w-Et	70	30	100	——	64	31.2±1.9
CPX-St	60	40	99	1%硬脂酸	82.5	49.2±1.4
CPX-Myr	60	40	99	1%肉豆蔻酸	91.5	54.5±4.5

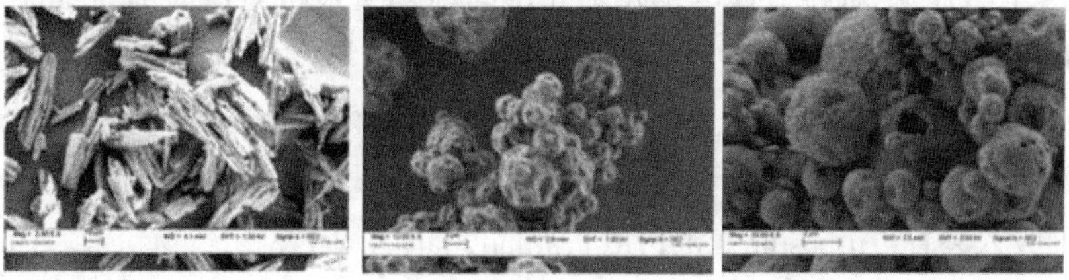

图 11.6 环丙沙星原料(左)、环丙沙星水溶液喷雾干粉(中)、环丙沙星硬脂酸喷雾干粉(右)扫描电镜图像。

11.5.5 左氧氟沙星

先前已经研究了左氧氟沙星纳米粒子的药物释放速率对大肠杆菌生物膜细胞的抗菌效果的影响[8]。生物膜是由细胞外聚合物(EPS)组成的自分泌基质包裹的细菌细胞的无柄群落。生物膜EPS是一种由细胞外DNA、蛋白质和多糖组成的聚合体。生物膜是一种特殊的细菌生长模式,因为与其浮游细胞对应物相比,它使微生物对抗微生物剂的敏感性降低(即10~1000倍)。已经证明,通过将药物掺入具有控释能力的载体颗粒中,可以延长抗生素在生物膜结构中的停留时间。通过该策略,抗生素在局部释放,从而增加了其在生物膜感染部位的停留时间和浓度。相对于游离药物制剂,其具有更高的抗菌功效。已发现纳米颗粒与其微粒对应物相比在肺中表现出更长的保留时间,因为肺巨噬细胞在识别1~2μm的外来颗粒方面不太有效。

将左氧氟沙星包裹在可生物降解和生物相容的聚合物纳米颗粒中,这些纳米颗粒经过特殊设计可以产生不同的抗生素释放曲线（即快速、中速和慢速)[8]。聚己内酯(PCL,MW=80 000)和聚DL-丙交酯-糖醇内酯(PLGA,Purasorb 5004A)具有两种不同的降解速率,被用作抗生素载体。通过纳米沉淀法和乳化-溶剂-蒸发法将左氧氟沙星包裹在PCL和PLGA纳米颗粒中获得不同的释放曲线：通过纳米沉淀制备的左氧氟沙星纳米颗粒显示出快速释放曲线，其中在第一小时内释放约80%的负载药物,6小时后释放出全部药物。相反,通过乳化-溶剂-蒸发方法产生的纳米颗粒表现出双相延长释放曲线。对后一种纳米颗粒的抗菌效果进行了为期6天的研究,考察了生物膜年龄、抗生素暴露和模拟药物去除情况。在最初的抗生素暴露下存活的生物膜细胞表现出比新鲜生物膜细胞更高的抗生素耐受性。数据表明,工程颗粒的药物释放速率与所沉积的吸入抗生素的疗效有关。例如,适当剂量的左氧氟沙星的双相延长释放曲线抑制生物膜生长4天,从而降低了给药频率。高初始抗生素暴露的重要性使得相同剂量的缓释药物无效。左氧氟沙星的释放速率与抗生素剂量对生物膜清除的影响同等重要。

11.5.6 磺黏菌素

2012年2月,一种用于吸入的微粉化磺黏菌素吸入粉雾剂(Colobreathe®,Forest Laboratories UK Ltd）获得了欧洲药品管理局的首个市场授权。Colobreathe®用于控制CF成人患者和6岁以上儿童由铜绿假单胞菌引起的持续性肺部感染。将粉末填充到硬明胶胶囊中,该胶囊含有相当于125mg磺黏菌素的细颗粒粉末,不含辅料[52]。该产品含有粉雾剂吸入装置(Turbospin TM,PH&T,Milan,Italy),用于雾化药物粉末。Turbospin®具有较低的内阻,与该患者组通常达到的吸气流速相匹配,并且药物沉积维持在一定的流速范围内。

使用 Colobreathe®与妥布霉素雾化溶液(TIS)比较治疗 380 例 CF 合并铜绿假单胞菌肺部感染的患者。该研究的目的是研究 DPI 增加患者便利性的能力,从而提高对处方治疗的依从性和临床效果。结果表明,Colobreathe®在治疗 24 周后疗效明显优于 TIS。未观察到铜绿假单胞菌对磺黏菌素产生耐药性。通过问卷评估生活质量和治疗负担,在第 4 周磺黏菌素粉雾剂优于 TIS[53]。尽管有这种令人鼓舞的结果,但由于服用干粉产品的组中发生了不良事件,使许多患者停止继续用药。在接受 Colobreathe®治疗的患者中,咳嗽和异常味道更为常见。此外,磺黏菌素 125mg 粉末的吸入载药量非常大,这可能是产生刺激作用的一部分原因。

11.6 装置和剂量的负载

很明显,目前迫切需要寻求装置性能的改进,并且本章回顾的专利文献表明有大量研究人员对实现这一目标具有持续广泛兴趣。显然,吸入的干粉由于沉积在口咽和气道中,会产生轻微的咳嗽、咽喉刺激和令人不快的味道。当吸入的粉末量很高时,如吸入抗生素的情况[54],这些不良反应更为频繁。因此,迫切需要减少这些影响的给药策略。基于以上方面,显然一些问题是棘手的。

第一个目标是寻求减少吸入所需的粉末量。应采用粉体工程以限制或消除在最终处方中加入辅料的需要。目标应该是使用具有最高药物含量的可吸入性粉末。

其次,必须仔细平衡完成完整治疗所需的单位剂量数量,从而减少将剂量分成太多胶囊或泡罩的要求。将全部量的粉末剂量填充到一个胶囊/泡罩中,自然可以减少给药次数和时间。据观察,吸入式干粉装置的使用者在大约 1 分钟内从一粒胶囊中摄取剂量。Tobi PodHaler 给药需要 6~7 分钟,因为每次给药应限制在装载和吸入 4 粒胶囊[34,35]。

然而,在单个储药仓中积累剂量可能是危险的。试图在一次吸入大剂量的粉末存在可能会导致窒息的风险。Colobreathe®提供一种单一胶囊,由患者通过反复吸气将胶囊清空。因此,这种方法可能为今后处方的开发提供模板。当然,在舒适性方面似乎更可接受的是建议患者进行几次低剂量的吸入,而不是一次大剂量吸入。因此,能够定量和雾化需要使用的总剂量的储库 DPI 装置可能是一种有利的探索方法。

另一方面,用不同量的粉末填充 DPI 的胶囊/储药仓可以改变产品的空气动力学性能。递送效率与储药仓中的自由容积有关,在储药仓中空气湍流使粉层凝聚和雾化。采用喷雾干燥的环丙沙星干粉研究了不同载药量的胶囊对空气动力学参数的影响。将 20mg、30mg、40mg 或 50mg 的干粉装入 #3 号胶囊后,采用被动装置雾化(RS01,Plastiape,IT),测量 MMAD、FPF 和低于 5μm 的微细粒子剂量(FPD)(图 11.7)。

加入胶囊中的粉末量的增加导致 MMAD 值也随之增加,这可能是由于粉末的解聚性能降低造成的(图 11.7)。当胶囊装有 40mg 或 50mg 环丙沙星时,在撞击器的喉部和第 1 级收集了更多的粉末(图 11.8),结果 FPF 值从 50%降低至 37%。然而 FPD,即粒度小于 5μm 的环丙沙星的质量,从 7.5mg 增加到 14.0mg。

显然,当患者使用 DPI 装置雾化抗生素剂量时,应该以低吸入量完成。因此,应该研究采用主动型吸入粉雾剂装置的方法,以便患者需要低且舒适的呼吸容量,同时改善吸入剂量的重现性。

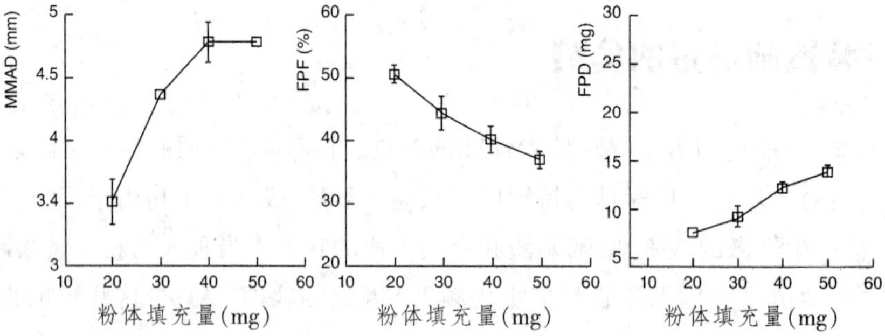

图 11.7 胶囊中环丙沙星粉体填充量对空气动力学参数的影响:质量中值空气动力学粒径(MMAD)、微细粒子比例(FPF)、微细粒子剂量(FPD)。

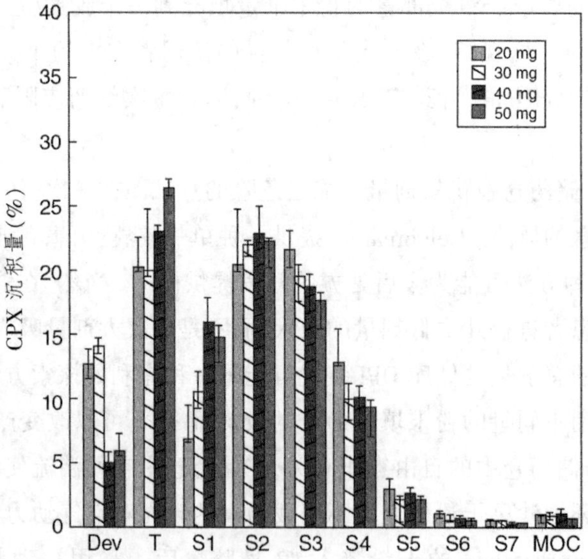

图 11.8 环丙沙星微粉在不同 NGI 分级的沉积量。Dev 为装置,T 为喉部。

11.7　小结

随着治疗哮喘和 COPD 产品技术的改进，定量吸入抗生素的研究正在慢慢推进。目前，抗生素雾化吸入溶液的唯一替代是固定剂量 DPI。抗生素治疗意味着大剂量的给药，粉雾剂和高效雾化器同样可以达到这一目的。

此外，由于阀门、垫片和吸嘴的技术发展，预计在压力定量吸入气雾剂的开发方面会取得重要进展。通过将 API 作为混悬剂给药，这些进步可能促进从该类型装置递送的抗生素治疗成为可行的选择。

通过使用呼吸辅助装置可以实现雾化递送抗生素的压力定量吸入气雾剂进一步发展，其中气道中增加的压力可以促进气溶胶在肺中的渗透和沉积。

参考文献

1. Patton, J. S., Byron, P. R. (2007). Inhaling medicines: delivering drugs to the body through the lungs. *Nature Reviews Drug Discovery*, **6**, 67–74.
2. Kaira, K., Shinomiya, Y., Takahashi, Y., *et al.* (2007). Coinfection of invasive pulmonary aspergillosis and pneumocystis jiroveci pneumonia in a non-HIV patient. *Acta Medica Okayama*, **61**(4), 235–238.
3. Ratjen, F., & Döring, G. (2002). Cystic fibrosis. *Lancet*, **361**(9358), 681–689.
4. Quon, B. S., & Aitken, M. L. (2012). Cystic fibrosis: what to expect now in the early adult years. *Paediatric Respiratory Reviews*, **13**(4), 206–214.
5. Elizur, A., Cannon, C. L., & Ferkol, T. W. (2008). Airway inflammation in cystic fibrosis. *Chest*, **133**(2), 489–495.
6. King, P. (2011). Pathogenesis of bronchiectasis. *Paediatric Respiratory Reviews*, **12**(2), 104–110.
7. Boyton. (2008). Bronchiectasis. *Medicine*, **36**(6), 6–6.
8. Cheow, W. S., Chang, M. W., & Hadinoto, K. (2010). Antibacterial efficacy of inhalable levofloxacin-loaded polymeric nanoparticles against *E. coli* biofilm cells: the effect of antibiotic release profile. *Pharmaceutical Research*, **27**(8), 1597–1609.
9. Cruz, A. T., & Starke, J. R. (2011). A current review of infection control for childhood tuberculosis. *Tuberculosis (Edinburgh, Scotland)*, **91**(Suppl. 1), S11–S15.
10. Zumla, A., Raviglione, M., Hafner, R., & Reyn, von, C. F. (2013). Tuberculosis. *The New England Journal of Medicine*, **368**(8), 745–755.
11. Hoppentocht, M., Hagedoorn, P., & Frijlink, H. W., De Boer AH (2013). Developments and strategies for inhaled antibiotic drugs in tuberculosis therapy: a critical evaluation. *European Journal of Pharmaceutics and Biopharmaceutics* **2013**:1–8.
12. Grosset, J. H., Singer, T. G., & Bishai, W. R. (2012). New drugs for the treatment of tuberculosis: hope and reality. *International Journal of Tuberculosis and Lung Disease*, **16**(8), 1005–1014.
13. Chan, J. G. Y., Tyne, A. S., Pang, A., *et al.* (2013). A rifapentine-containing inhaled triple antibiotic formulation for rapid treatment of tubercular infection. *Pharmaceutical Research*, **31**, 1239–1253.
14. Misra, A., Hickey, A. J., Rossi, C., *et al.* (2011). Inhaled drug therapy for treatment of tuberculosis. *Tuberculosis (Edinburgh, Scotland)*, **91**(1), 71–81.
15. Muttil, P., Wang, C., & Hickey, A. J. (2009). Inhaled drug delivery for tuberculosis therapy.

Pharmaceutical Research, **26**(11), 2401–2416.

16. Liberati, A., D'Amico, R., Pifferi, S., *et al.* (2008). Antibiotic prophylaxis to reduce respiratory tract infections and mortality in adults receiving intensive care. *Cochrane Database of Systematic Reviews (Online)*, **4**(4), CD000022–CD000022.
17. Editorial, Antibiotic resistance: a final warning, *The Lancet*, *382*(2013) 1072.
18. WHO, Drug resistance. About antimicrobial resistance, in:http://www.who.int/drugresistance/about/en/ (last access 31.1.14)
19. Falagas, M. E., Kasiakou, S. K., Tsiodras, S., Michalopoulos, A. The use of intravenous and aerosolized polymyxins for the treatment of infections in critically ill patients: a review of the recent literature. *Clinical Medicine and Research*, *4,* 138–146.
20. Harris, J. A., Kolokathis, A., Campbell, M., *et al.* (1998). Safety and efficacy of azithromycin in the treatment of community-acquired pneumonia in children. *Pediatric Infectious Disease Journal*, **17**(10), 865–871.
21. Kesser, K. C., Geller, D. E. (2009). New aerosol delivery devices for cystic fibrosis. *Respiratory Care*, **54**(6), 754–758.
22. http://www.ema.europa.eu/docs/en_GB/document_library/EPAR_-_Product_Information/human/001225/WC500123690.pdf (last access 31.1.14)
23. Clancy, J. P., Dupont, L., Konstan, M. W., *et al*, for the Arikace Study Group (2013). Phase II studies of nebulised Arikace in CF patients with *Pseudomonas aeruginosa* infection. *Thorax*, **68**(9), 818–825.
24. Serisier, D. J., Bilton, D., De Soyza, A., *et al*, The ORBIT-2 investigators (2013). Inhaled, dual release liposomal ciprofloxacin in non-cystic fibrosis bronchiectasis (ORBIT-2): a randomised, double-blind, placebo-controlled trial. *Thorax*, **68**(9), 812–817.
25. Geller, D. E., Flume, P. A., Staab, D., *et al.*, Mpex 204 Study Group. (2011). Levofloxacin inhalation solution (MP-376) in patients with cystic fibrosis with *Pseudomonas aeruginosa. American Journal of Respiratory and Critical Care Medicine*, **183**(11), 1510–1516.
26. http://aerovanc.com/about-aerovanc/
27. Respiratory therapy equipment. Nebulizing systems and their components (British Standard). BS EN 13544-1:2007+A1:2009
28. Buttini, F., Colombo, G., Kwok, P.C. L., Wong, T. W. Aerodynamic assessment for inhalation products: Fundamentals and current pharmacopoeial methods, in Colombo P, Traini D, Buttini F, editors (1st edition), *Inhalation Drug Delivery: Techniques and Products*, Wiley-Blackwell, 2013. pp. 91–119.
29. http://www.inhalatorium.com/page113.html
30. Devadason, S. G., Everard, M. L., Linto, J. M., Le Souef, P. N. (1997). Comparison of drug delivery from conventional versus 'Venturi' nebulizers. *European Respiratory Journal,* **10**, 2479–83.
31. Eisenberg, J., Pepe, M., Williams-Warren, J., *et al.* (1997). A comparison of peak sputum tobramycin concentration in patients with cystic fibrosis using jet and ultrasonic nebulizer systems. *Chest*, **111**(4), 955–962.
32. European Pharmacopoeia 8.1, Council of Europe, Strasbourg, France, 2014. Section 2.9.44 – Preparations for nebulisation: Characterisation, 3803–3805.
33. Heijerman, H., Westerman, E., Conway, S., *et al.* for the consensus working group. Inhaled medication and inhalation devices for lung disease in patients with cystic fibrosis: A European consensus. *Journal of Cystic Fibrosis* **8** (2009) 295–315.
34. Newhouse, M. T., Hirst, P. H., Duddu, S. P., *et al.* (2003). Inhalation of a dry powder tobramycin PulmoSphere formulation in healthy volunteers. *Chest*, **124**(1), 360–366.
35. Geller, D. E., Weers, J., Heuerding, S. (2011). Development of an inhaled dry-powder formulation of tobramycin using PulmoSphere™ technology. *Journal of Aerosol Medicine and Pulmonary Drug Delivery*, **24**(4), 175–182.
36. Buttini, F., Colombo, P., Rossi, A., *et al.* (2012). Particles and powders: tools of innovation for non-invasive drug administration. *Journal of Controlled Release*, **161**(2), 693–702.

37. Chow, A. H. L., Tong, H. H. Y., Chattopadhyay, P., Shekunov, B. Y. (2007). Particle engineering for pulmonary drug delivery. *Pharmaceutical Research*, **24**(3), 411–437.
38. Pomázi, A., Buttini, F., Ambrus, R., *et al.* (2013). Effect of polymers for aerolisation properties of mannitolbasedmicrocomposites containing meloxicam. *European Polymer Journal*, **49**, 2518–2527.
39. Balducci, A. G., Cagnani, S., Sonvico, F., *et al.* (2013). Pure Insulin Highly Respirable Powders for Inhalation. *European Journal of Pharmaceutical Sciences*, **51**, 110–117.
40. Parlati, C., Colombo, P., Buttini, F., *et al.* (2009). Pulmonary spray dried powders of tobramycin containing sodium stearate to improve aerosolization efficiency. *Pharmaceutical Research*, **26**(5), 1084–1092.
41. Colombo, P., Buttini, F.A., Parlati, C. (2008). *A drug powder for inhalation administration and a process thereof.* PCT Patent Application EP2008/059.
42. Pilcer, G., Vanderbist, F., Amighi, K. (2009). Preparation and characterization of spray-dried tobramycin powders containing nanoparticles for pulmonary delivery. *International Journal of Pharmaceutics*, **365**(1–2), 162–169.
43. Pilcer, G., Rosière, R., Traina, K., *et al.* (2013). New co-spray-dried tobramycin nanoparticles-clarithromycin inhaled powder systems for lung infection therapy in cystic fibrosis patients. *Journal of Pharmaceutical Sciences*, **102**(6), 1836–1846.
44. Fiegel, J., Garcia-Contreras, L., Thomas, M., *et al.* (2007). Preparation and in vivo evaluation of a dry powder for inhalation of capreomycin. *Pharmaceutical Research*, **25**(4), 805–811.
45. Schoubben, A., Blasi, P., Marenzoni, M. L., *et al.* (2013). Capreomycinsupergenerics for pulmonary tuberculosis treatment: preparation, in vitro, and in vivo characterization. *European Journal of Pharmaceutics and Biopharmaceutics*, **83**(3), 388–395.
46. Labiris, N. R. C., Holbrook, A. M., Chrystyn, H., *et al.* (1999). Dry powder versus intravenous and nebulized gentamicin in cystic fibrosis and bronchiectasis. A pilot study. *American Journal of Respiratory and Critical Care Medicine*, **160**(5 Pt 1), 1711–1716.
47. Russo, P., Stigliani, M., Prota, L., *et al.* (2013). Gentamicin and leucine inhalable powder: what about antipseudomonal activity and permeation through cystic fibrosis mucus? *International Journal of Pharmaceutics*, **440**(2), 250–255.
48. Stass, H., Nagelschmitz, J., Willmann, S., *et al.* (2013). Inhalation of a dry powder ciprofloxacin formulation in healthy subjects: A phase I study. *Clinical Drug Investigation*, **33**(6), 419–427.
49. Wilson, R., Welte, T., Polverino, E., *et al.* (2013). Ciprofloxacin dry powder for inhalation in non-cystic fibrosis bronchiectasis: a phase II randomised study. *The European Respiratory Journal*, **41**(5), 1107–1115.
50. Miozzi, M., Colombo, P., Buttini, F. (2009). The development of ciprofloxacin dry powders for pulmonary delivery. Abstract Book *17th Internation Symposium on Microencapsulation, Japan*, 79–80.
51. Adi, H., Young, P. M., Chan, H.-K., *et al.* (2010). Co-spray-dried mannitol-ciprofloxacin dry powder inhaler formulation for cystic fibrosis and chronic obstructive pulmonary disease. *European Journal of Pharmaceutical Sciences*, **40**(3), 239–247.
52. Davies, J. C., Hall, P., Francis, J., *et al.* (2004). A dry powder formulation of colistimethate sodium is safe and well-tolerated in adults and children with CF. *In:* 18th Annual North American Cystic Fibrosis Conference, *St Louis, Missouri,* USA; Pediatric Pulmonology, 283:S27.
53. Schuster, A., Haliburn, C., Doring, G., Goldman, M. H., Freedom Study Group (2013). Safety, efficacy and convenience of colistimethate sodium dry powder for inhalation (Colobreathe DPI) in patients with cystic fibrosis: A randomised study. *Thorax*, **68**(4), 344–350.
54. Islam, N., Gladki, E. (2008). Dry powder inhalers (DPIs) – a review of device reliability and innovation. *International Journal of Pharmaceutics*, **360**, 1–11.

第12章

肺癌分子靶向治疗:挑战与希望

Jaleh Barar, Yadollah Omidi, Mark Gumbleton

缩略语

ABC	ATP 结合盒
AH-R	芳基碳氢化合物受体
AP	核酸适体
Apt-DOX	适体-多柔比星复合物
BAL	支气管肺泡灌洗
CAF	与癌症相关的成纤维细胞
CDDP	顺-二胺二氯铂(II)
CMM	肿瘤分子标志物
CYP	细胞色素 P450
DDS	药物递送系统
DOX	多柔比星
ECM	细胞外基质
EGF	表皮生长因子
EGFR	表皮生长因子受体
EH-CDDP	EGFR-靶向肝素-CDDP
EMT	上皮细胞向间质转化
EPR	增强通透性和保留效应
FAK	黏着斑激酶
FDA	美国食品药品管理局
FRα	α 型叶酸受体

gad-d	钆喷酸葡胺
GRP	胃泌素释放肽
HAMA	人抗小鼠抗体
HIF1	缺氧诱导因子 1
HUVEC	人脐静脉内皮细胞
IL	白细胞介素
ILGF1	胰岛素样生长因子 1
KDR	激酶插入域内受体
LCP	肺癌靶向肽
LOX	赖氨酰氧化酶
mAb	单克隆抗体
MB	亚甲蓝
MDR	多药耐药
MFNS	多功能纳米系统
MPS	单核吞噬细胞系统
MMP	线粒体膜电位
MRI	磁共振成像
MRP	MDR 相关蛋白质
MSC	间充质干细胞
MUC1	黏蛋白 1
Nd-YAG	钕-钇-铝石榴石
NC	纳米胶囊
NP	纳米颗粒
NK	自然杀手
NSCLC	非小细胞肺癌
NS	纳米系统
OCA	油酰半胱氨酸
PCPL	紫杉醇棕榈酸酯
PD	药效学
PDGF-C	血小板衍生生长因子 C
PDT	光动力疗法
PEG	聚乙二醇
P-gp	P-糖蛋白
PI3K	磷脂酰肌醇 3-激酶

PK	药代动力学
PLGA	聚乳酸聚乙醇酸共聚物
PPX	聚谷氨酸紫杉醇
PMBN	聚酰氨基衍生物
PTEN	磷酸酶和紧张素同源蛋白
PTX	紫杉醇
Rb	视网膜母细胞瘤
RES	网状内皮系统
RGD	精氨酸-甘氨酸-天冬氨酸
ROS	活性氧
scFv	单链抗体
SCLC	小细胞肺癌
SPION	超顺磁性氧化铁纳米粒子
TAM	肿瘤相关巨噬细胞
Tf	转铁蛋白
TfR	转铁蛋白受体
TGF-β	转化生长因子 β
TME	肿瘤微环境
TNF	肿瘤坏死因子
VEGF	血管内皮生长因子
VPN	维替泊芬

12.1 引言

肺癌是已有很长历史的一种疾病；Hippocrates 基于四种体液（血液、痰、黄胆汁和黑胆汁）探讨了所有癌症的发病机制[1]。Avicenna 还将癌症视为黑胆汁体液的一种疾病——该观点是基于假设上述四种体液不平衡而得到的。随着科学的发展，可通过先进技术将这些概念合理化。现在，通常认为癌症是细胞生长不受控制产生的疾病，肺癌也不例外。它是一种复杂的适应性和自组织疾病，可以扩散到其他器官，并发生病理变化。如果不及时治疗（或治疗不当），肺癌就会变成一种复杂的疾病，尽管肺癌一开始可能是来源于上皮细胞的原发肿瘤，但最终可能发展成小细胞肺癌（SCLC）或非小细胞肺癌（NSCLC）。

与其他恶性肿瘤相比，肺癌被认为是导致与癌症相关的死亡的主要原因之一。肺癌的发生可能与生活方式、生活习惯、生理状况和遗传以及环境因素有关。事实上，通过改变生活方式和避免危险因素，可使肺癌的死亡率减少 30%以上。虽然肺癌治疗可选择不同的干预措施，最终目标是治愈疾病和改善患者的生活质量，但常规治疗方式往往无法治疗这种疾病，对恶性细胞没有特异性，甚至干扰正常细胞的功能。

在过去十年中，人们开发了针对肺癌的靶向治疗和新型纳米药物递送系统(DDS)[2,3]。此外，先进的分子分析技术在识别肺癌分子起源方面得到了越来越多的应用，实现了对新靶点的确定，并推动了靶向治疗肺癌模式的进展。虽然靶向治疗已经优于标准治疗方案，但是诸如“合成致死”的组合疗法已经开辟了肺癌治疗的新途径[4]。例如，在化疗方案中加入贝伐单抗或西妥昔单抗已经在 NSCLC 患者中产生了一定的临床疗效，尽管这些免疫治疗方式在肺癌患者中的总体益处可能不同。为了治疗这种复杂的恶性肿瘤，可根据每位患者的疾病分子模式(即所谓的个体化医学)，利用个体的特异性主动靶向方法抑制疾病调节标志物，确定治疗模式，这是非常重要的[5-8]。因此，肺癌靶向治疗的主要目的应该是基于对癌细胞的特异性抑制，以更高的精确度和没有/更少的副作用来获得更好的临床疗效。靶向抗癌疫苗还可通过启动针对癌症的先天性和适应性免疫应答来实现更好的疗效。必须充分地了解肺癌的发病机制、分子特征、代谢和肿瘤微环境，才能开发出更有效的治疗方式。

12.2　肺癌概述

一般而言，对肿瘤细胞的分子生物学和肿瘤发生的深入研究，可为靶向治疗在未来的临床应用带来巨大的进步和希望。由于长期暴露于外源性和(或)内源性危险因素中(例如吸烟和环境毒物/污染物)，肺部深处的正常上皮细胞可能通过改变其表观遗传和(或)遗传功能来做出反应。作为复杂的自适应系统，它们可以创造一个新的环境，即所谓的肿瘤微环境(TME)，以便生存和进化。异常的代谢机制涉及局部乳酸的产生，使 TME 内细胞外液酸化，这可能导致细胞外基质(ECM)重构，从而进一步促进细胞侵袭和随后的转移[8]。这些细胞可以逃避免疫系统的监视机制[9]，致癌基因的过程如图 12.1 所示。两种主要类型的肺癌 NSCLC 和 SCLC 通常可分为不同的形态学类别(图 12.2)。NSCLC 可分为：①腺癌；②鳞状细胞癌；③大细胞肺癌。腺癌起源于上皮细胞，具有腺体形成的趋势(约 40%的肺癌病例)，并且通常发生在非吸烟者中。早在诊断发生之前，腺癌在肺周围开始，然后扩散到淋巴结和其他器官。鳞状细胞癌(约 30%的肺癌病例)起源于扁平鳞状细胞，存在于支气管内壁或肺周围。大细胞肺癌(约 10%的肺癌病例)起源于与异质性未分化恶性肿瘤相关的转化上皮细胞，其表现出快速生长和扩散的趋势。SCLC 可以分为有限期和广泛期，这取决于肿瘤的发展是发生在靠近淋巴结的一侧，还是广泛扩散到胸部/身体的其他区域。约 20%的肺癌发病率可归类为 SCLC，其

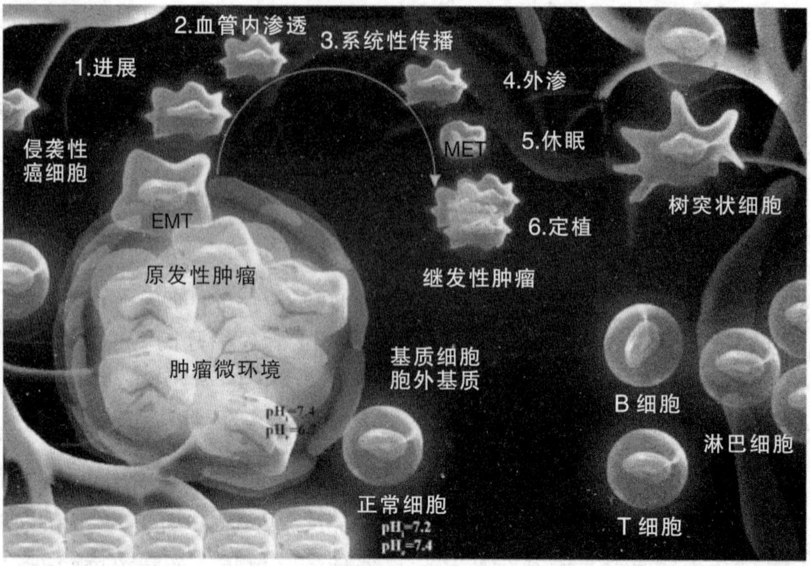

图 12.1 肿瘤发展过程(TDP)的示意图。在 TDP 期间,原发肿瘤内的癌细胞达到某种攻击邻近组织的能力(1:进展)。破坏细胞外基质后的癌细胞可进入淋巴管和血管(2:血管内渗透),穿过血管(3:传播),离开移动的血管(4:外渗),适应新的微环境,存活和增殖(5:休眠)形成微转移性继发性肿瘤(6:定植)。EMT:上皮-间质转化。MET:间充质-上皮细胞转化。(Source: Adapted with permission from[8]. Copyright © BioImpacts, TUOMS Publishing Group)(请参见彩色插图)

通常由小的椭圆形快速生长细胞组成，每个细胞具有小的细胞质和高的核/细胞质比率。

支气管上皮的癌前病变表现为轻度发育不良和原位癌。虽然鳞状上皮化尚未被认为是真正的恶性状态,但上皮细胞似乎能够形成基底细胞、黏液细胞和 Clara 细胞以及Ⅱ型肺细胞的恶性增殖。肺组织的癌变本质上表现为一种复杂的自我调节适应性疾病,其进展受自身分泌生长因子失调的促进,后者包括表皮生长因子(EGF)及其受体(EGFR)、胃泌素释放肽(GRP)、胰岛素样生长因子 1(ILGF1)和其他几种在调节基因中具有多种遗传异常的肿瘤标志物(如 c-Myc 和 Ras),以及肿瘤抑制基因[如视网膜母细胞瘤(Rb)和 p53]。

尽管在肺癌治疗方式上取得了一些改进,但目前使用的传统治疗方法并不十分成功。不幸的是,超过 60%被诊断患有任何类型肺癌的患者,在确诊后 1~2 年死亡。此外,只有 16%的被诊断患有 NSCLC 的患者能够存活 5 年以上[10,11]。鉴于目前使用的肺癌治疗方式存活率很低,非常需要开发新的治疗方法。为了开发新的靶向治疗方式,必须更好地了解肺癌的分子复杂性。

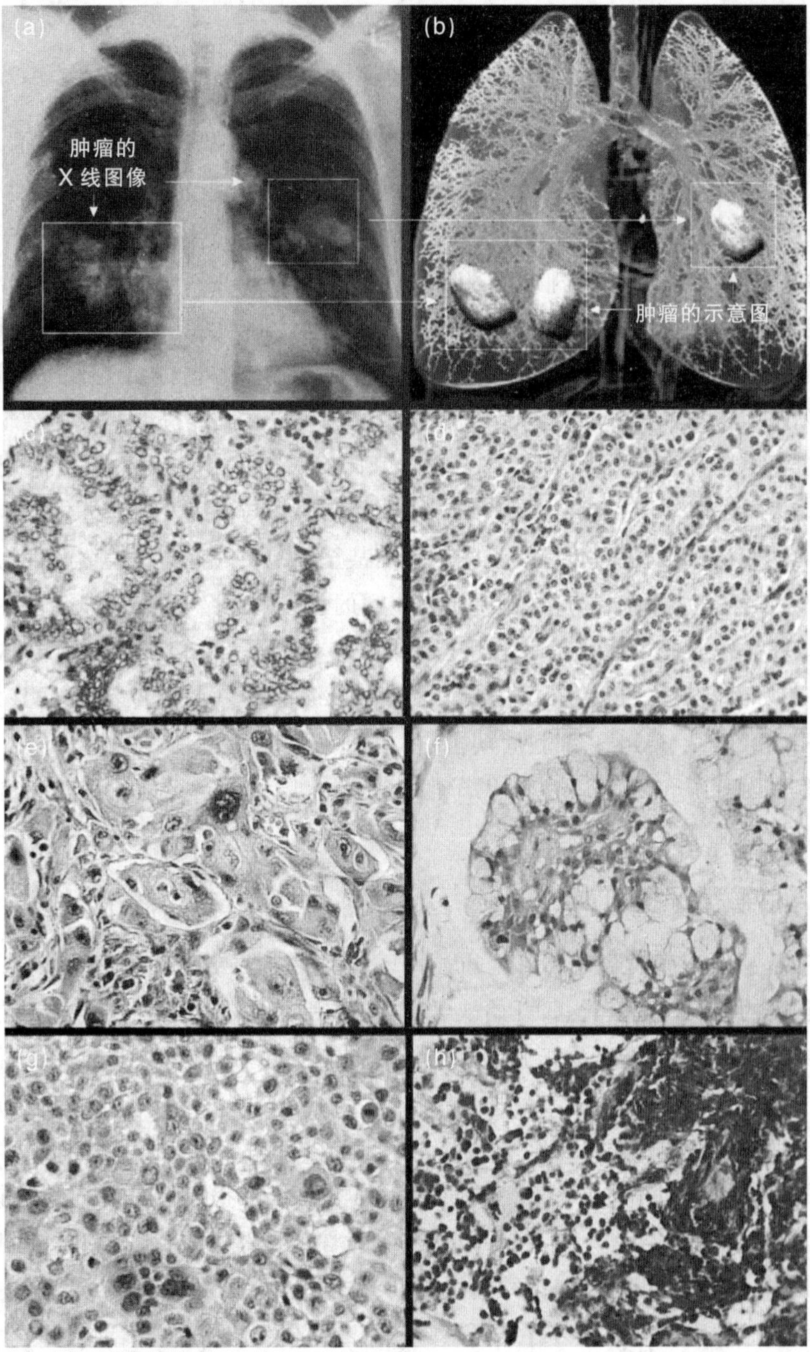

图 12.2　人类肺癌的形态特征。(a)显示恶性结节的肺癌的 X 线图像，(b)人类肺癌的示意图，(c)腺癌的细胞形态，(d)类癌肿瘤，(e)巨细胞癌，(f)黏液表皮样癌，(g)鳞状细胞癌，(h)小细胞癌。(Source: Images presented in panels C, D, E, F, G and H were courtesy of Dr. B. Shokouhi, Department of Pathology at Tabriz University of Medical Sciences)(请参见彩色插图)

12.3 肺癌的分子特征

癌症的发生可能是一个复杂的进化过程,具有自我调节和适应的特征。然而,癌症的起源也可能是由于暴露于化学致癌物、致癌病毒或辐射损伤使单个细胞发生转化。它也可以通过由DNA的氧化损伤、激素失衡或微生物(如幽门螺杆菌或血吸虫病)的慢性感染引起的内源性遗传损伤引起。在出现一些遗传变化/不稳定变化后,发生一系列连续的基因和表型改变,导致恶性肿瘤从早期进展到晚期腺瘤、癌症,最后到转移性癌症。Weinberg及其同事根据临床数据提出了另一个假设,强调一系列基因参与了肺癌的侵袭和转移,这些基因可以在肺癌进展期表达[12]。

为了提高肺癌患者的生存率,需要通过靶向疾病的关键分子标志物,采用新的诊断和治疗策略。事实上,抑制这类分子标志物将阻碍参与疾病发展和进化中涉及的特定通路的功能。合适的靶点可以是在细胞表面甚至细胞质内特异性表达的生物小分子或大分子。简而言之,肿瘤的产生是一个多步骤的过程,其发生和发展涉及多种分子靶点。可以作为靶向的包括肿瘤坏死因子(TNF)、转录因子(如NF-kB、AP1、STAT3)、抗凋亡蛋白(如Akt、Bcl2、Bcl-XL)、促凋亡蛋白(如caspases、PARP)、蛋白激酶(如IKK、EGFR、HER2、JNK、MAPK)、细胞周期蛋白(如细胞周期蛋白、细胞周期蛋白依赖性激酶)、细胞黏附分子、COX-2和生长因子信号通路[13,14]。以下部分将讨论肺癌治疗中一些最重要的潜在靶点。

12.3.1 肿瘤微环境(TME)

肺癌起源于高度血管化和氧化的独特环境,并在其中产生一些不良结果,例如:①肺细胞内的基因表达变化;②开始缺氧和代谢异常;③炎症细胞的参与;④异常细胞因子分泌;⑤肿瘤细胞和基质细胞的相互作用可能发生组织转移[15]。根据肿瘤发生的不同阶段,这些活动往往会导致各种生物化学(例如Warburg效应和异常代谢)以及形态学的改变[12],形成独特的TME,包含酸化的细胞外环境(由于葡萄糖的糖酵解作用)和重塑的ECM。由间充质细胞产生的间质ECM包括纤维状胶原蛋白、纤维连接蛋白、透明质酸和纤维蛋白多糖。同样,原发性和继发性转移部位的体内SCLC细胞似乎被大量的ECM成分完全包围,包括纤连蛋白、层粘连蛋白和胶原蛋白IV[16]。ECM的降解被认为是肿瘤细胞和间质成分(例如免疫细胞)之间相互作用的关键因素,其导致免疫监测功能缺陷和细胞簇可能的转移和(或)单细胞侵袭[15]。重构后的ECM不同于正常ECM,主要表现为胶原蛋白和层粘连蛋白-5的表达改变,其过表达似乎与肿瘤抑制因子生物素、磷酸酶和紧张素同源蛋白(PTEN)的低表达有关,同时与磷酸-EGFR/磷酸-AKT的高表达有关[17,18]。此外,赖氨酰氧化酶(LOX)的上调似乎通过改变整合素-黏着斑激酶(FAK)信号传导增加了几种癌症的侵袭性,同时已经证明 LOX 介导的胶原交联的减少可预防小鼠乳腺肿瘤病毒 Neu 诱导的纤维化,减少局部性粘连和 PI3K 活性,阻碍恶性肿瘤进展,并显著降低肿瘤发生率[19]。

异常代谢(例如糖酵解)与 ECM 的重构往往有利于 EMT 的极化特性和纺锤形结构的丧失。转录抑制因子 Slug、Snail 1/2、Twist、Zeb1、Sip1 和 E47 介导的从 E-钙黏蛋白向 N-钙黏蛋白表达也发生了转变。缺氧本身主要通过缺氧诱导因子 1(HIF1)调节参与 EMT、血管生成和增殖的基因。实际上,在 NSCLC 存活和进展的情况下,基因组特征包括编码 ECM 蛋白和生长因子的基因,如血管内皮生长因子(VEGF)A、血小板衍生生长因子 C(PDGF-C)、骨桥蛋白、白细胞介素(IL)-8 和趋化因子(C-X-C 基序)配体 1(CXCL1)。已有文献对此进行了更广泛的讨论[15]。

简而言之,一个复杂的非均质 TME 可能导致酸化低氧环境,从而引发内在耐药和转移。因此,抑制低氧细胞(如使用替拉帕嗪)、低氧诱导因子-1α 或 VEGF/磷脂酰肌醇 3-激酶(PI3K)/Akt 通路(如使用厄洛替尼或 PI-103)似乎可以使肿瘤血管系统正常化并使癌变上皮细胞对化疗和放疗敏感[20]。因此,各种分子标志可能是靶向的。

12.3.2　肿瘤血管生成

鉴于血管生成是肿瘤发展和转移的基础阶段,许多研究人员试图控制其关键的双分子成分。其中,肿瘤内皮细胞表达的细胞黏附分子(特别是整合素)似乎是主要的分子标志物之一[21]。整合素 β1 已被证明可以控制 EGFR 的信号传导[22],并与一些关键基因(如 c-MET、Src、Survivin、Cyclin D1 和 VEGF)在肺癌的各种类型和阶段相关联[23-25]。研究表明精氨酸-甘氨酸-天冬氨酸(RGD)肽[26]能够完全抑制整合素亚基与 ECM 纤维连接素的相互作用。整合素的元素中,αvβ3 和 αvβ5 亚基似乎具有关键作用,并且这些已被用于肺癌的靶向成像和治疗。有 RGD 标志的超小超顺磁性氧化铁纳米粒子(SPION)可以特异性地靶向整合素亚基,可以用于分子磁共振成像[27],如果用抗癌剂接种,它们可以用作治疗诊断。此外,根据靶细胞的分子模式可以使用抗整合素单克隆抗体。例如,完整的人单克隆抗体英妥木单抗通过控制细胞活力、转移和细胞黏附来抑制 αv 整合蛋白,然而,其在不同的肿瘤细胞中的影响是不同的,这取决于一组特征性微 RNA 的功能性表达。后者包括上皮细胞向间充质转变和肿瘤转移的几种标志物,如 miR-200 家族和 miR-205 家族。因此,本质上改变的表观遗传学和(或)遗传条形码可能调节英妥木单抗的药理作用,该实例可以被认为是肺癌个性化治疗的主要步骤之一[28]。

12.3.3　肿瘤基质成分

癌细胞和肿瘤基质之间的相互作用是肺癌进展、侵袭和转移的基础。TME 内的各种基质生物元素与癌性上皮细胞密切相关，因此，它们可以为有效的癌症治疗提供靶点。其中，与癌症相关的成纤维细胞(CAF)通过下调应激反应基因 p53 和 p21 以及上调转化生长因子 β(TGF-β)和 VEGF 来促进肺癌进展，是蛋白酶介导的 ECM 降解的一个关键因素[29]。

TME 中的间充质干细胞(MSC)能够降低 NSCLC 对电离辐射治疗[30]和化学治疗药物(如 EGFR-TKI)的敏感性[31]。它们还能够通过抑制树突状细胞成熟、T 细胞增殖和自然杀伤(NK)/B 细胞活化来产生免疫抑制作用[32,33]。

两种功能类型的肿瘤相关巨噬细胞(TAM)，即 M1-TAM(抗肿瘤)和 M2-TAM(促肿瘤)，是其他基质成分。在 NSCLC 中，M2-TAM 通过分泌环氧合酶-2(COX2)、基质金属蛋白酶-9(MMP9)、PDGF-B、VEGFA、HGF、组织蛋白酶-K 和尿酶型纤溶酶原激活剂(MMP9/uPA)与肿瘤细胞广泛相互作用，导致肿瘤侵袭性增加[34,35]。

12.3.4 药物遗传学标志：细胞色素 P450

肺癌的易感性可以通过不同细胞色素 P450(CYP)水平的变化来显示。CYP 是由多环芳烃在各种肝外组织中诱导的，这些多环芳烃在腺癌的早期表达频率高于晚期。在腺癌中发现芳基碳氢化合物受体(AH-R)、CYP1A1、CYP2E1 和 CYP3A 表达呈阳性关系（但与 CYP2A6 无阳性关系）。这突出了基因调控中代谢产物的相互作用。由于 AH-R 和这些 CYP 可能是判断肺癌状态的良好标志物，因此 AH-R 和 CYP 蛋白的光谱可应用于确定肺癌治疗的临床结果判断，可能因为目前使用的“订单制造”疗法正在转变为将来的“量身定制”疗法[36]。已有研究表明，CYP24A1(1α，25-二羟基维生素 D3 的灭活剂)和 CYP19(雌激素合成 P450)经常在肺癌组织中表达[37]。化合物 4-(甲基亚硝基氨基)-1-(3-吡啶基)-1-丁酮被认为是烟草中最普遍的致癌化合物之一，它被 CYP2A13 激活后形成 DNA 加合物，导致肺癌的发生。因此，抑制 CYP2A13 可能为预防烟草相关肺癌提供了一种新策略[38]。虽然据报道 CYP2A13 参与了肺癌的发生和发展过程[39]，但已有研究表明，与 *4/*4 基因型相比，CYP2A6 *1/*1 基因型与肺癌风险增加更相关(优势比为 2.65)。因此，CYP2A6 *1/*1 的存在可能与亚洲患者肺癌风险增加有关[40]。与早期阶段相比(优势比为 6.0)，IV 期 NSCLC 中 CYP1B1 与 EGFR 过表达的普遍性更加表明了它们可作为疾病的侵袭性生物标志物。因此，早期患者应监测这些标志物并进行相应的治疗[41]。

12.4 实体肿瘤的靶向治疗：如何靶向和靶向什么

实体肿瘤的形态结构和病理生理学特征似乎是肿瘤治疗策略失败的关键特征。其包括：异常肿瘤微环境的形成，不规则、不均匀的血液供应，间质性高血压，间质内相对较长的运输距离和细胞异质性。尽管有一个具有膜孔的微血管系统，但是药物均匀扩散到癌细胞中似乎是困难的，部分原因是 TME 内的高压间质液。然而，非典型淋巴系统和免疫系统功能受损也与治疗失败有关。总而言之，目前使用的癌症治疗方式受下列因素影响：①不利的物理化学特征；②不良的药代动力学(PK)(血浆半衰期短和快速清除)和药效学(PD)；③疾病组织和健康组织的非特异性生物分布；④低/无特异性；⑤耐药性[42]。为了克服这些问题，由纳米级大分子(具有被动和主动电位)组成的肿瘤蓄积 DDS 以及抑制特定肿瘤分子标志物(CMM)的分子靶向剂是潜在的抗癌药物。

癌症的靶向治疗包括多种被动和主动靶向：利用肿瘤的增强通透性和保留效应(EPR)以及癌细胞特异性表达的靶向抗原或 CMM(图 12.3)。在迄今为止开发的各种靶向平台中，大多数研究都集中在靶向纳米药物[聚合物或脂质纳米系统(NS)]的进展上。这些系统在细胞水平上的转运似乎是通过受体介导的内吞/外吞作用的囊泡转运机制进行的，如网格蛋白包被的囊泡[43]和膜状细胞膜穴样内陷[44,45]。

靶向治疗提高了患者的存活率，但由于癌症是一种复杂的、自我调节的、适应性强的疾病，这一领域仍需要进一步发展。由于癌症的昼夜节律系统显示药物代谢、细胞周期、DNA 修复、细胞凋亡和血管生成的日常节律变化，因此该病症的各个关键方面应

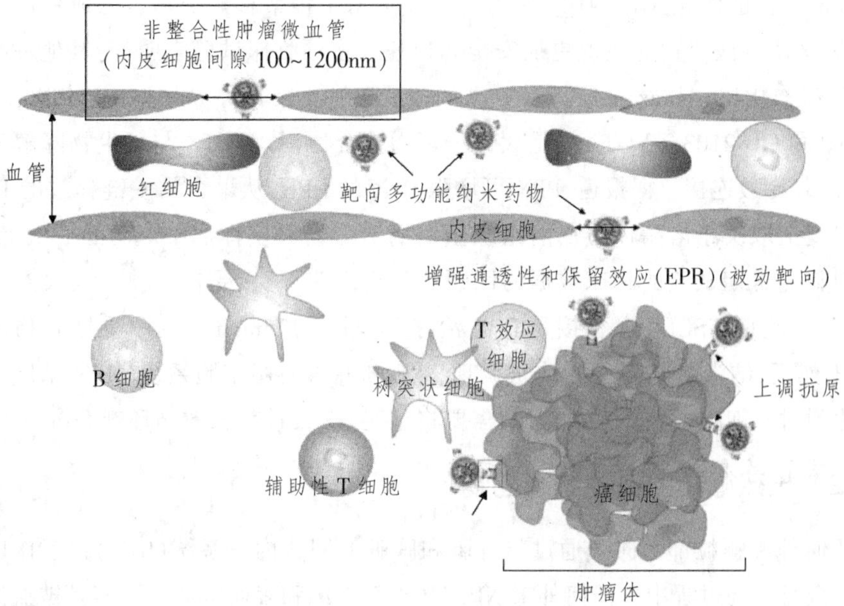

图 12.3　针对实体瘤的治疗。靶向多功能纳米药物(TMN)和治疗诊断药物(TMT)在全身给药后，可以通过增强通透性和保留效应(EPR)进行渗出，其基础是肿瘤血管系统不规则地不整合有间隙和孔隙(大小范围为 100~1200nm)。一旦在肿瘤微环境(TME)中积累，TMN 和 TMT 可通过集成的“归巢装置”主动附着于相关抗原上。在 TME 内，在包括淋巴细胞(T 细胞和 B 细胞)以及与肿瘤相关巨噬细胞(TAM)的免疫系统反应方面存在复杂情况。(请参见彩色插图)

同步靶向。此外,该疾病的病理生理学和分子特征可能因人而异。因此,一种合理的方法应涉及关键标志物的共同靶向,即使余下的主要挑战是为特异性患者识别新的标志物,但靶向治疗将显著提高他们的存活率。虽然识别肺癌中的突变导致了分子靶向治疗的发展,但了解特定患者中发生的突变类型并为该患者设计合适的个性化药物仍然面临巨大挑战。

12.4.1 EPR 效应:被动靶向的一种合理方法

TME 的典型特征是内皮细胞之间存在不连续和有孔的形态,孔径为 100~1000nm 的间隙和孔隙[46,47]。例如,皮下生长的肿瘤显示出典型的内皮细胞孔隙截止尺寸,范围为 200~1200nm[48]。大多数正常组织的细胞间紧密连接处小于 2nm,而毛细血管后小静脉的细胞间紧密连接处约为 6nm。然而,内皮细胞渗漏的组织(如肾小球和肝脾窦内皮细胞)连接处孔隙较大,分别为 40~60nm 和高达 150nm[49]。纳米颗粒(NP)的大小范围为 100~250nm,当系统应用 EPR 效应时会大量溢出,这导致纳米药物(如聚合物、脂质体和无机 NP)在癌症组织中积累。纳米级 DDS 改善了包封药物的药代动力学/药效学特性,许多已开发的平台进行了临床试验,显示出良好的疗效。具有最佳尺寸和表面特征的纳米药物也能够增加包埋药物的吸收[50]。例如,白蛋白结合的紫杉醇(PTX)NP (Abraxane™, 也称为 ABI-007) 作为新一代纳米工程紫杉醇药物, 已成功用于治疗 NSCLC,这使得该药物的注射更加安全和快速。多项临床试验表明,与其他一线治疗 NSCLC 药物相比,Abraxane™ 具有更高的耐受性[51]。紫杉醇 poliglumex(PPX,也称为 Opaxio™ 和 CT-2103;XYOTAX)是大分子药物络合物,其将 PTX 与可生物降解的聚合物聚-1-谷氨酸连接。据报道,PPX 可增强 PTX 的 EPR,从聚合物主链释放的 PTX 在很大程度上取决于溶酶体蛋白酶组织蛋白酶 B 在各种实体瘤中上调的 PPX 代谢[52]。对晚期肺癌Ⅲ期试验的临床数据的回顾性分析表明,与接受吉西他滨或长春瑞滨的患者相比,晚期 NSCLC 患者接受 PPX 治疗(剂量为 $175mg/m^2$)的耐受性和临床疗效较好[53]。然而,纳米级 DDS 可首先被调理,然后被单核吞噬细胞系统(MPS)清除;因此,为了达到对癌细胞产生最大的作用,需要将这些 NS 设计为长效循环剂。

12.4.2 长效循环的抗癌纳米药物

任何外源颗粒都倾向于通过与肝脏和脾脏的网状内皮系统(RES)相互作用而清除。在全身给药过程中, 任何外来 NP, 基于其大小和表面特征, 更容易被血液中的 MPS 进行调理和捕获,并快速清除,导致在肿瘤部位积聚量较低。尽管抗癌药物的胶体体系通常提供比等效游离药物更好的安全性,但它们也经常显示非常短的血浆半衰期($t_{1/2}$),因此必须进行调整,以便成为长效循环的 NP,可以实现这一目标的一种策略是通过用亲水性聚合物[如聚乙二醇(PEG)]对颗粒进行表面涂覆,这一过程被称为“聚乙二醇化”。这导致形成所谓的隐形 NP,无法轻易被 MPS 捕获。聚乙二醇化的纳米级 DDS 可以在血液中循环较长时间[54-56]。总之,除了纳米级 DDS 的大小和形态之外,NP 上的轻微负电荷可导致 RES 的清除率降低和血液相容性提高，也可导致抗癌剂在 TME 中的更多递送和积累[57]。

12.4.3 主动/直接靶向

主动靶向方法主要依赖于在肿瘤细胞表面上特异性和明确表达的 CMM。在该策略中,靶向肿瘤抗原/CMM 的目标是控制异常的生物学功能。这是通过特异性单克隆抗体或适体(Ap)改变/抑制细胞信号传导,甚至使用具有干扰靶蛋白能力的小分子来实现的。此外,Ab/Ap 还被用作“引导装置”。包封抗癌剂的 Ab 或 Ap 修饰的 NP 通过纳米颗粒的 EPR 和 NP 与“引导装置”的结合,可以通过被动和主动靶向,向靶细胞递送特异性细胞毒性药物。

简而言之,主动靶向是基于配体或受体介导的靶向策略,其中肿瘤特异性标志物是靶向的。目前已经开发出分子靶向疗法,其中一些已经上市(例如,FDA 批准的酪氨酸激酶抑制剂厄洛替尼用于 NSCLC[58,59])或用于晚期肺癌临床试验(例如,通过 AZD6244/ARRY-142886 靶向 MAPK/ERK 激酶 1/2)[60]。

12.4.4 克服多药耐药(MDR)

通道蛋白的 ATP 结合盒(ABC)超级家族包括多药耐药 1(MDR1/P-gp)和 MDR 相关蛋白(MRP),其功能包括各种化合物(例如离子、营养素、脂质、氨基酸、多肽、蛋白质和药物)。尽管存在由 BCL2 蛋白过表达引起的非泵阻力(所谓的抗凋亡细胞防御),但肿瘤细胞的耐药通常归因于这种外排泵[61]。此外,肿瘤细胞还可以通过视网膜母细胞瘤、APC、p53、BRAC1、FOXO 蛋白、INI1/hSNF5、半乳糖凝集素-3、Bok、核磷蛋白、RASSF2、Merlin、p21(CIP)、p27(KIP1)、N-WASP/FAK、雌二醇受体、药物靶向拓扑异构酶 I 和 IIα 和 BCR-ABL,以及分子伴侣蛋白 Hsp90 等肿瘤抑制蛋白的功能受损来获得耐药性和侵袭性[62]。在许多人类癌症中,P-糖蛋白(P-gp)的表达水平是一个重要的独立预后参数,可以来判断对联合化疗等治疗方式的生物反应[63]。

由于癌细胞具有通过 MRP 和 P-gp 的功能性表达外排抗癌药物的能力，因此,如果后者被特异性抑制,则抗癌治疗的效果将得到增强。例如,在之前的一项研究中,使用抗 P-gp Ab 修饰的聚乙二醇化乳酸-羟基乙酸共聚物(PLGA)NP 已成功抑制了由于 P-gp 在细胞膜上的过表达引起的多药耐药性[64]。为了靶向在肺癌的肿瘤血管系统中过表达的激酶插入域含受体(KDR)[65],在人脐静脉内皮细胞(HUVEC)中设计并检测了 K237 肽结合的载有 PTX 的 NP (K237-PTX-NP)。研究发现 HUVEC 在对 K237-PTX-NP 的细胞毒性和凋亡检测敏感性明显高于对单独的 PTX 和非靶向的

PTX-NP 的敏感性。在小鼠体内用 K237-PTX-NP 靶向体内肿瘤血管可导致 NP 在肿瘤部位大量积聚，并以低至 1mg/kg 的剂量在肿瘤微血管系统以及癌性上皮细胞中引起明显的凋亡/坏死。这与 8 倍高剂量的 PTX(8mg/kg)加上 XR9576(一种有效的 P-gp 抑制剂)相比是有利的。这些发现强调了靶向治疗通过抑制多药耐药性癌症在肿瘤微血管系统内获得特异性抗血管生成影响的重要性[66]。

12.4.5 抗体介导的靶向

为了在包括肺癌的多种肿瘤中实现特异性 CMM 的主动靶向，可以用相关的 mAb 或 Ab 片段[例如单链片段可变(scFv)和 Fab/Fab′]修饰纳米级 DDS。在一项研究中，对西妥昔单抗修饰的纳米粒进行了工程改造，并固载了紫杉醇棕榈酸酯(PCPL)前药[67]。使用两亲性连接剂油酸半胱氨酸酰胺(OCA)使 PLGA NP 与 mAb 的界面锚定和硫基表面功能化。在过度表达 EGFR 的肺癌细胞中证实了该靶向给药系统的高效以及对细胞内化和细胞毒性的改善，并且在转移性肺癌模型中改善了体内耐受性和功效。这些研究结果证明了 Ab 修饰的 PCPL 固载 PLGA NP 有效治疗 EGFR 阳性肺癌的巨大潜力。另一项旨在将顺铂或顺-二氨氯铂(Ⅱ)(CDDP)特异性地传递给癌细胞的研究中，为了避免 CDDP 的非特异性生物分布，开发了 EGFR 靶向肝素-CDDP (EH-CDDP) NP。这些琥珀酸酐修饰的肝素 NP 具有生物相容性，不具有抗凝血活性，而 scFv 修饰的 EH-CDDP NP 被 EGFR 表达的非小细胞肺癌 H292 细胞显著摄取，并且在全身给药后显示出良好的药代动力学和生物分布特性[68]。图 12.4 表示了 Ab 修饰的NP 的体系结构。基于聚合物和脂质体的 NP 的表面修饰需要(通过 PEG 化和“引导装置”的聚乙二醇化和生物偶联)在药物分子包封之前和(或)之后进行一些额外的合成步骤。

从技术上讲，自 1975 年 Kohler 和 Milstein 引入杂交瘤技术从而开发出小鼠来源的单克隆抗体时，这些新一代大分子生物制剂被视为“灵丹妙药”和“靶向导弹”，它们已在各种疾病，特别是不同的恶性肿瘤中发挥了作用[69]。这种耐受良好的模式也已经发展成为使用噬菌体展示技术的完全人类单克隆抗体，并且详细综述了这种平台的分子特征[70]。一些完全人类单克隆抗体已被美国食品药品管理局(FDA)批准用于临床应用，并且更多的单克隆抗体正在进行临床试验或制药公司的研发过程中。虽然小鼠单克隆抗体可诱导产生导致免疫原性反应的人抗小鼠抗体(HAMA)，但嵌合、人源化和完全人源化的单克隆抗体的免疫原性较低/无免疫原性。FDA 批准的几种单克隆抗体已经在肺癌的靶向免疫疗法中使用，特别是贝伐单抗和西妥昔单抗。因此，以往的临床试验已经证实了贝伐单抗和西妥昔单抗联合化疗和放疗治疗 NSCLC 患者的安全性和有效性，尽管临床结果似乎依赖于患者[5]。针对 ILGF1 受体的 IgG2 单克隆抗体“figitumumab”(CP-751,871)已用于治疗 NSCLC 患者。单用单克隆抗体或与其他传统化疗(尤其是铂)联合应用，具有约 20 天的血浆 $t_{1/2}$ 以及其高耐受性和极低毒性，使初

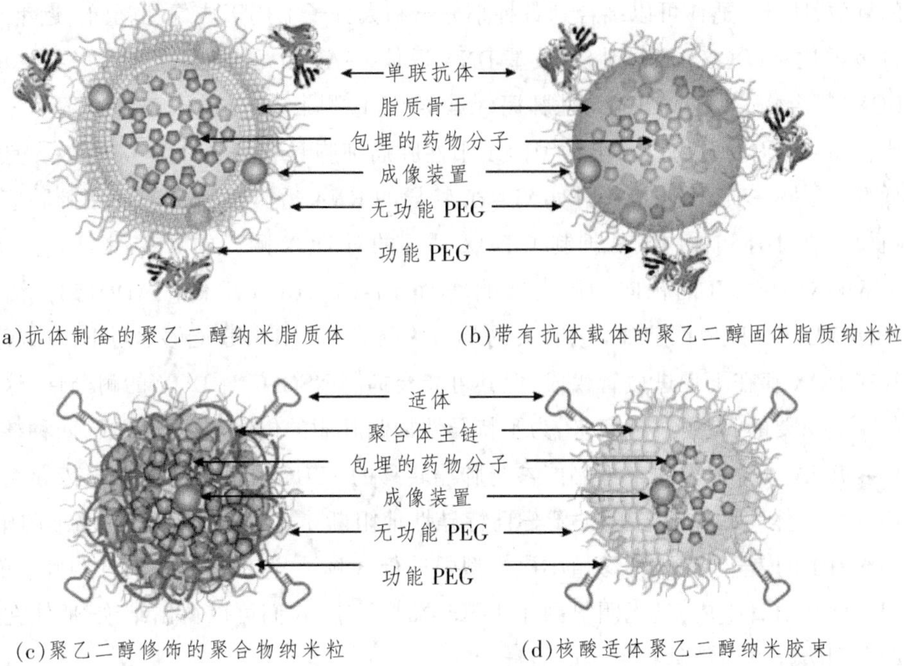

图 12.4　选定类型的脂质或聚合物的靶向多功能纳米药物(TMN)和治疗诊断(TMT)的示意图。(请参见彩色插图)

发性 NSCLC 患者受益[71]。此外,针对黏蛋白 1(MUC1)、EGF 或黑色素瘤相关抗原 3 的一些同种异体疫苗的临床收益最近已在Ⅱ/Ⅲ期临床试验中得到检验, 结果显示 NSCLC 患者的存活率延长。其中,单抗“ipilimumab”(BMS-936558,一种抗 PD-1 抗体;BMS-936559,一种抗 PD-L1 抗体)改善了 T 细胞介导的抗肿瘤活性,从而提高了肺癌患者的总体生存率[72,73]。

简而言之,Ab 介导的靶向疗法是指单独使用或与毒素、放射性试剂或细胞毒性试剂结合的单抗/Ab 片段(scFv、Fab、Fab'、双特异性和基于 Ab 的支架)。这些新一代的抗癌药物经过工程设计,可通过干扰参与肿瘤发展和进程的特定靶蛋白来产生特定的药理作用。这些类型的抗癌方式的基础是肿瘤抗原的分子识别和特异性靶向,这为推进有效的免疫疗法和肺癌的配体靶向治疗提供了新的视野。

12.4.6　适体介导的靶向治疗

寡核苷酸适体(作为基于 DNA/RNA 的核酸)也已被用作分子疗法和靶向药物。肽适体也被认为是有潜力的生物制剂,其能够靶向 CMM 并由此抑制相应的生物功能。尽管适体的生物学功能可能受到生物降解的阻碍,但使用 PEG 化的适体药物哌加他尼(Macugen™)抑制 VEGF 对老年性黄斑变性的临床应用已经证明了这些片段的有效性[74,75]。适体可以结合到各种小分子和大分子上用于成像和靶向。近年来，通过将多柔比星(DOX)插入到86碱基DNA适体(MA3)中，构建了适体-多柔比星(Apt-DOX)复合物，并用MUC1阳性肺癌A549细胞检测了DNA适体MA3的适性。结果证明，Apt-DOX复合物显示出对MUC1阳性肿瘤细胞具有特异性DOX功效，且毒性较低[76]。在另一项研究中，利用对NF-κB特异的RNA适体(A-p50)，使用肺肿瘤异种移植模型在体外和体内成功抑制了DOX诱导的对DOX耐药的NF-κB活化。事实上，A-p50对NF-κB的靶向抑制会影响增殖(Ki-67)、DNA损伤(GADD153)、细胞凋亡(Bcl-XL)和pH值调节(CA9)有关的基因的调节。而NF-κB能够通过HIF1α/VEGF途径在DOX存在下促进血管生成，但其可能会抑制NSCLC对DOX的耐药性，这是一个临床上重要的问题[77]。近年来，为了特异性抑制肿瘤的侵袭和血管生成，两种核仁素适体-siRNA嵌合体被用来抑制能参与肺癌转移的SLUG和NRP1的信号传导途径。使用两种适体串联的组合疗法显著且特异性地阻断了表达核仁蛋白的癌细胞中SLUG和NRP1的表达。在异种移植小鼠模型中进行试验时，这些药物还能抑制肿瘤的生长、侵袭性和血管生成，且无明显副作用[78]。综上所述，我们可以得出结论，适体在肺癌的靶向和治疗方面都具有很大的前景。

12.4.7 叶酸受体介导的靶向治疗

由于叶酸在肺癌细胞增殖中起着重要的作用，因此认为叶酸转运途径和叶酸依赖的代谢组分可以作为靶向治疗肺癌的CMM。已证实叶酸受体α(FRα)的功能性表达是一种预后因子，是NSCLC的预后因素。已有报道利用免疫组织化学和组织微阵列研究了FRα与临床结果的关联，其中超过70%的腺癌对该CMM呈阳性[79]。因此，该发现为肺癌患者提供了潜在的预后信息。鉴于FRα对叶酸具有高亲和力并且在正常组织中显示低表达但在恶性组织中高度表达的特征，可以将其视为靶向部分。以该受体作为靶点的单抗farletuzumab已显示出在动物模型中抑制肿瘤生长和进展的作用。据报道，它在正常组织中的作用相对较低，在Ⅰ/Ⅱ期试验中，单独使用farletuzumab或作为联合治疗的临床收益在FRα高表达的肺转移性腺癌的患者中有积极作用[80]。同样，带有Cy5.5标志的叶酸修饰的的聚乙二醇化SPION已成功地用于小鼠肺癌模型的靶向光学成像[81]。

12.4.8 转铁蛋白介导的靶向治疗

转铁蛋白(Tf)受体(TfR)是在癌细胞表面过表达的多种受体中的一种。在肺癌病例和许多其他类型的恶性肿瘤中，其表达具有预后价值，因为这似乎与肿瘤的发展和进展相关。虽然人血清中可溶性TfR(sTfR)与细胞TfR的数量相对成正比，但其早期检测/感知可在癌症发生时提供有用的信息。在一项研究中，对肺癌患者血清和支气管肺泡灌洗液(BAL)中 sTfR 的分析显示,NSCLC 患者血清和 BAL 中 TfR 的高细胞关联密切相关[82]。基于 TfR 在肺癌中的高表达,许多研究者致力于通过靶向 TfR 开发肺癌靶向治疗。载有 DOX 的 Tf 共轭聚乙二醇化脂质体治疗的大鼠表现出明显更高的存活率[83]。以 2mg/kg 的剂量范围静脉内给药后,与使用游离药物或未固载的药物和未给药的对照组大鼠相比,使用 Tf 修饰的 PEG 化 DOX 脂质体治疗的大鼠显示出更高的存活率[83]。肺癌的早期检测至关重要,但是该策略仍然需要进一步改进,以便提高靶向传感和成像系统的敏感性。使用当前的检测方法(结节分类精度<7mm)检测结节的尺寸限制仍然太低。为了解决这些限制,用抗 TfRscFv 抗体片段修饰尺寸约为 100nm 的纳米级阳离子脂质体,并且将磁共振成像(MRI)造影剂钆喷酸二葡甲胺(gad-d)包裹在囊泡内。在小鼠原发性癌症模型中全身给以此免疫脂质体,改进了基于 MRI 的检测,可以检测到小至 100μm 的结节[84]。简而言之,这些发现清楚地表明,靶向 TfR 的 NS 可以显著提高肺癌的早期发现,因此有可能提高肺癌患者的存活率。

12.4.9 靶向光动力疗法

靶向光动力疗法(PDT)可以看作是靶向治疗的另一种强有力的范例,其工程设计基于光敏剂和引导装置的组合实施。靶向 PDT 系统被设计为非活性剂选择性地累积在肿瘤细胞中,随后当暴露在具有已知光学性质(例如波长)的精确光源下时,它们的功能可以被触发。一旦被激活,目标 PDT 系统就能够产生有毒的氧自由基,从而导致靶肿瘤细胞的深度坏死。PDT 特别适用于与支气管内障碍相关的不可切除的癌症。靶向 PDT 的临床疗效可以与使用钕-钇-铝石榴石(Nd-YAG)激光疗法相媲美(甚至更优)。读者可以参考其他文献对后者的描述[85]。靶向 PDT 疗法从小鼠肺癌模型到人类受试者的转化方法强调了免疫应答反应的重要性,所述免疫应答反应通常通过肺癌患者中的 T 细胞表型介导。在肺癌患者中使用 PDT 后,某些炎症细胞因子已被证明可预测 T 细胞表型,这些细胞包括 IL-12 和 IL-4 以及 T-调节细胞和 T 辅助性 17 细胞[86]。应该指出的是,T 淋巴细胞及其免疫调节细胞因子控制着肺癌的生长和转移,其中 $CD4^+$ T 辅助细胞分化为 Th1、Th2、Th17 和调节性 T 细胞(Treg)。其中,Treg 调节肿瘤细胞的总体免疫反应, 而 Th17 细胞直接或通过促炎细胞因子调节抗肿瘤免疫应答[87]。值得注意的是,Treg 和 Th17 细胞之间存在着密切的关系。在一项工作中,对疏水性蛋白寡聚体维替泊芬(VPN)(Visudyne™)和抗 EGFR 单抗的靶向系统在携带肿瘤的小鼠的临床功效进行了研究。从技术上讲,将聚[2-甲基丙烯酰氧基乙基磷酰胆碱-甲基丙烯酸正丁酯-共-对硝基苯基羰基甲氧基乙基甲基丙烯酸酯](PMBN) 与抗 EGFR 单克隆抗体结合并与维替泊芬混合,以便设计 Ab 修饰的 VPN 负载的 PMBN 复合物。经静脉注射此复合物后,A431 细胞荷瘤小鼠肿瘤内的 VPN 浓度升高约 10 倍,8 天内肿瘤体积显著下降[88]。这些数据清楚地显示了使用此复合物作为靶向癌症治疗的

PDT 系统新型平台的实用性。在另一项研究中，亚甲蓝(MB)作为光敏剂用于 PDT 治疗人肺腺癌 A549 细胞[83]。据报道，MB 介导的 PDT 诱导细胞凋亡与抗凋亡蛋白的下调以及线粒体膜电位(MMP)的降低有关，增加了 MAPK 的磷酸化并产生活性氧(ROS)。这些现象都表明细胞凋亡级联的开始。尽管这些发现需要用动物模型进行再验证，但是用 MB mAb/Ap 作为靶向 PDT 与多模式系统的特异性标志物相比，可以为肺癌治疗提供许多益处。

显然，上面概述的许多方法可能一起用于治疗和(或)更精确地诊断肺癌，因此，下面将考虑多模式治疗学和纳米药物的潜在用途。

12.4.10 多模式治疗学和纳米药物

在本世纪，从事该科学领域工作的制药科学家的主要目标是为癌症治疗设计先进的 DDS，以满足几个突出的需求：①选择性和特异性靶向；②在疾病的早期阶段诊断；③精确成像；④按需治疗疾病。近年来，人们对无缝多功能治疗学和纳米药物的开发进行了大量研究[6]。最近，在体内对聚乙二醇化 CREKA 肽偶联的 DIM-C-pPhC6H5 (DIM-P)纳米胶囊(NC)进行了研究，结果显示成像精确度显著提高[89]。聚合物胶束已被用作开发肺癌靶向肽(LCP)和包封 SPION 和 DOX 的多功能纳米系统(MFNS)平台[90]。为了改善治疗效果，将工程化的 MFNS 同步用于 MRI 和多柔比星(DOX)递送，结果显示在 H2009 肺癌细胞中 αvβ6-依赖细胞的靶向性显著增强。也有报道称，LCP-修饰的胶束 NS 的细胞摄取显著大于对照组，并且使用其他分子技术进一步验证了这一点。与使用非靶向 NS 相比，使用 MRI 在靶细胞内 SPION 的积累明显更好。同时也证实了 DOX 诱导的毒性是靶向 NS。总之，该研究证实，MFNS 的综合诊断和治疗设计有可能实现以图像为指导、靶向特异性治疗肺癌的目的[90]。应当注意的是，某些Ⅲ期的 NSCLC 患者不能进行手术治疗，因此，对于无法做切除手术的肿瘤患者，即使生存率很低，推荐的治疗方法是同时进行化疗和胸腔放疗。如上所述，针对性的 PDT 对于Ⅲ期肺癌患者作为一种新的治疗方法有很大的希望，化疗和(或)免疫疗法与放疗的结合以及使用多模式 NS 靶向 PDT 是最佳策略[91]。

12.5 小结

尽管肺癌的靶向治疗采用了被动和主动靶向机制，但肺癌的分子靶向治疗仍处于起步阶段。靶向多功能纳米药物和治疗诊断学、双特异性抗体支架、DNA 疫苗和靶向“合成致死”方法的应用为革命性治疗提供了潜力。NSCLC 和 SCLC 疾病的许多特征尚不清楚，并且对病变细胞的 TME 和代谢特征的认识尚不全面。肺癌等实体肿瘤应被视为具有独特的发生机制和特殊特征的复杂系统，如自我调节、复杂系统共同进化和适应。因此，可以应用系统理论和系统生物学来更好地理解这种复杂的生物系统。但在短期内，基于疾病的分子特征、以关键生物元素为靶点的联合治疗是有益的。其可以联合使用小分子和生物制剂的"合成致死"方法。需要仔细研究吸烟和不吸烟患者的分子模式，并应进行分子筛选试验以检测关键突变（例如 K-RAS）。尽管检测成本昂贵，但仍需要采用快速检测的方法来检测 c-Met 扩增和（或）特定类型的 EGFR 突变，其中可能涉及定制的基因组/蛋白质组学分析。这种全新的方法可以使临床医生能够针对个别患者定制治疗，从而最终实现个性化靶向治疗。

参考文献

1. Q. Zheng, K. J. Nan and H. L. Zheng, Hippocrates' viewpoint on cancer. *Zhonghua Yi Shi Za Zhi*, **40**, 234–236 (2010).
2. T. Sadhukha, T. S. Wiedmann and J. Panyam, Inhalable magnetic nanoparticles for targeted hyperthermia in lung cancer therapy. *Biomaterials*, **34**, 5163–5171 (2013).
3. S. Sundarraj, R. Thangam, M. V. Sujitha, *et al.*, Ligand-conjugated mesoporous silica nanorattles based on enzyme targeted prodrug delivery system for effective lung cancer therapy. *Toxicology and Applied Pharmacology*, **275**, 232–243 (2014).
4. B. Dai, S. Y. Yoo, G. Bartholomeusz, *et al.*, KEAP1-dependent synthetic lethality induced by AKT and TXNRD1 inhibitors in lung cancer. *Cancer Research*, **73**, 5532–5543 (2013).
5. Y. Wang, G. Deng, X. Liu and W. C. Cho, Monoclonal antibodies in lung cancer. *Expert Opinion on Biological Theraphy*, **13**, 209–226 (2013).
6. Y. Omidi, Smart multifunctional theranostics: simultaneous diagnosis and therapy of cancer. *Bioimpacts*, **1**, 145–147 (2011).
7. J. Barar and Y. Omidi, Targeted gene therapy of cancer: second amendment toward holistic therapy. *Bioimpacts*, **3**, 49–51 (2013).
8. J. Barar and Y. Omidi, Dysregulated pH in tumor microenvironment checkmates cancer therapy. *Bioimpacts*, **3**, 149–162 (2013).
9. J. Barar, Targeting tumor microenvironment: the key role of immune system. *Bioimpacts*, **2**, 1–3 (2012).
10. K. Katanoda and H. Yako-Suketomo, Trends in lung cancer mortality rates in Japan, USA, UK, France and Korea based on the WHO mortality database. *Japanese Journal of Clinical Oncology*, **42**, 239–240 (2012).
11. A. Matsuda and K. Katanoda, Five-year relative survival rate of lung cancer in the USA, Europe and Japan. *Japanese Journal of Clinical Oncology*, **43**, 1287–1288 (2013).
12. R. W. Ruddon (2007). *Cancer Biology*, Oxford University Press, Inc., Oxford 2007.
13. B. B. Aggarwal and S. Shishodia, Molecular targets of dietary agents for prevention and therapy of cancer. *Biochemical Pharmacology*, **71**, 1397–1421 (2006).
14. S. Aggarwal, Targeted cancer therapies. *Nature Reviews Drug Discovery*, **9**, 427–428 (2010).
15. S. L. Wood, M. Pernemalm, P. A. Crosbie and A. D. Whetton, The role of the tumor-microenvironment in lung cancer-metastasis and its relationship to potential therapeutic targets. *Cancer Treatment Reviews*, **40**, 558–566 (2013).
16. R. C. Rintoul and T. Sethi, The role of extracellular matrix in small-cell lung cancer. *Lancet Oncology*, **2**, 437–442 (2001).
17. G. Chow, J. Tauler and J. L. Mulshine, Cytokines and growth factors stimulate hyaluronan production: role of hyaluronan in epithelial to mesenchymal-like transition in non-small cell lung cancer. *Journal of Biomedicine and Biotechnology*, **2010**, 485468 (2010).
18. S. J. An, Q. X. Lin, Z. H. Chen, *et al.*, Combinations of laminin 5 with PTEN, p-EGFR and

p-Akt define a group of distinct molecular subsets indicative of poor prognosis in patients with non-small cell lung cancer. *Experimental Thermal Medicines*, **4**, 226–230 (2012).

19. K. R. Levental, H. Yu, L. Kass, *et al.*, Matrix crosslinking forces tumor progression by enhancing integrin signaling. *Cell*, **139**, 891–906 (2009).
20. E. E. Graves, A. Maity and Q. T. Le, The tumor microenvironment in non-small-cell lung cancer. *Seminars in Radiation Oncology*, **20**, 156–163 (2010).
21. F. Caccavari, D. Valdembri, C. Sandri, *et al.*, Integrin signaling and lung cancer. *Cell Adhesion and Migration*, **4**, 124–129 (2010).
22. V. Morello, S. Cabodi, S. Sigismund, *et al.*, Beta1 integrin controls EGFR signaling and tumorigenic properties of lung cancer cells. *Oncogene*, **30**, 4087–4096 (2011).
23. F. Oshita, H. Ito, M. Ikehara, *et al.*, Prognostic impact of survivin, cyclin D1, integrin beta1, and VEGF in patients with small adenocarcinoma of stage I lung cancer. *Amerian Journal of Clinical Oncology*, **27**, 425–428 (2004).
24. L. Ju and C. Zhou, Association of integrin beta1 and c-MET in mediating EGFR TKI gefitinib resistance in non-small cell lung cancer. *Cancer Cell International*, **13**, 15 (2013).
25. R. Kanda, A. Kawahara, K. Watari, *et al.*, Erlotinib resistance in lung cancer cells mediated by integrin beta1/Src/Akt-driven bypass signaling. *Cancer Research*, **73**, 6243–6253 (2013).
26. M. Hirasawa, N. Shijubo, T. Uede and S. Abe, Integrin expression and ability to adhere to extracellular matrix proteins and endothelial cells in human lung cancer lines. *Brtish Journal of Cancer*, **70**, 466–473 (1994).
27. C. Liu, D. B. Liu, G. X. Long, *et al.*, Specific targeting of angiogenesis in lung cancer with RGD-conjugated ultrasmall superparamagnetic iron oxide particles using a 4.7 T magnetic resonance scanner. *Chinese Medical Journal (English)*, **126**, 2242–2247 (2013).
28. H. Liu, J. Park, C. Manning, *et al.*, Metastatic signature in lung cancer is associated with sensitivity to anti-integrin alpha monoclonal antibody intetumumab. *Genes Chromosomes Cancer*, **53**, 349–357, (2014).
29. C. Choe, Y. S. Shin, S. H. Kim, *et al.*, Tumor-stromal interactions with direct cell contacts enhance motility of non-small cell lung cancer cells through the hedgehog signaling pathway. *Anticancer Research*, **33**, 3715–3723 (2013).
30. R. Gomez-Casal, C. Bhattacharya, N. Ganesh, *et al.*, Non-small cell lung cancer cells survived ionizing radiation treatment display cancer stem cell and epithelial-mesenchymal transition phenotypes. *Molecular Cancer*, **12**, 94 (2013).
31. J. H. Chung, J. K. Rho, X. Xu, *et al.*, Clinical and molecular evidences of epithelial to mesenchymal transition in acquired resistance to EGFR-TKIs. *Lung Cancer*, **73**, 176–182 (2011).
32. M. Abumaree, M. Al Jumah, R. A. Pace and B. Kalionis, Immunosuppressive properties of mesenchymal stem cells. *Stem Cell Reviews*, **8**, 375–392 (2012).
33. M. P. De Miguel, S. Fuentes-Julian, A. Blazquez-Martinez, *et al.*, Immunosuppressive properties of mesenchymal stem cells: advances and applications. *Current Molecular Medicine*, **12**, 574–591 (2012).
34. R. Wang, J. Zhang, S. Chen, *et al.*, Tumor-associated macrophages provide a suitable microenvironment for non-small lung cancer invasion and progression. *Lung Cancer*, **74**, 188–196 (2011).
35. J. G. Quatromoni and E. Eruslanov, Tumor-associated macrophages: function, phenotype, and link to prognosis in human lung cancer. *American Journal of Translational Research*, **4**, 376–389 (2012).
36. T. Oyama, K. Sugio, H. Uramoto, *et al.*, Cytochrome P450 expression (CYP) in non-small cell lung cancer. *Frontiers in Bioscience*, **12**, 2299–2308 (2007).
37. T. Oyama, K. Sugio, T. Isse, *et al.*, Expression of cytochrome P450 in non-small cell lung cancer. *Frontiers in Bioscience*, **13**, 5787–5793 (2008).
38. L. C. Blake, A. Roy, D. Neul, *et al.*, Benzylmorpholine analogs as selective inhibitors of lung cytochrome P450 2A13 for the chemoprevention of lung cancer in tobacco users. *Pharmaceutical Research*, **30**, 2290–2302 (2013).
39. L. Sun and X. Fan, Expression of cytochrome P450 2A13 in human non-small cell lung cancer

and its clinical significance. *Journal of Biomedical Research*, **27**, 202–207 (2013).
40. Z. B. Liu, J. Shu, L. P. Wang, *et al.*, Cytochrome P450 2A6 deletion polymorphism and risk of lung cancer: a meta-analysis. *Molecular Biology Reports*, **40**, 5255–5259 (2013).
41. J. M. Su, P. Lin, C. K. Wang and H. Chang, Overexpression of cytochrome P450 1B1 in advanced non-small cell lung cancer: a potential therapeutic target. *Anticancer Research*, **29**, 509–515 (2009).
42. J. L. Arias, Drug delivery strategies in targeting cancer: current concepts and future developments. *Current Drug Targets*, **12**, 1094–1095 (2011).
43. J. N. Moreira, C. B. Hansen, R. Gaspar and T. M. Allen, A growth factor antagonist as a targeting agent for sterically stabilized liposomes in human small cell lung cancer. *Biochim Biophysica Acta*, **1514**, 303–317 (2001).
44. M. Gumbleton, Caveolae as potential macromolecule trafficking compartments within alveolar epithelium. *Advanced Drug Delivery Review*, **49**, 281–300 (2001).
45. M. Gumbleton, A. G. Abulrob and L. Campbell, Caveolae: an alternative membrane transport compartment. *Pharmaceutical Research*, **17**, 1035–1048 (2000).
46. F. Yuan, M. Dellian, D. Fukumura, *et al.*, Vascular permeability in a human tumor xenograft: molecular size dependence and cutoff size. *Cancer Research*, **55**, 3752–3756 (1995).
47. D. C. Drummond, O. Meyer, K. Hong, *et al.*, Optimizing liposomes for delivery of chemotherapeutic agents to solid tumors. *Pharmacological Reviews*, **51**, 691–743 (1999).
48. S. K. Hobbs, W. L. Monsky, F. Yuan, *et al.*, Regulation of transport pathways in tumor vessels: role of tumor type and microenvironment. *Proceedings of the National Academic Science of USA*, **95**, 4607–4612 (1998).
49. L. W. Seymour, Passive tumor targeting of soluble macromolecules and drug conjugates. *Critical Review Therapeutic Drug Carrier Systems*, **9**, 135–187 (1992).
50. K. Cho, X. Wang, S. Nie, *et al.*, Therapeutic nanoparticles for drug delivery in cancer. *Clinical Cancer Research*, **14**, 1310–1316 (2008).
51. N. Gupta, H. Hatoum and G. K. Dy, First line treatment of advanced non-small-cell lung cancer - specific focus on albumin bound paclitaxel. *International Journal of Nanomedicine*, **9**, 209–221 (2014).
52. J. W. Singer, Paclitaxel poliglumex (XYOTAX, CT-2103): a macromolecular taxane. *Journal of Controlled Release*, **109**, 120–126 (2005).
53. M. E. O'Brien, M. A. Socinski, A. Y. Popovich, *et al.*, Randomized phase III trial comparing single-agent paclitaxel Poliglumex (CT-2103, PPX) with single-agent gemcitabine or vinorelbine for the treatment of PS 2 patients with chemotherapy-naive advanced non-small cell lung cancer. *Journal of Thoracic Oncology*, **3**, 728–734 (2008).
54. S. M. Moghimi and J. Szebeni, Stealth liposomes and long circulating nanoparticles: critical issues in pharmacokinetics, opsonization and protein-binding properties. *Progress in Lipid Research*, **42**, 463–478 (2003).
55. D. E. Owens, 3rd and N. A. Peppas, Opsonization, biodistribution, and pharmacokinetics of polymeric nanoparticles. *International Journal of Pharmaceutics*, **307**, 93–102 (2006).
56. K. R. Chaudhari, M. Ukawala, A. S. Manjappa, *et al.*, Opsonization, biodistribution, cellular uptake and apoptosis study of PEGylated PBCA nanoparticle as potential drug delivery carrier. *Pharmaceutical Research*, **29**, 53–68 (2012).
57. K. Xiao, Y. Li, J. Luo, *et al.*, The effect of surface charge on in vivo biodistribution of PEG-oligocholic acid based micellar nanoparticles. *Biomaterials*, **32**, 3435–3446 (2011).
58. F. Petrosyan, H. Daw, A. Haddad and T. Spiro, Targeted therapy for lung cancer. *Anticancer Drugs*, **23**, 1016–1021 (2012).
59. J. Smith, Erlotinib: small-molecule targeted therapy in the treatment of non-small-cell lung cancer. *Clinical Therapeutics*, **27**, 1513–1534 (2005).
60. J. D. Hainsworth, C. L. Cebotaru, V. Kanarev, *et al.*, A phase II, open-label, randomized study to assess the efficacy and safety of AZD6244 (ARRY-142886) versus pemetrexed in patients with non-small cell lung cancer who have failed one or two prior chemotherapeutic regimens. *Journal of Thoracic Oncology*, **5**, 1630–1636 (2010).

61. R. I. Pakunlu, Y. Wang, W. Tsao, *et al.*, Enhancement of the efficacy of chemotherapy for lung cancer by simultaneous suppression of multidrug resistance and antiapoptotic cellular defense: novel multicomponent delivery system. *Cancer Research*, **64**, 6214–6224 (2004).
62. J. G. Turner, J. Dawson and D. M. Sullivan, Nuclear export of proteins and drug resistance in cancer. *Biochemical Pharmacology*, **83**, 1021–1032 (2012).
63. D. Mahadevan and N. Shirahatti, Strategies for targeting the multidrug resistance-1 (MDR1)/P-gp transporter in human malignancies. *Current Cancer Drug Targets*, **5**, 445–455 (2005).
64. P. Iangcharoen, W. Punfa, S. Yodkeeree, *et al.*, Anti-P-glycoprotein conjugated nanoparticles for targeting drug delivery in cancer treatment. *Archives of Pharmacal Research*, **34**, 1679–1689 (2011).
65. S. J. An, Q. Nie, Z. H. Chen, *et al.*, KDR expression is associated with the stage and cigarette smoking of the patients with lung cancer. *Journal of Cancer Research and Clinical Oncology*, **133**, 635–642 (2007).
66. F. Bai, C. Wang, Q. Lu, *et al.*, Nanoparticle-mediated drug delivery to tumor neovasculature to combat P-gp expressing multidrug resistant cancer. *Biomaterials*, **34**, 6163–6174 (2013).
67. N. Karra, T. Nassar, A. N. Ripin, *et al.*, Antibody conjugated PLGA nanoparticles for targeted delivery of paclitaxel palmitate: efficacy and biofate in a lung cancer mouse model. *Small*, (2013).
68. X. H. Peng, Y. Wang, D. Huang, *et al.*, Targeted delivery of cisplatin to lung cancer using ScFvEGFR-heparin-cisplatin nanoparticles. *ACS Nano*, **5**, 9480–9493 (2011).
69. J. Majidi, J. Barar, B. Baradaran, *et al.*, Target therapy of cancer: implementation of monoclonal antibodies and nanobodies. *Human Antibodies*, **18**, 81–100 (2009).
70. M. R. Tohidkia, J. Barar, F. Asadi and Y. Omidi, Molecular considerations for development of phage antibody libraries. *Journal of Drug Targeting*, **20**, 195–208 (2012).
71. A. Gualberto and D. D. Karp, Development of the monoclonal antibody figitumumab, targeting the insulin-like growth factor-1 receptor, for the treatment of patients with non-small-cell lung cancer. *Clinical Lung Cancer*, **10**, 273–280 (2009).
72. R. D. Hall, J. E. Gray and A. A. Chiappori, Beyond the standard of care: a review of novel immunotherapy trials for the treatment of lung cancer. *Cancer Control*, **20**, 22–31 (2013).
73. J. Nemunaitis, Cancer targeting vaccines: surrogate measures of activity. *Human Vaccines and Immunotherapeutics*, **9**, 213–218 (2013).
74. G. Zhu, M. Ye, M. J. Donovan, *et al.*, Nucleic acid aptamers: an emerging frontier in cancer therapy. *Chemical Communication (Camb)*, **48**, 10472–10480 (2012).
75. P. P. Pednekar, K. R. Jadhav and V. J. Kadam, Aptamer-dendrimer bioconjugate: a nanotool for therapeutics, diagnosis, and imaging. *Expert Opinion in Drug Delivery*, **9**, 1273–1288 (2012).
76. Y. Hu, J. Duan, Q. Zhan, *et al.*, Novel MUC1 aptamer selectively delivers cytotoxic agent to cancer cells *in vitro*. *PLoS One*, **7**, e31970 (2012).
77. J. Mi, X. Zhang, Z. N. Rabbani, *et al.*, RNA aptamer-targeted inhibition of NF-kappa B suppresses non-small cell lung cancer resistance to doxorubicin. *Molecular Therapy*, **16**, 66–73 (2008).
78. W. Y. Lai, W. Y. Wang, Y. C. Chang, *et al.*, Synergistic inhibition of lung cancer cell invasion, tumor growth and angiogenesis using aptamer-siRNA chimeras. *Biomaterials*, **35**, 2905–2914 (2014).
79. D. J. O'Shannessy, G. Yu, R. Smale, *et al.*, Folate receptor alpha expression in lung cancer: diagnostic and prognostic significance. *Oncotarget*, **3**, 414–425 (2012).
80. A. Thomas, J. Maltzman and R. Hassan, Farletuzumab in lung cancer. *Lung Cancer*, **80**, 15–18 (2013).
81. M. K. Yoo, I. K. Park, H. T. Lim, *et al.*, Folate-PEG-superparamagnetic iron oxide nanoparticles for lung cancer imaging. *Acta Biomaterials*, **8**, 3005–3013 (2012).
82. A. Dowlati, M. Loo, T. Bury, *et al.*, Soluble and cell-associated transferrin receptor in lung cancer. *British Journal of Cancer*, **75**, 1802–1806 (1997).
83. M. M. Gaspar, A. Radomska, O. L. Gobbo, *et al.*, Targeted delivery of transferrin-conjugated liposomes to an orthotopic model of lung cancer in nude rats. *Journal of Aerosol Medicine and Pulmonary Drug Delivery*, **25**, 310–318 (2012).

84. M. Freedman, E. H. Chang, Q. Zhou and K. F. Pirollo, Nanodelivery of MRI contrast agent enhances sensitivity of detection of lung cancer metastases. *Academic Radiology*, **16**, 627–637 (2009).
85. D. Ost, Photodynamic therapy in lung cancer. *Oncology* (*Williston Park*), **14**, 379–386, 391; discussion 391–372, 395 (2000).
86. S. Moffatt-Bruce, The immunobiology of photodynamic therapy: the potential for therapeutic intervention in lung cancer. *Journal of National Comprehensice Cancer Network*, **10** (Suppl. 2), S27–30 (2012).
87. M. C. Duan, X. N. Zhong, G. N. Liu and J. R. Wei, The Treg/Th17 paradigm in lung cancer. *J Immunologic Research*, **2014**, 730380 (2014).
88. N. Kameyama, S. Matsuda, O. Itano, *et al.*, Photodynamic therapy using an anti-EGF receptor antibody complexed with verteporfin nanoparticles: a proof of concept study. *Cancer Biotherapy and Radiopharmaceuticals*, **26**, 697–704 (2011).
89. A. R. Patel, M. B. Chougule, E. Lim, *et al.*, Theranostic tumor homing nanocarriers for the treatment of lung cancer. *Nanomedicine*, **10**, 1053–1063 (2014).
90. J. S. Guthi, S. G. Yang, G. Huang, *et al.*, MRI-visible micellar nanomedicine for targeted drug delivery to lung cancer cells. *Molecular Pharmaceutics*, **7**, 32–40 (2010).
91. R. M. Huber, M. Reck and M. Thomas, Current status and future strategies for multimodality treatment of unresectable stage III non-small-cell lung cancer. *European Respiratory Journal*, **42**(4), 119–1133 (2013).

第 13 章

用新型比色法研究和控制粉雾剂的混合工艺

David Barling, David Morton, Karen Hapgood

缩略语

*a**	样品中红色的程度,负值以绿色标示
API	活性药物成分
*b**	样品中黄色的程度,负值以蓝色标示
*C**	色度
CIE	国际照明委员会,本章中提到的颜色空间指的是 CIE(1976)中的颜色空间
CPMA	彩色颜料制造商协会
DoD	分散度
DPI	吸入粉雾剂
h	色调,以度标示
*L**	混合亮度
%RSD	相对偏差
SEM	扫描电子显微镜
UV	紫外线
wt%	重量百分比

13.1　引言

在吸入粉雾剂的研究中,如何控制混合过程是一项重大的挑战。混合工艺不仅要使药物颗粒充分分散在辅料中,以确保药物的含量均匀度,还要保证混合过程中施加的能量不会对粉体结构产生影响。此外药物颗粒还要保持可控的、均一的解吸附状态,以确保患者在使用过程中药物能够有效、可重复地递送至肺部[1]。由于粉雾剂处方中原辅料粉末的大小、性状等物理性质的差异较大,所以通过混合工艺实现这些属性是非常困难的[2]。

对吸入制剂来说,药物颗粒分散后,空气动力学粒径为 1~5μm 的颗粒才能到达肺部[3]。粒径如此小的颗粒内聚力非常大,因此需要在混合过程中给予足够大的剪切分散力才能有效地解聚这些颗粒[4]。在许多产品中,需要过量的能量来确保整个批次的药物完全解聚,这可能会对处方产生不利的影响。例如大颗粒的辅料表面会产生裂缝[5,6],甚至在颗粒表面产生磨损[7,8],这些都会影响辅料颗粒的表面性质(例如产生不稳定的无定型物),并可能影响产品的性能和有效期[9]。为了保证药物颗粒的分散和解聚效果,并且不破坏辅料颗粒,混合工艺和策略的选择非常重要。但是,目前制药工业所应用的技术通常从商业化的设备中选择,而没有针对特定工作去设计特定的设备。这种方法不能实现某些制剂的真正潜力,也不能有效生产新颖且复杂的"设计"出来的药物,制药公司在研发过程的不同阶段还要调整生产批量,这种情况下制药公司可能更换不同混合原理或者采用不同规模的混合设备。

目前,虽然已经有了用于分析混合工艺的计算方法[10],但是多相流动的颗粒系统是非常复杂的,不易于使用计算方法来理解[11]。因此,通常需要经过大量的试验才能得到最佳混合条件。

粉雾剂处方的检测是非常复杂的并且劳动强度较大[12-14]。对于混合物的含量均匀度和吸入特性的结果都是在混合后检测得到的,如果检测结果不符合预期,则需要丢弃整个批次的物料。在产品放行时,物料表面粗糙度、混合中产生的研磨以及混合物结构排列等不会作为质量标准中的项目进行检测,只有在观察到产品性能发生变化时才会进行检测。所以,根据目前的技术来确定粉雾剂的处方需要大量的时间和劳动力,并可能影响产品的上市和新技术的应用,反过来也会阻碍生产的灵活性和适应市场的能力。

在药物开发阶段,通过减少分析检测和原料药消耗的数量,可以减轻研发的压力,节省研发费用。对一种假定的混合系统而言,可以通过单独分析辅料的混合特性来对混合条件进行整体评估。例如,可以在固定的混合设备中分析辅料和颜色示踪剂混合物的颜色变化来评估混合工艺[15]。试验人员可以快速直观地评估混合过程,进而减少检测需求，并且可以对粉末整体质量进行更广泛的评估，同时减少了原料药的浪费。本章介绍了一些我们的创新研究方法，使用颜色示踪剂来监控粉雾剂有序混合过程中的粉末和混合能量变化。

13.1.1 染色混合简介

彩色颜料制造商协会（CPMA）将颜料定义为“有色、黑色、白色或荧光有机和无机颗粒固体，通常不溶于目标载体或基质，基本不受其物理和化学性质影响”。当颜料示踪剂被添加到混合物（通常是白色）中以代替原料药时，示踪剂会完全分散在混合物中，混合物颜色会发生变化。在颜料、油漆和塑料工业中，已经广泛使用颜色测量来控制混合过程并确定可接受的混合工艺参数范围，在这些工艺过程中，需要监控两种及以上不同颜色粉末的混合一致性[15]。

颜色混合可以通过多种方式检测，最广泛使用的是 CIE（1976）三维颜色空间，因为它能够对颜色进行定量比较[17]，并且已经用于药物口服固体制剂的混合研究[18]。在 CIE 颜色空间中，测量的每种颜色都有一个独特的位置，由其笛卡尔坐标（L^*、a^* 和 b^*）或圆柱坐标（L^*、C^* 和 h）定义（图 13.1）。

在这个空间中，L^* 值表示样本的消色差色调。沿 L^* 轴的值可以从黑色（$L^*=0$）变

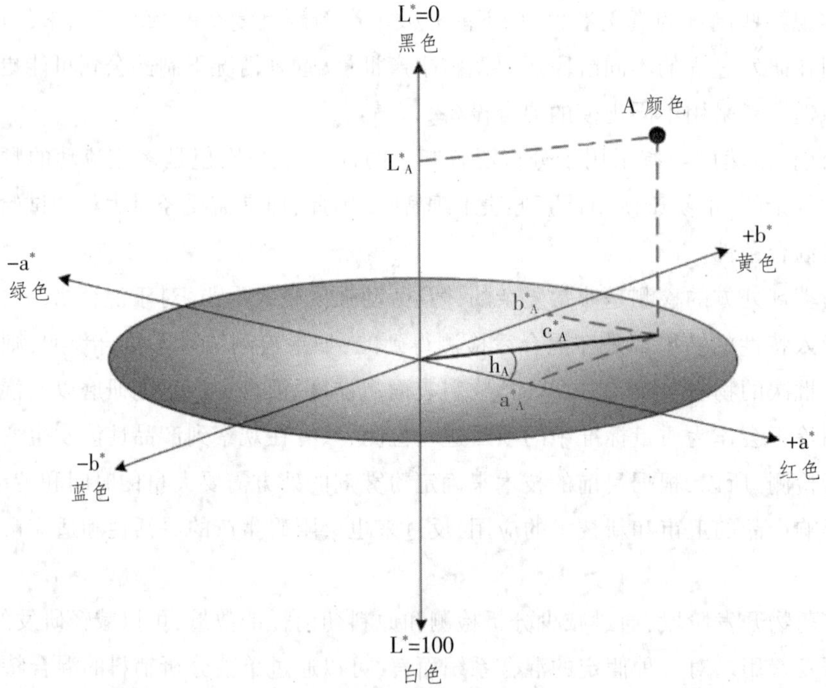

图 13.1 CIE（1976）颜色空间显示样品 A 的笛卡尔坐标系和圆柱坐标系。（Source: Reproduced from[19], with permission from Elsevier）（请参见彩色插图）

为白色(L^*=100)。a^*-b^* 平面提供关于样品色调的信息，不同的象限表示不同的色调，例如蓝-绿(第三象限，a^*, $b^*<0$)或红-黄(第一象限，a^*, $b^*>0$)。另外，通过对 a^* 和 b^* 值的数学处理，可以提取色调(色调角度，h)和色调强度(色度，C^*)。

13.1.2　使用彩色示踪剂评估粉末混合

用彩色示踪剂分析混合工艺的其中一种方法是使用已知量的氧化铁代替粉雾剂处方中的药物微粒。氧化铁是一种坚固的无机颜料，有非常广泛的用途[20]，包括作为片剂生产中的辅料[21]。根据铁的氧化状态和水分含量、粒径和粒径分布[20,22]，有多种颜色可供选择。

氧化铁已经在化妆品[23]、聚合物前体[24]和药物[24,25]等产品的混合工艺研究中用作示踪剂。Satoh 等已经发表了该领域的一些研究[4,24,26-30]，其中使用各种类型的金属氧化物(主要是氧化铁)来评估混合机制。将红色的氧化铁与大量的白色粉末(碳酸钙)在一起进行混合，随着混合时间的延长测量混粉颜色的变化，并通过"分散度"(DoD)系数进行混粉比较，该系数与 CIE 颜色空间中粉末亮度和混合亮度变化的比率有关(即 L^* 值)。使用 DoD 系数，Satoh 等[24]能够根据 DoD 值与混合时间的关系曲线对混合设备进行分类，还可以在每个混合过程中观察到一系列与混合类型和强度相关的曲线。

13.1.3　彩色示踪剂性能及混合分析方法

本章报道的三价氧化铁颜色的变化主要归因于电子电荷转移，在这个过程中，电子受电磁辐射(光)的吸收激发，并从金属配合物的配体转移到中心金属的轨道上[31]。虽然几何性质的变化不直接影响氧化铁的基本颜色，但是像粒径、粒径分布和形状等性质的改变可以改变视觉上的颜色[32]，微粒的粒径分布受独立的(初级颗粒)、轻度团聚的或重度团聚的颗粒相对比例的影响(图 13.2)。

本方法中使用的示踪剂是纳米级、超高纯度、沉淀的氧化铁红(Ferroxide® 212P，颜料红 101，颜色指数 77491，CAS 1309-37-1，Rockwood Pigments，USA)，由球形赤铁矿颗粒组成，平均粒径为 100nm，具有粒径分布窄、含水量低(<1%)的性质[33]。示踪剂

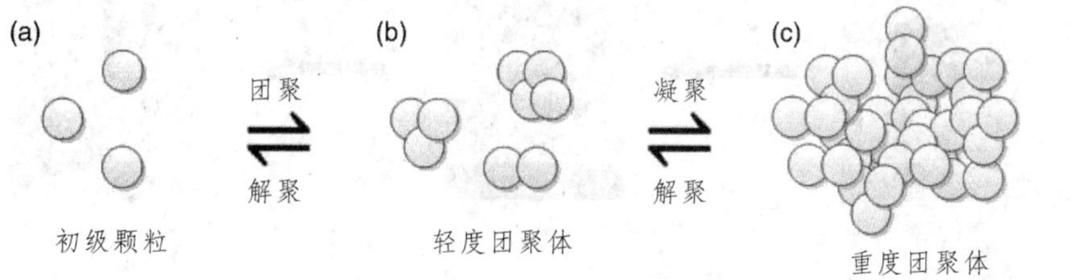

图 13.2　干燥的颜料颗粒可以采用(a)初级颗粒、(b)轻度团聚物和(c)重度团聚体的形式，这些形式影响颜料的尺寸分布和光学性质。

在热力学上能够稳定到1100℃,在热稳定性上能够稳定到400℃,此时,它失去结晶水而发生降解。这些数据与有关沉淀赤铁矿的文献一致[20,32,34]。示踪剂也不受湿度和环境影响,这表明示踪剂的颜色在混合前后和储存过程中不会发生变化。

使用亚微粉化赤铁矿示踪剂的新特性不仅仅体现在混合亮度方面,更体现在其颜色变化的多样性方面。大量的示踪剂粉末团聚在一起显示为红色,随着示踪剂分散在粉末中,混粉的颜色从红色转变为橙色。混合物颜色变化的两个维度可以同时独立地进行量化和评估,一个维度是由于示踪剂分散而引起的色调强度增加,另外一个维度是由于示踪剂的解聚而引起的色调变化(图 13.3)。

使用颜料示踪剂分析混合物的优点在于颜料的粒度。混合过程中示踪剂的颜色变化非常强烈,Satoh 等[24]证明了在混合过程中示踪剂的颜色不仅会变得更强烈,而且在更高强度的混合过程中,混合物的颜色从红色变为橙色。这种颜色变化是由于粒度在100nm左右的初级颗粒的分离造成的,初级颗粒比赤铁矿团聚体表现出更黄的颜色,而赤铁矿团聚体会呈现出更棕、更暗的红色。对于颜料而言,初级颗粒粒径或粒径分布的变化可导致观察到的颜色发生轻微变化[32]。有色固体在可见光谱中会显示一个或多个吸收带,吸收带的宽度、轮廓和波长位置影响观察到的颜色,随着有色粉末粒径的减小(比表面积增大),吸收带的位置和轮廓会发生变化,从而改变观察到的颜色。随着粒径的减小,光的吸收量增加,散射均匀性降低,从而影响紫外和近紫外衰减。就本研究中使用的示踪剂而言,观察到颜色变黄。虽然初级颗粒的分离是颜色变化的主要原因,颜料呈现不同大小的团聚体是其自然的性质。通过激光衍射粒度仪,可以检测到颜料具有三种主要的团聚和聚集形式:轻度团聚体、中度团聚体和重度团聚体(图 13.4)。

示踪剂的扫描电镜图像(图 13.5)能够看到球形的小颗粒团聚成了或小(图 13.5b)、或大(图 13.5a)的团聚体,每种团聚体有不同的凝聚力,有一些用低剪切力就

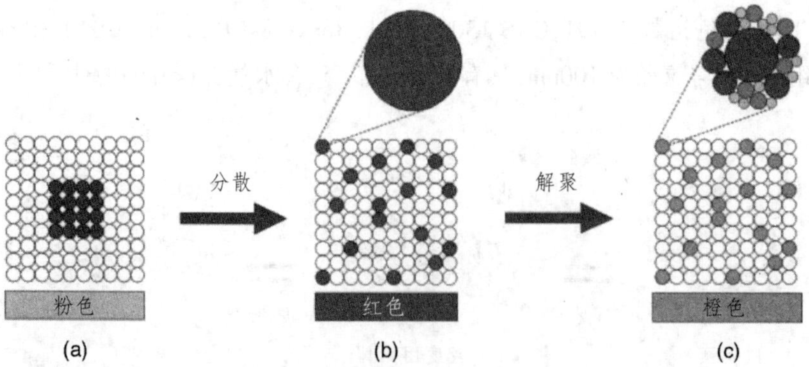

图 13.3 示踪剂混合物在混合过程中颜色变化的两种机制示意图:即示踪剂(a–b)的分散和示踪剂的解聚(b–c)。(Source: Reproduced from[19], with permission from Elsevier)(请参见彩色插图)

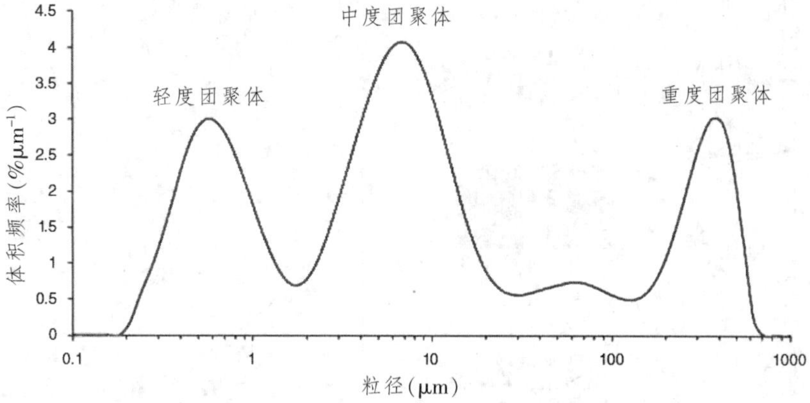

图 13.4　氧化铁示踪剂轻度团聚体、中度团聚体和重度团聚体的粒度分布。(Source: Data obtained from laser diffraction(Malvern Mastersizer Scirocco 2000, Malvern Instruments Ltd, UK)

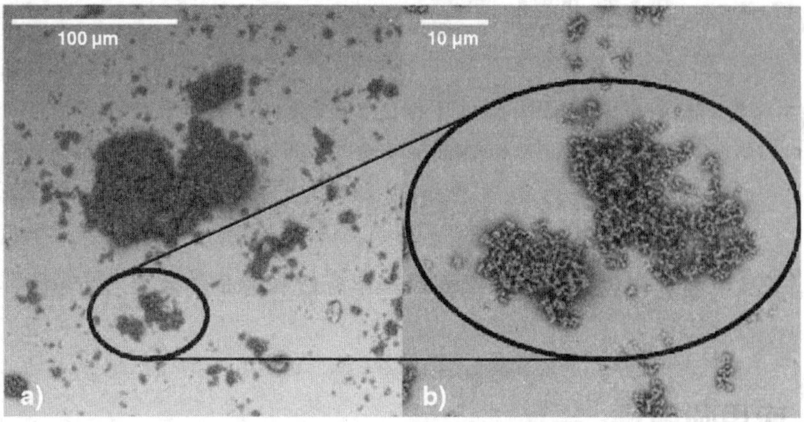

图 13.5　示踪剂的扫描电镜图像显示了初级颗粒团聚成重度团聚体(a)和轻度团聚体(b)。

可以解聚,有一些需要中等剪切力才能解聚。

示踪剂的分散和解聚对 CIE 颜色空间有不同的影响(图 13.6),可以用分光光度计来测量这些不同之处[32]。当示踪剂仅通过稀释剂分散时,色调强度增加,色调角度保持不变(图 13.6a),混合亮度降低。相反,随着示踪剂团聚物的解聚,色调角度增加,而色调强度保持不变(图 13.6b)。

在解聚过程中,混合物的亮度增加。通过在混合过程的某个设定时间点测量混合物的颜色值,可以在 CIE 颜色空间中构建混合曲线(图 13.6c)。对于仅分散起作用或者仅解聚起作用的混合过程,颜色值趋势将是一条直线;但是在大多数混合技术中,有足

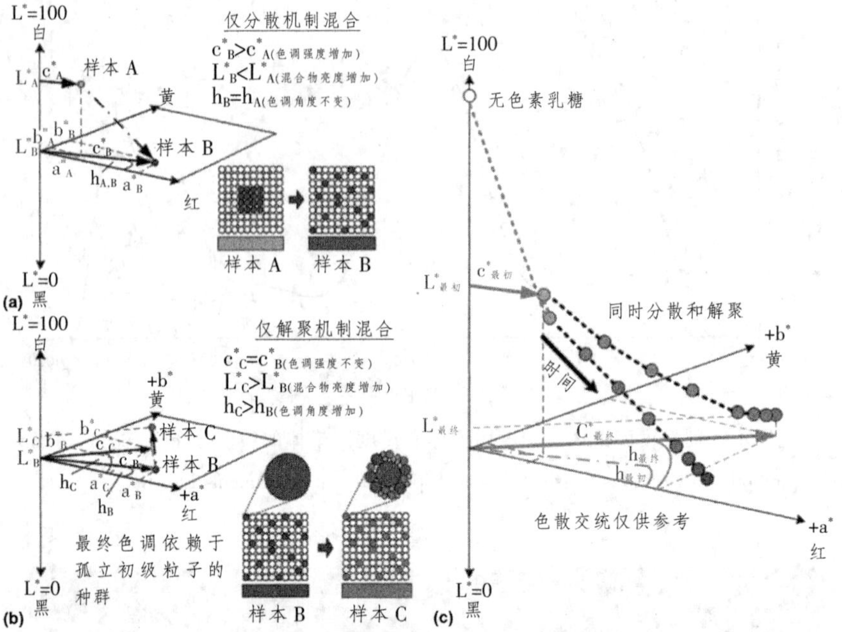

图 13.6 示踪剂分散(a)和解聚(b)引起的 CIE 颜色空间变化,在 CIE 颜色空间(c)中可以构建混合时间和混合物颜色值的曲线。(Source: Reproduced from[19], with permission from Elsevier)(请参见彩色插图)

够的能量输入和工艺强度以使示踪剂同时产生分散和解聚的效果,可产生一条“混合曲线”。

13.2 应用和验证

通过使用这种方法,可以收集大量关于混合物特性的信息,还可以判断不同混合设备的混合方式,并根据数据快速筛选最佳混合工艺。为了验证这种方法,并确定从混合物的颜色和颜色强度的测量中可以得到什么信息,研究人员已经进行了多项研究。

在这些研究中,用“处方”描述稀释剂和示踪剂的组合比例。在一组特定处方比例、特定混合工艺下得到的物质被称为混合物。

13.2.1 混合设备特性和性能评估

Barling 等报道了使用此方法在不同混合设备和不同混合工艺下描述示踪剂分散和解聚程度方面的应用[19]。他选择了几个不同规模的试验型和工业型混合设备,分别从粉体运动和工艺强度两个方面进行了研究。这些混合设备包括实验室规模的低剪切三维混合设备(Turbula T2F, Willy A. Bachofen, Switzerland)、两个不同规模的垂直轴高剪切搅拌机(1L 和 5L KG5 型混合机,Key International,USA)和超高剪切机械融合搅拌机(AMS–MINI, Hosokawa Micron Ltd.,Japan)。在研究中选择了四种不同的乳糖,乳糖中细粉含量不同（<15μm 细粉体积比不同),并且处方中含有 1%的氧化铁示踪剂,按照细粉含量升高的顺序对处方从 1 到 4 进行编号。处方 5 使用了处方 1 的乳糖,其中含有 0.3%示踪剂,用于一系列工艺高剪切混合设备研究(图 13.7)。对于所有混合物,使用台式分光光度计((ColorFlex EZ 45/0, HunterLab Inc.,USA)在设定的混合时间收集样品,并记录其颜色值,直至 60 分钟混合结束。

从试验结果可以看出,对于既定的处方(乳糖类型和示踪剂浓度相同),所有的“混合曲线”在 CIELCH 颜色空间中重叠,形成“处方曲线”,与混合设备的类型和混合工艺无关。沿着这条“U 形”曲线可以分辨出三种不同混合类型。在第一个区域(区域 1),混合强度较低、混合时间较短。在这个阶段,混合强度急剧下降,色调强度增加,色调变化不大。这表明在区域 1 中,示踪剂正经历分散性混合。

在区域 2 中,混合强度更高、混合时间更长,曲线的轨迹在 CIE 颜色空间中发生变化,并且在该区域中,处方曲线在恒定的亮度(L^*)下开始彼此偏离。这一现象的原因

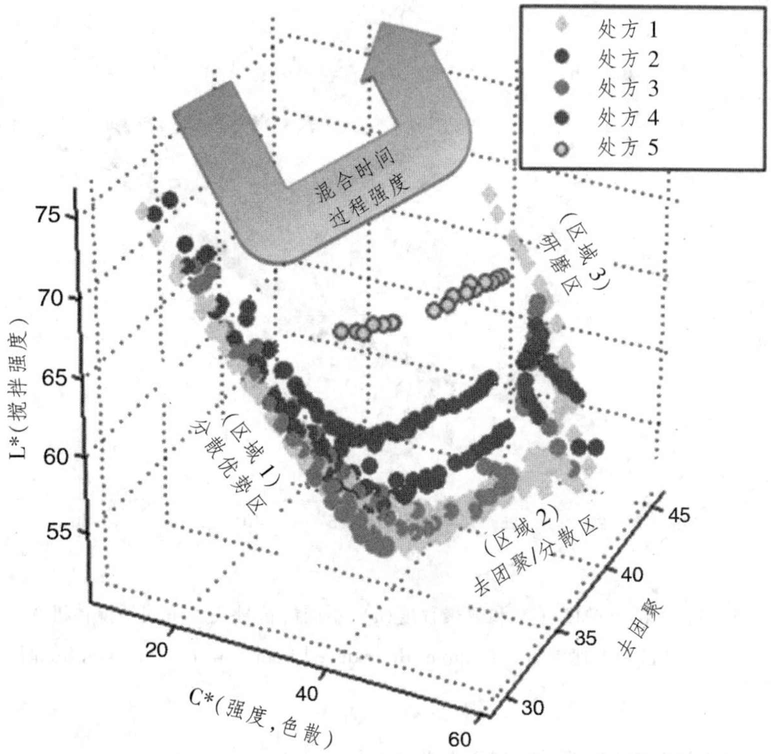

图 13.7　在 L^*C^*H 颜色空间中混合物的颜色数据。根据处方,每个混合设备和混合条件的测量值都落在一条曲线上。(Source: Reproduced from[19], with permission from Elsevier)(请参见彩色插图)

是示踪剂在这个阶段同时发生了分散性和解聚性混合,这两种混合方式对混合物亮度有竞争作用(图 13.6)。

区域 3 发生在示踪剂解聚的末段,这个阶段混合能量和强度非常高,对颗粒物产生了研磨作用,足以破坏颗粒物的表面,从而产生了更多的白色表面,降低了示踪剂的色调强度。粒度检测变小的结果证明了这种推断。处方曲线随细粉含量的增加或示踪剂含量的减少而垂直移动。

由于混合亮度是示踪剂分散和解聚的函数，因此处方曲线可以折叠，而不会在 C^*-h 平面中丢失任何信息，只显示色调和色调强度，分别量化颜料的解聚和分散程度。在这个平面上,沿着每条处方曲线可以找到不同混合工艺起点和终点(图 13.8,以不同符号标示),并且可以发现它们随混合工艺强度的变化而变化。

混合曲线的重叠显示了不同的混合设备和混合条件之间有等效性的潜在能力。如果同一处方、不同混合工艺得到的混合物显示相同的颜色值,那么可以证明混合物中示踪剂的分散和解聚是等当量的。这一点在区域 1 和区域 2 的一部分中得到了证明。用不同混合设备、不同混合工艺得到四种不同混合物的颜色值,这些曲线中突出的点能够一致(图 13.9)。

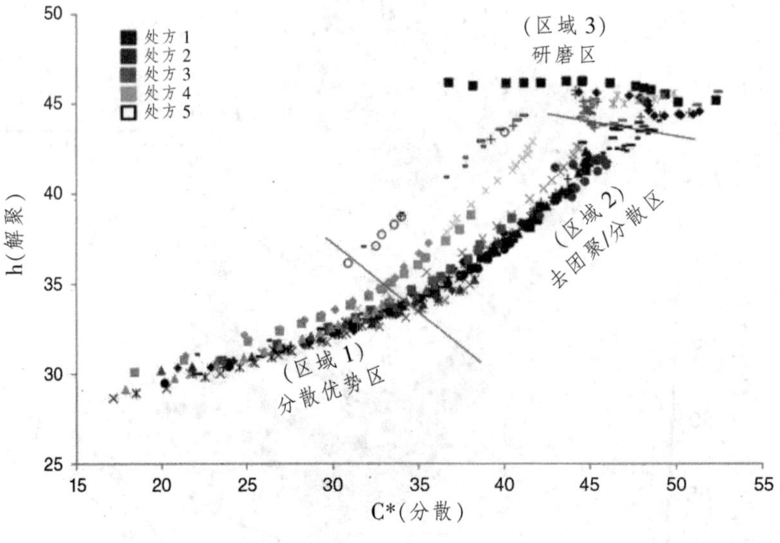

图 13.8 每种混合物的分散度(C^*)和解聚程度(h)。不同的符号代表不同的搅拌机和混合速度,区域 1 代表低强度混合设备和低速混合。(Source: Reproduced from[19], with permission from Elsevier)

13.2.2 含量均匀度和能量输入的量化

萨里大学和伯明翰大学联合进行的进一步研究评估了混合物中氧化铁示踪剂含

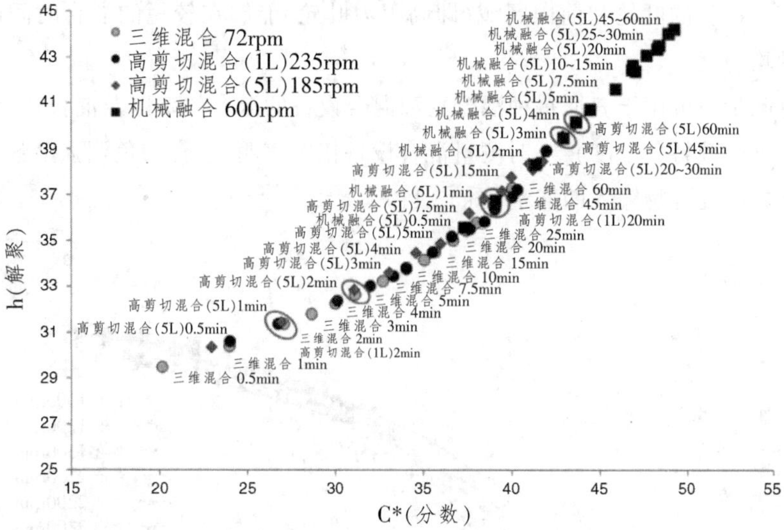

图 13.9 使用颜色曲线预测新混合设备的混合时间，以得到相似质量的混合物。(Sounce: Reproduced from[19], with permission from Elsevier)

量均匀度[35]。混合设备使用了 7L 规模的试验型垂直轴高剪切混合设备，混合过程中使用了不同类型的叶轮和不同混合速度。研究过程中在每个时间点取了 16 个样品，通过计算色调强度的相对标准偏差(即 C*%RSD)来测量含量均匀性(图 13.10)。结果证明这种检测方法非常敏感，能够分辨不同类型的叶轮和不同速度的混合样品。从而证明

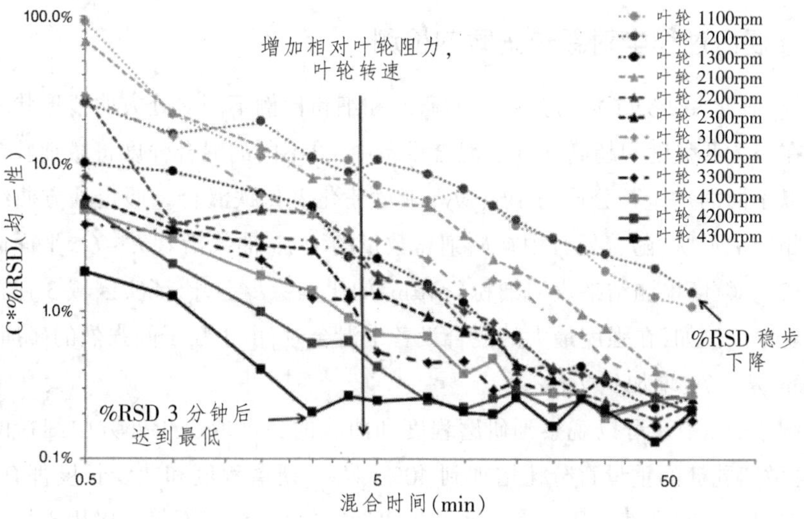

图 13.10 每种混合物和混合设备随时间的含量均匀度数据。(Source: Reproduced with permission from[36]. Copyright © D. Barling, 2014)

了具有较大面积的叶轮和前向区域(即高阻力叶轮)能够在较短的混合时间内达到既定的含量均匀度。

颜色测量还可用于表征每种混合物和混合设备的混合效率以及混合物质量(特定混合均匀度的颜料分散度)。实时测量混合设备扭矩表明,混合物色调强度数据也可用于评估叶轮向混合物输入的能量(图 13.11)。

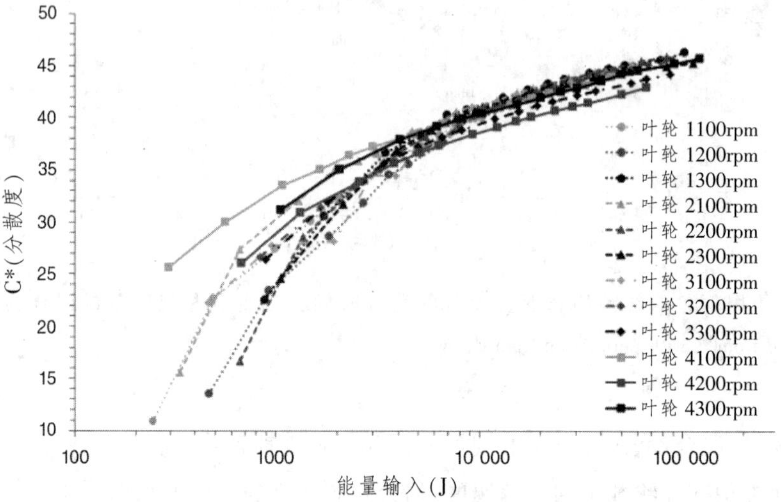

图 13.11 每种混合物的总能量输入,以色调强度函数显示两个值之间的相关性。(Source: Reproduced with permission from[36]. Copyright © D. Barling, 2014)

13.2.3 混合过程中对颗粒研磨的检测

此外,研究者研究了混合过程中的研磨和细粉比例不同对处方曲线形状和位置的影响。在一个低强度和超高强度的混合设备中,以不同的混合强度将微细乳糖和粗颗粒乳糖以不同的重量百分比与 1%(w/w)亚微粉化氧化铁混合。假定处方曲线与其他研究有相同的形状,随着处方中初始细粉数量的增加,曲线沿着 L^*–C^* 平面向左移动(图 13.12)。粒度检测结果表明细粉(<4μm)的比例稳步上升,证实区域 3 存在对乳糖的研磨现象。例如,在强度最大的混合设备中混合时,由于粒子间强烈的碰撞,细粉比例(<4μm)从 2.7%增加到 7.1%。

从图 13.12 中还可以观察到研磨程度和曲线的长度取决于处方中细粉的初始水平,随着微细乳糖的重量百分比增加到 40%(w/w),研磨程度和曲线长度都有所降低,甚至没有观察到对乳糖的研磨。这些结果表明,彩色示踪剂不仅可以用于检测混合过程中的意外研磨,而且可以对其进行量化。

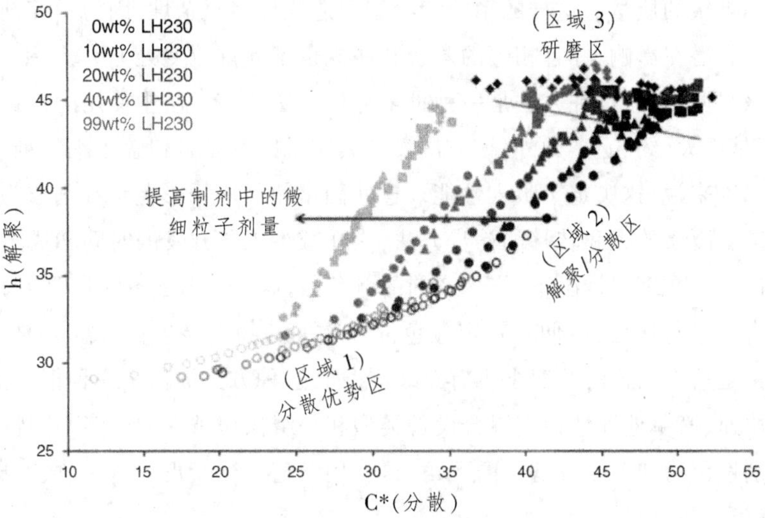

图 13.12　C^*-h 平面上的处方曲线，可分辨不同比例微细乳糖(LH230)的处方。空心和实心形状分别代表了三维混合和机械混合的混合物。(Source: Reproduced with permission from [36]. Copyright © D. Barling, 2014)

13.2.4　示踪剂浓度检测方法的耐用性

研究者对示踪剂浓度的检测方法的耐用性进行了研究，研究中使用了 2%(w/w)的示踪剂和特定的乳糖类型。但是，超过此浓度将导致混合行为和特性的信息丢失。如果使用的示踪剂太少，测量的灵敏度就会降低，如果使用的示踪剂太多，粒子之间会相互干扰，从而很难识别解聚现象。

13.3　示踪法的适用性和耐用性评价

关于将氧化铁用作粉末混合分析工具的耐用性、适用性和有效性，尤其是其模拟真实药物混合的能力以及收集的色调数据的重现性和可靠性上出现了许多问题。更重要的是，示踪剂的团聚强度和内聚力/黏附性能与任何药物的性能都不匹配。

本工作中概述的方法没有提供关于药物在混合系统中如何分散和解聚的直接信息。此方法可以用作对比两个混合设备之间的等效混合条件，也可以在工艺优化时使用，用作节省成本和时间的工具。此外，由于示踪剂和原料药的黏附/内聚特性不同，示踪剂混合物的流动性与药物混合物的流动性不同。而且，这些研究中使用的示踪剂形状是球形的，并且其粒径比 DPI 药物小，因为晶习或微粉化过程，药物形状通常是针状、碎片状或板状的。本文所述的是生产前的工艺研究，在该研究中对辅料的机械性能进行快速而简单的评估。在未来的生产中，并不会将颜料包含在未来的药物混合物中，以评估每一批次的质量。这样的系统会给制剂造成许多复杂性,因为示踪剂对药物的递送和混合有潜在影响,并且相关的监管和法规也不允许改变处方。

还应该强调的是,这种方法是一种批量分析方法。该方法中使用的剂量不是毫克级别的,而是更大(约 5g)。此外,该方法没有表明示踪剂是否覆盖了细乳糖或粗乳糖,对于 DPI 药物来说,这决定了吸入性能。这些因素使得应用彩色示踪剂成为评估混合过程的测试、优化、放大和转移的初步方法,它在减少工艺开发的时间和成本方面可能具有重要价值。在理想情况下,将生产前的颜色数据与相同混合条件下的药物混合物数据相结合并进行比较,以便对特定颜色混合物的药物性能进行有意义的评估,特别是在需要特定粉末结构的情况下更有意义。然而,这种方法提供了一种很好的工具,通过它可以快速、简单地评估给定混合设备类型和一组操作条件的许多不同特性。它能够快速识别残留物和混合设备中的死角。这将使工艺优化变得更省力、成本更低,并加快技术转移和扩大规模。

13.4 小结

本章介绍了在不同的混合设备和工艺条件下,将亚微米氧化铁彩色粉末示踪剂与医药级乳糖进行混合的几项研究。通过分析 CIE(1976)颜色值的变化,得到特定处方曲线,该曲线能够区分不同的工艺类型、混合强度和生产规模,因为不同工艺位于曲线的不同区域。这些曲线提供了关于示踪剂分散和解聚程度的信息,可以识别在药物制剂工艺过程中是否会发生意外的颗粒损坏。此外,混合物的颜色值提供了混合过程中混合能量输入的评估,并能够量化和评估含量均匀度。

简而言之,在初步处方开发中使用氧化铁显色剂有几个好处,它可以在评估既定工艺和一组混合条件时作为减少时间和成本的手段,并确保在工艺放大、技术转移和工艺优化过程中获得理想的混合度。

致谢

作者感谢葛兰素史克澳大利亚和蒙纳士制药科学研究所在每项研究中提供财政和资源支持,以及萨里大学(英国)和伯明翰大学(英国)在含量均匀度研究中的财政和资源支持。

参考文献

1. S.R.B. Behara, P. Kippax, M.P. McIntosh, *et al.*, Structural influence of cohesive mixtures of salbutamol sulphate and lactose on aerolisation and de-agglomeration behaviour under dynamic conditions, *European Journal of Pharmaceutical Science*, **42** (2011) 210–219.
2. M.L. Hamad, K. Bowman, N. Smith, *et al.*, Multi-scale pharmaceutical process understanding:

From particle to powder to dosage form, *Chemical Engineering Science*, **65** (2010) 5625–5638.
3. M.J. Telco, A.J. Hickey, Dry powder inhaler formulation, *Respiratory Care*, **50** (2005) 1209–1227.
4. M. Alonso, M. Satoh, K. Miyanami, Mechanism of the combined coating-mechanofusion processing of powders, *Powder Technology*, **59** (1989) 45–52.
5. R. Price, P.M. Young, On the physical transformations of processed pharmaceutical solids, *Micron*, **36** (2005) 519–524.
6. R.H. Bridson, P.T. Robbins, Y. Chen, *et al.*, The effects of high shear blending on alpha-lactose monohydrate, *International Journal of Pharmaceutics*, **339** (2007) 84–90.
7. J.G. Andreou, P. Stewart, D.A.V. Morton, Short-term changes in drug agglomeration within interactive mixtures following blending, *International Journal of Pharmaceutics*, **372** (2009) 1–11.
8. J. Shur, H. Harris, M.D. Jones, *et al.*, The role of fines in the modification of the fluidization and dispersion mechanism within dry powder inhaler formulations, *Pharmaceutical Research*, **25** (2008) 1931–1940.
9. K.C. Waterman, Understanding and predicting pharmaceutical product shelf-life, in: K. Huynh-Ba (Ed.) *Handbook of Stability Testing in Pharmaceutical Development – Regulations, Methodologies, and Best Practices*, Springer, Berlin, 2009, pp. 115–139.
10. H. Nakamura, H. Fujii, S. Watano, Scale-up of high shear mixer-granulator based on discrete element analysis, *Powder Technology*, **236** (2013) 149–156..
11. P. Knight, Challenges in granulation technology, *Powder Technology*, **140** (2004) 156–162.
12. M. Weda, P. Zanen, A.H. de Boer, *et al.*, Equivalence testing of salbutamol dry powder inhalers: in vitro impaction results versus in vivo efficacy, *International Journal of Pharmaceutics*, **249** (2002) 247–255.
13. A.J. Hickey, Methods of aerosol particle size characterisation, in: A.J. Hickey (Ed.) *Pharmaceutical Inhalation Aerosol Technology*, Marcel Dekker, Inc., New York, 2004, pp. 345–384.
14. F.J. Muzzio, P. Robinson, C. Wightman, D. Brone, Sampling practices in powder blending, *International Journal of Pharmaceutics*, **155** (1997) 153–178.
15. B.H. Kaye, *Monitoring mixers and mixtures*, *Powder Mixing*, Chapman & Hall, London, 1997, pp. 147–206.
16. P.A. Lewis, Colourants: Organic and inorganic pigments, in: K. Nassau (Ed.) *Colour for Science, Art and Technology*, Elsevier Science B.V., Amsterdam, 1998.
17. T.F. Chong, Instrumental measurement and control of colour, *Review of Progress in Coloration and Related Topics*, **18** (1988) 47–55.
18. J. Subert, J. Cizmarik, Application of instrumental colour measurement in development and quality control of drugs and pharmaceutical excipients, *Pharmazie*, **63** (2008) 331–336.
19. D. Barling, D.A.V. Morton, K. Hapgood, Pharmaceutical dry powder blending and scale-up: maintaining equivalent mixing conditions using a coloured tracer powder, *Powder Technology*, **270** (2015) 461–469.
20. R.M. Cornell, U. Schwertmann, *The Iron Oxides – Structure, Properties, Reaction, Occurrence and Uses*, VCH Verlagsgesellschaft mbH, Weinheim, 1996.
21. L.W. Chan, W.Y. Chan, P.W.S. Heng, An improved method for the measurement of colour uniformity in pellet coating, *International Journal of Pharmaceutics*, **213** (2001) 63–74.
22. R.C. Rowe, P.J. Sheskey, P.J. Weller, *Handbook of Pharmaceutical Excipients*, Pharmaceutical Press, London, 2003, pp. 165–173.
23. A. Tsugita, T. Fukishima, T. Yoneya, Y. Nishijima, Colour extension properties of individual pigments and effects on shades of foundations in cake form, *International Journal of Cosmetic Science*, **7** (1985) 15–27.
24. M. Satoh, T. Yamashita, T. Yoshida, *et al.*, An evaluation of the mixing characteristics of solid mixers using adhesive fine powders, *Journal of the Society of Powder Technology*, **30** (1993) 390–396.
25. L.T. Lim, *Surface topography of lactose carrier and its influence on drug delivery of dry powder inhaler*, Department of Pharmacy, National University of Singapore, Singapore, 2003.
26. M. Alonso, M. Satoh, K. Miyanami, Powder coating in a rotaty mixer with rocking motion,

Powder Technology, **55** (1988) 135–141.

27. T. Iwasaki, J.H. Kim, M. Satoh, Characteristaion of media mills based on mechanical energy applied to particles, *Chemical Engineering Science*, **61** (2006) 1065–1073.
28. M. Satoh, T. Yoshida, K. Miyanami, Y. Okudaira, Evaluation of the performance of a high-speed elliptical-rotor-type powder mixer, *Journal of the Society of Powder Technology, Japan*, **31** (1994) 789–794.
29. M. Satoh, T. Yoshida, T. Yanagida, *et al.*, Evaluation of the mixing process based on a disintegrating rate model of the powder agglomerates, *Advanced Powder Technology*, **9** (1998) 377–390.
30. Y. Sugai, M. Satoh, M. Kobayashi, The mixing and deagglomeration characteristics of an agitating-type mixer, *Journal of the Society of Powder Technology, Japan*, **34** (1997) 767–772.
31. K. Nassau, The fifteen causes of colour, in: K. Nassau (Ed.) *Color for Science, Art and Technology*, Elsevier Science B.V., Amsterdam, 1998, pp. 123–168.
32. H.G. Völz, J. Kischkewitz, P. Woditsch,*et al.*, *Pigments, Inorganic*, *Ullmann's Encyclopedia of Industrial Chemistry*, John Wiley and Sons, Inc., New York, 2006.
33. Rockwood Pigments, *Product Data – Ferroxide High-Purity Synthetic Iron Oxide Red 212P*, Rockwood Pigments, Beltsville, USA, 2009.
34. W. Oehlert, W. Burow, H. Brunn, H. Kunstmann, *Clean colour shade, yellow-tinged red iron oxide pigments, and a process for their manufacture, and their use, Patent Number* 5,665,157, Bayer AG, 1997.
35. D. Barling, T. Leadbeater, A. Ingram, D. Morton, J.K. Seville, K. Hapgood, *Analysis of the effect of impeller type and speed on the rate and quality of mixing in a high shear mixer, 6th International Granulation Conference*, Sheffield, UK, 2013.
36. D. Barling, D. Morton, K. Hapgood, *Optimisation and Control of Dry Powder Mixing Processes Using a Mixing Sensitive Pigment, Drug Delivery to the Lungs 24*, Edinburgh, UK, 2013.

第 14 章

基于聚合物的生物药制品肺部递送系统

Nitesh K. Kunda, Iman M. Alfagih, Imran Y. Saleem,
Gillian A. Hutcheon

缩略语

ALP	碱性磷酸酶
APC	抗原呈递细胞
BSA	牛血清蛋白
BALF	支气管肺泡灌洗液
CMC	临界胶束浓度
DC	树突状细胞
DNA	脱氧核糖核酸
DPPC	二棕榈酰磷酸胆碱
DPI	吸入粉雾剂
FDA	美国食品药品管理局
IgG	免疫-γ-球蛋白
LDH	乳酸脱氢酶
MDI	定量吸入气雾剂
NP	纳米粒子
NCS	纳米毒理学分类系统
OVA	卵清蛋白
PAMAM	聚胺基胺

PBCA	聚氰基丙烯酸正丁酯
PEG	聚乙二醇
PEI	聚乙烯亚胺
PHT	磷脂十六烷醇氧磷
PLGA	聚乳酸-羟基乙酸共聚物
PLL	聚 L-赖氨酸
PPI	聚丙烯亚胺
PS	肺表面活性剂
RNA	核糖核酸
SCF	超临界流体

14.1 引言

在过去的四十年里,随着许多新疗法的出现,生物制药行业得到了显著的发展。1974 年,Stanley Cohen 和 Herbert Boyer 报道了重组 DNA 技术[2],美国专利商标局于 1980 年为其颁发了一项专利。随后,Genentech Inc.于 1982 年获得美国食品药品管理局(FDA)的批准,销售第一个重组 DNA 产品,即重组人胰岛素[4]。此后,生物制品快速发展,包括多肽和蛋白质、核酸(DNA、RNA)、疫苗(病毒、细菌),这些都有很大的希望来预防或治疗重大疾病[5,6]。

由于缺乏有效、特定的给药策略,生物药物的治疗应用大大受限。由于大分子在胃部通常被酸和蛋白酶降解并迅速代谢,因此通过口服途径的有效递送受到了限制[5,6]。可替代的、无创式的递送技术正在进一步探索中,但目前这些技术的大分子药物生物利用度依然很低[6],肽、蛋白、寡核苷酸和疫苗在肺内的酶稳定性差、跨生物膜渗透低[7-10]。

本章概述了近年来使用聚合物载体进行局部靶向和全身给药的生物制药的研究进展。

14.2 大分子肺内递送

有关药物递送的气道生理学已经在第 1 章详细描述了,这里简要概述与生物大分子有关的关键特征。肺部给药作为生物药的给药途径有几个优势[5,11,12]:药物吸收的表面积大(80m^2);肺泡上皮细胞非常薄(0.1~0.5μm 厚)并且有密集的体循环血管,能够在血气屏障中高效递送药物;溶质交换能力强;酶活性比肠道低,会减少活性物质的降解;这是一种无创式给药途径,可增加患者的依从性。在肺淋巴系统中,淋巴管不是存在于肺泡壁中，而是存在于小气道和血管附近的间质中[13]。淋巴管内皮允许微米大小的颗粒（脂蛋白、血浆蛋白、细菌和免疫细胞）自由地进入淋巴液[14]，这是作为大分子和聚合物颗粒转运到淋巴系统中进行全身递送的一种机制。

根据 Patton 的观点，肺对于大分子的渗透性比任何其他途径进入身体[14]的速率都要高。可溶性大分子通过两种机制从肺吸收到体内；吸收介导的转运（细胞内）或细胞旁转运（细胞间）[14,15]。从肺到血液的吸收与大分子的分子量高度相关[14]；在 1~500kDa 范围内[14,16]，大分子越大，吸收所需时间越长。分子量小于 40kDa 的蛋白质迅速出现在血液中，而那些>40kDa 的大分子（直径>5nm）在几小时之后才会被吸收[14,15]。

使用肺递送生物药物有几个挑战。气管上皮细胞厚度是 50~60μm，对于药物的吸收是重大的障碍；而在肺泡屏障降低到 0.1~0.5μm[16]。气管、支气管、细支气管和肺泡中类型的细胞也会对吸收有影响[17]，如呼吸道黏液、黏液纤毛清除、肺酶、巨噬细胞和基底膜等因素已被确定为限制生物药物吸收的因素。肺泡上皮虽然可渗透水、气体和亲脂分子，但限制了对亲水物质的吸收（如许多治疗性大分子）。此外，当到达肺泡时，存在于肺内的蛋白酶会降解蛋白质和（或）被巨噬细胞[11]清除。但是，这种清除过程可能有利于疫苗的递送，其中含有抗原的载体可以被巨噬细胞或树突状细胞（DC）吸收，从而帮助启动免疫反应。

尽管存在这些挑战，但一些生物药物（如胰岛素、降钙素和生长激素）的肺部给药已经被广泛研究[18-20]。有时使用诸如吸收促进剂来增加大分子和难吸收药物的吸收[17]。Hussain 等将促进剂分为以下几类：①蛋白酶抑制剂[21,22]；②表面活性剂[23-25]；③脂质体和磷脂[26]；④环糊精[27,28]；⑤杂化剂[29]。近年来，已经研究了多种高效、新颖的肺内大分子吸收促进剂；尽管其中的一些促进剂已经被证明在较高浓度下是无毒的，或者它们可能导致的上皮细胞层变形在短期使用后是可逆的，但是仍然要关注长期使用的安全风险[27,30]。Yamamoto 等报道称，通过肺部途径给药胰岛素可以通过甘氨胆酸钠（NaGC）和癸酸钠（NaCap）等增强其吸收，且随着促进剂[31]浓度的增加，胰岛素的吸收增加。然而，同时观察到碱性磷酸酶（ALP）、上皮顶膜标记酶、乳酸脱氢酶（LDH）和细胞溶质酶在 NaCap 和 NaGC 的作用下释放量增加，表明发生了细胞膜损伤，因此它们对肺膜是有毒的[31]。最近，Zheng 等的研究表明，天然肺表面活性剂（PS）及其人工代替品磷脂十六烷醇氧磷（PHT）作为吸收促进剂，成功地提高了重组人胰岛素（RH-INS）在 Calu-3 膜中的吸收。此外，LDH 试验证明，这两种促进剂均无明显急性毒性，表明它们可促进肺内大分子[32]的吸收。除了这些佐剂对促进大分子吸收的重要性之外，递送载体的尺寸、形状和空气动力学性能以及递送装置本身也有助于改善[17]治疗效果。

14.3 聚合物递送系统

药物递送系统可定义为一种处方或装置，可帮助将治疗药物引入体内，提高后者[24]的疗效和安全性。各种聚合物载体（如树枝状大分子、脂质体、胶束和纳米粒或微粒），已被开发用于靶向递送大分子药物至肺部的特定区域。该聚合物载体的作用包括运输、保护、控制释放、靶向和最大化细胞吸收[33]。

天然聚合物（如壳聚糖、明胶、海藻酸盐、环糊精、胶原蛋白和白蛋白）以及合成聚合物（如聚酯、丙烯酸酯和聚酸酐等）已被用于制备可生物降解的递送系统[34-37]。天然聚合物往往具有相对较短的治疗释放时间，但合成聚合物的性能可以根据需要在几天到几周的时间内对药物进行控释。

14.3.1 胶束

聚合物胶束是由两亲性共聚物在水环境中自组装形成的纳米级核-壳结构（图14.1b）。当两亲性共聚物在水相中的浓度超过临界胶束浓度（CMC）时就会形成胶束，此时两亲性共聚物的疏水段开始结合，以尽量减少与水分子[39]的接触。聚合物胶束具有比表面活性剂胶束更好的稳定性，可溶解更多的疏水药物，在体内循环时间更长。聚合物胶束的物理和生物特性在很大程度上是由共聚物[39]的物理化学特性决定的。分子可以通过化学方法附着在胶束上，改变胶束的性质和（或）与被包裹在[40]其中的药物相互作用。例如一种新型的蛋白质递送系统，该系统由二硫交联的多离子胶束（DCPM）

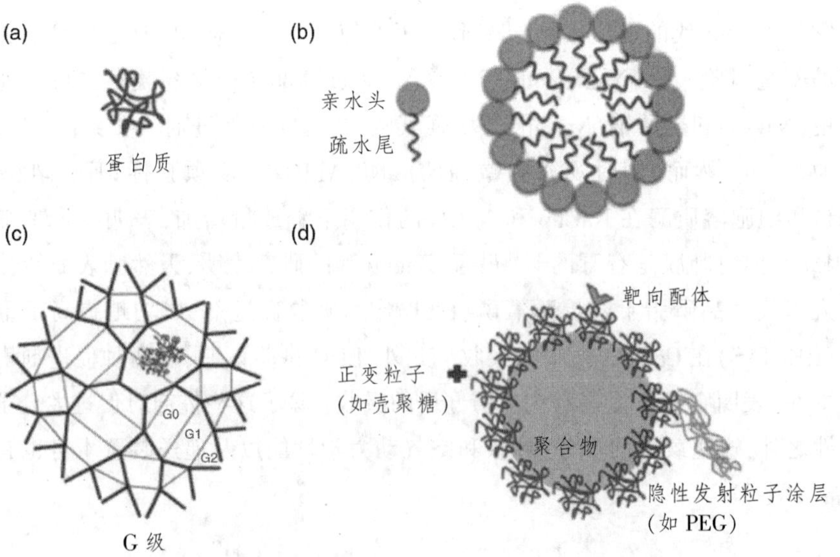

图 14.1 (a)蛋白质，(b)聚合物胶束，(c)树枝状载体，(d)聚合物微/纳米颗粒。

组成，通过蛋白质与聚(乙二醇)-聚(赖氨酸)嵌段共聚物(PEG-PLL)[41]的静电自组装形成纳米复合物。用二硫吡啶修饰 PLL 链和蛋白分子，使二硫键交联，与被包封蛋白共同形成稳定、可生物降解的复合物。作为模型疫苗递送系统，卵清蛋白(OVA)蛋白抗原和免疫刺激的 CpG-DNA 寡核苷酸均被成功包裹在该递送系统中，并通过降低抗原呈递细胞(APC)[41]内泌体中的二硫键交联而释放。

14.3.2 树枝状大分子

树枝状大分子是对称的、定义明确的、由具有层状结构的超支化结构和紧凑的球形结构组成的分段聚合物[42,43]。树枝状大分子(图 14.1c)由三个主要区域构成：①中心位置的原子或分子；②从核心发出分支，在几何上发展并产生同心层，称为世代层；③表面末端基团[43]。分子的核心被认为是第 0 代(G0)，连续层数为 G1、G2、G3 等。树枝状大分子的大小和理化性质往往与生物分子相似，如蛋白质[33,42]。常见的树枝状大分子包括聚胺基胺(PAMAM)、聚丙烯亚胺(PPI)和 PAMAM-有机硅[43,44]等都已经有研究用于生物制药和肺部给药。Dong 等的研究表明，不同代(G0-G3)和浓度[0.1%~1.0%(w/v)]的 PAMAM 树枝状大分子能够显著增加大鼠肺对胰岛素和降钙素的吸收，吸收效率随代而增加，即 G3>G2>G1>G0[45]。此外，通过支气管肺泡灌洗液(BALF)中 LDH 的活性来评估这些树枝状大分子在肺组织中的毒性，表明未发生膜损伤[45]。

14.3.3 粒子

聚合物微粒和纳米粒是固体的胶体结构，其中活性药物被物理分散、溶解或化学结合到聚合物链上。根据所使用的方法，可以形成球体或胶囊。球体的特征是药物分散在聚合物中的基质状结构中。胶囊是由分散或溶解在由聚合物膜(图 14.1d)[46]包裹的液芯中的药物组成。

聚合物颗粒由于具有良好的生物相容性，已被广泛研究用于多种药物的递送[36,37]。此外，这些颗粒通过增加稳定性、靶向沉积、缓释、降低给药频率，对提高大分子药物疗效具有显著作用。其也可能对聚合物颗粒进行修饰，以提供不同的化学成分(如配体的附着)，改变表面性质(如用壳聚糖[47]或甘露醇糖[48]吸附或包覆)，并改善它们的循环时间(如添加 PEG[49])。然而，对于肺部给药长期使用的潜在毒性必须仔细研究，这应该包括监测聚合物颗粒及其分解产物的积累，可能阻碍肺表面活性剂的功能。

在过去的几十年里，纳米颗粒得到了越来越多的关注，聚合物纳米颗粒通过不同的途径，如口服[50]、静脉注射[51]、经皮[52]、眼、肺[53]等进行了研究[54,55]。纳米颗粒通常被定义为亚微米(小于 1000nm)[56]，在人类吸入直径≤100nm 的纳米颗粒后，从肺部迅速(5 分钟内)进入体循环。颗粒递送的确切机制也正在研究中，一项研究表明在给小鼠雾化纳米颗粒(≤100nm)后，在肺泡组织和肺淋巴结[58]中检测到颗粒，这表明吸入颗粒至少

表 14.1 用于生物药物肺部递送的聚合物微粒系统

聚合物	生物药物	模型	途径	参考文献
天然的				
壳聚糖	白喉	豚鼠	气管内	[34]
明胶	降钙素	大鼠	气管内	[35]
玻璃酸钠		比格犬	吸入	[36]
壳聚糖	干扰素 γ-质粒 DNA	小鼠	鼻内	[59]
磷酸钙-聚乙二醇颗粒		大鼠	气管内	[19]
合成的				
右旋糖酐 70		大鼠	气管内	[37]
DPPC 涂覆 PLGA	过氧化物酶	试管	肺巨噬细胞	[60]
PLGA	乙型肝炎疫苗	大鼠	肺/气溶胶	[61]
PLGA	白细胞介素-2	试管	T 细胞	[62]
PLGA	乙型肝炎表面抗原	豚鼠	吹入	[63]
PLGA	小片段干扰核糖核酸	试管	人非小细胞肺癌细胞 H1299	[64]
PLGA	胰岛素	豚鼠	气管内	[65]
壳聚糖 PLGA	降钙素	豚鼠	气管内	[20]
PLGA	胰岛素	大鼠	气管内	[66]
PLGA	胰岛素	大鼠	吹入	[67]
PLGA/环糊精	胰岛素	大鼠	气管内	[68]

PLGA,聚乳酸-羟基乙酸共聚物;DPPC,二棕榈酰磷酸胆碱;PBCA,聚氰基丙烯酸正丁酯;PEG,聚乙二醇。

部分是通过淋巴进入血液的。表 14.1 列出了一些基于聚合物颗粒的系统的例子,这些系统包含用于肺部给药的生物药物。

14.4 聚合物纳米/微粒的制备

大分子与聚合物颗粒的结合可以通过包封或吸附等多种方法实现,如单乳液或双乳液溶剂蒸发、盐析、溶剂置换和凝聚等。所使用的技术取决于所递送的大分子的物理化学活性和稳定性以及应用要求,如溶解度、释放和消除[69]。

14.4.1 乳化溶剂蒸发

乳化溶剂蒸发技术,例如将有机相在水相中进行乳化,然后将其有机溶剂去除。聚合物(有或没有药物)在有机溶剂中溶解(例如二氯甲烷、乙酸乙酯、氯仿或丙酮),并倒入水相(通常含有乳化剂),在高压下超声或均质[70],然后通过连续搅拌使有机溶剂蒸发,形成纳米颗粒(图 14.2a)。颗粒大小和分布可以通过改变有机相和水相的类型、黏度和浓度、搅拌速度、压力和温度来调节[69]。该技术用于将水溶性和不溶性分子进行包封,缺点是纳米液滴在蒸发阶段会发生团聚。此外,对于大分子,必须采用双乳液溶剂蒸发技术,大分子首先溶解在水相介质中,还需要在有机溶液中乳化,然后在第二水相乳化。乙肝表面抗原(HBsAg)已经用这种方法包裹在聚(L-乳酸)(PLA)和聚(乳酸-糖基乙酸)(PLGA)纳米颗粒中,粒径大小分别约为 774nm 和 474nm[61]。

在凝聚法中,将水-油-水乳化过程中第二乳液的形成分为两步进行。第一步是将原乳状液通过搅拌添加到反溶剂中不溶解聚合物的溶剂(如硅油和石油醚),从而形成共渗相。然后将溶剂从凝聚相中逐步萃取,形成凝聚液滴。然后加入大量的固化剂(如己烷或八甲基环四硅氧烷),只与两相体系的油相混溶。油相(溶剂和反溶剂)的萃取形成微球[70]。已经有报道称采用该技术制备了以牛血清白蛋白(BSA)为模型蛋白的PLGA微球[71]。

14.4.2 乳化溶剂扩散

乳化溶剂扩散过程也可以定义为乳化溶剂的置换过程。该方法将聚合物和蛋白质溶解在与水互溶的有机溶剂(如丙酮)中,再加入水制成饱和溶液,然后该相在含有稳定剂的水相中乳化。纳米粒子是在溶剂扩散到外部相时形成的(图 14.2b)[69]。该方法可以很好地控制纳米粒子的粒径,缺点是后处理需要去除大量的水并且水溶性药物有泄漏到外部水溶液的风险。使用该方法,将 BSA 和 IgG 封装在(PEO-PLGA)粒子中,形成了直径为 130±160nm 的纳米颗粒[72]。

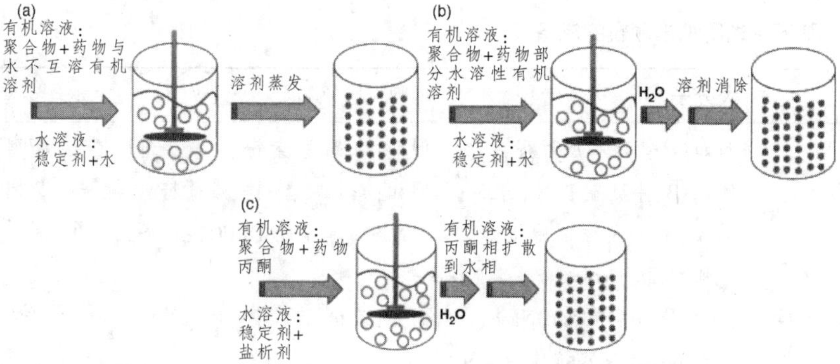

图 14.2 (a)乳化/溶剂蒸发技术,(b)乳化和溶剂置换技术,(c)盐析技术。(Source: Reproduced from[5]. With kind permission from Springer Science and Business Media)

14.4.3 盐析

在该方法中,聚合物溶解在与水互溶的有机溶剂(例如丙酮或四氢呋喃)中,然后将其倒入含有药物和盐析剂(例如氯化镁或氯化钙)的水溶液中,同时强烈搅拌形成单一的水包油(O/W)乳液。然后在温和搅拌下通过加入大量水稀释该O/W乳液,降低盐浓度,从而降低离子强度。这导致水溶性有机溶剂进入水相,形成纳米颗粒(图14.2c)[69]。该方法加载效率高,易于放大规模,缺点是不易去除电解质,并且API与选择盐剂的不相容也限制了该方法的使用。Eley和Mathew采用盐析法制备了负载胰岛素和胰岛素样生长因子-1的PLGA纳米颗粒,颗粒粒径为300~800nm[73]。

14.5 纳米颗粒作为干粉制剂的处方

根据气流中的颗粒行为,吸入颗粒在肺部区域通过不同的机制沉积(见第1章),这取决于颗粒的形状、密度和大小,可以用空气动力学粒径(d_{ae})来定义。空气动力学粒径>5μm的颗粒沉积的主要机制是上呼吸道中的撞击。粒径为1~5μm的颗粒主要通过下呼吸区域的沉降来沉积,并且空气动力学粒径<1μm的颗粒大部分被呼出[74]。将纳米颗粒制备成适合肺内递送的载体方法包括冷冻干燥、喷雾干燥、喷雾冷冻干燥和超临界流体(SCF)技术[75](表14.2)。纳米颗粒可以通过吸附在多孔载体表面的方式结合在微结构中,如聚集的多孔微颗粒、惰性微载体、纳米复合微颗粒等(图14.3)[76]。由于单独的纳米颗粒会被呼出,这些微结构就像载体一样,将纳米颗粒运送至肺部,避免了纳米颗粒被呼出。

14.5.1 冷冻干燥法

在这种方法中,样品被冷冻,在真空下升华去除水分[88]。这是一种相对缓慢、昂贵

表14.2 肺部递送用纳米颗粒的制备

方法	大分子	辅料	参考文献
冷冻干燥	例如:溶菌酶和肌红蛋白	例如:海藻糖、菊粉、右旋糖酐	[77,78]
喷雾干燥	例如:β-半乳糖苷酶、胰岛素、重组人粒细胞集落刺激因子、α-糜蛋白酶	例如:亮氨酸、乳糖、海藻糖、二帕米酰磷-卵磷脂(DPPC)、白蛋白	[78-84]
喷雾冷冻干燥	例如:流感疫苗、rhDNase、抗IgE单克隆抗体	例如:菊粉、海藻糖、甘露醇	[79,83,85]
超临界流体	例如:胰岛素、质粒DNA、肌红蛋白	例如:蔗糖、海藻糖、甘露醇、吐温20	[78,79,86,87]

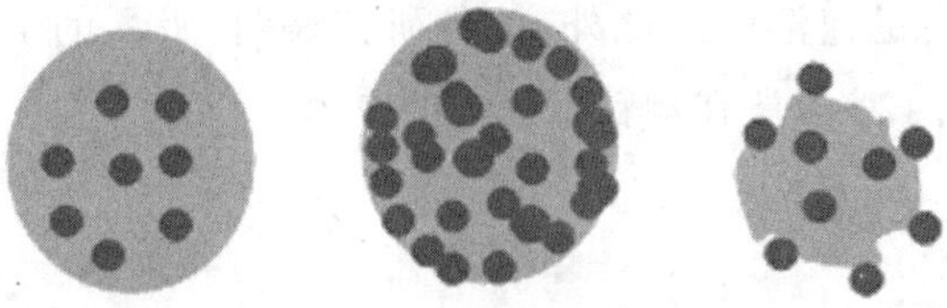

图 14.3 可吸入聚合物纳米/微粒形态。

的方法,在冷冻和干燥过程中都会对大分子产生各种应力[88],通常采用添加辅料的形式来保护大分子化合物,防止聚集,确保可接受的张力和重构[88,89]。葡萄糖、蔗糖、海藻糖、甘露醇、乳糖、右旋糖酐或麦芽糖等含有或不含表面活性剂[如聚乙烯醇(PVA)或泊洛沙姆 188]的糖类通常作为保护剂用于稳定产品和防止聚结[89,90]。纳米颗粒和糖的浓度以及相对质量对最终产品的稳定性和长期储存也起着重要的作用[91]。通过对纳米颗粒粒径、多分散性指数和外观的评价,研究了不同浓度的低温保护剂对纳米颗粒理化性质的影响[89]。长期稳定性研究表明,低温保护剂在颗粒的稳定性方面起到了重要作用。有研究报道,蔗糖和海藻糖在 2%和 3%(w/v)下冻干后能够得到粒度很好控制的颗粒,在相同浓度下这些糖甚至优于甘露醇[89]。第 8 章还讨论了该方法在颗粒工程中的应用。

14.5.2 喷雾干燥

喷雾干燥是一种先进的一步法技术,用于将液体药物转化为干粉[82]。混悬剂、溶液或胶体在室温下分散,然后泵到喷雾干燥器喷嘴,在喷嘴处雾化。在一个特殊的腔室中使用预热干燥气体从系统中除去水分,从而形成干燥粉末,干燥粉末收集在旋风分离器中。该技术可以通过改变溶质浓度、溶剂组成、入口温度、进气速度、气体类型等参数来控制,从而可以修饰和优化各种颗粒特性,如大小、多分散性指数、密度、形态和宏观粉末特性(流动性、分散性和堆积密度)[85]。喷雾干燥适用于热敏性物质,如胰岛素[92]、BSA[93]等大分子,因为该过程可以防止机械高能输入[33]。由于活性物质和辅料在加工前被溶解,因此得到的粉体成分具有均匀性,而且重要的是,这能够获得一个均匀的粒子形状。Fourie 等通过制备牛结核分枝杆菌卡介苗喷雾干燥颗粒,制备出一种干粉结核病疫苗,并将其注射到肺部,当该颗粒被注射到感染了结核分枝杆菌的豚鼠时,与同等剂量皮下注射到对照组动物相比,该颗粒可提高免疫原性水平[94]。美国食品药品管理局唯一批准的用于干粉吸入的糖类辅料是乳糖一水合物。有研究报道了以明胶或聚氰基丙烯酸丁酯纳米粒和乳糖原料制备了用于肺部给药的喷雾干粉。最近的一项研究表明,可吸入喷雾干燥粉末中的纳米颗粒的粒径(微细粒子比例大约是 40%,而质量中值空气动力学粒径是 3.0±0.2μm)的纳米颗粒适于肺部递送。乳糖在遇到湿度较大的肺上皮细胞后会迅速溶解。此外，体外研究表明，吸入的纳米颗粒可以立即释放[95]。第 8 章还讨论了该方法在颗粒工程中的应用。

14.5.3 喷雾冷冻干燥

喷雾冷冻干燥是一种先进的颗粒工程技术，它是指将含药物的水溶液喷射至装有卤代烃制冷剂（如氟碳或氯氟碳）或低温液体（如氧或氩）的容器中，通过升华除去水分，使液滴凝固，产生低密度、无定型、多孔、表面积大的颗粒，也可以通过此方法优化目标粒径（<5μm）。与喷雾干燥不同，该技术是在低温下进行的，已被用于将许多热敏大分子转化为干燥颗粒，如醋酸西曲瑞克、重组人脱氧核糖核酸酶、重组人源抗 IgE 单克隆抗体和胰岛素等[85]。以壳聚糖与质粒 DNA 的不同分子比例为原料，采用喷雾冷冻干燥法制备了干质粒 DNA 粉体[96]。干燥的颗粒是高度多孔和球形的，几何直径为 20~40μm，并且在体内对肺基因转染效率进行了评估，在小鼠吸入后 9~12 小时检测到最大基因表达，试验证明这种类型的颗粒适合肺基因治疗[96]。

14.5.4 超临界流体干燥

超临界流体也可用于制备干粉[97]。RESS 是使用超临界流体作为溶剂，溶质溶解在 SCF 中，然后腔室突然减压，溶液在低压力下通过孔口时迅速膨胀。RESS 对大分子的一个主要限制是它们在超临界 CO_2 中的溶解度较差，以及快速膨胀过程的高温可能导致失活。该方法对粒径的控制能力也较差，并且由于快速膨胀和冷却，颗粒会积聚在喷嘴部位并最终导致阻塞喷嘴，这也限制了此方法的大规模生产[85]。在另一种方法中，SCF 可以用作反溶剂。溶质溶解在有机溶剂中，SCF 被溶剂吸收，溶液膨胀，溶解能力降低，随之产生干粉颗粒。气溶胶溶剂萃取系统（ASES）、气体反溶剂（gas）、压缩反溶剂沉淀法（PCA）、超临界流体反溶剂（SAS）、超临界流体萃取乳液（SFEE）、超临界流体固溶增强分散（SEDS）均采用这种基本方法。该方法的主要缺点是难以完全去除残留的有机溶剂[33]。有报道称，通过 SCF 处理制备了多肽（如环孢素和胰岛素）[33,85,98]，Amidi 等[98]以 N-三甲基壳聚糖和右旋糖酐为载体制备了负载胰岛素的微颗粒，适合肺部递送。将 N-三甲基壳聚糖和胰岛素的酸性水/二甲基亚砜（DMSO）溶液喷洒到超临界流体中，制得了粒径为 6~10μm 的微粒，并且未检测到胰岛素降解，保留了天然结构。第 8 章还讨论了该方法在颗粒工程中的应用。

14.6 载体性质

14.6.1 粒径

吸入颗粒物在呼吸道的沉积受颗粒物的空气动力学粒径（d_{ae}）的控制。已经研究了基于多孔纳米颗粒聚集体的疫苗干粉肺给药技术[63]。PLGA/PEG 纳米颗粒由 PLGA 核心和 PEG 亲水壳组成，负载有重组乙型肝炎表面抗原，使用双乳液技术配制，胶体混悬剂从亮氨酸溶液中喷雾干燥，产生中空和粗糙的内表面颗粒。将 PLGA / PEG 纳米颗粒(160±22nm)加入几何直径为 7μm、空气动力学粒径为 4.7μm 的颗粒中。将含有 rHBsAg 的颗粒经肺递送给豚鼠，评价其在体循环和肺内引起的免疫反应。在首次免疫后的 6 个月，检测血清中 BALF 的 IgG 滴度，在没有佐剂的情况下，rHBsAg 聚合颗粒在肺区域引起高黏膜免疫反应。胰岛素被包裹在壳聚糖纳米颗粒中，这些纳米颗粒被制成微粒[99]，使用甘露醇和乳糖作为赋形剂，通过喷雾干燥包封负载胰岛素的壳聚糖纳米颗粒，形成直径为 2~4μm 的微粒。体外研究显示，约 80%的胰岛素可在 15 分钟内从纳米复合微粒中释放出来[99]。

14.6.2　形态

载体形态差异代表了气流克服药物和载体之间的黏合力并产生分散良好的可吸入颗粒的能力的关键特征[85]。颗粒表面积受尺寸和形状以及表面特性的影响。例如，光滑颗粒的表面积低于相同体积的皱褶颗粒[85]。此外，相邻颗粒之间的接触面积受表面粗糙度变化的影响(第 9 章)，因为它会导致范德华力、表面电荷和(或)水分的含量的变化。许多研究表明随着载体表面变得更光滑，微细粒子剂量会增加[85,100,101]。

14.6.3　表面性质

表面性质在聚合物基载体系统中也起着重要的作用，有报道称，增加与粒子表面结合的亲水稳定剂的量可以获得“隐形特性”，从而延长循环时间，表面正电荷可以促进内吞作用[102]。将壳聚糖表面修饰的 PLGA 纳米颗粒负载降钙素，然后制成混悬剂用雾化器雾化并施用于豚鼠，导致持续 24 小时的血钙水平显著降低。不带电的纳米颗粒具有降低的效果，并且比改性的纳米颗粒去除得更快，表明延长的效果是由于纳米颗粒保留造成的。与白细胞功能相关联的抗原-1(LFA-1)与细胞间细胞黏附分子-1(ICAM-1)的相互作用在癌转移中起到主要作用，但 cLABL[cyclic peptide cyclo-(1,12)-PenITDGEATDSGC] 可以扰乱 LFA-1-ICAM-1 交互作用，导致同型和异型 T 细胞黏附上皮和内皮细胞单层膜。cLABL 已经与 PLGA 纳米颗粒(cLABL-NP)结合，靶向 A549 腺癌细胞上的 ICAM-1 分子，并且发现纳米颗粒可以靶向并快速内化到上皮细胞中。结果显示 cLABL-PLGA 纳米颗粒在 A549 细胞内浓缩，与未结合的纳米颗粒相比，摄取速度明显更快[103]。

14.7　聚合物递送系统的毒性

必须检测聚合物给药系统对肺部给药的长期毒性，以监测重复给药后聚合物颗粒在肺内的潜在蓄积,以及聚合物的降解产物对肺泡[33]中表面活性剂的影响。毒性问题可能源于使这些颗粒与药物传递系统一样的特性[104,105]。Brzoska 等研究了聚(丁基)氰基丙烯酸酯和聚(己基)氰基丙烯酸酯纳米粒子,研究中使用了右旋糖酐 70 或泊洛沙姆 188 作为稳定剂。研究结果表明这两种体系都导致了人肺上皮细胞中高水平的 LDH 活性[106]。毒性程度与稳定剂无关,但对于聚(丁基)氰基丙烯酸酯而言更高,这是由于较短链的聚氰基丙烯酸酯导致上皮细胞中的毒性更大。

吸入的壳聚糖微颗粒可引起大鼠肺的剂量依赖性促炎作用,BALF 蛋白、LDH 活性、肺组织髓过氧化物酶活性和白细胞迁移的增加证实了这一点。壳聚糖微粒的促炎作用是由于其具有较高的阳离子电荷[107]。近年来,以基因组学为基础的方法,如基因图谱,已被用来确定用于肺给药的辅料对毒性机制的影响。有报道研究了壳聚糖或聚乙烯亚胺(PEI)单独经肺给药和荧光素酶报告质粒(PEIYpLuc,chitosanYpLuc)对小鼠基因表达谱的影响[108]。该制剂通过气管内途径递送给小鼠,并使用专门的应激和毒理学 cDNA 阵列监测肺组织中基因传递系统的反应。壳聚糖上调基因,保护细胞免受氧化应激和炎症(血红素加氧酶-1 和过氧化氢酶),而聚乙烯亚胺上调基因涉及炎症发展(环加氧酶 1 和 2)[108]。有研究对比了向肺部递送聚乙烯亚胺和两种已知对肺部有毒的颗粒来进行聚合物毒性研究,这两种有毒颗粒是细晶体二氧化硅(CS)和纳米尺寸的 ZnO(NZO)[109]。研究中使用 QRT-PCR 基因阵列分析肺泡上皮Ⅱ型细胞(LA4)的细胞毒性。6 小时后,CS 产生了外源性细胞凋亡信号传导,而 PEI 在 24 小时后引起了内源性细胞凋亡。可能的级联如下:颗粒表面毒性激活 CS 的 TNF 信号传导导致活性氧物质,然后 PEI 摄取导致内体肿胀和破裂,导致细胞内应激和线粒体变化。最后,大剂量时会发生凋亡性细胞死亡。

Dailey 等在体内研究了生物可降解 PLGA 和非生物可降解聚苯乙烯纳米颗粒的毒性作用[110],在 BALF 中评估不同的反应参数以确定炎症反应。与 PLGA 纳米颗粒相比,聚苯乙烯纳米颗粒产生明显更高的炎症反应[110]。这些结果与最近引入的"纳米毒理学分类系统"(NCS)是一致的,该系统利用聚合物的尺寸相关效应和降解带来的风险,对聚合物纳米颗粒的毒性水平进行了特定的区分[111]。

聚合物纳米颗粒具有不同的物理化学特性和治疗水平,可以限制肺表面活性剂在压缩/膨胀周期内迅速降低表面张力的能力。研究发现,在体外抑制表面活性剂功能的主要因素是纳米颗粒制剂与表面活性剂中蛋白质相互作用的可能性[112]。肺有许多内源性蛋白质,如黏蛋白和胶原素,它们控制黏液的流变特性,在肺防御机制中起着重要作用。可能由于蛋白酶/抗蛋白酶平衡的改变,添加到处方中保护肺大分子的蛋白酶抑制剂会破坏气道表面液体的稳态[113]。

14.8　聚合物颗粒的肺部递送

将生物药物最优地递送到肺部取决于吸入装置、制剂的性质和吸入操作之间的相互作用[114]。在动物试验中，肺沉积的位置与雾化方式有密切关系，与液体灌注相比，气溶胶吸入法使药物在肺中的分布更加均匀，并使肺泡区域的分布更加明显[115,116]。

目前的吸入装置可分为三类——雾化器、定量吸入气雾剂（MDI）和吸入粉雾剂（DPI）。然而，由于生物制药的独特性能，这些装置中的大多数需要改良，以便更好地递送药物。生物药物在水溶液中非常不稳定，因此限制了雾化器的使用。此外，抛射剂在雾化过程中施加在蛋白质上的剪切应力会导致其变性。另一方面，MDI 使用的抛射剂，如氢氟酸烷雾化药物，可导致蛋白质变性。DPI 是一个更好的选择，因为它们可以提供更稳定的、干燥的粉末形式的生物制药，几乎不需要手口协调，但是必须注意监测目标生物药物的稳定性[114]。有关这些装置的更详细讨论，请参阅第 3 章。

14.9　小结

近年来，由于肺部给药的无创性、肺表面积大、血流丰富和吸收迅速，基于聚合物的靶向肺部递送生物药品的系统已经引起了人们广泛的关注。合成聚合物和天然聚合物都可以作为药物载体进入肺部，并且具有生物可降解性的优势。重要的是要考虑颗粒和载体的化学性质、粒径和形态，以及剂型和干燥过程对生物制药的稳定性和活性的影响。此外，由于纳米颗粒与生物组织的相互作用，必须监测其吸入后的毒性。

参考文献

1. Brown, L. R. Commercial challenges of protein drug delivery. *Expert Opinion on Drug Delivery* **2**, 29–42 (2005).
2. Morrow, J. F., Cohen, S. N., Chang, A. C. Y., *et al*. Replication and transcription of eukaryotic DNA in *Esherichia coli*. *Proceedings of the National Academy of Sciences* **71**, 1743–1747 (1974).
3. Cohen, S. N. & Boyer, H. W. Process for producing biologically functional molecular chimeras. at http://patft.uspto.gov/netacgi/nph-Parser?Sect1=PTO1&Sect2=HITOFF&d=PALL&p=1&u=/netahtml/PTO/srchnum.htm&r=1&f=G&l=50&s1=4237224.PN.&OS=PN/4237224&RS=PN/4237224
4. Genentech First Recombinant DNA Product Approved By The Food And Drug Administration. 1 (1982). at <http://www.gene.com/media/press-releases/4193/1982-10-29/first-recombinant-dna-product-approved-b>
5. Kunda, N., Somavarapu, S., Gordon, S., *et al*. Nanocarriers targeting dendritic cells for pulmonary vaccine delivery. *Pharmaceutical Research* **30**, 325–341 (2013).
6. Sullivan, V. J., Mikszta, J. A., Laurent, P., *et al*. Noninvasive delivery technologies: respiratory delivery of vaccines. *Expert Opinion on Drug Delivery* **3**, 87–95 (2006).

7. LiCalsi, C., Christensen, T., Bennett, J. V, *et al*. Dry powder inhalation as a potential delivery method for vaccines. *Vaccine* **17**, 1796–1803 (1999).
8. Niven, R. W. Delivery of biotherapeutics by inhalation aerosol. *Critical Reviews in Therapeutic Drug Carrier Systems* **12**, 151–231 (1995).
9. Russell, K. E., Read, M. S., Bellinger, D. A. *et al*. Intratracheal administration of recombinant human factor IX (BeneFix TM) achieves therapeutic levels in hemophilia B dogs. *Thrombosis and Haemostasis* **85**, 445–449 (2001).
10. Skyler, J. S., Cefalu, W. T., Kourides, I. A. *et al*. Efficacy of inhaled human insulin in type 1 diabetes mellitus: a randomised proof-of-concept study. *The Lancet* **357**, 331–335 (2001).
11. Agu, R. U., Ugwoke, M. I., Armand, M., *et al*. The lung as a route for systemic delivery of therapeutic proteins and peptides. *Respiratory Research* **2**, 198–209 (2001).
12. Scheuch, G., Kohlhaeufl, M. J., Brand, P. *et al*. Clinical perspectives on pulmonary systemic and macromolecular delivery. *Advanced Drug Delivery Reviews* **58**, 996–1008 (2006).
13. Leak, L. & Jamuar, M. Ultrastructure of pulmonary lymphatic vessels. *American Review of Respiratory Disease* **128**, S59–65 (1983).
14. Patton, J. S. Mechanisms of macromolecule absorption by the lungs. *Advanced Drug Delivery Reviews* **19**, 3–36 (1996).
15. Onoue, S., Hashimoto, N. & Yamada, S. Dry powder inhalation systems for pulmonary delivery of therapeutic peptides and proteins. *Expert Opinion on Therapeutic Patents* **18**, 429–442 (2008).
16. Patton, J. S., Fishburn, C. S. & Weers, J. G. The lungs as a portal of entry for systemic drug delivery. *Proceedings of the American Thoracic Society* **1**, 338–344 (2004).
17. Smola, M., Vandamme, T. & Sokolowski, A. Nanocarriers as pulmonary drug delivery systems to treat and to diagnose respiratory and non respiratory diseases. *International Journal of Nanomedicine* **3**, 1–19 (2008).
18. Al-Qadi, S., Grenha, A., Carrión-Recio, D., *et al*. Microencapsulated chitosan nanoparticles for pulmonary protein delivery: In vivo evaluation of insulin-loaded formulations. *Journal of Controlled Release* **157**, 383–390 (2012).
19. Garcia-Contreras, L., Morçöl, T., Bell, S. D. *et al*. Evaluation of novel particles as pulmonary delivery systems for insulin in rats. *AAPS PharmSci* **5**, 10–20 (2003).
20. Yamamoto, H., Kuno, Y., Sugimoto, S., *et al*. Surface-modified PLGA nanosphere with chitosan improved pulmonary delivery of calcitonin by mucoadhesion and opening of the intercellular tight junctions. *Journal of Controlled Release* **102**, 373–381 (2005).
21. Morita, T., Yamamoto, A., Takakura, Y., *et al*. Improvement of the pulmonary absorption of (Asu1,7)-Eel calcitonin by various protease inhibitors in rats. *Pharmaceutical Research* **11**, 909–913 (1994).
22. Kobayashi, S., Kondo, S. & Juni, K. Study on pulmonary delivery of salmon calcitonin in rats: effects of protease inhibitors and absorption enhancers. *Pharmaceutical Research* **11**, 1239–1243 (1994).
23. Johansson, F., Hjertberg, E., Eirefelt, S., *et al*. Mechanisms for absorption enhancement of inhaled insulin by sodium taurocholate. *European Journal of Pharmaceutical Sciences* **17**, 63–71 (2002).
24. Jain, K. K. Drug delivery systems - an overview. *Methods in Molecular Biology* **437**, 1–50 (2008).
25. Perera, A. D., Kapitza, C., Nosek, L. *et al*. Absorption and metabolic effect of inhaled insulin: intrapatient variability after inhalation via the aerodose insulin inhaler in patients with type 2 diabetes. *Diabetes Care* **25**, 2276–2281 (2002).
26. Li, Y. & Mitra, A. Effects of phospholipid chain length, concentration, charge, and vesicle size on pulmonary insulin absorption. *Pharmaceutical Research* **13**, 76–79 (1996).
27. Hussain, A., Yang, T., Zaghloul, A.-A. & Ahsan, F. Pulmonary absorption of insulin mediated by tetradecyl-β-maltoside and dimethyl-β-cyclodextrin. *Pharmaceutical Research* **20**, 1551–1557 (2003).
28. Nakate, T., Yoshida, H., Ohike A. *et al*. Improvement of pulmonary absorption of cyclopeptide

FK224 in rats by co-formulating with β-cyclodextrin. *European Journal of Pharmaceutics and Biopharmaceutics* **55**, 147–154 (2003).
29. Shen, Z.-C., Cheng, Y., Zhang, Q. *et al.* Lanthanides enhance pulmonary absorption of insulin. *Biological Trace Element Research* **75**, 215–225 (2000).
30. Hussain, A., Arnold, J. J., Khan, M. A. & Ahsan, F. Absorption enhancers in pulmonary protein delivery. *Journal of Controlled Release* **94**, 15–24 (2004).
31. Yamamoto, A., Tanaka, H., Okumura, S. *et al.* Evaluation of insulin permeability and effects of absorption enhancers on its permeability by an *in vitro* pulmonary epithelial system using xenopus pulmonary membrane. *Biological and Pharmaceutical Bulletin* **24**, 385–389 (2001).
32. Zheng, J., Zheng, Y., Chen, J., *et al.* Enhanced pulmonary absorption of recombinant human insulin by pulmonary surfactant and phospholipid hexadecanol tyloxapol through Calu-3 monolayers. *Die Pharmazie – An International Journal of Pharmaceutical Sciences* **67**, 448–451 (2012).
33. Mansour, H. M., Rhee, Y. & Wu, X. Nanomedicine in pulmonary delivery. *International Journal of Nanomedicine* **4**, 299–319 (2009).
34. Amidi, M., Pellikaan, H. C., Hirschberg, H., *et al.* Diphtheria toxoid-containing microparticulate powder formulations for pulmonary vaccination: preparation, characterization and evaluation in guinea pigs. *Vaccine* **25**, 6818–6829 (2007).
35. Morimoto, K., Katsumata, H., Yabuta, T. *et al.* Gelatin microspheres as a pulmonary delivery system: evaluation of Salmon calcitonin absorption. *Journal of Pharmacy and Pharmacology* **52**, 611–617 (2000).
36. Surendrakumar, K., Martyn, G. P., Hodgers, E. C. M., *et al.* Sustained release of insulin from sodium hyaluronate based dry powder formulations after pulmonary delivery to beagle dogs. *Journal of Controlled Release* **91**, 385–394 (2003).
37. Zhang, Q., Shen, Z. & Nagai, T. Prolonged hypoglycemic effect of insulin-loaded polybutylcyanoacrylate nanoparticles after pulmonary administration to normal rats. *International Journal of Pharmaceutics* **218**, 75–80 (2001).
38. Rytting, E., Nguyen, J., Wang, X. & Kissel, T. Biodegradable polymeric nanocarriers for pulmonary drug delivery. *Expert Opinion on Drug Delivery* **5**, 629–639 (2008).
39. Xu, W., Ling, P. & Zhang, T. Polymeric micelles, a promising drug delivery system to enhance bioavailability of poorly water-soluble drugs. *Journal of Drug Delivery* 2013, 15 (**2013**).
40. Scholz, C., Iijima, M., Nagasaki, Y. & Kataoka, K. Polymeric micelles as drug delivery systems: a reactive polymeric micelle carrying aldehyde groups. *Polymers for Advanced Technologies* **9**, 768–776 (1998).
41. Heffernan, M. & Murthy, N. Disulfide-crosslinked polyion micelles for delivery of protein therapeutics. *Annals of Biomedical Engineering* **37**, 1993–2002 (2009).
42. Boas, U. & Heegaard, P. M. H. Dendrimers in drug research. *Chemical Society Reviews* **33**, 43–63 (2004).
43. Kesharwani, P., Jain, K. & Jain, N. K. Dendrimer as nanocarrier for drug delivery. *Progress in Polymer Science* **39**, 268–307 (2014).
44. Nanjwade, B. K., Bechra, H. M., Derkar, G. K., *et al.* Dendrimers: emerging polymers for drug-delivery systems. *European Journal of Pharmaceutical Sciences* **38**, 185–196 (2009).
45. Dong, Z., Hamid, K. A., Gao, Y., *et al.* Polyamidoamine dendrimers can improve the pulmonary absorption of insulin and calcitonin in rats. *Journal of Pharmaceutical Sciences* **100**, 1866–1878 (2011).
46. Nicolas, J., Mura, S., Brambilla, D., *et al.* Design, functionalization strategies and biomedical applications of targeted biodegradable/biocompatible polymer-based nanocarriers for drug delivery. *Chemical Society Reviews* **42**, 1147–1235 (2013).
47. Chronopoulou, L., Massimi, M., Giardi, M., *et al.* Chitosan-coated PLGA nanoparticles: a sustained drug release strategy for cell cultures. *Colloids and Surfaces B: Biointerfaces* **103**, 310–317 (2013).
48. Gupta, A., Gupta, R. K. & Gupta, G. S. Targeting cells for drug and gene delivery: emerging applications of mannans and mannan binding lectins. *Journal of Scienctific and Industrial*

Research **68**, 465–83 (2009).

49. Yang, Y.-Y., Wan, J., Chung, T., *et al.* POE–PEG–POE triblock copolymeric microspheres containing protein: I. *Preparation and characterization. Journal of Controlled Release* **75**, 115–128 (2001).
50. Rieux, A. des, Fievez, V., Garinot, M., *et al.* Nanoparticles as potential oral delivery systems of proteins and vaccines: a mechanistic approach. *Journal of Controlled Release* **116**, 1–27 (2006).
51. Shi, Y., Porter, W., Merdan, T. & Li, L. C. Recent advances in intravenous delivery of poorly water-soluble compounds. *Expert Opinion on Drug Delivery* **6**, 1261–1282 (2009).
52. Cevc, G. & Vierl, U. Nanotechnology and the transdermal route: a state of the art review and critical appraisal. *Journal of Controlled Release* **141**, 277–299 (2010).
53. Wadhwa, S., Paliwal, R., Paliwal, S. R. & Vyas, S. P. Nanocarriers in ocular drug delivery: an update review. *Current Pharmaceutical Design* **15**, 2724–2750 (2009).
54. Ragab, D. M. & Rohani, S. Particle engineering strategies via crystallization for pulmonary drug delivery. *Organic Process Research and Development* **13**, 1215–1223 (2009).
55. Rogueda, P. G. A. & Traini, D. The nanoscale in pulmonary delivery. Part 2: formulation platforms. *Expert Opinion on Drug Delivery* **4**, 607–620 (2007).
56. Zhang, J., Wu, L., Chan, H.-K. & Watanabe, W. Formation, characterization, and fate of inhaled drug nanoparticles. *Advanced Drug Delivery Reviews* **63**, 441–455 (2011).
57. Nemmar, A., Hoylaerts, M. F., Hoet, P. H. M., *et al.* Size effect of intratracheally instilled particles on pulmonary inflammation and vascular thrombosis. *Toxicology and Applied Pharmacology* **186**, 38–45 (2003).
58. Takenaka, S., Karg, E., Roth, C., *et al.* Pulmonary and systemic distribution of inhaled ultrafine silver particles in rats. *Environmental Health Perspectives* **109**, 547–551 (2001).
59. Kumar, M., Kong, X., Behera, A. K. *et al.* Chitosan IFN-gamma-pDNA nanoparticle (CIN) therapy for allergic asthma. *Genetic Vaccines and Therapy* **1**, 3 (2003).
60. Evora, C., Soriano, I., Rogers, R. A., *et al.* Relating the phagocytosis of microparticles by alveolar macrophages to surface chemistry: the effect of 1,2-dipalmitoylphosphatidylcholine. *Journal of Controlled Release* **51**, 143–152 (1998).
61. Thomas, C., Rawat, A., Hope-Weeks, L. & Ahsan, F. Aerosolized PLA and PLGA nanoparticles enhance humoral, *Mucosal and Cytokine responses to hepatitis B vaccine. Molecular Pharmaceutics* **8**, 405–415 (2010).
62. Devrim, B., Bozkır, A. & Canefe, K. Preparation and evaluation of poly(lactic-co-glycolic acid) microparticles as a carrier for pulmonary delivery of recombinant human interleukin-2: II. *In vitro studies on aerodynamic properties of dry powder inhaler formulations. Drug Development and Industrial Pharmacy* **37**, 1376–1386 (2011).
63. Muttil, P., Prego, C., Garcia-Contreras, L. *et al.* Immunization of Guinea Pigs with novel hepatitis B antigen as nanoparticle aggregate powders administered by the pulmonary route. *The AAPS Journal* **12**, 330–337 (2010).
64. Jensen, D. K., Jensen, L. B., Koocheki, S. *et al.* Design of an inhalable dry powder formulation of DOTAP-modified PLGA nanoparticles loaded with siRNA. *Journal of Controlled Release* **157**, 141–148 (2012).
65. Kawashima, Y., Yamamoto, H., Takeuchi, H., *et al.* Pulmonary delivery of insulin with nebulized dl-lactide/glycolide copolymer (PLGA) nanospheres to prolong hypoglycemic effect. *Journal of Controlled Release* **62**, 279–287 (1999).
66. Blair, J., Coghlan, D., Langner, E., *et al.* Sustained delivery of insulin via the lung using Soli-Dose technology. *Respiratory Drug Delivery VIII* **2**, 411–414 (2002).
67. Hamishehkar, H., Emami, J., Najafabadi, A. *et al.* Pharmacokinetics and pharmacodynamics of controlled release insulin loaded PLGA microcapsules using dry powder inhaler in diabetic rats. *Biopharmaceutics and Drug Disposition* **31**, 189–201 (2010).
68. Ungaro, F., d'Emmanuele di Villa Bianca R., Giovino, C., *et al.* Insulin-loaded PLGA/cyclodextrin large porous particles with improved aerosolization properties: In vivo deposition and hypoglycaemic activity after delivery to rat lungs. *Journal of Controlled Release* **135**,

25–34 (2009).

69. Yadav, S. C., Kumari, A. & Yadav, R. Development of peptide and protein nanotherapeutics by nanoencapsulation and nanobioconjugation. *Peptides* **32**, 173–187 (2011).
70. Pinto Reis, C., Neufeld, R. J., Ribeiro, A. J., *et al.* Nanoencapsulation I. Methods for preparation of drug-loaded polymeric nanoparticles. *Nanomedicine: Nanotechnology, Biology and Medicine* **2**(1), 8–21 (2005).
71. Ciombor, D. M., Jaklenec, A., Liu, A. Z., *et al.* Encapsulation of BSA using a modified W/O/O emulsion solvent removal method. *Journal of Microencapsulation* **23**, 183–194 (2006).
72. Santander-Ortega, M., Csaba N., González, L., *et al.* Protein-loaded PLGA–PEO blend nanoparticles: encapsulation, release and degradation characteristics. *Colloid and Polymer Science* **288**, 141–150 (2010).
73. Eley, J. G. & Mathew, P. Preparation and release characteristics of insulin and insulin-like growth factor-one from polymer nanoparticles. *Journal of Microencapsulation* **24**, 225–234 (2007).
74. Depreter, F., Pilcer, G. & Amighi, K. Inhaled proteins: challenges and perspectives. *International Journal of Pharmaceutics* **447**, 251–280 (2013).
75. Ungaro, F., Angelo, I. d', Miro, A., *et al.* Engineered PLGA nano- and micro-carriers for pulmonary delivery: challenges and promises. *Journal of Pharmacy and Pharmacology* **64**, 1217–1235 (2012).
76. Sung, J. C., Pulliam, B. L. & Edwards, D. A. Nanoparticles for drug delivery to the lungs. *Trends in Biotechnology* **25**, 563–570 (2007).
77. Pikal, M. J. Freeze drying. In *Encyclopedia of Pharmaceutical Technology, Third Edition* 128–1807 (Informa Healthcare, Switzerland, 2006).
78. Okamoto, H. & Danjo, K. Application of supercritical fluid to preparation of powders of high-molecular weight drugs for inhalation. *Advanced Drug Delivery Reviews* **60**, 433–446 (2008).
79. Shoyele, S. A. & Cawthorne, S. Particle engineering techniques for inhaled biopharmaceuticals. *Advanced Drug Delivery Reviews* **58**, 1009–1029 (2006).
80. Tawfeek, H., Khidr, S., Samy, E., *et al.* Poly(glycerol adipate-*co*-*ω*-pentadecalactone) spray-dried microparticles as sustained release carriers for pulmonary delivery. *Pharmaceutical Research* **28**, 2086–2097 (2011).
81. Tawfeek, H. M., Evans, A. R., Iftikhar, A., *et al.* Dry powder inhalation of macromolecules using novel PEG-co-polyester microparticle carriers. *International Journal of Pharmaceutics* **441**, 611–619 (2013).
82. Vehring, R. Pharmaceutical particle engineering via spray drying*Pharmaceutical Research* **25**, 999–1022 LA – English (2008).
83. Amorij, J. P., Huckriede, A., Wilschut, J., *et al.* Development of stable influenza vaccine powder formulations: challenges and possibilities. *Pharmaceutical Research* **25**, 1256–1273 (2008).
84. Sollohub, K. & Cal, K. Spray drying technique: II. *Current applications in pharmaceutical technology. Journal of Pharmaceutical Sciences* **99**, 587–597 (2010).
85. Pilcer, G. & Amighi, K. Formulation strategy and use of excipients in pulmonary drug delivery. *International Journal of Pharmaceutics* **392**, 1–19 (2010).
86. Walsh, G. Biopharmaceuticals: recent approvals and likely directions. *Trends in Biotechnology* **23**, 553–558 (2005).
87. Byrappa, K., Ohara, S. & Adschiri, T. Nanoparticles synthesis using supercritical fluid technology – towards biomedical applications. *Advanced Drug Delivery Reviews* **60**, 299–327 (2008).
88. Abdelwahed, W., Degobert, G., Stainmesse, S. & Fessi, H. Freeze-drying of nanoparticles: Formulation, process and storage considerations. *Advanced Drug Delivery Reviews* **58**, 1688–1713 (2006).
89. Anhorn, M. G., Mahler, H.-C. & Langer, K. Freeze drying of human serum albumin (HSA) nanoparticles with different excipients. *International Journal of Pharmaceutics* **363**, 162–169 (2008).
90. Hirsjärvi, S., Peltonen, L. & Hirvonen, J. Effect of sugars, surfactant, and tangential flow filtra-

tion on the freeze-drying of poly(lactic acid) nanoparticles. *AAPS PharmSciTech* **10**, 488–494 (2009).

91. Vauthier, C. & Bouchemal, K. Methods for the preparation and manufacture of polymeric nanoparticles. *Pharmaceutical Research* **26**, 1025–1058 (2009).
92. Ståhl, K., Claesson, M., Lilliehorn, P., *et al.* The effect of process variables on the degradation and physical properties of spray dried insulin intended for inhalation. *International Journal of Pharmaceutics.* **233**, 227–37 (2002).
93. Freitas S, Merkle HP, Gander B. Ultrasonic atomisation into reduced pressure atmosphere – envisaging aseptic spray-drying for microencapsulation. *Journal of Controlled Release* **95**, 185–95 (2004).
94. Fourie, P. B., Germishuizen, W. A., Wong, Y.-L. & Edwards, D. A. Spray drying TB vaccines for pulmonary administration. *Expert Opinion on Biological Therapy* **8**, 857–863 (2008).
95. Sham, JO-H., Zhang, Y., Finlay, W. H., *et al.* Formulation and characterization of spray-dried powders containing nanoparticles for aerosol delivery to the lung. *International Journal of Pharmaceutics* **269**, 457–67 (2004).
96. Mohri, K., Okuda, T., Mori, A., *et al.* Optimized pulmonary gene transfection in mice by spray–freeze dried powder inhalation. *Journal of Controlled Release* **144**, 221–226 (2010).
97. Al-fagih, I. M., Alanazi, F. K., Hutcheon, G. A. & Saleem, I. Recent advances using supercritical fluid techniques for pulmonary administration of macromolecules via dry powder formulations. *Drug Delivery Letters* **1**, 128–134 (2011).
98. Amidi, M., Pellikaan, H., de Boer, A., *et al.* Preparation and physicochemical characterization of supercritically dried insulin-loaded microparticles for pulmonary delivery. *European Journal of Pharmaceutics and Biopharmaceutics* **68**, 191–200 (2008).
99. Grenha, A., Seijo, B. & Remuñán-López, C. Microencapsulated chitosan nanoparticles for lung protein delivery. *European Journal of Pharmaceutical Sciences* **25**, 427–437 (2005).
100. Lo, Y., Tsai, J. & Kuo, J. Liposomes and disaccharides as carriers in spray-dried powder formulations of superoxide dismutase. *Journal of Controlled Release* **94**, 259–72 (2004).
101. Bosquillon, C., Lombry, C., Préat, V. & Vanbever, R. Influence of formulation excipients and physical characteristics of inhalation dry powders on their aerosolization performance. *Journal of Controlled Release* **70**, 329–39 (2001).
102. Kurmi, B. D., Kayat, J., Gajbhiye, V., *et al.* Micro- and nanocarrier-mediated lung targeting. *Expert Opinion on Drug Delivery* **7**, 781–794 (2010).
103. Chittasupho, C., Xie, S., Baoum, A., *et al.* ICAM-1 targeting of doxorubicin-loaded PLGA nanoparticles to lung epithelial cells. *European Journal of Pharmaceutical Sciences* **37**, 141–150 (2009).
104. Card, J. W., Zeldin, D. C., Bonner, J. C. & Nestmann, E. R. Pulmonary applications and toxicity of engineered nanoparticles. *American Journal* of *Physiology – Lung Cellular* and *Molecular Physiology* **295**, L400–L411 (2008).
105. Jong, W. De & Borm, P. Drug delivery and nanoparticles:applications and hazards. *International Journal of Nanomedicine* **3**, 133–149 (2008).
106. Brzoska, M., Langer, K., Coester, C., *et al.* Incorporation of biodegradable nanoparticles into human airway epithelium cells – *in vitro* study of the suitability as a vehicle for drug or gene delivery in pulmonary diseases. *Biochemical and Biophysical Research Communications* **318**, 562–570 (2004).
107. Huang, Y. C., Vieira, A., Huang, K. L., *et al.* H. Pulmonary inflammation caused by chitosan microparticles. *Journal of Biomedical Materials Research Part A* **75A**, 283–287 (2005).
108. Regnström, K., Ragnarsson, E. E., Fryknäs, M., *et al* Gene expression profiles in mouse lung tissue after administration of two cationic polymers used for nonviral gene delivery. *Pharmaceutical Research* **23**, 475–482 (2006).
109. Beyerle, A., Irmler, M., Beckers, J., *et al.* Toxicity pathway focused gene expression profiling of PEI-based polymers for pulmonary applications. *Molecular Pharmaceutics* **7**, 727–737 (2010).
110. Dailey, L. A., Jekel, N., Fink, L., *et al.* Investigation of the proinflammatory potential

of biodegradable nanoparticle drug delivery systems in the lung. *Toxicology and Applied Pharmacology* **215**, 100–108 (2006).

111. Müller, R. H., Gohla, S. & Keck, C. M. State of the art of nanocrystals – special features, production, nanotoxicology aspects and intracellular delivery. *European Journal of Pharmaceutics and Biopharmaceutics* **78**, 1–9 (2011).
112. Beck-Broichsitter, M., Ruppert, C., Schmehl, T., *et al.* Biophysical investigation of pulmonary surfactant surface properties upon contact with polymeric nanoparticles *in vitro*. *Nanomedicine: Nanotechnology, Biology and Medicine* **7**, 341–350 (2011).
113. Garcia-Verdugo, I., Descamps, D., Chignard, M., *et al.* Lung protease/anti-protease network and modulation of mucus production and surfactant activity. *Biochimie* **92**, 1608–1617 (2010).
114. Labiris, N. R. & Dolovich, M. B. Pulmonary drug delivery. *Part II: The role of inhalant delivery devices and drug formulations in therapeutic effectiveness of aerosolized medications. British Journal of Clinical Pharmacology* **56**, 600–612 (2003).
115. Folkesson, H. G., Weström, B. R., Dahlbäck, M., *et al.* Passage of aerosolized BSA and the nona-peptide dDAVP via the respiratory tract in young and adult rats. *Experimental Lung Research* **18**, 595–614 (1992).
116. Brain, J. D., Knudson, D. E., Sorokin, S. P. & Davis, M. A. Pulmonary distribution of particles given by intratracheal instillation or by aerosol inhalation. *Environmental Research* **11**, 13–33 (1976).

第15章

质量来源于设计:吸入粉雾剂产品开发策略

Al Sayyed Sallam,Sami Nazzal,Hatim S. AlKhatib,
Nabil Darwazeh

缩略语

API	活性药物成分
ATP	分析目标概要
BBD	Box-Behnken 设计
CPP	关键工艺参数
CQA	关键质量属性
DoE	试验设计
DPI	吸入粉雾剂
ECA	辅料的关键属性
FDA	美国食品药品管理局
FMEA	失效模式影响分析
FPF	微细粒子比例
ICH	人用药品技术要求国际协调理事会
MDI	定量吸入气雾剂
MODR	操作设计范围
NIR	近红外
PAT	工艺分析技术
QbD	质量来源于设计

QRM	质量风险管理
QTPP	质量目标产品概况
RSM	响应面方法

15.1 引言

质量来源于设计(QbD)是现代药物质量体系的重要组成部分[1]。众所周知,产品的质量不能仅仅通过成品的检测来保证,而是应该把质量设计到产品中及其制造过程中。2002 年 8 月,美国食品药品管理局(FDA)宣布了一项重大的新举措,即《21 世纪药品生产质量管理规范》,旨在加强现代化药品生产规范和产品质量管理。这一质量倡议的主要目标是鼓励制药企业尽早采用新技术,在药物生产和质量保证的各个方面实施质量体系管理,促进现代质量管理在工业上的应用。

该倡议还进一步鼓励企业实施基于风险评估的方法,将工业界和监管机构的注意力引向关键领域,确保监管审查、合规和检查政策是基于最先进的制药科学[1,2]。此外,这一举措代表着制药行业摆脱了"质量来源于检测"的传统方法。到目前为止,这项倡议主要包括四个部分:①ICH Q9:质量风险管理[3];②ICH Q10:药物质量体系[4];③FDA 过程分析技术指导原则[5];④ICH Q8(R2):药物开发[6]。药品质量来源于设计是一种系统化的开发方法,从预先确定的目标开始,强调基于健全科学和质量风险管理的产品和过程理解[6]。

吸入粉雾剂(DPI)是复杂的多方面系统,制剂由三个主要部分组成:相互作用的粉末混合物、初级包装(胶囊、泡罩或储库)和递送装置[7]。它们的设计目的是在适当的空气动力学粒径范围内可重复的递送有效剂量的药物,以治疗全身或局部疾病[8-10]。

相互作用的粉末混合物通常由混合均匀的原料药(API)和粗颗粒的惰性辅料(如乳糖一水合物)组成[11]。这些处方中的原料药优选空气动力学粒径在 1~5μm 的颗粒,以使药物颗粒能够沉积在肺部的支气管[12]。为了克服微粉之间的内聚力,原料药一般会与粒径范围为 63~90μm 的粗颗粒载体混合。这就产生了一种具有很强相互作用力的粉末混合物,在吸入过程中需要克服这种作用力,产生能够沉积在目标区域的气溶胶颗粒[14]。一些因素已经被证明会影响这些相互作用力,例如颗粒的表面特性被认为在药物/载体相互作用[15]中起着关键作用,从而影响吸入装置产生的微细粒子比例(FPF)[14]。其他潜在因素包括:粒径分布、微粒形态、结晶度和多晶型、湿度、原料药微粒间的内聚力、微粒和载体间的吸附力、混合工艺以及含量均匀度[7, 8, 10, 16-20]。

吸入粉雾剂的主要挑战是在药粉混合物的处方工艺、灌装和装置之间实现最佳的协同作用,同时要考虑到装置的操作(例如患者因素)[10]。

为了满足 DPI 向肺部精确递送剂量的性能，需要清楚地了解上述提到因素。因此在开发过程中要考虑到 DPI 的独特特性，尤其在处方、生产、容器和密闭系统或装置方面，并同时注意过程控制和成品控制[21]，还要考虑到粉末处方的各种属性（例如原辅料的相容性、粒径、颗粒流动性、水分、内聚力和解聚性）。后者是处方开发过程中必须考虑和控制的一些粉体参数，与灌装工艺的优化、验证和产品的递送剂量有关。

将 QbD 的基础理论应用于 DPI 产品与应用于其他剂型产品类似，强调对产品的理解和工艺的理解，为产品的处方和生产工艺的控制提供了保证[6]。图 15.1 汇总了一些 DPI 开发的处方、工艺的参数变量和 DPI 的关键质量属性，在实施 QbD 方法时要考虑这些因素之间的关系。

定量吸入气雾剂和吸入粉雾剂指导原则[21]为工业界提供了药学研究的指南，这些文件将在气雾剂、鼻喷雾剂和吸入粉雾剂的新药申请、仿制药简略申请中提交。目前此指南已经更新完成，建议采用 QbD 的方法对气雾剂和吸入粉雾剂进行研究，以科学和风险为基础理解装置设计、对性能的影响以及患者的使用。具体来说，活性物质、辅料、装置的关键质量属性及其三者之间的相互作用对目标产品质量概况（例如对递送剂量、产品的空气动力学性能）的研究应包括在申请中[22]。

因此，药物研发指导原则[6]中所述的 QbD 方法可作为 DPI 产品开发、生产和控制的方法。图 15.2 列出了吸入粉雾剂产品和工艺开发中要遵循的 QbD 因素。

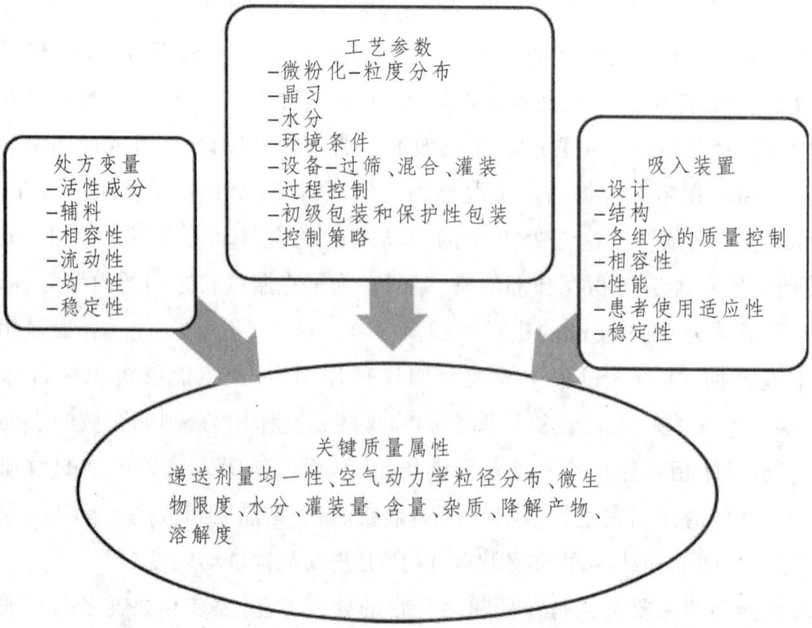

图 15.1 DPI 产品的处方变量、工艺变量、装置和关键质量属性。

产品设计基础	• 目标产品质量属性(QTPP)
产品关键质量属性	• 用于指导产品和工艺开发
风险评估	• 以科学为基础的将物料性质和工艺参数与产品关键质量属性相连接
设计空间	• 物料属性、工艺参数和产品 CQA 之间的数学模型关系
控制策略	• 以产品处方和工艺理解为基础的开发控制策略
持续改进	• 以产品生命周期管理和革新方法提高产品质量

图 15.2　开发 DPI 产品的 QbD 因素。

15.2　目标产品质量属性

应用 QbD 方法的第一个步骤是建立目标产品质量属性(QTPP)，描述产品的使用性、安全性和有效性。目标产品质量属性是药物产品质量情况的概述，他将药物的质量和产品的安全性、有效性联系在一起[6]。QTPP 被认为是建立 QbD 方法设计和开发医药产品的基础。在这种方法下，DPI 产品应具有一定的特性，以确保递送药物的性能。递送装置的设计、递送剂量、稳定性、纯度、递送剂量均一性、空气动力学粒径分布等特性被认为是 DPI 产品的关键质量特性[21,22]。在确定质量特性的基础上，应确定原料药、辅料、装置特性和生产工艺参数的关键影响，并将其与 QTPP 联系起来。

15.3　关键质量属性

应用 QbD 方法的第二个步骤是确定 DPI 产品的关键质量属性(CQA)。CQA 包括物理、化学、生物或微生物性质，或者只有保持在适当范围内才能确保所需的产品质量的特性[6]。通常，应识别和研究对产品质量有潜在影响的原料药、辅料、装置和生产工艺的关键特性，以确定适当的控制策略。影响 DPI 性能和稳定性的一些因素包括处方、装置和生产工艺(例如混合或喷雾干燥)、灌装工艺等[21,22]。例如，含有原料药和惰性辅料(例如乳糖)的处方的CQA应通过处方的制备过程控制,并且在将药粉灌装到装置中或装置的初级包装(例如胶囊、泡罩、泡罩盘或集合阵列)时也要控制。载体表面的性质尤其是表面粗糙度(参见第9章)被认为是影响原料药和载体颗粒之间作用的关键因素,并影响DPI产品的性能[17,23-25]。此外,载体和药物颗粒的性质对吸入药物在呼吸道的沉积模式也有影响。颗粒性质的任何改变都可能是对雾化性能的巨大影响[10,17,23,26,27]。DPI产品装置会影响灌装方法和灌装设备的选择[8,28,29]。灌装工艺中最相关的变量是装置内药粉腔的尺寸、形状和排列方式,灌装过程中的一个主要变量是可重复地将药物粉末均匀分到装置的药粉腔内。含有不同粒径分布和不同表面形态的不规则颗粒的微量给药技术是一个重大的技术挑战[8,30]。因此,为了开发和生产一种性能可接受的粉雾剂递送系统,必须系统地研究处方、装置和生产工艺的关键变量。通过这些全面系统的研究可以很好地理解产品的工艺过程,这些研究必须是以因果分析和统计方法的原则为基础去确定每个因素的临界限度及其对QTPP的影响。

15.4 质量风险管理

应用QbD方法的第三个步骤是使用风险评估的方法去识别粉雾剂产品的关键工艺参数和辅料关键属性,从而识别和处理处方、单元操作工艺参数和装置性能的潜在风险。

ICH Q9指南中提到的风险是由于用于制造药物的材料和/或工艺不足以达到目标质量,产品可能无意中对患者造成伤害。因此,本指南的重点是以患者为中心的质量风险管理,它是指在确保药物疗效的同时管理患者的安全风险[31]。在DPI产品中,吸入装置可能无法使用或者可能无法向患者递送正确剂量的药物,从而导致哮喘发作的发生率和严重程度增加。例如,这可能与使用外部能量源的"主动型"吸入装置有关(除了患者吸气力量的影响)。

在风险分析的早期,确定适当的风险评估工具是一个关键步骤。最常用的辅助决策的基础QRM工具是:①流程图;②检查表;③工艺图;④鱼骨图;⑤风险排序和过滤。最常用的高级QRM工具是:①失效模式影响分析(FMEA);②)失效模式影响和临界分析;③故障树分析;④危险分析和关键控制点;⑤危险可操作性分析;⑥初步危险分析[32]。

鱼骨图(也称为石川图)是一种非常有效的方法,可以获得可能导致产品变化的潜在因素。此外,流程图和FMEA这两种技术的组合是QRM在制药行业中使用的最常用的工具,它们通常用于:识别质量属性的影响因素、估计未预料到的故障、收集信息、进行评估、实现更改和设计制造过程。FMEA是最常用、最简单的高级QRM工具,它可以应用于几乎所有的系统,而且大多数公司都能够正常使用该工具[32,33]。

15.5 试验设计

QbD 的第四个步骤是应用试验设计(DoE)来确定最佳工艺参数(CPP)和最优处方组成。

DoE 被认为是理解和量化 CPP、ECA 及其相互作用对产品 CQA 影响的最有效工具。DoE 可用于确定(具有很高的可信度)生产高质量药物的工艺过程和原辅料参数的最适当水平。这种方法与迄今常用的更传统的单因素的方法形成了明显的对比。DoE 能降低开发成本、缩短开发和测试时间，同时改善产品的性能，这是通过更好地理解影响结果的重要因素来达到的，这样研究人员便可以投入更少的资源研究不太重要的因素。ICH Q8[2]将这样的多维组合和相互作用的变量因素(例如材料属性)以及保证质量的工艺参数称为设计空间。

使用 DoE 收集的信息还可以使用响应面方法(RSM)进行处理，它被定义为统计和数学技术的集合，用于开发、改善和优化产品设计[34]，通过研究人员对过程进行数学建模并优化反应，从而获得关于输入和输出变量之间关系的额外知识。

线性、二次和三次方程可用来模拟 RSM 中的过程和公式。但是，在复杂系统(如制药工艺/处方)中生成的大多数数据，最好使用允许曲率的二阶模型进行拟合。

利用 RSM 建立的二阶方程包括二次项和两个因子相互作用，可以用来解释响应[34]的非线性性质。二阶多项式方程一般表示为：

$$Y=a_0+a_1X_1+a_2X_2+a_3X_3+a_4X_1X_2+a_5X_2X_3+a_6X_1X_3+a_7X_1X_2X_3+a_8X_1^2+a_9X_2^2+a_{10}X_3^2+E \quad (15.1)$$

其中 Y 为实测响应值，X_1、X_2、X_3 为影响因子，a_0 为截距，a_1–a_{10} 为各变量及其相互作用项的系数，E 为误差项。

响应面由所有试验点的三维集合(以及由这些点定义的区域)组成，以实际试验的极限(设计空间)为界，以及二维等高线图，用于直观地表示过程和公式变量对测量响应的影响。这样的图表非常有效地让研究人员对试验结果的性质及其趋势有一个直观的认识。

响应面设计可反应任何输入导致的输出变化。通过软件分析，给出的优化值与目标响应结果在试验的误差范围内。

RSM 已经在不同剂型领域得到应用，确定出最可能产生所需产品性能的处方/工艺参数的组合。这些应用包括控释片的优化[35-37]、湿法制粒的优化[38-41]、挤出滚圆法[42,43]、泡腾片制剂[44,45]、薄膜包衣制剂及工艺[46-54]、DPI 制剂的优化[55-58]。

为了使 RSM 设计更实用，可以减少其试图评估的影响因子数量，例如采用 Plackett-Burman 设计和 Taguchi 设计来筛选设计因素。这样的设计将有助于确定哪些变量与产品性能最相关,并且需要包含在后续优化中,这是非常重要的,否则在开发一个 DPI 产品时要考虑到无数的因素。例如 Taguchi 设计,可以用合理的运行次数来分析大量的因素和它们的相互作用,应用于以微粉化硫酸沙丁胺醇为模型药物,研究环境、空气流量、载体类型和吸入装置类型的组合效应对雾化作用的影响[59]。

全因子设计在 DPI 的处方开发过程中一直比较流行,例如,采用沙丁胺醇与乳糖[60]混合的模型处方,研究了乳糖类型、药物负荷、胶囊充填、胶囊材料、吸入装置等因素对 DPI 中静电、摩擦带电现象的影响。另一项研究[11]使用全因子设计来帮助理解乳糖颗粒大小对 DPI 处方不同性能的影响(微细粒子剂量、处方稳定性以及在首选装置中填充药粉的能力)。

Shur 等[61]以肝素的特性(收率、D_{50} 和 D_{90})为函数,喷雾干燥过程参数(泵速、喷雾流率、入口温度以及进料浓度)为变量,使用全因子设计的方法开发了粉雾剂用肝素喷雾干燥工艺的定量模型。另一项研究[62]采用全因子设计来开发良好拟合的模型,以优化制备用于吸入级的多孔糖纳米微粒的喷雾干燥工艺条件,研究了入口温度、气体流量、进料溶液流量和进料浓度对粉末产率、颗粒大小、残余溶剂含量、出口温度和比表面积的影响。

Shariare 等研究了气流粉碎法制备吸入用微粉化乳糖一水合物的粉碎工艺 [63],他们采用了全因子设计的方式研究了粉碎参数(粉碎压力、进料压力和进料速率)对不同粒度分布的微粉属性的影响。

采用全因子设计方法,研究了飞行时间空气动力学粒径分析仪(如 Aerosizer)的工作参数,对两种常用 DPI 雾化后粒度分布的影响[64]。

在试验设计中,使用全因子设计被认为是最保守的也是最广泛的方法,因为它包括研究所有水平上不同因素的所有可能组合。这提供了大量的信息,可以全面比较所有水平和因素。全因子设计用于估计所有可能的影响,包括输入变量的交互作用。

由于在复杂系统(如制药工艺/处方)中产生的数据最适合使用允许曲率二阶模型而不是线性二阶模型,因此阶乘设计中每个变量都应该至少包含三个水平。这将使数据能够拟合到二阶响应面,但这会增加三因素试验的运行次数到最多 27 次。

为了解决时间和资源可能不足以完成完全阶乘设计的问题,开发了替代设计,目的是提取最大数量的信息,同时使用比完全阶乘设计所需的更少的试验运行次数。这些设计包括分数阶乘设计、Box-Behnken 设计和中心组合设计。

分数阶乘设计被用于研究药物/乳糖共微粉化对 DPI 雾化性能的影响[65]。Cheow 等采用了包含 5 个试验变量(饲料浓度、纳米颗粒混悬剂的 pH 值、入口温度、进料速度和雾化气体流量)的部分因子设计[66],确定喷雾干燥工艺参数对空心球团聚体的形貌有显著影响。这些粒子可以作为药物载体,适合于吸入治疗。

Sultana 等使用 Box-Behnken 设计(BBD)研究 DPI 系统的 RSM/优化[67]。在本研究中,BBD 被用来建立一个预测模型,研究了 6 个独立变量(药物浓度、搅拌速度、搅拌时间、聚乙烯醇浓度、聚氧乙烯醚浓度和共溶剂的体积)对 α 酮戊二酸盐纳米粒子的平均粒径的影响,该纳米颗粒用于氰化物中毒的 DPI 治疗。

中心组合设计研究也称为 Box-Wilson 设计,已被用于生成二次回归模型来描述和优化二氧化硅纳米颗粒的空心球形聚集体的喷雾干燥处方[66]。采用五因素、三水平中心组合设计,利用响应面分析优化了高载药量粉雾剂的物理和空气动力学性能。

15.6 设计空间

为了建立一个设计空间或对工艺理解和设备性能的其他描述,先前知识可以与试验数据相结合。在交互 CPP 的存在下,设计空间是一种可以用于确保产品质量的方法,尽管它不是必须的要求[1]。ICH Q8 将设计空间定义为"输入变量(例如原辅料属性)和工艺参数的多维组合和相互作用, 这些工艺参数已被证明是能够保证产品质量的"[2]。这个定义显示了在工艺变量和原材料变量的空间存在巨大而多维的相互作用的可能性。它还紧密地将设计空间的建立与研究输入变量相互作用的 DoE[1,67]结合起来。因此,可以为单个单元操作、多个单元操作或整个过程构造设计空间。应该注意的是,基于操作参数的设计空间仅限于用于开发设计空间时的设备和工艺特性,它可能会随着规模的扩大或设备的改变而改变[1]。此外,参数与设计空间不符可认为发生了变化,通常需要申报变更。设计空间由申请人提出,并接受监管评估和批准[ICH Q8(R2)][6]。

15.7 控制策略

QbD 的第五个步骤涉及控制策略的建立, 控制策略源于对当前产品的过程的理解,并从中得到的一组控制参数,确保 ICH Q10、步骤 2[4]中定义的过程性能和产品质量。因此,控制策略是以下的组合:①输入材料控制,包括装置、过程控制和检测;②围绕单个或多个单元操作的设计空间;③设备控制,如公用设施、环境系统和操作条件(以及监控和控制的相关方法和频率);④确保产品质量的规范[68-70],是参数和属性的组合。特定产品的控制策略应在整个药品质量体系的框架内建立。控制策略是一个全面的计划,以确保最终产品满足关键需求,从而满足患者的需求[69]。

控制策略应包括预期的规模变化,并可由风险评估[1]指导。另一种控制策略可根据原辅料属性的变化而调整工艺参数[33],这种策略依赖于拥有能够测量关键属性的系统,然后可以使用这些系统相应地调整其他关键工艺参数,从而在设计空间内保持工艺控制。例如,黏性药物粉末中有团聚体存在,筛分或粉末混合的工艺,可根据团聚体的大小和数量随批次变化。在这种情况下,最好有一个尽可能远离设计空间边界的过程控制[67]。

15.8 进一步改进

QbD 的最后一个要步骤是监视方法性能,以提供持续改进。该步骤包括对方法性能的持续评估,以及使用知识库来评估设计空间内外任何更改的影响。它还涉及使用已建立的药物质量管理系统来监督绩效,包括可能的改进方法和技术进步。这个过程也可以被看作是产品生命周期管理和改进产品质量[4]的创新方法,它依赖于更复杂的技术报告、预测模型、多元分析、模拟和先进的过程控制[33]。此外,DoE、风险评估和过程分析技术(PAT)是可以在 QbD 过程中使用的工具[1]。

15.9 过程分析技术/在 DPI 中的应用

PAT 框架的主要目标是通过"一个设计、分析、测试系统在线测量原辅料、中间体和工艺的关键质量属性和性能属性来控制生产",而不是依靠实验室测试和分析来验证最终产品质量[71,72]。自发现以来,许多 PAT 工具已经在制药工业中应用,其中一些可以用来收集 DPI 制剂生产过程中的"实时"质量数据。不幸的是,吸入粉雾剂的处方生产仍然是一个经验过程[15],这需要对 PAT 技术的深入研究,这些技术可以用于实时地量化下列变量。

15.10 粒径

粒度分布是 DPI 处方中粉体的重要特性之一。它影响 API-载体的分离[73]和最终产品的性能[74]。例如当不同粒径的粉末混合时,原料药与载体之间的附着力增加[75]。研究还表明,DPI 处方的性能受粉末共混物中乳糖的影响[76],加入少量的细乳糖能促进解聚[72],增加产品的微细粒子比例[77]。颗粒大小的变化也可能影响高剪切工艺,导致批次之间的变化。因此,在制备过程中应仔细监测关键质量属性,如粒度和最终 DPI 产品的 FPF。

安德森级联撞击器和新一代药物撞击器作为主要技术已被用作开发和测试商用吸入产品[72]。然而,这些方法并不能提供"实时"的数据[78]。目前已经开发了一种在线激光衍射方法作为撞击器分析的替代方法,用于测量雾化器雾化过程中和雾化后 DPI 处方中的颗粒大小分布[72]。多年来,非光学方法已被用于在线粒度分析。这些方法包括声波衰减谱[72]、聚焦光束反射率测量法[79]、近红外光谱法[80]以及静电传感器的使用[78]。激光衍射和多普勒测速仪也被用于结合激光干涉和粒子成像测速技术来研究粒子的形成过程[72]。

除了颗粒大小，颗粒形状也影响 DPI 制剂中粉体的稳定性和雾化性能，以及吸入装置中药物颗粒的分离/解聚[81]。反气相色谱法[82]、扫描电镜、原子力显微镜[83]等仪器被用来研究处方颗粒的表面形貌。还测试了由氙气闪光灯和电荷耦合器件相机组成的动态图像分析系统，用于粉末形状的实时监测[84]。

15.11　结晶度和多态性

大多数用于 DPI 处方的粉末(包括原料药和载体)，都是结晶态的。同一晶体材料的不同晶型会表现出不同的物理化学性质，从而影响 DPI 处方的性能。在生产 DPI 产品过程中也会产生具有不同力学性能的非晶态物质，这种非晶态颗粒的再结晶会影响颗粒的形状和形态，进而影响 DPI 的空气动力学性能[85]。

DPI 中原辅料的多晶型和结晶度通常用一系列的固体分析技术来监测，其中包括光学显微镜、扫描电子显微镜、X 线粉末衍射、高温 X 线粉末衍射、固体和溶液状态 NMR、FT-IR 光谱、热失重分析和差示扫描量热法[86]。目前，一些研究已经证明了可以使用集成 PAT 方法检测多晶态和监测成核和晶体生长。实时拉曼光谱、近红外光谱和紫外可见光谱是研究多晶型转变和结晶终点的有力工具。拉曼光谱的一个优点是能够提供 DPI 粉末中多晶型含量的定量信息[87]。对于假晶型转变，THz 时域光谱学已被用作 PAT 工具来识别粉体的无水和水合形态[88]。

将实时 PAT 过程监测与第一性原理建模和离线产品表征相结合，可以进一步加深对成核/生长机制的理解，而仅通过近红外光谱和近红外化学成像显微镜等离线技术是无法实现的[89]。

用聚焦光束反射率测量探针和衰减全反射紫外可见光谱作为 PAT 工具对结晶过程进行连续监测和反馈，用于检测结晶过程中的晶型转变和残留溶剂，因为这些因素影响粉末的聚集[90]。在线近红外光谱是另一种 PAT 工具，用于实时监测 API 和结晶过程中的残留溶剂[91]。在生产过程中，残余溶剂和湿度的变化会通过颗粒间的固桥力形成导致不可逆的聚集，进而可能对气溶胶性能产生不利影响[83]。因此，为了平衡 DPI 处方粉体间的作用力，对湿度的仔细控制至关重要。近红外光谱技术是一种经常被应用于在线含水率定量和确定所需剩余含水率水平的技术[92]。而且，近红外光谱也被应用于药物制剂的粉末流动特性的在线表征[93]。

DPI 中处方的性能也可以归因于 API 与载体之间的黏合力[58,94,95]。因此，人们探索了不同的技术来表征和测量 DPI 处方中的黏合力。传统的颗粒黏附和颗粒间分析方法包括原子力显微镜[94]、电低压冲击[60]、离心[96]、机械/喷气筛分[97]和冲击分离[98]。另外，扫描探针显微镜和胶体探针方法被用来直接测量颗粒间的黏附，这可能在 DPI 粉末表征中得到应用[99]。

15.12 放大和混合均匀性

将原料药与载体共混，得到均匀的产品和制剂处方，是生产 DPI 的关键步骤。混合工艺会影响共混物的均匀性和颗粒间的吸附力。在动态放大过程中，吸附力是减小的。因此，了解混合条件和在放大过程中发生的变化对混合均匀性的影响是至关重要的。传统的混合均匀度测量方法是采用样本选取法[100]。PAT 方法用于监测共混物的均匀性和放大效果，是一种更严格、更科学的放大方法[101]。在这些方法中，通过光纤与光谱仪耦合的探头被直接安装到工艺流程中，以实现过程中的连续测量。近红外作为一种 PAT 工具认为能够实时监测、控制和估计粉末混合均匀性[102]。近红外（NIR）和两种无校准反射近红外（NIR）用于收集 API 含量、pH 值、水分、流动性、休止角和粒度等数据，这些数据是估计共混物均匀性最重要的因素之一[103]。傅里叶变换衰减全反射红外光谱也可以用作 PAT 工具，用于粉末混合物中 API 含量的分析和测定[104]。现在拉曼光谱法越来越多地用于粉末混合过程在线监测的工具。它可以在不需要样品制备的情况下快速、无损地测量关键工艺和产品属性[105]。

15.13 QbD 原理在分析方法中的应用

近年来，业界将 QbD 概念应用于分析方法，利用风险评估和统计设计试验来定义分析方法的分析目标概要(ATP)和方法操作设计范围(MODR)。ATP 和 MODR 与 QTPP 和为生产工艺定义的设计空间类似[106,107]。

根据欧洲或美国药典，QbD 方法已应用于验证药品的含量均匀性或单位剂量均匀性[108]。该方法使用统计公差区间作为决策工具，定义了分析方法的 ATP，以获得能够对含量均匀性或单位剂量均匀性做出高概率正确决策的方法。该方法可用于 DPI 产品的评价。

15.14 小结

鉴于 DPI 产品开发的复杂性，本章阐述了在 DPI 产品开发中应用 QbD 方法的重要性。DoE 是一个非常有效和强大的统计工具，可以帮助制剂研究人员理解和改进开发流程，并设计更好的产品。如 PAT 指南所示，需要能够提供实时或近实时信息的分析方法。

参考文献

1. Lionberger RA, Lee SL, Lee LM, *et al.*, Quality by design: concepts for ANDAs. *The AAPS Journal* 2008;**10**:268–275.
2. USFDA, Pharmaceutical CGMPs for the 21st century – A risk-based approach, *Final Report*, United States Department of Health and Human Services, US Food and Drug Administration, September 2004. (http://www.fda.gov/oc/cgmp/report0507 .html).
3. ICH Expert Working Group, ICH harmonized tripartite guideline, Quality risk management Q9, *International Conference on Harmonisation of Technical Requirements for Registration of Pharmaceuticals for Human Use*, 2005.
4. ICH Expert Working Group, ICH harmonised tripartite guideline, Pharmaceutical quality systems Q10, *International Conference on Harmonisation of Technical Requirements for Registration of Pharmaceuticals for Human Use*, 2008.
5. USFDA CDER. Guidance for industry: PAT – A framework for innovative pharmaceutical development, manufacturing, and quality assurance, United States Department of Health and Human Services, US Food and Drug Administration, 2004.
6. ICH Expert Working Group, *ICH harmonized tripartite guideline, Pharmaceutical development Q8(R2)*, International Conference on Harmonisation of Technical Requirements for Registration of Pharmaceuticals for Human Use, 2009.
7. Islam N, Gladki E, Dry powder inhalers (DPIs) – A review of device reliability and innovation. *International Journal of Pharmaceutics* 2008;**360**:1–11.
8. Davies-Cutting C, Considerations and approaches for filling dry-powder inhalers. *Pharmaceutical Technology* 2010;**1**:21–25.
9. Morton D. Comprehensive quality by design in pharmaceutical development and manufacturing, (752b) QbD in dry powder inhaler development, 11. In: AIChE Annual Meeting. Minneapolis, MN, USA; 2011.
10. Stegemann S, Kopp S, Borchard G, *et al.*, Developing and advancing dry powder inhalation towards enhanced therapeutics. *European Journal of Pharmaceutical Sciences* 2013; **48**:181–194.
11. Guenette E, Barrett A, Kraus D, *et al.*, Understanding the effect of lactose particle size on the properties of DPI formulations using experimental design. *International Journal of Pharmaceutics* 2009;**380**:80–88.
12. Yang YT, Chen CT, Yang JC, Tsai T, Spray-dried microparticles containing polymeric micelles encapsulating hematoporphyrin. *The AAPS Journal* 2010;**12**:138–146.
13. Bridson RH, Robbins PT, Chen Y, *et al.*, The effects of high shear blending on α-lactose monohydrate. *International Journal of Pharmaceutics* 2007;**339**:84–90.
14. Hickey AJ, Concessio NM, Van Oort MM, Platz RM, Factors influencing the dispersion of dry powders as aerosols. *Pharmaceutical Technology* 1994;**18**:58–64.
15. de Boer AH, Chan HK, Price R, A critical view on lactose-based drug formulation and device studies for dry powder inhalation: which are relevant and what interactions to expect? *Advanced Drug Delivery Reviews* 2012;**64**:257–274.
16. Charoo N, Shamsher AAA, Zidan AS, Rahman Z, Quality by design approach for formulation development: A case study of dispersible tablets. *International Journal of Pharmaceutics* 2012;**423**:167–178.
17. Hlinak A, Kuriyan K, Morris KR, *et al.*, Understanding critical material properties for solid dosage form design. *Journal of Pharmaceutical Innovation* 2006;**1**:12–17.
18. Daniher DI, Zhu J, Dry powder platform for pulmonary drug delivery. *Particuology* 2008;**6**:225–238.
19. Zeng XM, MacRitchie HB, Marriott C, Martin GP, Humidity-induced changes of the aerodynamic properties of dry powder aerosol formulations containing different carriers. *International Journal of Pharmaceutics* 2007;**333**:45–55.

20. Son YJ, Longest PW, Hindle M, Aerosolization characteristics of dry powder inhaler formulations for the excipient enhanced growth (EEG) application: Effect of spray drying process conditions on aerosol performance. *International Journal of Pharmaceutics* 2013;**443**:137–145.
21. U.S. Department of Health and Human Services Food and Drug Administration, Guidance for Industry, Metered Dose Inhaler (MDI) and Dry Powder Inhaler (DPI) Drug Products, Chemistry, Manufacturing, and Controls Documentation, October 1998. (http://www.fda.gov /downloads/Drugs/Guidances/ucm070573. pdf).
22. Peri P. Comprehensive quality by design in pharmaceutical development and manufacture, (752a) Quality by Design for DPIs – A regulatory perspective, 11. In: AIChE Annual Meeting. Minneapolis, MN, USA;2011.
23. Kou X, Chan LW, Steckel H, Heng PWS, Physico-chemical aspects of lactose for inhalation. *Advanced Drug Delivery Reviews* 2012;**64**:220–232.
24. Le VNP, Bierend H, Robins E, *et al.*, Influence of the lactose grade within dry powder formulations of fluticasone propionate and terbutaline sulphate. *International Journal of Pharmaceutics* 2012;**422**:75–82.
25. Kaialy W, Alhalaweh A, Velaga SP, Nokhodchi A, Effect of carrier particle shape on dry powder inhaler performance. *International Journal of Pharmaceutics* 2011;**421**:12–23.
26. Jones MD, Harris H, Hooton JC, *et al.*, An investigation into the relationship between carrier-based dry powder inhalation performance and formulation cohesive–adhesive force balances. *European Journal of Pharmaceutics and Biopharmaceutics* 2008;**69**:496–507.
27. Pitchayajittipong C, Price R, Shur J, *et al.*, Characterisation and functionality of inhalation anhydrous lactose. *International Journal of Pharmaceutics* 2010;**390**:134–141.
28. Islam N, Gladki E, Dry powder inhalers (DPIs) – A review of device reliability and innovation. *International Journal of Pharmaceutics* 2008; **360**:1–11.
29. Donvan MJ, Kim SH, Raman V, Smyth HD, Dry powder inhaler device influence on carrier particle performance. *Journal of Pharmaceutical Sciences* 2012;**101**(3):1097–107.
30. Rutzel ES, Runft W, Beck M, *et al.*, Quality by design: concept for the proof-of-principle testing regarding automated microdosing. *Pharmazeutische Industrie* 2012;**74**(1):145–154.
31. Hulbert MH, Feely LC, Inman EL, *et al.*, Risk management in the pharmaceutical product development process. *Journal of Pharmaceutical Innovation* 2008;**3**:227–248.
32. Caceres LM, Garcia C, Tamayo A, *et al.*, Quality risk management, application review in pharmaceutical and biopharmaceutical industries. *BioProcessing Journal* 2010;**9**:26–37.
33. McCurdy V, Quality by design. In: Ian Houson, Editor. *Process Understanding: For Scale-Up and Manufacture of Active Ingredients*. Weinheim: Wiley-VCH Verlag; 2011. pp. 1–15.
34. Myers R, Montgomery D, Anderson-Cook C. *Response Surface Methodology: Process and Product Optimization Using Designed Experiments*. New York, NY: Wiley Interscience; 1995. pp. 208–265.
35. Fassihi R, Fabian J, Sakr AM. Application of response surface methodology to design optimization in formulation of a typical controlled release system. *Pharmazeutische Industrie* 1995;**57**:1039–1043.
36. Chaibva FA, Walker RB, The use of response surface methodology for the formulation and optimization of salbutamol sulfate hydrophilic matrix sustained release tablets. *Pharmaceutical Development and Technology* 2012;**17**:594–606.
37. Monajjemzadeh F, Hamishehkar H, Zakeri-Milani P, *et al.*, Design and optimization of sustained-release divalproex sodium tablets with response surface methodology. *AAPS PharmSciTech* 2013;**14**:245–253.
38. Lipps DM, Sakr A, Characterization of wet granulation process parameters using response surface methodology: 1. Top spray fluidized bed. *Journal of Pharmaceutical Sciences* 1994; **83**:937–947.
39. Ogawa S, Kamijima T, Miyamoto Y, *et al.*, A new attempt to solve the scale-up problem for granulation using response surface methodology. *Journal of Pharmaceutical Sciences* 1994;**83**:439–443.
40. Miyamoto Y, Ryu A, Sugawara S, *et al.*, Simultaneous optimization of wet granulation process

involving factor of drug content dependency on granule size. *Drug Development and Industrial Pharmacy* 1998; **24**(11):1055–65.
41. Rambali B, Baert L, Massart DL, Using experimental design to optimize the process parameters in fluidized bed granulation on a semi-full scale. *International Journal of Pharmaceutics* 2001;**220**:149–160.
42. Shah RD, Kabadi M, Pope DG, Augsburger LL, Physico-mechanical characterization of the extrusion-spheronization process: Part II. Rheological determinants for successful extrusion and spheronization. *Pharmaceutical Research* 1995;**12**:496–507.
43. Sonaglio D, Beringhs AO, Porfirio A, Bataille B, On the factors influencing the extrusion strain, particle size and dissolution behavior of multiparticulate systems obtained by extrusion/spheronization. *Powder Technology* 2012;**230**:54–62.
44. Menon A, Ritschel WA, Sakr A, Development and evaluation of a monolithic floating dosage form for furosemide. *Journal of Pharmaceutical Sciences* 1994;**83**:239–245.
45. Awasthi R, Kulkarni GT, Pawar VK, Garg G, Optimization studies on gastroretentive floating system using response surface methodology. *AAPS PharmSciTech* 2012;**13**:85–93.
46. Li LC, Peck GE, Water based silicone elastomer controlled release tablet film coating. V. A statistical approach. *Drug Development and Industrial Pharmacy* 1991;**20**:1121–1145.
47. Sastry SV, Reddy IK, Khan MA, Atenolol gastrointestinal therapeutic system: Optimization of formulation variables using response surface methodology. *Journal of Controlled Release* 1997;**45**:121–130.
48. Turkoglu M, Sakr A, Mathematical modeling and optimization of a rotary fluidized-bed coating process. *International Journal of Pharmaceutics* 1992;**88**:75–87.
49. Singh SK, Dodge J, Durrani MG, Khan MA, Optimization and characterization of controlled release pellets coated with an experimental latex: I. Anionic drug. *International Journal of Pharmaceutics* 1999;**125**:243–255.
50. Gupta VK, Assmus MW, Beckert TE, Price JC, A novel pH- and time-based multi-unit potential colonic drug delivery system: II. Optimization of multiple response variables. *International Journal of Pharmaceutics* 2001;**213**:93–102.
51. Hamed E, Sakr A, Effect of curing conditions and plasticizer level on the release of highly lipophilic drug from coated multiparticulate drug delivery system. *Pharmaceutical Development and Technology* 2001;**8**:397–407.
52. AlKhatib HS, Sakr A, Modeling of the effects of triethyl citrate and curing conditions on drug release from film-coated tablets. *PharmazeutischeIndustrie* 2005;**67**:237–242.
53. AlKhatib HS, Sakr A, Optimization of methacrylic acid ester copolymers blends as controlled release coatings using response surface methodology. *Pharmaceutical Development and Technology* 2003;**8**:87–96.
54. Tomuta I, Leucuta SE, The influence of formulation factors on the kinetic release of metoprolol tartrate from prolong release coated minitablets. *Drug Development and Industrial Pharmacy* 2007;**33**:1070–1077.
55. Sultana S, Talegaonkar S, Ali A, *et al.*, Inhalation of alendronate nanoparticles as dry powder inhaler for the treatment of Osteoporosis. *Journal of Microencapsulation*, 2012;**29**(5):445–454.
56. Yas AA, Khalil YI, Mohamed MS, Response surface methodology for development and optimization of theophylline pulmonary delivery system. *Iraqi Journal of Pharmaceutical Sciences* 2013;**22**(1):65–81.
57. Zhang Y, Wang X, Lin X, *et al.*, High azithromycin loading powders for inhalation and their *in vivo* evaluation in rats. *International Journal of Pharmaceutics* 2010;**395**:205–214.
58. Karner S, Urbanetz NA, Triboelectric characteristics of mannitol based formulations for the application in dry powder inhalers. *Powder Technology* 2013;**235**:349–358.
59. Heng D, Lee SH, Kwek JW, *et al.*, Assessing the combinatorial influence of climate, formulation and device on powder aerosolization using the Taguchi experimental design. *Powder Technology* 2012;**226**:253–260.
60. Telko MJ, Kujanpaeae J, Hickey AJ, Investigation of triboelectric charging in dry powder inhalers using electrical low pressure impactor (ELPI). *International Journal of Pharmaceutics*

2007;**336**:352–360.

61. Shur J, Nevell TG, Shute JK, Smith JR, The spray drying of unfractionated heparin: Optimization of the operating parameters. *Drug Development and Industrial Pharmacy* 2008;**34**:559–568.
62. Amaro MI, Tajber L, Corrigan OI, Healy AM, Optimisation of spray drying process conditions for sugar nanoporousmicroparticles (NPMPs) intended for inhalation. *International Journal of Pharmaceutics* 2011;**421**:99–109.
63. Shariare MH, de Matas M, York P, Shao Q, The impact of material attributes and process parameters on the micronization of lactose monohydrate. *International Journal of Pharmaceutics* 2011;**408**:58–66.
64. Mendes PJ, Raposo A, Sousa JMM, Pinto JF, Sizing of powders in inhalers with an Aerosizer according to a mixed experimental factorial design. *Journal of Aerosol Science* 2004;**35**:509–527.
65. Giry K, Pean JM, Giraud L, *et al.*, Drug/lactose co-micronization by jet milling to improve aerosolization properties of a powder for inhalation. *International Journal of Pharmaceutics* 2006;**321**:162–166.
66. Cheow WS, Li S, Hadinoto K, Spray drying formulation of hollow spherical aggregates of silica nanoparticles by experimental design. *Chemical Engineering Research and Design* 2010;**88**:673–685.
67. Sultana S, Talegaonkar S, Ali R, *et al.*, Formulation development and optimization of alpha ketoglutarate nanoparticles for cyanide poisoning. *Powder Technology* 2011;**211**:1–9.
68. MacGregor JF, Bruwer MJ, A framework for the development of design and control spaces. *Journal of Pharmaceutical Innovation* 2008;**3**:15–22.
69. Lepore J, Spavins J, PQLI Design space. *Journal of Pharmaceutical Innovation* 2008;**3**:79–87.
70. Davis B, Lundsberg L, Cook G, PQLI control strategy model and concepts. *Journal of Pharmaceutical Innovation* 2008;**3**:95–104.
71. Nethercote P, Cook G, Nasr M, *et al.*, The role of analytical science in implementing quality by design. *Technical and regulatory aspects. Pharmaceutical Technology* 2013; **37**(3):74–80.
72. Shekunov BY, Chattopadhyay P, Tong HYT, Chow AHL, Particle size analysis in pharmaceutics: principles, methods and applications. *Pharmaceutical Research* 2007;**24**:203–227.
73. Chew NYK, Chan HK, The role of particle properties in pharmaceutical powder inhalation formulations. *Journal of Aerosol Medicine* 2002;**15**:325–330.
74. Daniher DI, Zhu J, Dry powder platform for pulmonary drug delivery. *Particuology* 2008;**6**:225–238.
75. Yang J, Wu CY, Adams M, DEM analysis of particle adhesion during powder mixing for dry powder inhaler formulation development. *Granular Matter* 2013;**15**:417–426.
76. Saleem I, Smyth H, Telko M, Prediction of dry powder inhaler formulation performance from surface energetics and blending dynamics. *Drug Development and Industrial Pharmacy* 2008;**34**:1002–1010.
77. Kaialy W, Martin GP, Ticehurst MD, *et al.*, Characterisation and deposition studies of recrystallised lactose from binary mixtures of ethanol/butanol for improved drug delivery from dry powder inhalers. *The AAPS Journal* 2011;**13**:30–43.
78. Chan LW, Tan LH, Heng PWS, Process analytical technology: Application to particle sizing in spray drying. *AAPS PharmSciTech* 2008;**9**:259–266.
79. Kumar V, Taylor MK, Mehrotra A, Stagner WC, Real-time particle size analysis using focused beam reflectance measurement as a process analytical technology tool for a continuous granulation-drying-milling process. *AAPS PharmSciTech* 2013;**14**:523–530.
80. Pasikatan MC, Steele JL, Spillman CK, Haque E, Near-infrared reflectance spectroscopy for online particle size analysis of powders and ground materials. *Journal of Near Infrared Spectroscopy* 2001;**9**:153–164.
81. Young PM, Cocconi D, Colombo P, *et al.*, Characterization of a surface modified dry powder inhalation carrier prepared by "particle smoothing". *Journal of Pharmacy and Pharmacology* 2002;**54**:1339–1344.

82. Sethuraman VV, Hickey AJ, Powder properties and their influence on dry powder inhaler delivery of an antitubercular drug. *AAPS PharmSciTech* 2002;**3**:7–16.
83. Bérard V, Lesniewska E, Andrès C, *et al.*, Dry powder inhaler: Influence of humidity on topology and adhesion studies by AFM. *International Journal of Pharmaceutics* 2002;**232**:213–224.
84. Nalluri VR, Schirg P, Gao X, *et al.*, Different modes of dynamic image analysis in monitoring of pharmaceutical dry milling process. *International Journal of Pharmaceutics* 2010;**391**:107–114.
85. Kaialy W, Martin GP, Larhrib H, *et al.*, The influence of physical properties and morphology of crystallised lactose on delivery of salbutamol sulphate from dry powder inhalers. *Colloids and Surfaces B: Biointerfaces* 2012;**89**:29–39.
86. Howard KS, Nagy ZK, Saha B, *et al.*, A process analytical technology based investigation of the polymorphic transformations during the antisolvent crystallization of sodium benzoate from IPA/Water mixture. *Crystal Growth & Design* 2008;**9**:3964–3975.
87. Helmdach L, Feth MP, Ulrich J, Integration of process analytical technology tools in pilot-plant setups for the real-time monitoring of crystallizations and phase transitions. *Organic Process Research and Development* 2013;**17**:585–598.
88. Liu HB, Chen Y, Zhang XC, Characterization of anhydrous and hydrated pharmaceutical materials with THz time domain spectroscopy. *Journal of Pharmaceutical Sciences* 2007;**96**:927–934.
89. Wu H, Khan MA, Quality-by-design: an integrated process analytical technology approach to determine the nucleation and growth mechanism during a dynamic pharmaceutical coprecipitation process. *Journal of Pharmaceutical Sciences* 2011;**100**:1969–1986.
90. Saleemi AN, Steele G, Pedge NI, *et al.*, Enhancing crystalline properties of a cardiovascular active pharmaceutical ingredient using a process analytical technology based crystallization feedback control strategy. *International Journal of pharmaceutics* 2012;**430**:56–64.
91. Schaefer C, Lecomte C, Clicq D, *et al.*, On-line near infrared spectroscopy as a Process Analytical Technology (PAT) tool to control an industrial seeded API crystallization. *Journal of Pharmaceutical and Biomedical Analysis* 2013;**83**:194–201.
92. Kauppinen A, Toiviainen M, Korhonen O, *et al.*, In-line multipoint near-infrared spectroscopy for moisture content quantification during freeze-drying. *Analytical Chemistry* 2013;**85**:2377–2384.
93. Benedetti C, Abatzoglou N, Simard JS, *et al.*, Cohesive, multicomponent, dense powder flow characterization by NIR. *International Journal of Pharmaceutics* 2007;**336**:292–301.
94. Begat P, Morton DAV, Staniforth JN, Price R, The cohesive-adhesive balances in dry powder inhaler formulations: I. Direct quantification by atomic force microscopy. *Pharmaceutical Research* 2004;**21**:1591–1597.
95. Dickhoff BHJ, de Boer AH, Lambregts D, Frijlink HW, The effect of carrier surface treatment on drug particle detachment from crystalline carriers in adhesive mixtures for inhalation. *International Journal of Pharmaceutics* 2006;**327**:17–25.
96. Podczeck F, Newton JM, Development of an ultracentrifuge technique to determine the adhesion properties between particles and surfaces. *Journal of Pharmaceutical Sciences* 1995;**84**:1067–1071.
97. Flament MP, Leterme P, Gayot A, The influence of carrier roughness on adhesion, content uniformity and the in vitro deposition of terbutalinesulphate from dry powder inhalers. *International Journal of Pharmaceutics* 2004;**275**:201–209.
98. Concessio NM, VanOort MM, Knowles MR, Hickey AJ, Pharmaceutical; dry powder aerosols: correlation of powder properties with dose delivery and implications for pharmacodynamic effect. *Pharmaceutical Research* 1999;**16**:828–834.
99. Ibrahim TH, Burk TR, Etzler FM, Neuman RD, Direct adhesion measurements of pharmaceutical particles to gelatin capsule surfaces. *Journal of Adhesion Science and Technology* 2000;**14**:1225–1242.
100. Garcia TP, Wilkinson SJ, Scott JF, The development of a blend-sampling technique to assess the uniformity of a powder mixture. *Drug Development and Industrial Pharmacy*

2001;**27**:297–307.
101. El-Hagrasy AS, D'Amico F, Drennen JK, A process analytical technology approach to near-infrared process control of pharmaceutical powder blending: Part I. D-optimal design for characterization of powder mixing and preliminary spectral data evaluation. *Journal of Pharmaceutical Sciences* 2006;**95**:392–406.
102. Jamrógiewicz M, Cal K, Gruszecka M, Ciesielski A, Determination of API content in a pilot-scale blending by near-infrared spectroscopy as a first step method to process line implementation. *Acta Poloniae Pharmaceutica* 2013;**70**:419–429.
103. Momose W, Imai K, Yokota S, *et al.*, Process analytical technology applied for end-point detection of pharmaceutical blending by combining two calibration-free methods: simultaneously monitoring specific near-infrared peak intensity and moving block standard deviation. *Powder Technology* 2011;**210**:122–131.
104. Planinsek O, Planinsek D, Zega A, *et al.*, Surface analysis of powder binary mixtures with ATR FTOR spectroscopy. *International Journal of Pharmaceutics* 2006;**319**:13–19.
105. De Beer TR, Bodson C, Dejaegher B, *et al.*, Raman spectroscopy as a process analytical technology (PAT) tool for the in-line monitoring and understanding of a powder blending process. *Journal of Pharmaceutical and Biomedical Analysis* 2008;**48**:772–779.
106. Vogt FG, Kord AS, Development of quality-by-design analytical methods. *Journal of Pharmaceutical Sciences* 2011;**100**(3):797–812.
107. EMA-FDA pilot program for parallel assessment of quality-by-design applications: lessons learnt and Q&A resulting from the first parallel assessment, August 2013. (http://www.ema.europa.eu/docs/en_GB/document_library/Other/2013/08/WC500148215.pdf).
108. Rozet E, Ziemons E, Marini RD, *et al.*, Methodology for the validation of analytical methods involved in uniformity of dosage units tests. *Analytica Chimica Acta* 2013;**760**:46–52.

第 16 章

未来患者对吸入装置的需求：患者、商家、监管和技术之间的平衡

Orest Lastow

缩略语

CMC	药物制造控制
COPD	慢性阻塞性肺病
Cpk	过程能力指数
CRO	合同研究组织
DPI	吸入粉雾剂
MRS	模块要求说明
pMDI	压力计量吸入器
RBD	基于冗余的发展
SRS	系统要求说明
URS	使用者要求说明
xRS	包括使用者姓名、系统要求、模块要求的说明书

16.1 引言

16.1.1 吸入制剂装置

如今吸入性药物可以治疗多种疾病，主要的两种疾病是哮喘和慢性阻塞性肺病

(COPD)。这种剂型通常使用吸入装置,并以液体或干粉的形式递送到肺部,主要有三种装置类型:压力定量吸入气雾器(pMDI),吸入粉雾器(DPI)和雾化器[1,2]。尽管医生开具的处方中,pMDI 的市场份额较大,但 DPI 因其可用作多剂量储库型吸入装置(例如 Turbuhaler–AstraZeneca)或多剂量预先定量的吸入装置而在价值方面具有更大的市场份额。预先定量的吸入装置可以是胶囊型(例如,Handihaler–BoehringerIngelheim,Breezhaler–Novartis)或泡罩型(例如,Diskus–GSK),而 pMDI 仅作为多剂量储库型装置。DPI 和 pMDI 都是便携式吸入装置,而雾化器通常是固定式吸入装置,其在医院或家庭环境中(例如 Pari boy–Pari,eFlow Rapid–Pari)使用。然而,近期一些较小的便携式雾化器已经开发出来。这种新型雾化器通常比传统雾化器(也包括 pMDI 和 DPI)更先进也更昂贵,其市场份额目前相对较小。所有吸入装置都有一个共同特点,就是它们可以将微粒转变为可吸入颗粒的气溶胶(其尺寸范围为 1~5μm)。微粒可以是固体或液体。雾化器通常独立于处方开发,并且可以应用于来自不同厂家的不同处方的药物。此外,虽然 pMDI 非常普遍应用,而 DPI 在设计和功能方面都是非常有针对性和独特性的。目前后者通常都是装置与药物处方一起开发的。以上只是简单介绍不同给药装置和吸入制剂产品,本章重点介绍 DPI。

16.1.2 患者

预计在未来通过肺部给药来治疗疾病的患者群体会比现在情况更加复杂。哮喘患者一般是用吸入药物治疗,并且会几十年一直使用吸入药物。哮喘是一种支气管的慢性疾病,全世界有大约 2.35 亿的患者忍受着肺部的疾病。它也是最常见的慢性儿科疾病,每年死于哮喘的人数为 25 万人[3,4]。除哮喘患者外,还有 2.1 亿人患有中度至重度慢性阻塞性肺病(COPD),2005 年便有超过 300 万人死于 COPD(相当于当年全球所有死亡人数的 5%)。预计未来 10 年死于 COPD 的患者量将增加 30%以上。吸烟是主要风险因素,并且使用固体燃料进行烹饪和取暖也是提高患病风险的主要因素[4]。

慢性阻塞性肺病(COPD)患者的年龄小于哮喘患者,他们通常在成年后接受吸入治疗。统计数据显示,所有慢性阻塞性肺病患者中有 80%的人是在多年吸烟后患上了这种疾病。慢性阻塞性肺病是一种未被充分诊断的疾病,是仅次于心脏病、癌症和中风的第四大常见死因。

囊性纤维化也可通过吸入抗生素药物进行治疗,目前已有针对这一疾病的商业可用产品(妥布霉素雾化溶液和 Novartis、Cayston–Gilead Sciences 的 DPI 粉雾剂)。另一种可以通过吸入式给药来控制的疾病是糖尿病,最近一种新型的吸入式胰岛素产品被引入美国市场(Affreza, Mannkind Corporation)。吸入胰岛素与皮下给药相比有很多优势,但就像治疗 COPD 一样, 2 型糖尿病患者开始使用吸入药物的年龄更大。这种可吸入生物分子药物在未来会持续增加。使用吸入药物治疗的患者和患者群体的数量正在增加。新患者与现有患者有不同的需求和要求,因为典型的 COPD 或糖尿病患者年龄较大,不习惯使用吸入装置。

16.2　需求

16.2.1　患者需求

在为这个广泛而异质性的多疾病患者群体开发吸入产品时,必须彻底调查和了解患者的需求和偏好。收集信息的最好方法是进行广泛的用户调查。这类调查应包括对不同吸入装置使用情况的实际测试,并包括面谈和对产品实际使用情况的监测。

为了获得可靠和全球有效的数据,用户研究试验组必须在年龄、性别、疾病和之前的吸入装置使用经验方面具有足够大的代表性。对于打算在全球销售的吸入产品,研究应在欧洲和北美的几个国家进行,也应该在南美和亚洲进行。除了患者, 应该包括卫生保健专业人员(如护士和医生)的观点。很明显,如此广泛的研究将是非常昂贵和费时的,如果开发产品的公司内部有足够的数据,或者通过与具有此类数据研究组织(CRO)合作,可以减少研究的规模。这些数据是通过长期已经上市的产品中获得的。通过分析药品退货单可以获得大量的信息,也可以在文献中获得大量的信息。然而,在为新患者群体开发新产品时,采用过多的回顾性方法也存在风险,重要的是要弄清患者如何使用吸入产品,以及是什么驱动了不同方面的使用。

然而,简单地询问患者只能提供非常有限的信息,因为患者(通常)既不是产品开发人员,也不是医疗保健专业人员。因此,一般来说,他们的思维和推理方式与擅长开发此类产品的人不同,任何见解都必须来自观察和深度访谈。

用户研究通常给出一些清晰明确的总结,而其他一些结果可能相互冲突。在某些情况下,患者对他们的个人使用和偏好有不一致的看法。从这些研究中得到的需求可以大致分为三类:使用、界面和感知(图 16.1)。

使用需求的核心是产品的实际使用和功能。它必须易于使用,提供必要的剂量,适合放进口袋等。这些是非常基本的要求,实际上所有吸入产品都必须满足。第二个需求组是用户界面。它包括产品与用户互动的方法,这可能包括剂量计数器、图形或功能,以指导用户处理和使用。该产品应该使用简便并向用户提供所需的信息,因为依从性与这些因素密切相关,只有了解如何使用该产品,患者更有可能正确地使用它。第三个则较少量化,更多的是情感化,并融入了对产品的感知。这包括患者与产品之间的关系。例如,患者信任产品吗?他和(或)她喜欢这个产品吗?这些方面对于提高依从性非常重要,因为喜欢和信任该产品的患者更有可能使用它。

当总结来自不同用户调查的结果时,通常会得到一些清晰的结果。排名最高的用

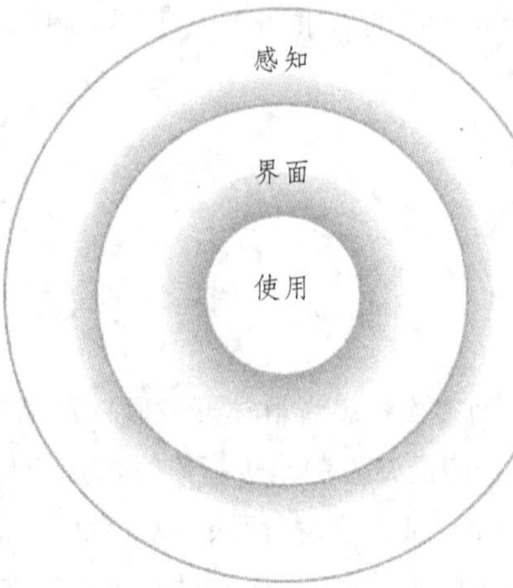

图 16.1 了解用户。

户需求通常是包含反馈功能的。患者需要从吸入装置中获得的剂量得到保证，确保已正确给药。该装置中剩余的确切剂量也应清楚地显示出来。当将基于胶囊的装置与储库型装置进行比较时，前者需要大约 14 个步骤才能成功和有效地递送剂量，而储库型只需要大约 4 个步骤。尽管很明显储库型装置容易使用，但不能看到是否正确给药。在胶囊装置中患者可以清楚地看到胶囊已经被清空，因此许多患者宁愿使用更烦琐的胶囊装置，也不愿使用简单的储库装置，这仅仅就是因为胶囊装置给用户提供了明确的正确给药的反馈。

对装置的操作和易用性的要求也很高，但没有反馈功能那么明显。该装置应非常简单、卫生、符合人体工程学和直观使用，并为儿童和老年人提供良好的人体工程学。当装在口袋或钱包里的时候，它应该能够防止无意的打开或驱动，同时又容易被视力和灵活性受损的人打开和驱动。这意味着操作序列应该尽可能少地执行打开-吸入-关闭操作步骤。此外，该装置不需要清洗，但如果需要，应该易于清洗，为简便起见，建议使用一次性装置。使用和反馈需求在很大程度上并不矛盾，尽管有些患者认为太多的反馈是复杂和难以理解的，而另一些患者则希望得到尽可能多的反馈。反馈和使用特性是驱动患者依从性的关键，因此应该非常仔细地评估。如前所述，感知属性对患者也很重要，但这些属性往往没有得到清晰的表达。该装置应该感觉小巧和有吸引力，但这些要求明显与人体工程学和装置的卫生属性冲突。

该装置还应该是对环境要求低和低成本的、一次性的，并具有先进的反馈功能。环保往往意味着该装置是可重复使用的，也就是说，它应该在整个药物用尽后，重新加载新的药物，并再次使用。可重复性通常与低成本不兼容，因为满足这一要求的装置使用起来会更加复杂，因为它需要清洗和重新加载。这种可重复使用的装置往往技术上更先进，因此也更昂贵。一次性和可重复性装置的总体成本盈亏平衡取决于装置实际被重用的次数，而这通常很难预测。再填装的药物也需要加到总费用中。

装置的安全可靠性是最重要的特性。一个更加有效和卫生的设计比一个具有更多消费产品外观的装置更可靠，即使前者“不那么吸引人”。然而，装置应该对从孩子到80 多岁的老人都有吸引力。吸入装置的典型市场周期至少为 10~20 年，这意味着一个理想的设计应该在很长一段时间内吸引所有的年龄和性别的患者。

尽管电子反馈和监控的优势并不明显，但是它对患者和医生掌握病情进展确实有帮助。例如，该装置可以提醒患者服用药物，监测肺功能，并自动将数据上传到处方医生。这似乎是一个有用的功能，但很容易想象患者会对不断的提醒感到恼火，甚至可能认为上传数据是对隐私的侵犯。而且，并不是所有的医生都乐意收到患者信息。另外，这种监测的一个非常有争议的方面是可能与成本有关的，这可能是由于反复住院引起的花费过高，而装置充分记录的依从性差是导致病情恶化的原因。

正如前面所讨论的，不同的用户需求常常是相互冲突的(图 16.2)，必须小心平衡。取得正确的平衡是一个产品成功的关键。平衡不仅必须适合当前的情况，而且必须是可持续的，并且在产品的预期周期(即 10~20 年)内保持一贯性。

16.2.2 技术要求

吸入性产品非常复杂，包括许多部分组成，无论哪部分的提高，都有助于吸入产品

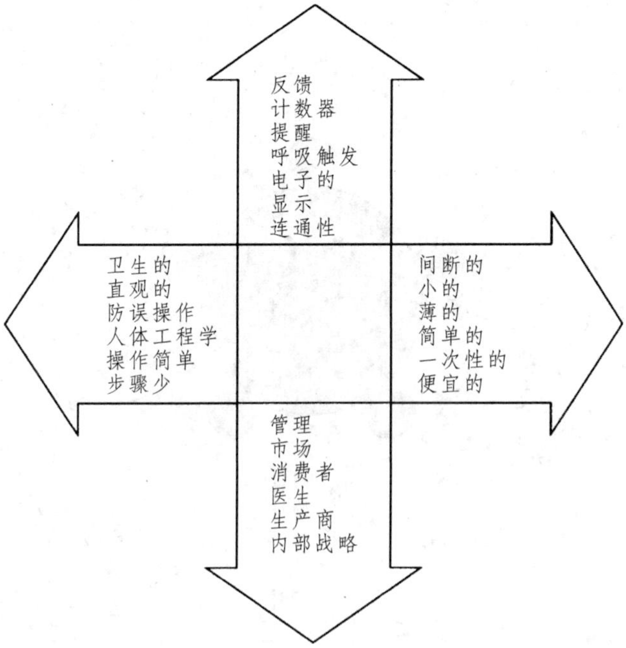

图 16.2 用户需求的冲突。

性能的提高,图 16.3 对此进行了说明,其中将产品描述为分成六个基本部分,而用户只是其中之一。

这六个不同的部分紧密相连,都有助于提高吸入产品的整体性能,装置、药物和制剂是产品的物理组成部分,而用户、操作环境和制造工艺则是整个产品更为抽象的组成部分。本章前面已经讨论了各种用户及其对吸入性产品设计的贡献。

吸入产品的主要目的是将所需药物按所需剂量递送给患者,以获得预期的临床效果。因此,药物决定许多其他特性和要求,其化学和物理特性以及相关的药效学和药代动力学特性决定了开发药物处方时的关键选择标准。这些因素也对将要使用的剂型有很大的影响,例如药效决定了制剂的剂量大小和药物含量。药物也对装置需要提供的保护类型提出了要求,例如防潮、避光、防氧化等。用户或患者是其中一个因素,如前所述,患者群体是非常异质的,并且在未来会更大(并且具有广泛的不同疾病),那就必须对这样一个特殊群体的需求和偏好进行彻底的调查和理解。

吸入产品将在不同的国家使用,这些国家在相对湿度和温度等气候方面都有着广泛的不同,产品将在这些条件下长期储存。许多产品都要求保质期为 2 年和几个月的使用寿命,以便在商业上可行,药物在此期间,处方必须在化学和物理上稳定,因此必须提供足够的保护。

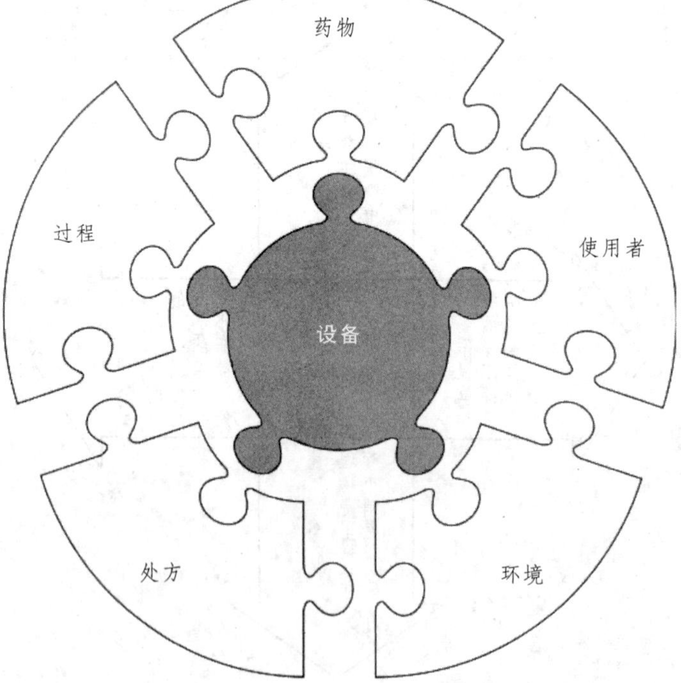

图 16.3 吸入产品的基本组成部分。

药物处方在某种意义上是吸入产品的“血液”，储药仓的功能是贮存和保护药物，使药物能够递送给患者。DPI 处方通常由乳糖作为载体/稀释剂和至少一种药物组成，尽管也可以包括其他辅料，例如硬脂酸镁（MgSt）。该制剂对各种辅料的质量、药物的组成和性能非常敏感。

当开发吸入产品时，生产商的想法通常是在相同的吸入装置中使用相同类型的处方可以与许多不同的药物一起使用。然而，这通常是非常具有挑战性的。当处方被填入吸入装置时，需要某种与处方和装置兼容的灌装设备。当使用不同的药物或同一药物的不同规格时，它还应与处方的变化相适应。在生产过程中采用的填充和其他工艺，如热封或超声波焊接，将对制造的成品率和产能产生很大的影响。产品的总成本在很大程度上取决于所采用的生产工艺和加工设备的类型。许多药物生产和控制（CMC）文件与各种工艺有关，这些工艺需要广泛的验证和确认，因此，由于开发成本高，同一吸入装置和生产设备常常用于许多不同的药品。这些需求进一步降低了开发的复杂性。

吸入装置是将所有其他部分组合在一起的中心组件（图 16.3）。该装置应满足人体工程学、性能、稳定性、坚固性和制造等各方面的要求，其主要作用是贮存和保护处方，并定量–分散–递送药物。装置的设计提供了用户界面并定义了用户序列。工业设计用于开发外观形状、图形设计、纹理、视觉表达等，而所有的机械要求，如公差、装配顺序、制造工艺、材料等都由装置本身定义。很明显，在该部分的开发过程中，需要对其他五个部分进行广泛而全面的了解。

16.2.3　性能要求

在前面的 16.2.2 部分中讨论过，不同的组成部分（图 16.3）相互作用并共同决定产品的性能。物理组成部件之间的相互作用非常复杂，他们对给药过程的贡献是不可分割的，同时也必须与患者相互配合。药物产品是高度可控的，吸入产品必须提供相同的性能，而不是依赖于患者的吸入情况。吸入的剂量可以用给药剂量（给患者的总质量）、可吸入剂量（小于 5μm 粒径的药物颗粒的总质量）和可吸入比例（可吸入剂量与递送剂量的比值）来表示。为了保持相同的可吸入比例，每个剂量的粒径分布必须是相同的。为了获得一致的粒度分布，必须使处方一致，并且装置几何变化很小。DPI 产品要有优良的递送剂量均一性，每个使用它的患者、每一个制造的批次、每个单独剂量的属性对于每次吸入必须是相同的，见图 16.4。

DPI 质量必须随时间保持不变，与存储条件无关。当吸入装置作为许多不同药物产品的平台时，所有药物和所有剂量规格的性能应该相同。吸入产品必须满足的要求始终以最终产品的性能来表示。

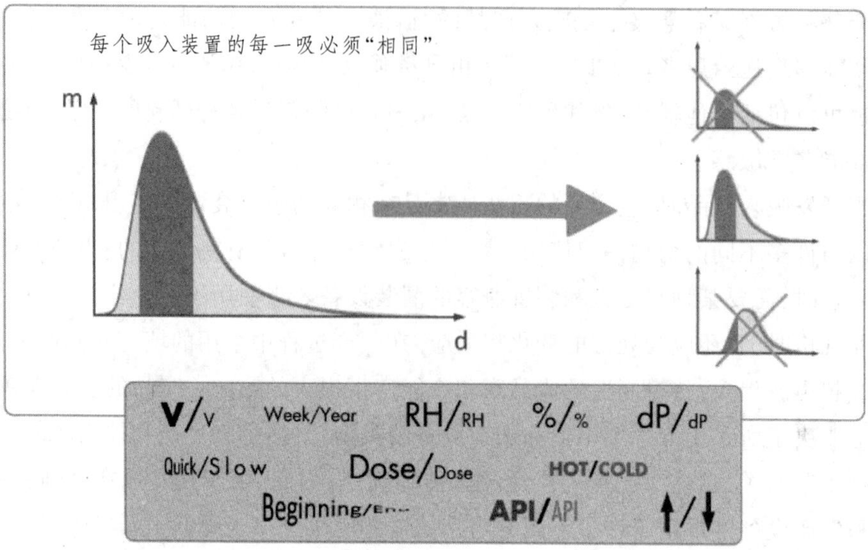

图 16.4 DPI 的性能要求,深色区域代表 DPI 的可吸入部分药物。

16.3 需求技术指标

16.3.1 需求层次

在开发吸入产品时,第一步是按照一套技术指标定义产品。传统上,技术指标是在用户需求规范(URS)中收集的。然而,当将所有的技术指标专门收集到一个文档中时,风险就是这个文档会变得非常庞大,在不同级别上有不同的需求。例如,与目标市场有关的需求和年销售量可以与流阻共同评估。在审阅和更新 URS 时,必须涉及不同级别的发起人、利益相关者、专家和高级管理人员,而任何一个人要了解 URS 的所有部分都是困难的。另一种方法是将 URS 分成三个单独的文档,每个文档都有清晰的范围和清晰的定义边界,以便产生需求层次(图 16.5)。

顶层用户需求技术指标(URS),从客户的角度来表达。它是高层次的,主要用定性的术语来表达。URS 包括预期的市场和患者群体,一般陈述为“便于使用”“符合人体工程学”“直观”等一般说明,以及“使用者最多操作四个步骤”等更具体的要求。成本目标、年销量和手动或自动装配也应包括在内。

中间层是指系统需求技术指标(SRS)。SRS 用非常技术性和定量的语言描述了符合 URS 的产品。因此,SRS 包括:测试方法、指标和限度。例如,URS 规定产品应具有较低的流阻,并可为所有患者群体所接受。在 SRS 中这一要求被转化为一个度量标准:例如,该装置应该在使用特定方法测量 60L/min 时最大产生 4kPa 的压差。SRS 总是将

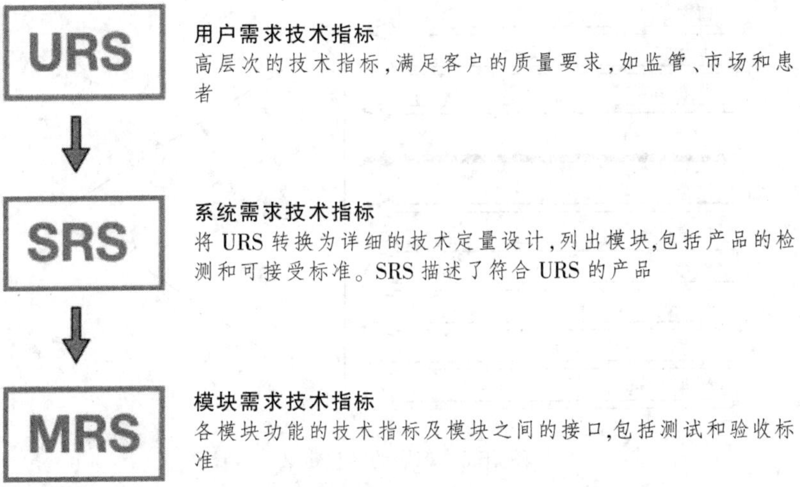

图 16.5　需求层次结构概述。

整个产品描述为一个整体,例如装置、处方等。

最低级别是模块需求技术指标(MRS),是以技术上的方式描述吸入产品的独立部件或模块。模块可以是装置或处方等。例如,装置的 MRS 包括机械要求,如表面光洁度、材料、摩擦、公差、生产和装配等。前面给出的流阻要求示例可以在 MRS 中简化为两个组装部件之间的气体流量。URS、SRS 和 MRS 这三个需求技术指标可以统称为 xRS。

需求技术指标(或 xRS)会用于验证和确认工作,根据 URS 进行验证,其中包括用户处理研究、临床试验等结果。根据 SRS 含义进行验证,例如性能测试是 CMC 工作的一部分。SRS 验证是整个产品执行标准的验证。单独的模块,例如与装置或处方有关的技术指标,根据 MRS 进行验证。在 DPI 中,装置可以在没有处方的情况下进行测试,包括机械强度、跌落测试、打开力等。同样处方模块也可以单独测试,包括粉末混合物中 API 均匀性的评估、流动性、微粉化后的固体特性等。

16.3.2　制订需求

吸入产品的说明书应明确所有客户的需求。如前所述,客户定义不仅包括用户和患者,还包括医护人员、监管机构和支付方。在客户定义中也应该考虑“内部客户”,包括运营、营销、CMC 开发人员以及将进行临床试验的临床医生(图 16.6)。良好的 URS 是吸入产品开发的关键环节, 也是一个巨大的挑战。重要的一点是 URS 必须是全面的,能够兼容所有的要求,所有要求的含义必须得到妥善的分析和理解。

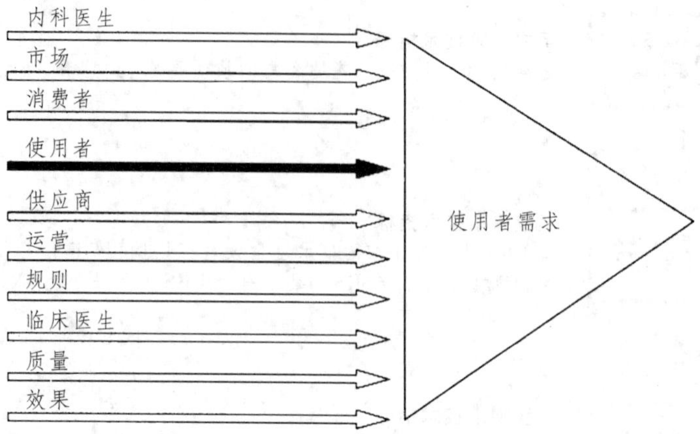

图 16.6 拓展的客户定义。

正如平衡不同用户的需求一样困难,兼容所有不同客户的需求也同样困难。

用户的需求冲突在前面已经提到过:在许多情况下,其他客户也会有额外的非常冲突的需求。当起草高水平的 URS 时,一些具体的技术问题必须得到解答,才能选择合适的技术解决方案。这些问题包括:“吸入粉雾剂还是压力定量吸入气雾剂?”“主动还是被动?”“电子或机械? 预先定量式或储库式?”“简单处方还是高级处方?”“大剂量还是小剂量?”“是否需要 RH 保护拓展的客户定义?”“用户操作步骤多还是少?”“剂量计数器还是剂量指示器?”以及更多的问题。这些问题的答案提供了最终定义产品的技术框架。

xRS 必须始终满足适当的监管要求。大多数法规要求在 SRS 中得到了描述,同时 SRS 描述了产品的性能。监管要求因国家而异,因此确定目标市场是很重要的。在瞄准全球市场的同时, 必须包括来自主要监管机构的所有要求。这主要是指那些由 FDA (美国食品药品管理局)和 EMA(欧洲药品管理局)实施的,但如果其他市场,如日本、中国、印度和南美,还必须考虑到当地的监管要求。考虑全球市场的一个简化方法是根据 FDA 的指导方针开发吸入装置,同时根据当地法规调整,以满足当地需求。如果不考虑预期市场,装置应始终按照 ISO 20072 标准设计。尽管 DPI 从技术上讲不是一种医疗设备,但也应该在开发阶段使用 ISO 13485 标准,因为该标准提供了一个结构良好的开发方法。

法规要求非常注重患者的安全以及性能和功能的一致性。不论吸入产品的使用方式和储存条件如何,患者应始终获得相同的剂量。监管要求推动了复杂产品的质量标准的建立。

在设计吸入装置的性能时,需要考虑两种类型的要求。一种是功能要求,即吸入装置的机械功能。这个测试要么通过要么通不过,因为吸入装置要么配合在一起并根据机制工作，要么不配合。机械性能的测试和验证不需要药粉，如果设计不能通过这些测试，该产品无法被批准。为了达到较高工艺能力（如使用工艺能力指数（Cpk）测量），公差应该尽可能的宽，这从制造和成本的角度来看是理想的（图 16.7）。该装置必须按照设计机制工作。即使零件在公差区间的边缘。

另一种需求与性能和性能一致性需求相关。性能要求必须与处方一起进行测试，这些要求包括，例如递送剂量均一性、吸入剂量均匀性、化学稳定性和物理稳定性等。该要求的真实值不是绝对的，需要临床试验和与监管机构讨论。有一些准则需要遵守，但是许多性能要求没有包含在准则中。通常，性能需求集中在一致性和耐用性上，产品的放行检验必须在可接受范围内。因此，为了使每批次产品性能均能在此范围内，需要非常一致和耐用的产品，在性能上高水平的一致性往往与严格的公差密切相关。

这两套要求显然产生了冲突。

例如吸入装置的某些尺寸要求一个机械功能公差和一个性能公差。功能耐受性可能是 Cpk 为 1.5，这对应于机械功能吸入装置的加工能力（不包括处方，也不进行药物性能测试）。这种公差水平可能在一个特定的维度上出现潜在的变化，但这种潜在变化可能导致性能的高度变化。以孔的直径为例，孔的直径虽然没有机械作用，但却控制着药粉的分散和吸入阻力。因此，为了达到可接受的性能一致性，这个公差可能必须更严格，可能会降低到 Cpk1.2。使 CpK 降低到 1.0，一致性可能会得到更大的改善。然而，低 Cpk 将导致低产量和高制造成本，而这些成本将最终体现在产品的价格上。这种高成本最终将由生产商接受较低的利润或向付款人收取较高的费用来补偿。因此，出资人

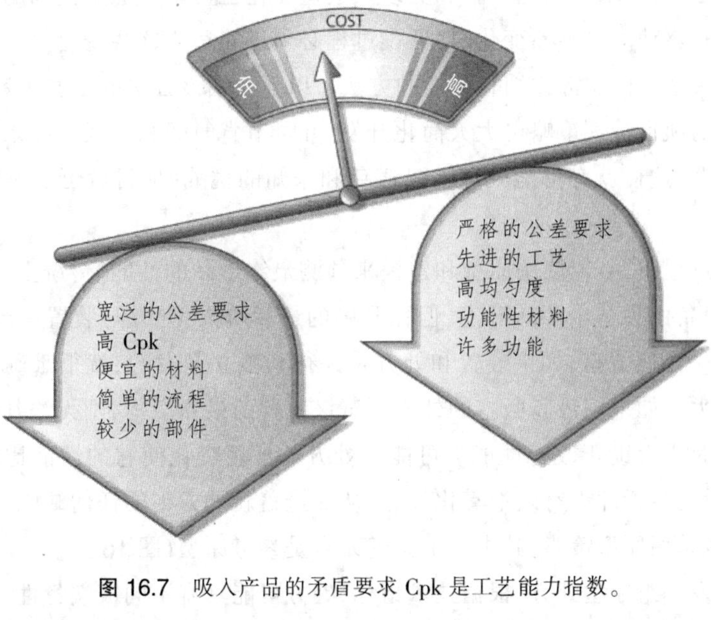

图 16.7　吸入产品的矛盾要求 Cpk 是工艺能力指数。

面临着性能和成本之间的微妙权衡。

如果处理不当,这种权衡的需要在开发的后期才会变得明显。传统上,在开发一种装置时,有一点是当设计为大批量制造(多腔注射成型和自动化装配。)做好准备时,与各供应商合作进行生产设计和装配设计。在这些过程中,确定了对功能尺寸至关重要的部分,并对设计进行优化,以最小化这些尺寸的影响,并定义可实现的公差。在这个阶段,对装置进行任何重大修改都是非常困难和昂贵的。这些变化可能会对性能产生明显的影响。

避免这两组需求之间冲突的最佳方法是在开发过程的早期就采取清晰的设计策略。应根据其对性能和功能的影响来评估所有不同的方面和特征。性能驱动维度和特性的设计应考虑装置的制造和工艺能力。早期参与到注塑供应商的设计会带来很大的好处。供应商可以在早期阶段提供有价值的见解,以了解注塑和组装设备的各种挑战。

因此,在早期阶段要综合考虑机械和性能方面的因素,重要的是雇用有能力将这两方面的开发结合起来的工作人员。

16.4 产品开发

xRS 的需求旨在为产品开发提供一个固定和明确的目标。在理想的情况下,需求是在技术开发和设计开始之前定义的,并且在整个开发期间保持不变。在每个开发步骤之后验证 SRS 和 MRS 的原型,并最终根据 URS 对产品进行验证。然而,这一理想从来没有在现实中实现过。在吸入产品的开发过程中,由于各种技术挑战的需要或由于知识产权的原因,要求不断地更新和更改。这些变化也可以由适用范围的变化或市场需求的变化来驱动。当不断变化时,开发过程必须迅速适应这些变化。基于冗余开发(RBD)的方法是一种非常详细和全面的方法。以下介绍该方法的一些关键方面,以证明采用适当的项目管理策略可大大简化开发,并可节省时间和金钱。如果计划包括意外事件和策略,这样就有可能处理不可避免和未知的挑战,项目就可能不能按时和按预算交付。

在开发过程中,必须使用原型和建模来预测最终产品的性能。传统上,处方由一个团队开发,设备由另一个团队开发,但在开发的最后阶段,处方与装置一起进行测试。这种方法的一个挑战是,如果装置和处方是并行和独立开发的,就很难确定哪方面对性能影响更大。如果用最新版本的处方测试该装置的最新版本,则无法判断新装置设计或新处方是否有助于改善性能。可能是处方的最新变化使它的性能比以前的处方差,但改进后的装置却更有效地雾化处方,从而掩盖新处方中的任何缺陷。为了解决这个问题,应该采用原型策略,其中一个关键元素是参考原型(图 16.8)。

可以开发一组原型处方,根据技术指标,处方可能具有不同极端特性。例如,一个

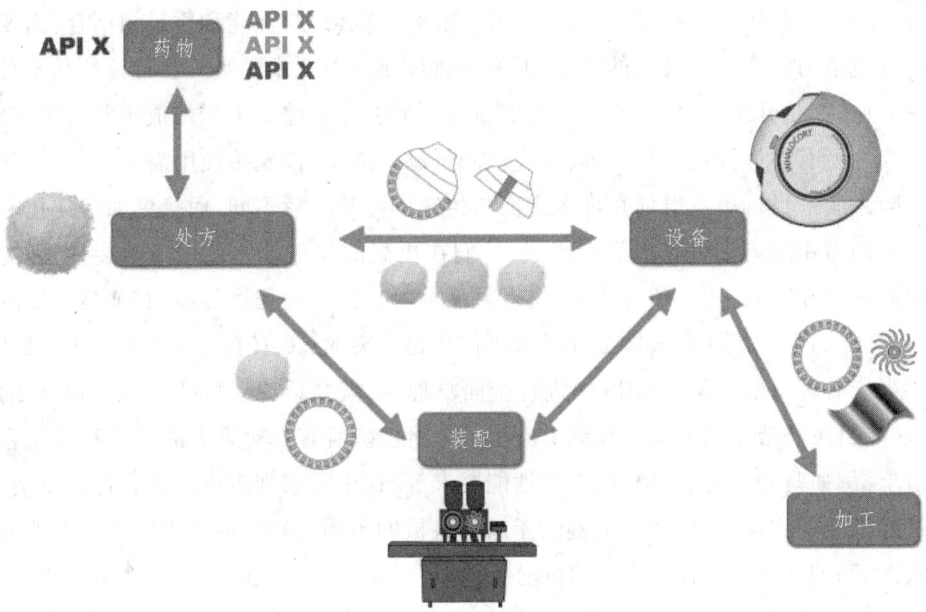

图 16.8 原型策略概述。

处方可能有一个高的 API 负载,一个处方可能有一个非常低的 API 负载,另一个处方可能有一个非常容易静电吸附的 API 等。然后,在所有的装置开发和测试中都会例行地使用这些处方,通过这样做,总是有几个固定的参照点来比较最新的装置版本。标准的装置原型应该包含最终装置在处方排空方面的关键特征、解聚作用等。这些标准的装置原型应该易于填充和处理、注塑成型,并可大量供应,以避免耗时的清洗和处理。开发一种简单的充填装置或工具,使药粉可重复地灌装到装置原型中,然后使用这些标准装置原型测试所有处方。同样,可以为灌装设备的开发制造设备原型,在这种情况下,标准处方原型与标准装置原型一起使用。当然,对于其他类型的开发也可以采用类似的方法,例如一些流程开发。

这种模块化方法要求 MRS 对不同模块之间的接口全面而清晰。将模块视为 MRS 定义的独立实体,并使用参考原型进行测试,这提供了灵活性和耐用性,能够有效地处理需求的变化和各种技术挑战。

16.5 小结

在投资开发新的吸入产品时,必须注意 URS。新的吸入产品不仅在功能和性能上必须具有竞争力,而且在成本上也必须具有竞争力。URS 提供了该产品的定义,并将最终决定其商业上的成功。所有潜在客户的需求和期望必须结合起来。“顾客”包括:患者、付款方、监管机构、临床医生、生产和供应商。这必须与性能和质量相结合,需要有一个有竞争力的产品和有效的治疗。开发一种满足所有要求的吸入装置显然是不可能的。一种选择是开发一系列针对特定患者群体的装置。这将大大增加成本和资源需求。如果要为所有群体开发一种装置,就应该降低感知需求,以支持使用需求。

吸入制剂目标患者群体在许多方面与传统的哮喘患者不同,而且更加多样化。目前主要患者由患有 COPD 的患者组成,他们在更高的年龄开始使用吸入装置,因此有不同的期望和需求。用户研究表明,患者对反馈特征的重视程度最高。其他高等级的要求,如良好的卫生特性和人体工程学等等往往是冲突的,关于感知的要求往往不具体。

当所有客户的意见在 URS 中进行全面整理后,就会呈现出特性、功能和要求的目录,这些目录经常相互冲突。编制 URS 时,必须权衡所有针对患者的需求和其他客户的需求,例如监管机构、营销、操作和性能要求等。这个需求列表决定了装置的复杂性,并最终决定了成本。其中一个关键的矛盾是机械的耐用性和制造能力以及药物性能的一致性。高的性能一致性要求严格的公差,这反过来导致更低的产量和更昂贵的成本。产品的最终成本必须仔细权衡付款人的接受程度。

吸入装置的开发带来了许多严峻的挑战。大多数挑战都源于吸入产品不同部分之间复杂的相互作用。为了降低开发成本和最大限度地减少项目延迟,对吸入产品有一个全面的了解是很重要的。这需要综合技能,包括与药学、工程学、化学和物理学科相关的技能。可以很好地理解法规要求,结合临床和药理学经验也是非常宝贵的。在组建项目团队时,应该考虑所需的技能基础。

关键的挑战还在于为吸入产品建立一个相关和全面的 URS, 这需要花费大量时间对每个需求的各种结果进行详尽的分析。一组不兼容的需求可能会对开发产生巨大的影响,其结果可能直到开发过程的后期才会变得明显,并且会导致装置的重新设计和项目的延迟。

参考文献

1. Bechtold-Peters, K., Luessen, H. (2007) *Pulmonary Drug Delivery*, Editio Cantor Verlag, Aulendorf.
2. Newman, S. (2009) *Respiratory Drug Delivery: Essential Theory and Practice*, Respiratory Drug Delivery Online, Richmond.
3. WHO fact sheet Fact sheet No. 307, www.who.int/mediacentre/factsheets/fs307/en/.
4. World Health Organisation (2007) *Global Surveillance, Prevention and Control of Chronic Respiratory Diseases: A Comprehensive Approach.*
5. Rhodes. M. (2013) *Complete the cycle: GSK's Inhaler Recycling Programme*. Management Forum Inhaled Drug Delivery. London.
6. Lastow, O. (2012) Redundancy-based development (RBD), *Inhalation Magazine*, February 2012.

7. FDA. (1998) *Draft Guidance for Industry: Metered Dose Inhaler (MDI) and Dry Powder Inhaler (DPI) Drug Products.*
8. ISO 20072 *Aerosol Drug Delivery Device Design Verification*: *Requirements and Test Methods.*
9. ISO 13485 *Medical Devices – Quality Management Systems – Requirements for Regulatory Purposes.*
10. Leiner, S., Parkins, D., Lastow, O. (2015) Inhalation Devices and Patient Interface: Human factors. *AAPS Journal*, 1–5. (DOI: 10.1208/S12248-015-9717-9)
11. Lastow, O., Svensson, M. (2014) Orally Inhaled Drug Performance Testing for Product Development, Registration, and Quality Control. *J. Aerosol Med. Pulm. Drug. Deliv.*, **27**, 1–7.

索 引

B

靶向光动力疗法 273
半经验模型 12
鼻腔与口腔吸入 65
变压造粒(PSG)技术 174
表面粗糙度的间接测量 201
表面粗糙度对载体性能的影响 202
表面积 184
表面性质 305

C

彩色示踪剂性能及混合分析方法 283
测量过程中通常考虑的因素 197
差示量热扫描法(DSC) 155
产品开发 342
长期循环的抗癌纳米药物 268
超极化磁共振成像 24
超临界流体干燥 304
超临界流体技术 173
沉降 6

D

大分子肺内递送 296
递送药物的区域行为 21
电阻抗断层成像 25
多模式治疗学和纳米药物 274

E

儿童的递送系统 67
儿童肺部结构和生理学特点 64

F

方法学思考 229
放大和混合均匀性 324
肺癌的分子特征 264
肺癌概述 261
肺表面活性剂 4
肺部给药的固体脂质微粒 128
肺部给药的纳米乳剂 132
肺部溶解 219
肺部血液循环 5
肺部药物吸收机制 7
肺的解剖学和生理学 2
肺功能性成像在肺部给药中的作用 22
肺受体 10
粉末 X 线衍射(PXRD) 149

G

干粉包衣 209
工程颗粒物理性质与吸入粉雾剂性能的关系 177
工程载体颗粒改善吸入粉雾剂的肺部药物输送 174
工艺分析技术/在 DPI 中的应用 322
共溶剂 95
固体分散体与无定型化 102
固体脂质纳米颗粒和纳米结构脂质载体 109
固体脂质纳米粒在肺部给药中的应用 129
关键质量属性 317
光栅干涉测量法 27

H

含量均匀度和能量输入的量化 288
核磁共振(NMR) 150
核医学成像(PET/SPECT) 25
红外光谱(IR) 153
呼吸道的几何形状 8
环丙沙星 250
环糊精 95
患者需求 333
磺粘菌素 252
混合过程中对颗粒研磨的检测 290
混合设备特性和性能评估 286
混合稳定性 202

J

基于传播的相衬成像 28
基于流体动力学(CFD)计算模型 13
基于实验室传播的相衬成像 29

基于四维计算机断层扫描方法进行通气测量 24
疾病状态 11
计算机断层扫描(CT) 23
加入微细辅料后,在有序混合物中的颗粒排列 205
建立肺功能性成像技术 23
胶束 105,298
接口 74
结晶 169
结晶度和多态性 323
截留 7
经市场批准的吸入抗生素产品 240
晶型 208
聚合物递送系统 298
聚合物递送系统的毒性 305
聚合物颗粒的肺部递送 307
聚合物纳米/微粒的制备 300
聚乙二醇化 98
卷曲霉素 249

K

抗生素干粉吸入器 245
抗体介导的靶向 270
颗粒表面粗糙度的测量 197
颗粒表面改性 205
颗粒表面结构 183
颗粒测试和溶解介质 221
颗粒沉积 20
颗粒清除机制 9
颗粒收集 221
颗粒形状 181
克服多药耐药(MDR) 269
控制策略 321
扩散控制池系统(Franz 池,Transwell 培养器,透析) 228

L

喇叭模型(一维) 13
冷冻干燥法 302
粒径 178,322,304
粒子 299
粒子表面改性 43
粒子工程改善 DPI 的性能 169
流动特性 180
流化床包衣 209

M

模型 232
目标产品质量属性 317

N

纳米结构脂质载体(NLC)用于肺部给药 131
纳米晶体混悬剂 100
纳米聚合物 102
纳米颗粒作为干粉制剂的处方 302
难溶性药物在肺部给药处方设计 92
难溶性药物制剂吸入在体内的转化 88
年龄和剂型选择 67
年龄和性别差异的影响 11

P

喷雾干燥 170,303
喷雾干燥法 206
喷雾冷冻干燥 173,304
碰撞 5

Q

气流速率 9
气溶胶沉积机制 5
亲水基质体系中的纳米晶体 101
庆大霉素 250
确定性模型 12

R

染色混合简介 282
溶出测试系统设计 221
溶出度试验测试 220
溶出介质 224
溶出曲线对比(非模型依赖方法比较) 232
溶出速率 219
溶解试验装置 226
溶液相的处理 207
乳化溶剂扩散 301
乳化溶剂蒸发 300
乳糖的生产 143
乳糖分析 149
乳糖:化学形态、固态成分、物理化学属性 145
乳糖异构化 148
乳糖载体的化学和固态成分对 DPI 制剂雾化的影响 156

S

筛分 208
设计空间 321
实体肿瘤的靶向治疗 267
使用彩色示踪剂评估粉末混合 283
使用相位对比的肺功能性成像 28
示踪法的适用性和耐用性评价 291
示踪剂浓度检测方法的耐用性 290
试验设计 319
适体介导的靶向治疗 272
数据分析与阐述 231
随机、非对称模型 13

T

通过计算机模拟健康和疾病状态下气溶胶的沉积 12
妥布霉素 246

W

微米或纳米粒子 99
雾化器 69
雾化吸入 242

X

吸入产品溶解度 219
吸入粉雾剂 73,168
吸入粉雾剂处方研究和递送的新进展 43
吸入粉雾剂的表征方法 51
吸入粉雾剂装置技术的最新发展 39
吸入模式 9
吸入制剂装置 331
细颗粒添加剂 184
相衬成像 26
新兴技术 26
性能要求 337
需求层次 338
需求技术指标 338
旋光法 155

Y

压力定量吸入气雾剂(pMDI) 71
盐析 302
药物分离 204
药物吸附 203
药物吸收 7
药物遗传学标志:细胞色素 P450 266
叶酸受体介导的靶向治疗 272
应用和验证 286
影响肺部给药制剂疗效的生理因素 8
影响气溶胶沉积的患者相关因素 65
用于肺部给药的颗粒工程学技术 44
用于局部和全身作用的难溶性药物的药代动力学 91
用于治疗肺炎的抗生素 239
与药物递送相关的呼吸道的宏观和微观结构 2

Z

载体的载药量 202
载体性质 304
脂质体 107
脂质体的雾化 124
脂质体肺部递送 124
脂质体吸入粉雾剂 126
直接测量表面粗糙度的方法 199
制订需求 339
质量风险管理 318
肿瘤基质成分 266
肿瘤微环境(TME) 264
肿瘤血管生成 265
主动/直接靶向 269
转铁蛋白介导的靶向治疗 273
装置和剂量的负载 253
左氧氟沙星 251

其他

EPR 效应:被动靶向的一种合理方法 268
QbD 原理在分析方法中的应用 324
USP 装置 2(桨法)和 USP 装置 5(桨盘法) 227
USP 装置 1(篮法) 227
USP 装置 4(流通池) 228

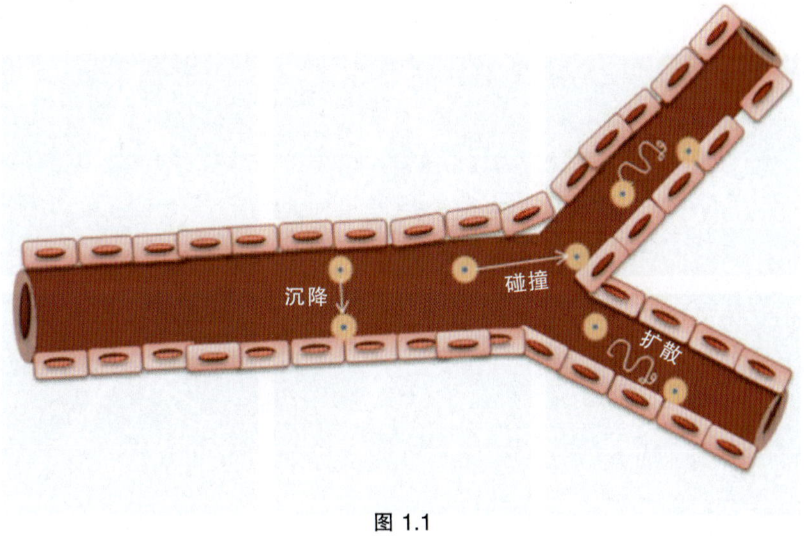
沉降
碰撞
扩散

图 1.1

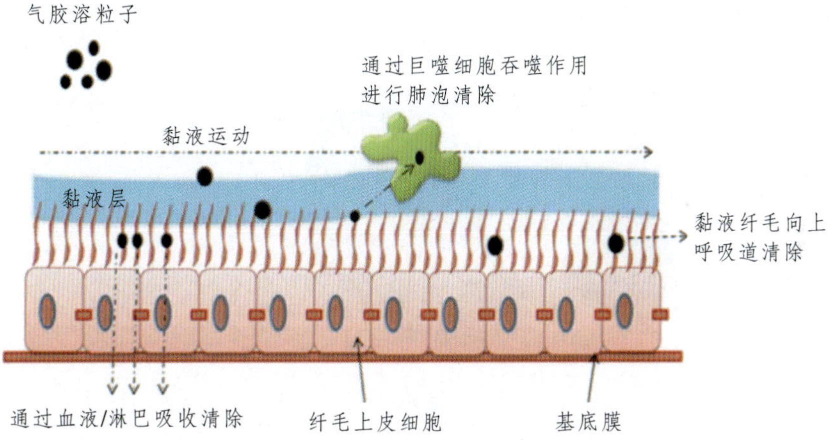
气胶溶粒子
通过巨噬细胞吞噬作用
进行肺泡清除
黏液运动
黏液层
黏液纤毛向上
呼吸道清除
通过血液/淋巴吸收清除
纤毛上皮细胞
基底膜

图 1.2

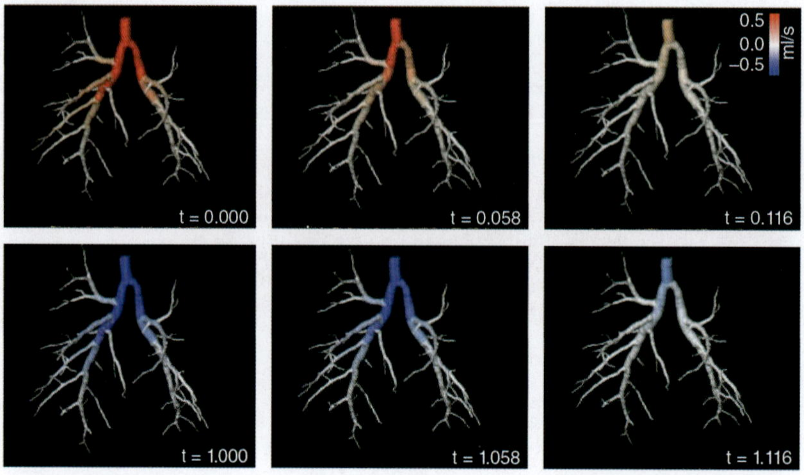
0.5
0.0
−0.5
ml/s
t = 0.000
t = 0.058
t = 0.116
t = 1.000
t = 1.058
t = 1.116

图 2.3

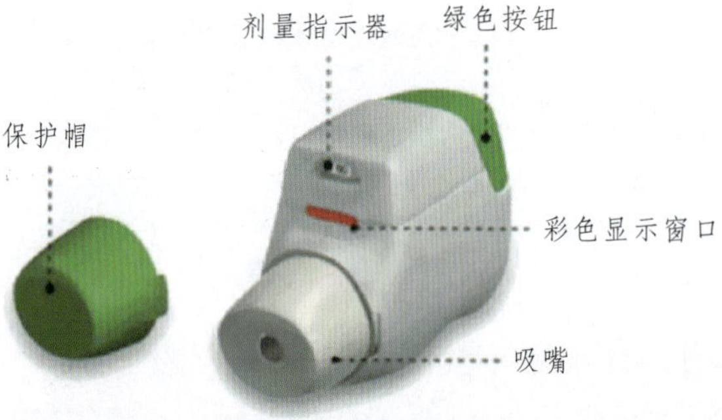
剂量指示器
绿色按钮
保护帽
彩色显示窗口
吸嘴

图 3.2

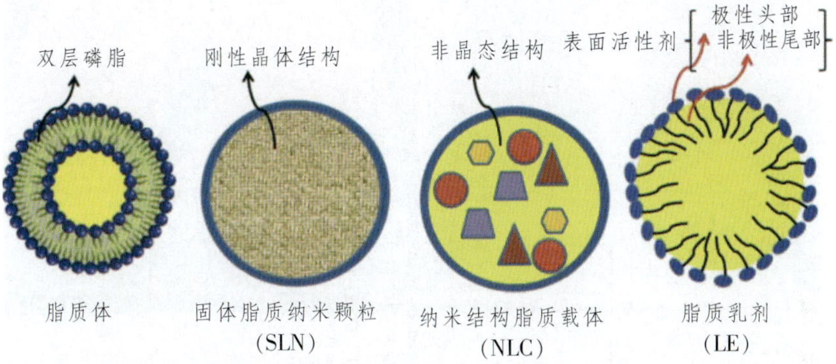
双层磷脂
刚性晶体结构
非晶态结构
表面活性剂
极性头部
非极性尾部
脂质体
固体脂质纳米颗粒
(SLN)
纳米结构脂质载体
(NLC)
脂质乳剂
(LE)

图 6.2

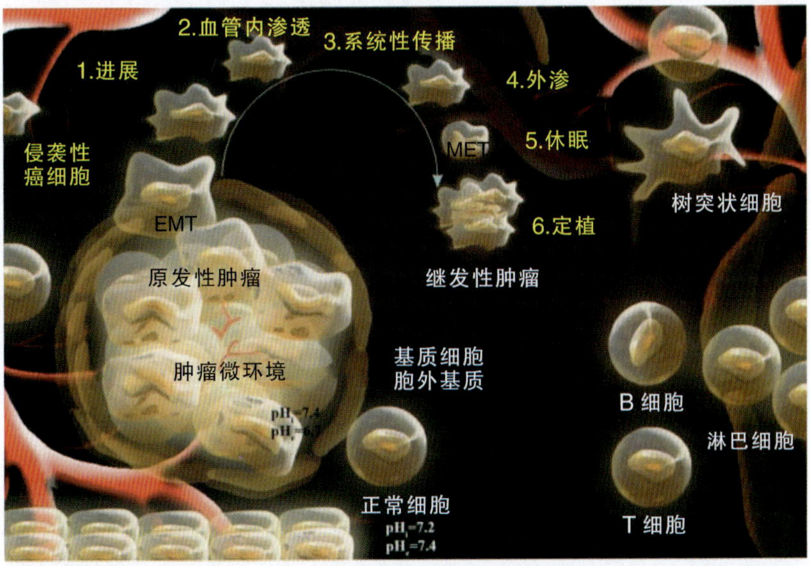
1.进展
2.血管内渗透
3.系统性传播
4.外渗
5.休眠
6.定植
侵袭性
癌细胞
MET
EMT
树突状细胞
原发性肿瘤
继发性肿瘤
肿瘤微环境
基质细胞
胞外基质
B 细胞
淋巴细胞
正常细胞
pHi=7.2
pHe=7.4
T 细胞

图 12.1

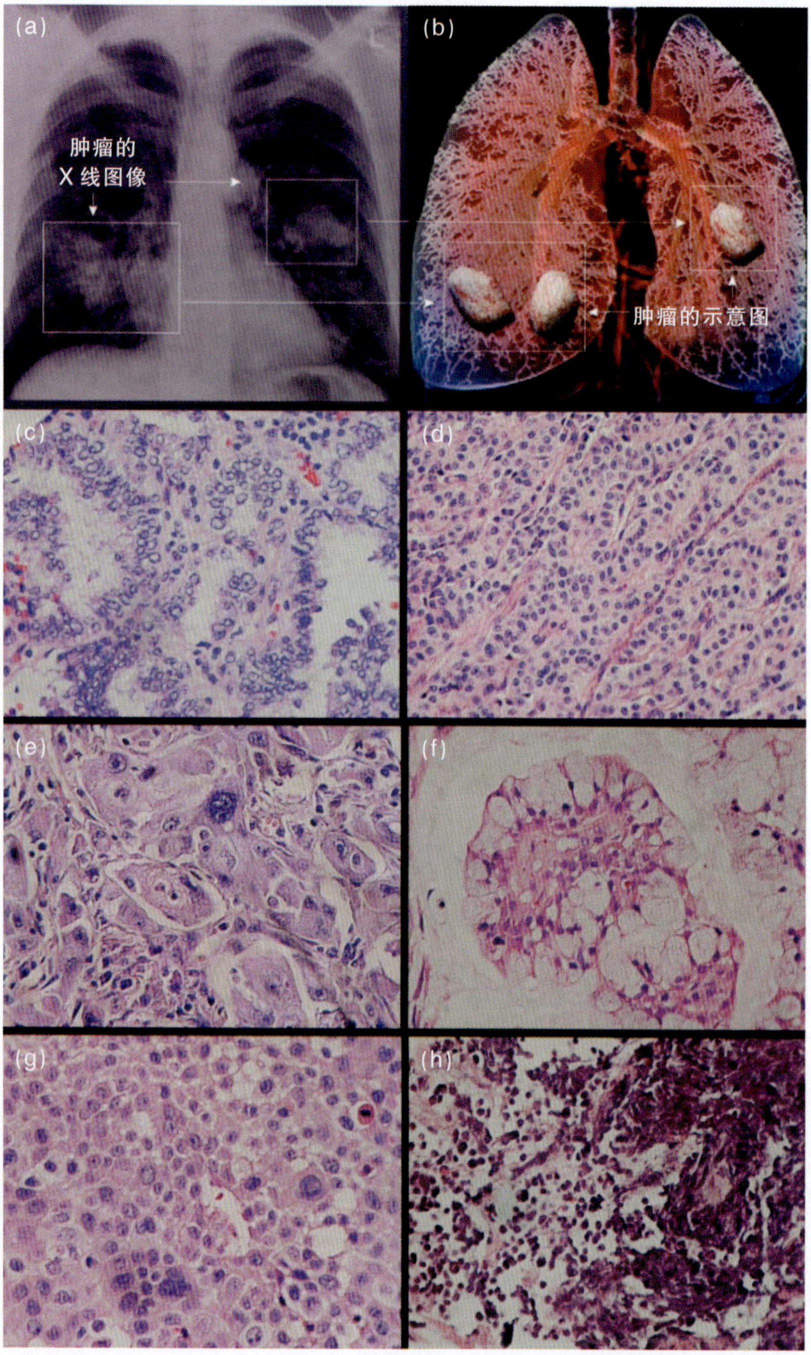

图 12-2

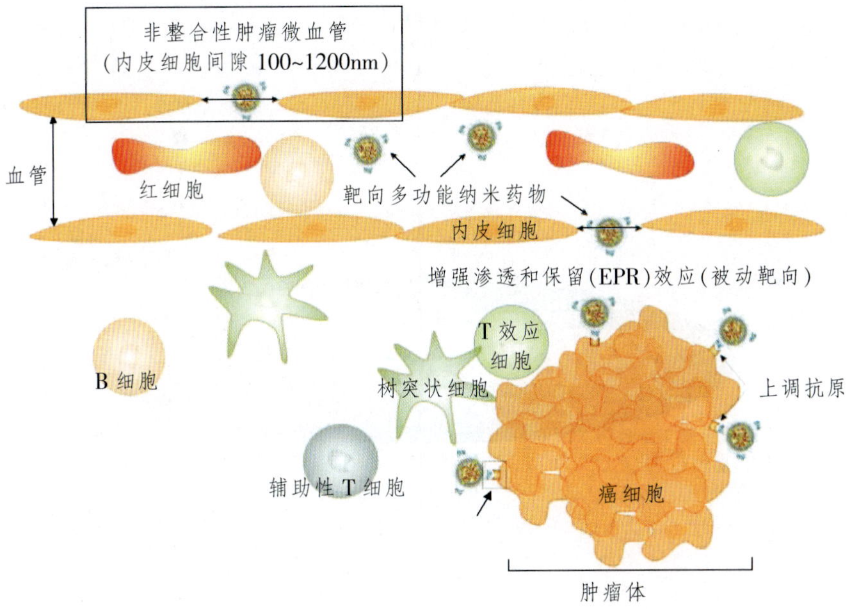
非整合性肿瘤微血管
(内皮细胞间隙 100~1200nm)
血管
红细胞
靶向多功能纳米药物
内皮细胞
增强渗透和保留(EPR)效应(被动靶向)
T效应
细胞
B细胞
树突状细胞
上调抗原
辅助性T细胞
癌细胞
肿瘤体

图 12.3

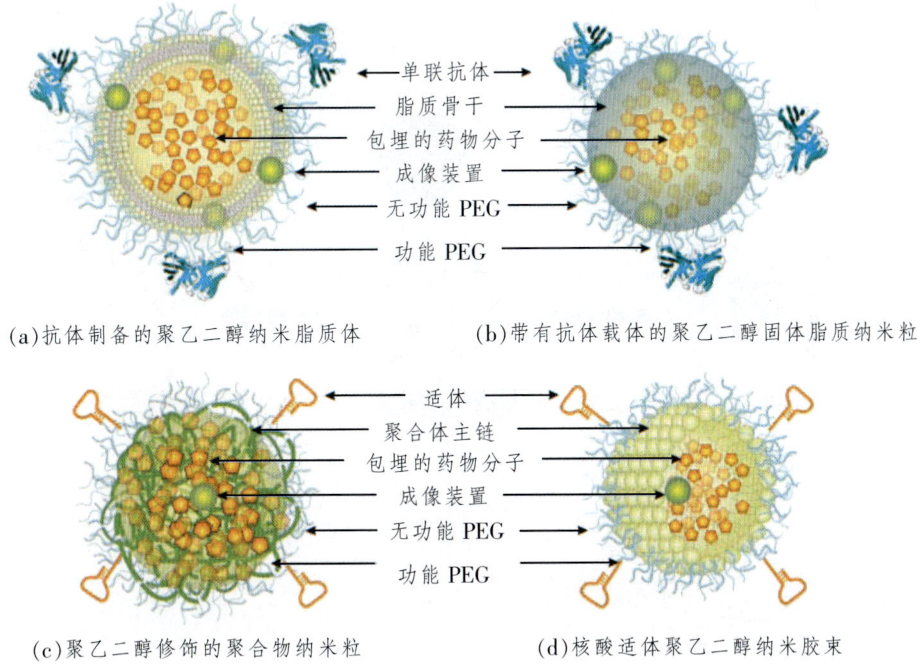
单联抗体
脂质骨干
包埋的药物分子
成像装置
无功能 PEG
功能 PEG
(a)抗体制备的聚乙二醇纳米脂质体
(b)带有抗体载体的聚乙二醇固体脂质纳米粒
适体
聚合体主链
包埋的药物分子
成像装置
无功能 PEG
功能 PEG
(c)聚乙二醇修饰的聚合物纳米粒
(d)核酸适体聚乙二醇纳米胶束

图 12.4

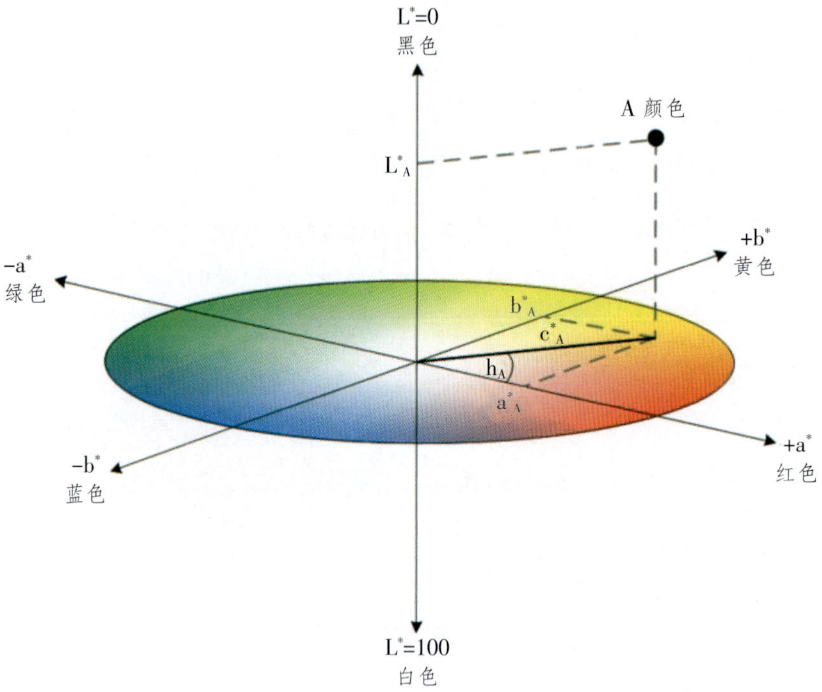

图 13.1

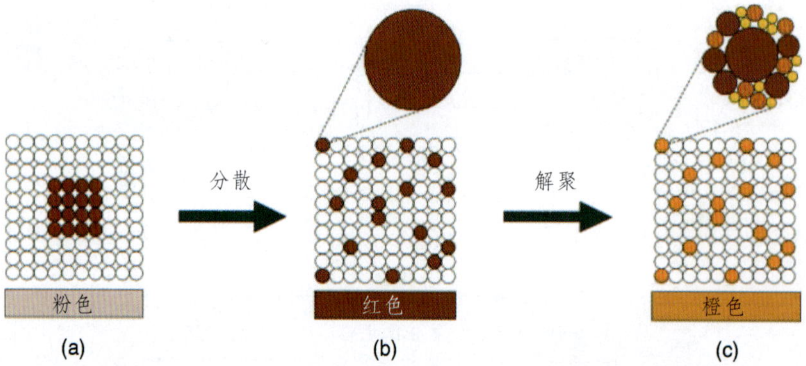

图 13.3

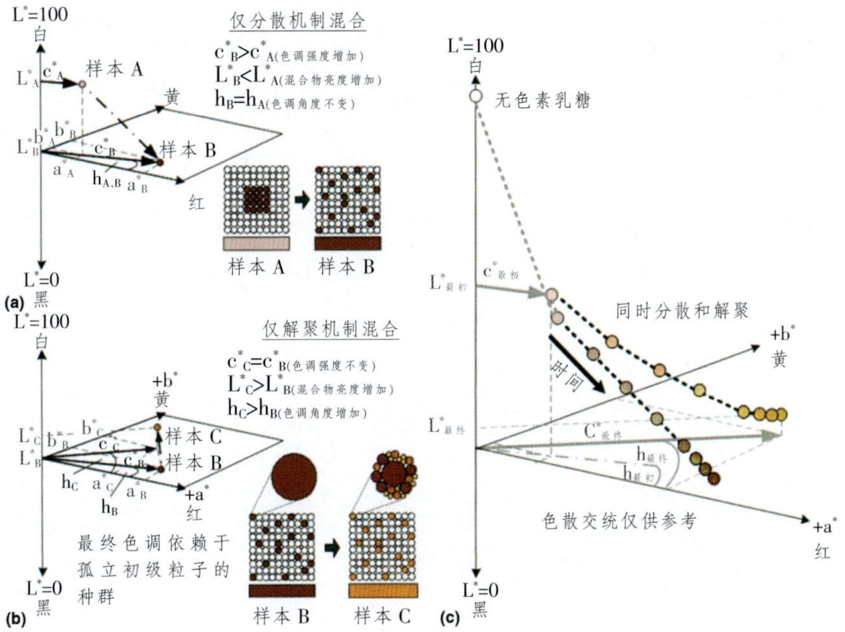
仅分散机制混合
样本 A
样本 B
黄
红
白
黑
仅解聚机制混合
样本 C
最终色调依赖于孤立初级粒子的种群
无色素乳糖
同时分散和解聚
时间
色散交统仅供参考

图 13.6

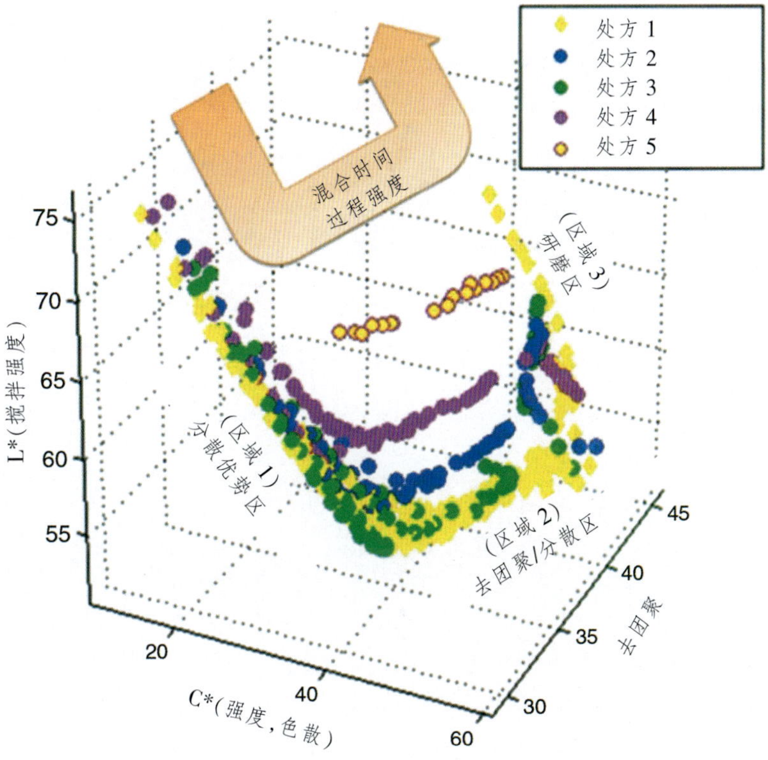
处方 1
处方 2
处方 3
处方 4
处方 5
混合时间
过程强度
(区域 3)
研磨区
(区域 1)
分散优势区
(区域 2)
去团聚/分散区
L*(搅拌强度)
C*(强度,色散)
去团聚
75
70
65
60
55
20
40
60
30
35
40
45

图 13.7